PHYSIOLOGIE ARTICULAIRE

6e édition

A.I. KAPANDJI

Ancien interne des Hôpitaux de Paris
Ancien chef de clinique chirurgicale à la faculté de médecine de Paris
Assistant des Hôpitaux de Paris
Membre d'Honneur de la Société française d'orthopédie et de traumatologie
Président 87-88 et Membre d'Honneur de la Société française de chirurgie de la main (GEM)
Membre de la Société américaine et de la Société italienne de chirurgie de la main

PHYSIOLOGIE ARTICULAIRE

SCHÉMAS COMMENTÉS DE MÉCANIQUE HUMAINE

Préface du Professeur Gérard Saillant

3

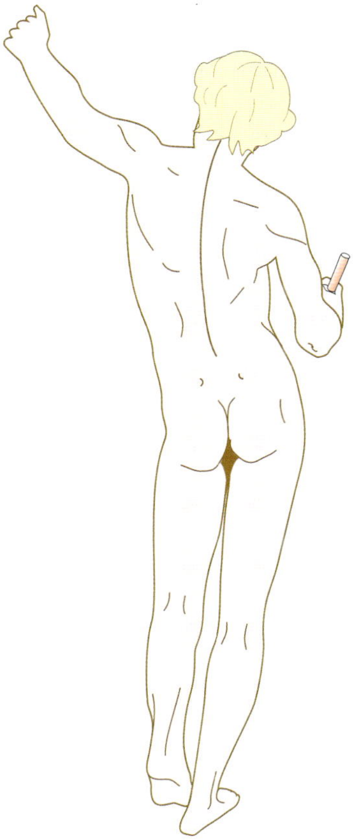

6e édition

1. Rachis
2. Ceinture pelvienne
3. Rachis lombal
4. Rachis dorsal
5. Rachis cervical
6. Tête

539 dessins originaux de l'auteur

MALOINE
27, rue de l'École-de-Médecine – 75006 Paris – France
2007

Chez le même éditeur :

A. I. Kapandji, *Physiologie articulaire Tome 1.* Épaule - Coude - Prono-supination - Poignet - Main (6e édition), 2005.
A. I. Kapandji, *Physiologie articulaire Tome 2.* Membre inférieur (5e édition, nouveau tirage), 2004.
A. I. Kapandji, *Dessins de main*, 1989.

DESSINS
Conception et réalisation : A.I. Kapandji. (kap-vega@wanadoo.fr)
Pages 289, 291, 293 : C. Martinet

Responsable d'édition : Valérie Laruelle-Bancel
Mise en page : IND, Brevans (39)

Dépôt légal : février 2007 – ISBN(10) : 2-224-02649-8 / ISBN(13) : 978-2-224-02649-3
Achevé d'imprimer en janvier 2007 par Media Landmark Investments Ltd, Hong-Kong, Chine.

À ma femme
À ma mère, artiste peintre
À mon père, chirurgien
À mon grand-père maternel

Préface à la 6e édition

Le rachis n'est plus une structure anatomique mystérieuse à la physiologie incompréhensible lorsqu'elle est bien expliquée comme dans ce livre. Malgré les variations propres aux différents étages – cervical, thoracique, lombaire et sacré – les principes structurels et fonctionnels restent identiques quel que soit l'étage. Quant à la physiologie elle est, en réalité, simple et logique… Et pourtant, que de bêtises ont pu être dites, écrites ou faites sur le rachis !

Tout s'éclaire à partir du moment où l'on comprend que ses deux fonctions principales sont la stabilité et la mobilité, tout en assurant la protection de l'axe neural et en sachant qu'un équilibre doit être trouvé entre ces deux fonctions : l'excès de l'une pouvant agir négativement sur l'autre. Au sommet de la colonne vertébrale se trouve la tête, qui joue un rôle social et relationnel dans la mesure où elle elle abrite les cinq sens (dont quatre en liaison directe avec le cerveau).

C'est le grand mérite d'Adalbert I. Kapandji d'avoir montré tout cela simplement, de façon très naturelle, grâce à un texte clair, bien compréhensible, aidé par des schémas et des dessins en couleur d'une simplicité extraordinaire. Avec ce livre, tout paraît aussi évident que l'œuf de Christophe Colomb… et le mythe d'un rachis compliqué s'évanouit de lui-même.

Encore enrichi à l'occasion de cette 6e édition, cet ouvrage de référence et de réflexion se lit, pour ne pas dire se dévore, tant le sujet est passionnant et la forme remarquable, didactique et captivante. Il sera donc utile, voire indispensable, autant à l'étudiant en médecine qu'à tout thérapeute intéressé par l'appareil locomoteur : orthopédiste, rhumatologue, médecin de médecine physique, neurochirurgien ou kinésithérapeute, ostéopathe, et même les musiciens et les sportifs de haut niveau curieux de comprendre leur propre mécanique.

Merci à Adalbert I. Kapandji d'avoir pu ainsi rétablir certaines vérités premières.

Professeur G. SAILLANT
Membre de l'Académie de Chirurgie
Ancien Doyen de la Faculté de Médecine Pitié Salpêtrière (Paris VI)
Ancien Chef de Service d'Orthopédie de l'Hôpital Pitié Salpêtrière

Préface à la 5e édition

La physiologie du rachis n'est guère facile à comprendre par les chirurgiens, même spécialisés dans les affections de l'appareil moteur.

Il fallait qu'un homme se consacrât à ce travail, qu'il eut le sens de la mécanique, le goût de la précision, la vision de l'espace en trois dimensions, le tout associé à un sens pédagogique avec un esprit simplificateur.

Ce sont les qualités de Kapandji qui a su le faire avec un véritable talent d'artiste, alliant l'exactitude à l'esthétique, et aussi une ingéniosité étonnante dans la présentation. Nous avons tous appris l'anatomie sur des schémas, mais ils étaient plats et fixes : avec le découpage, Kapandji a créé le schéma mobile en trois dimensions.

La tâche didactique était plus difficile au niveau du rachis : les mouvements complexes sont plus ardus à comprendre et à expliquer. Cette performance, déjà remarquable dans les deux premiers volumes, est encore plus nette dans celui que j'ai l'honneur de présenter.

Le succès est, à mon avis, complet. J'envie les jeunes chirurgiens d'avoir un tel ouvrage à leur disposition. Je ne doute pas qu'en facilitant la compréhension de la mécanique rachidienne, en expliquant les contraintes qui causent les déformations, ce livre ne contribue grandement aux progrès si importants que fait et fera la thérapeutique des lésions du rachis.

Pr. R. MERLE d'AUBIGNÉ

Avertissement à la 6e édition

Cette nouvelle édition du Volume 3 de la *Physiologie articulaire* est dans la ligne de celle du Volume 1 : non seulement tous les schémas ont été refaits en couleurs, mais de nouveaux ont été ajoutés ainsi que de nouvelles pages, entraînant ainsi une refonte totale du texte. Les termes anatomiques suivent la *Nomenclature internationale*. Les chapitres existants ont été enrichis : par exemple celui du Rachis cervical est augmenté d'une page sur l'artère vertébrale, qui contracte des rapports tellement étroits avec les vertèbres qu'elle se trouve très exposée au cours des manipulations maladroites. L'intérêt de la connaissance du pédicule vertébral a permis un grand progrès dans la chirurgie rachidienne, grâce à l'introduction de la vis pédiculaire. Dans le chapitre du Rachis lombal, différentes attitudes de la vie courante ou professionnelle sont examinées. Des chapitres ont été ajoutés, comme celui ayant trait au Pelvis avec une description fonctionnelle du périnée dans les activités physiologiques de la miction, de la défécation, de l'érection ou de l'accouchement. Un chapitre nouveau sur la Tête permet de décrire la physiologie de l'articulation temporo-mandibulaire, absente des éditions précédentes, mais indispensable à l'alimentation. On pourra aussi découvrir que les mouvements des globes oculaires relèvent de la physiologie d'une énarthrose parfaite : cette articulation sphérique idéale, comparable à celles du même type, comme la hanche et l'épaule, est sujette aux mêmes impératifs mécaniques, et la physiologie des muscles obliques est expliquée à propos du regard pathétique… Tout ceci, illustré de nouveaux dessins originaux…

Au total, cette sixième édition du Volume 3, comme celle du Volume 1 (et en attendant celle du Volume 2) est bien un nouveau livre, tant par sa présentation que par son contenu, et mérite de ce fait l'intérêt renouvelé des lecteurs intéressés par la biomécanique du corps humain.

Table des matières

Chapitre 1 Le rachis dans son ensemble 2

Chapitre 2 La ceinture pelvienne 46

Chapitre 3 Le rachis lombal 84

Chapitre 4 Le rachis dorsal et le thorax 142

Chapitre 5 Le rachis cervical 186

Chapitre 6 La tête 276

Il était une fois *une petite théière*

Quand j'ai appris l'Anatomie (Hou… hou… cela fait combien d'années ?), les anciens se sont fait un plaisir de m'initier à certains trucs, par exemple, les moyens mnémotechniques…
Quand on apprenait (encore) la grammaire, on avait fait connaissance avec Ornicar (sans doute le cousin du roi Ottocar ?).
C'était le moyen facile de se souvenir des conjonctions de coordination, rappelez vous :
Mais
Ou
Et
Donc
Or
Ni
Car ? (le ? est facultatif)

Eh bien, il y a les mêmes trucs en anatomie pour retenir, dans l'ordre, les **douze paires crâniennes** :

Ô	Optique	(première paire)
Oscar	Olfactif	(deuxième paire)
Ma	Moteur oculaire commun	(troisième paire)
Petite	Pathétique	(quatrième paire)
Théière	Trijumeau	(cinquième paire)
Me	Moteur oculaire externe	(sixième paire)
Fait	Facial	(septième paire)
À	Auditif	(huitième paire)
Grand	Glosso-pharyngien	(neuvième paire)
Peine	Pneumogastrique	(dixième paire)
Six	Spinal	(onzième paire)
Grogs	Grand hypoglosse	(douzième paire)

Voilà : c'est simple et… définitif !
Quarante ans plus tard, on n'a pas oublié !

Chapitre 1

LE RACHIS DANS SON ENSEMBLE

L'HOMME EST UN VERTÉBRÉ

L'homme, en tant qu'espèce, est un vertébré. Il représente l'aboutissement d'une longue évolution qui a pris naissance avec le poisson, sorti de la mer pour coloniser la terre.

Son appareil locomoteur, axé sur le rachis, résulte de la transformation d'un prototype déjà reconnaissable chez le crossoptérygien, animal possédant quatre pattes et une queue, intermédiaire entre le poisson et le reptile. Tous les éléments de ce modèle initial se retrouvent chez l'homme, plus ou moins modifiés, avec deux caractéristiques importantes :

- la disparition de la queue ;
- le passage à la station verticale.

Ceci a entraîné chez l'homme de profondes modifications de l'axe du corps, le rachis, mais celui-ci est toujours constitué d'os courts empilés les uns sur les autres et mobiles les uns par rapport aux autres : les vertèbres.

Cet ensemble ostéo-articulaire sert à la fois d'axe à la charpente du corps et de protection à la moelle épinière. Celle-ci, véritable câble acheminant les informations vers le cerveau, protégé dans le crâne au sommet de l'édifice rachidien, transmet les ordres à tous les muscles du corps.

Nous partageons ce rachis avec nos cousins les grands singes, qui sont aussi capables de station bipède, mais non permanente. De ce fait, notre rachis présente des différences par rapport à celui de nos cousins.

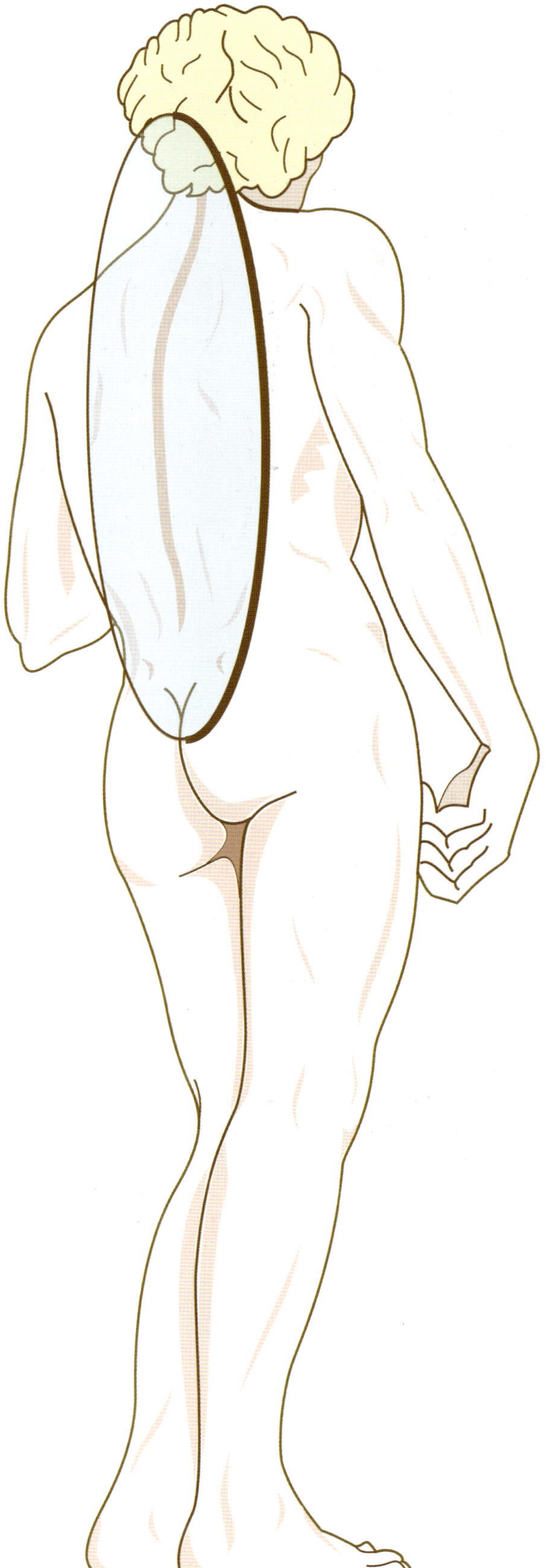

Le rachis, axe haubanné

Le rachis, axe du corps, doit concilier deux impératifs mécaniques contradictoires : la rigidité et la souplesse. Il peut le faire, malgré l'instabilité apparente de l'empilement des vertèbres, grâce à sa **structure haubannée**.

En effet, dans la **position symétrique** (Fig. 1), le rachis dans son ensemble peut être considéré comme le mât d'un navire. Ce mât, posé sur le pelvis, s'élève jusqu'à la tête :

- au niveau des épaules, il supporte la ceinture scapulaire, comme une grande vergue transversale;
- à tous les étages, des *tendeurs ligamentaires et musculaires* sont disposés à la manière de **haubans**, c'est-à-dire reliant le mât lui-même à sa base d'implantation, la coque du navire, dans le cas présent, le pelvis.

Un deuxième système de haubans est disposé sur la ceinture scapulaire et forme un *losange à grand axe vertical* et à petit axe transversal.

Dans la position symétrique, les tensions sont donc équilibrées de part et d'autre et le mât est vertical et rectiligne.

Dans la **position hanchée** (Fig. 2), lorsque le corps repose de tout son poids sur un seul membre inférieur, le pelvis bascule du côté opposé et le rachis est obligé de suivre un trajet sinueux :

- d'abord convexe dans sa partie lombale vers le côté du membre en décharge;
- ensuite concave dans sa partie dorsale;
- et enfin convexe.

Les tendeurs musculaires ajustent *automatiquement* leur tension pour rétablir l'équilibre, ceci sous l'influence des réflexes médullaires et du système nerveux central. Il s'agit donc là d'une adaptation active, grâce à l'ajustement permanent du tonus des différents muscles de la posture par le système extra-pyramidal.

La souplesse de l'axe rachidien est due à sa constitution par de multiples pièces superposées, reliées l'une à l'autre par des éléments ligamentaires et musculaires. Cette structure peut donc *se déformer tout en restant rigide sous l'influence des tendeurs musculaires*.

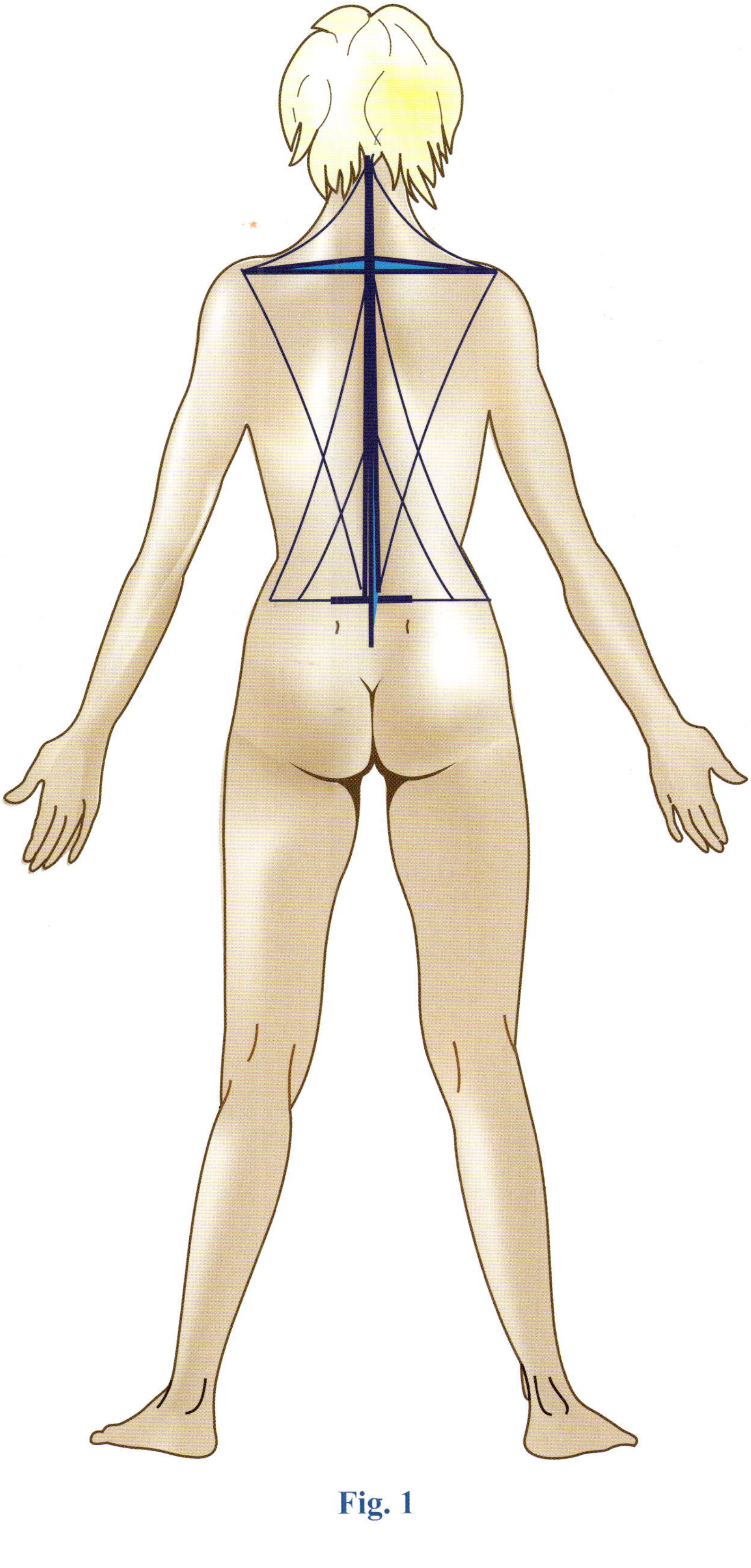

Fig. 1

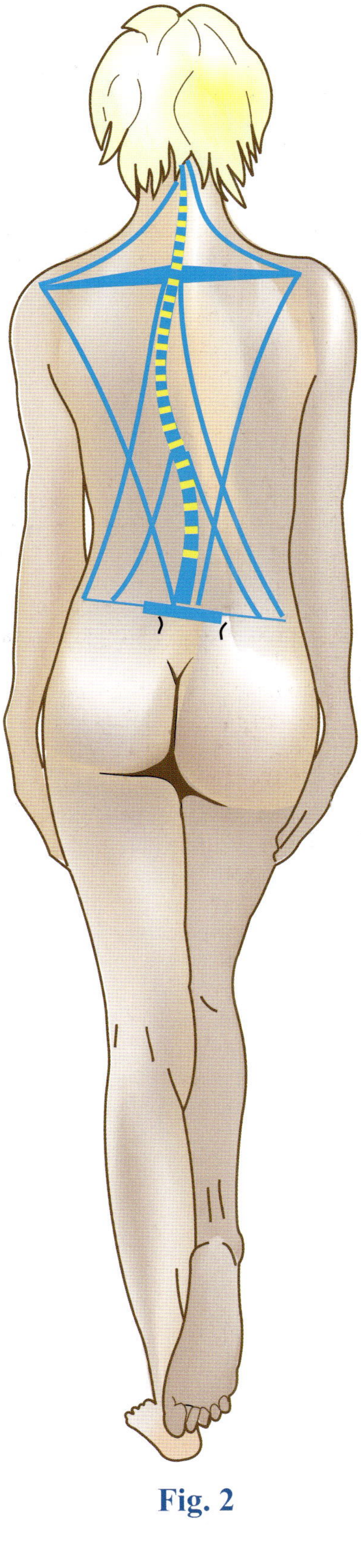

Fig. 2

Le rachis, axe du corps et protecteur de l'axe nerveux

Le rachis forme véritablement le **pilier central du tronc** (Fig. 3).

En effet, si dans son *segment dorsal* **(coupe b)**, le rachis se rapproche du plan postérieur, en étant situé au quart de l'épaisseur du thorax, dans son *segment cervical* **(coupe a)**, le rachis est déjà plus central et est situé au tiers de l'épaisseur du cou. Dans son *segment lombal* **(coupe c)**, le rachis est véritablement central, puisqu'il est situé à mi-épaisseur du tronc.

Cette différence de situation s'explique par des raisons variables suivant l'étage :

- à l'étage cervical, le rachis supporte le crâne et doit être situé le plus près possible du centre de gravité du crâne ;
- à l'étage thoracique, le rachis est refoulé en arrière par les organes du médiastin, en particulier le cœur ;
- à l'étage lombal, par contre, le rachis, qui supporte alors le poids de toute la partie supérieure du tronc, réintègre une position centrale, faisant saillie dans la cavité abdominale.

Outre cette fonction de support du tronc, le rachis joue le rôle de **protecteur de l'axe nerveux** (Fig. 4) : le canal rachidien, qui commence au niveau du foramen magnum, loge le bulbe et la moelle et représente ainsi un protecteur souple et efficace de cet axe nerveux. Cette protection ne va pas sans contrepartie car, dans certaines conditions et en certains points, l'axe nerveux et les nerfs rachidiens qui en émanent peuvent entrer en conflit avec leur étui protecteur rachidien comme nous le verrons plus loin.

La **figure 4** montre aussi que le rachis est constitué de quatre segments :

- le **segment lombal** 1, où les vertèbres **L** sont centrales ;
- le **segment dorsal** 2, ou thoracique, où les vertèbres **T** sont reportées vers le plan dorsal ;
- le **segment cervical** 3, où les vertèbres **C** reprennent une position presque centrale ;
- le **segment sacro-coccygien** 4 formé de deux parties monobloc **S**.

Le **sacrum** constitué de la fusion de cinq vertèbres sacrales, s'intègre dans la ceinture pelvienne.

Le **coccyx**, articulé avec le sacrum, est un résidu de la queue de la plupart des mammifères. Il est formé de la soudure de quatre à six petites vertèbres coccygiennes.

Au-dessous de la *deuxième vertèbre lombale*, où se situe le *conus medullaris* ou **cône médullaire** de la moelle épinière, le canal rachidien ne contient plus que le **filum terminal interne**, qui n'a aucune fonction neurologique.

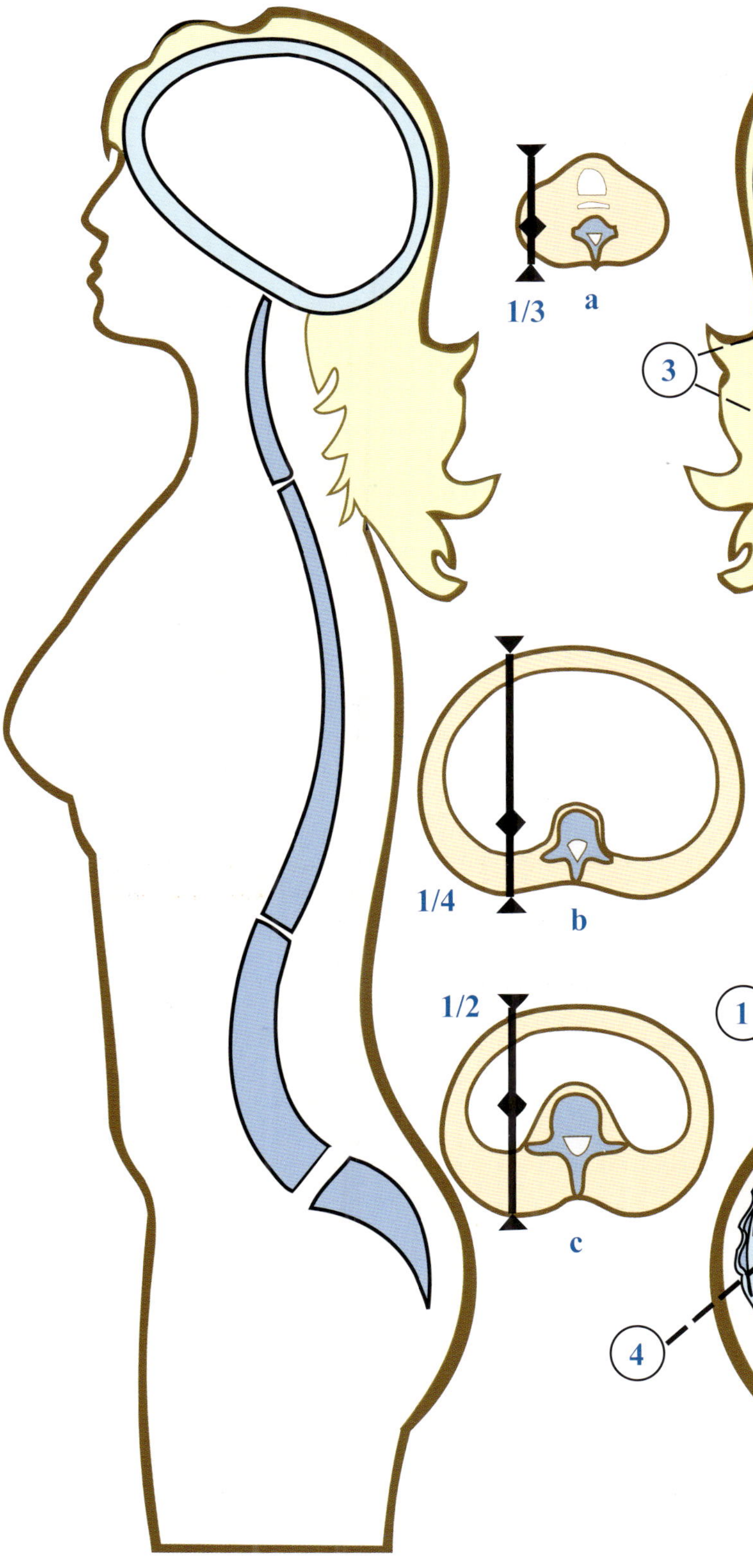

Fig. 3

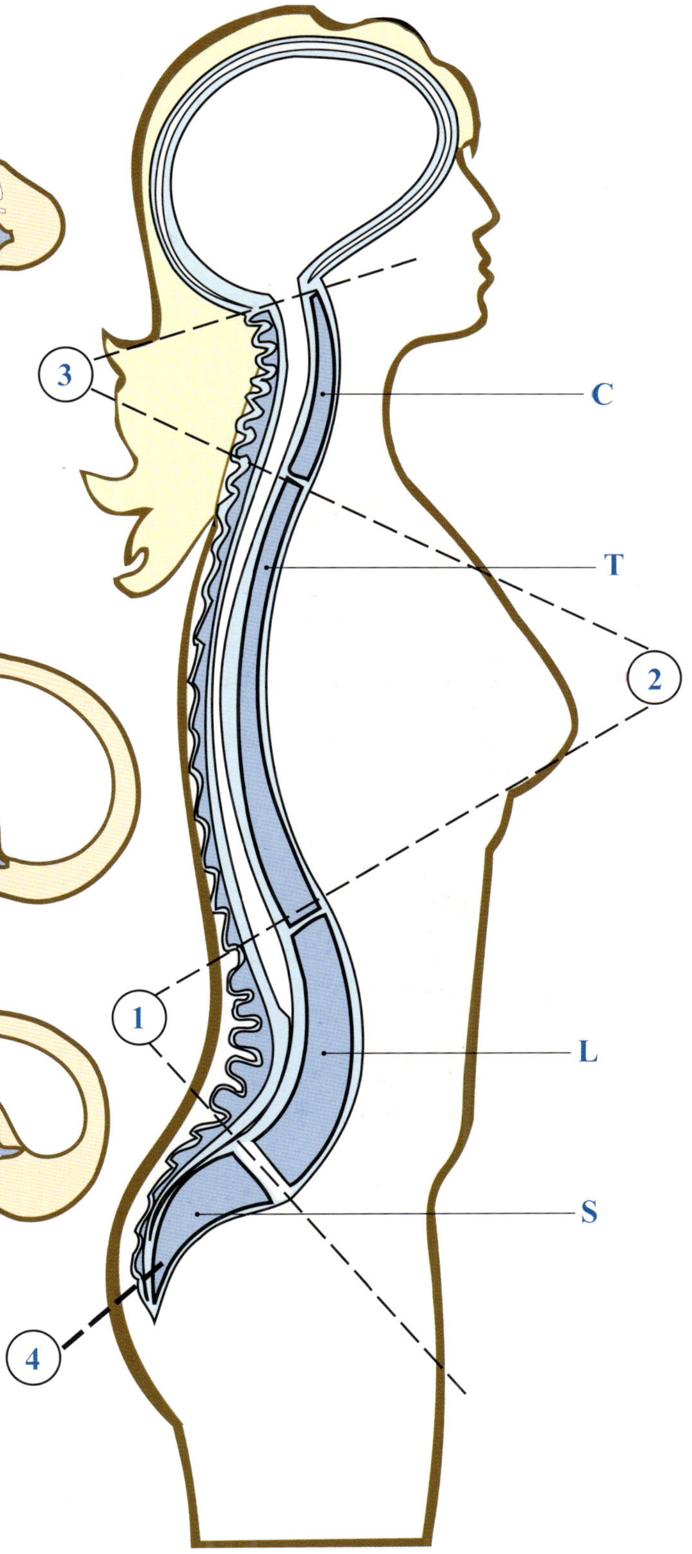

Fig. 4

Les courbures du rachis vu dans son ensemble

Le rachis pris dans son ensemble est rectiligne lorsqu'il est **vu de face ou de dos** **(Fig. 5)**. Chez certains individus il peut exister néanmoins une légère courbure transversale, sans qu'on puisse parler là de courbure pathologique lorsqu'elle reste, bien entendu, à l'intérieur d'étroites limites.

Dans cette attitude, la **ligne des épaules** **s** et la **ligne des fossettes sacrales** **p**, qui représente la petite diagonale du *losange de Michaelis* (**en pointillés rouges**; voir plus loin, p. 82) sont parallèles et horizontales.

Par contre, **vue de profil**, c'est-à-dire dans un plan sagittal **(fig. 6)** le rachis comporte quatre courbures qui sont de bas en haut :

- la **courbure sacrale** **1**, qui est fixe du fait de la soudure définitive des vertèbres sacrales. Cette courbure est à concavité antérieure ;
- la **courbure lombale** **2**, qu'on appelle la **lordose lombale**, à cavité postérieure, plus ou moins prononcée. Lorsque c'est le cas, on parle d'**hyperlordose**, ou d'**ensellure lombale** ;
- la **courbure dorsale** **3**, qu'on appelle aussi, surtout lorsqu'elle est prononcée, la **cyphose dorsale**. Elle présente une convexité postérieure ;
- la **courbure cervicale** **4**, ou lordose cervicale, à concavité postérieure, qui est en général d'autant plus marquée que la cyphose dorsale est importante.

Lorsque le sujet est en équilibre normal, en position debout, la partie postérieure du crâne, le dos et les fesses sont tangents à un plan vertical, un mur par exemple. L'importance des courbures se définit par des **flèches**, distances entre ce plan vertical et le sommet des courbures. Ces flèches seront définies plus loin à propos de chaque segment rachidien (voir p. 118).

Ces courbures se compensent, de sorte que le plan masticateur **m**, matérialisé lorsqu'on serre un carton entre les arcades dentaires, soit horizontal et que le regard **h** se dirige naturellement vers la *ligne d'horizon*.

Dans le plan sagittal, ces courbures peuvent être associées *à des courbures dans le plan frontal*, qu'on définit en terme de **voussure**, communément appelée *bosse* ou **scoliose**.

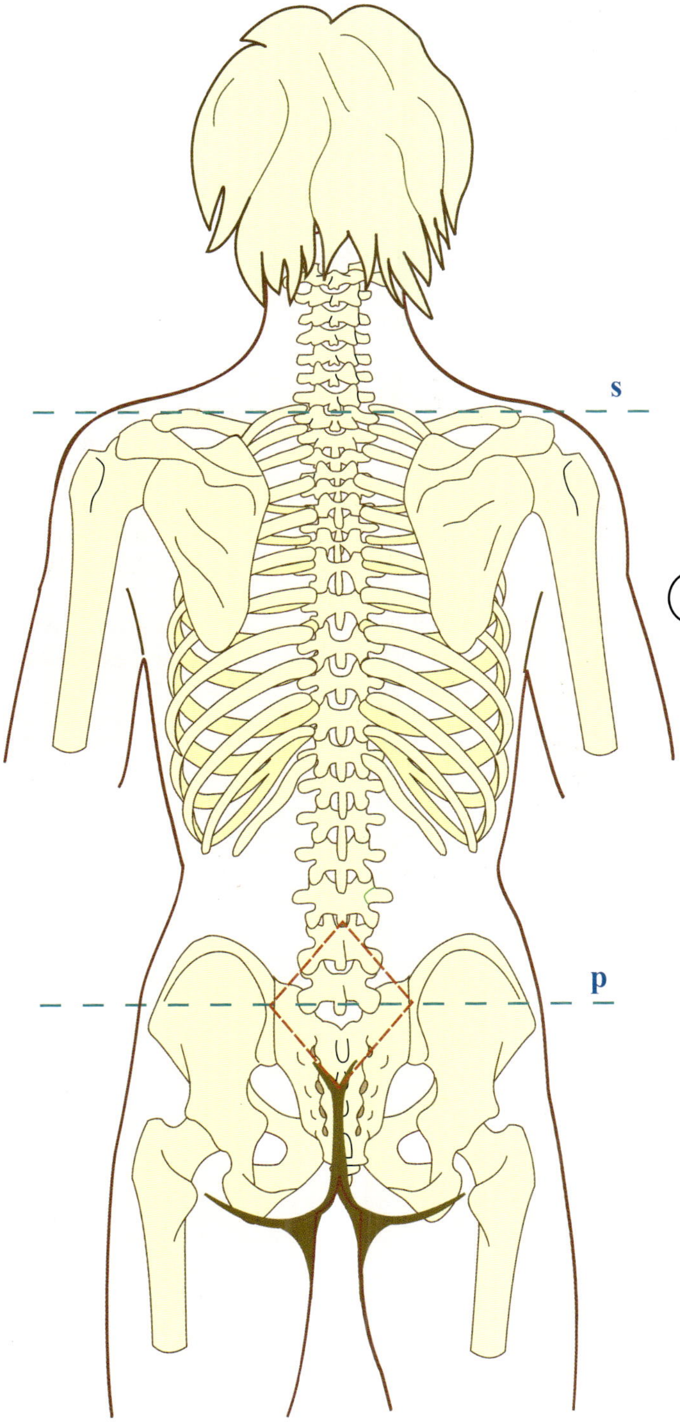

Fig. 5

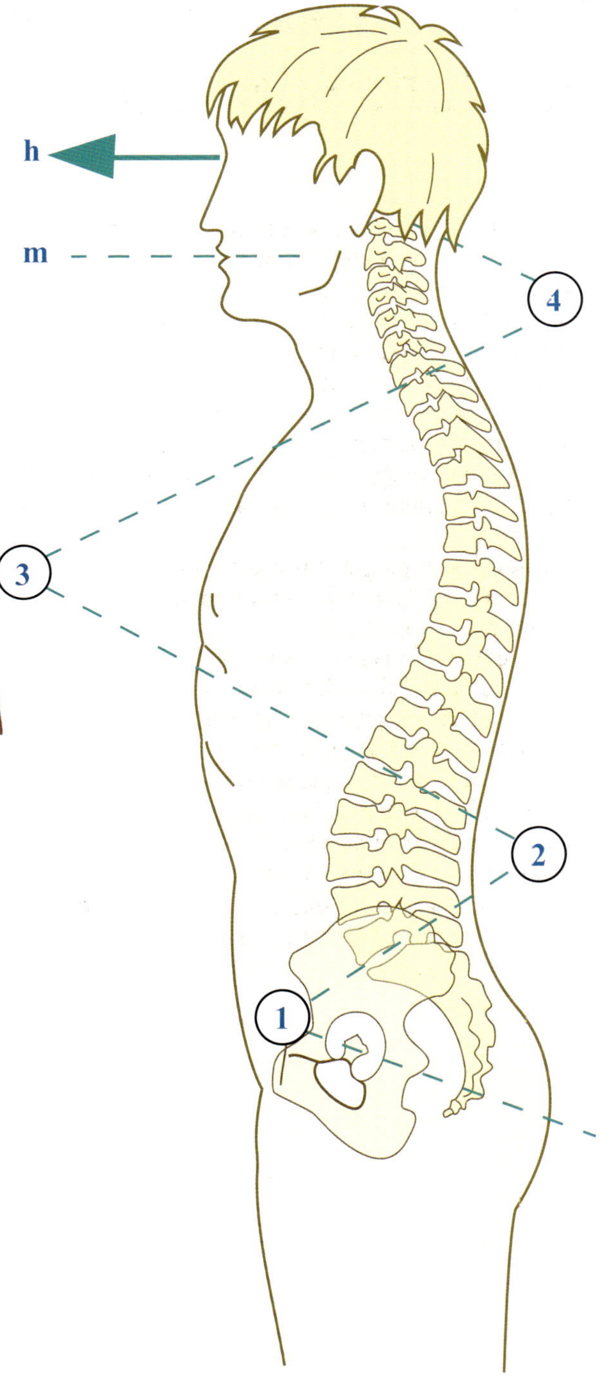

Fig. 6

L'apparition des courbures rachidiennes

Lors de la **phylogénèse**, c'est-à-dire au cours de l'évolution des *préhominiens* vers l'*homo sapiens*, le passage de la position quadrupède à la station bipède **(Fig. 7)** a induit le redressement puis l'*inversion de la courbure lombale* **(flèches noires)**, initialement concave en avant. Ainsi est apparue la lordose lombale, concave en arrière.

En effet, l'angle de redressement du tronc n'a pas été entièrement *absorbé* par la rétroversion du pelvis ; il persiste un certain angle qui doit être annulé par la courbure du rachis lombal. Ainsi s'explique cette **lordose lombale**, qui est d'ailleurs variable suivant les sujets d'après le degré d'antéversion ou de rétroversion du pelvis. Simultanément, le rachis cervical, qui s'articulait avec la boîte crânienne en arrière, s'est vu progressivement reporté au-dessous du crâne, ce qui a entraîné la **migration du foramen magnum vers la base du crâne (flèche)**.

Dans la *position quadrupède*, les quatre membres sont porteurs **(flèches bleues)**, tandis qu'en *position bipède*, seul le membre inférieur est porteur. Celui-ci travaille alors en compression et le membre supérieur, devenant *suspendu* **(flèche rouge)**, travaille en *élongation*.

Lors de l'**ontogénèse**, c'est-à-dire lors du développement de l'individu (**Fig. 8**, d'après T.A. Willis), on voit se dessiner la même évolution au niveau du rachis lombal. À l'âge d'*un jour* **a**, le rachis lombal est concave en avant. À l'âge de *cinq mois* **b**, la courbure est toujours légèrement concave en avant. Ce n'est qu'à *treize mois* **c** que le rachis lombal devient rectiligne. À partir de *trois ans* **d**, on voit se dessiner une légère lordose lombale. Elle s'affirme ensuite à *huit ans* **e** et elle prend sa courbure définitive à l'âge de *dix ans* **f**.

L'évolution chez l'individu est donc **parallèle à l'évolution chez l'espèce**.

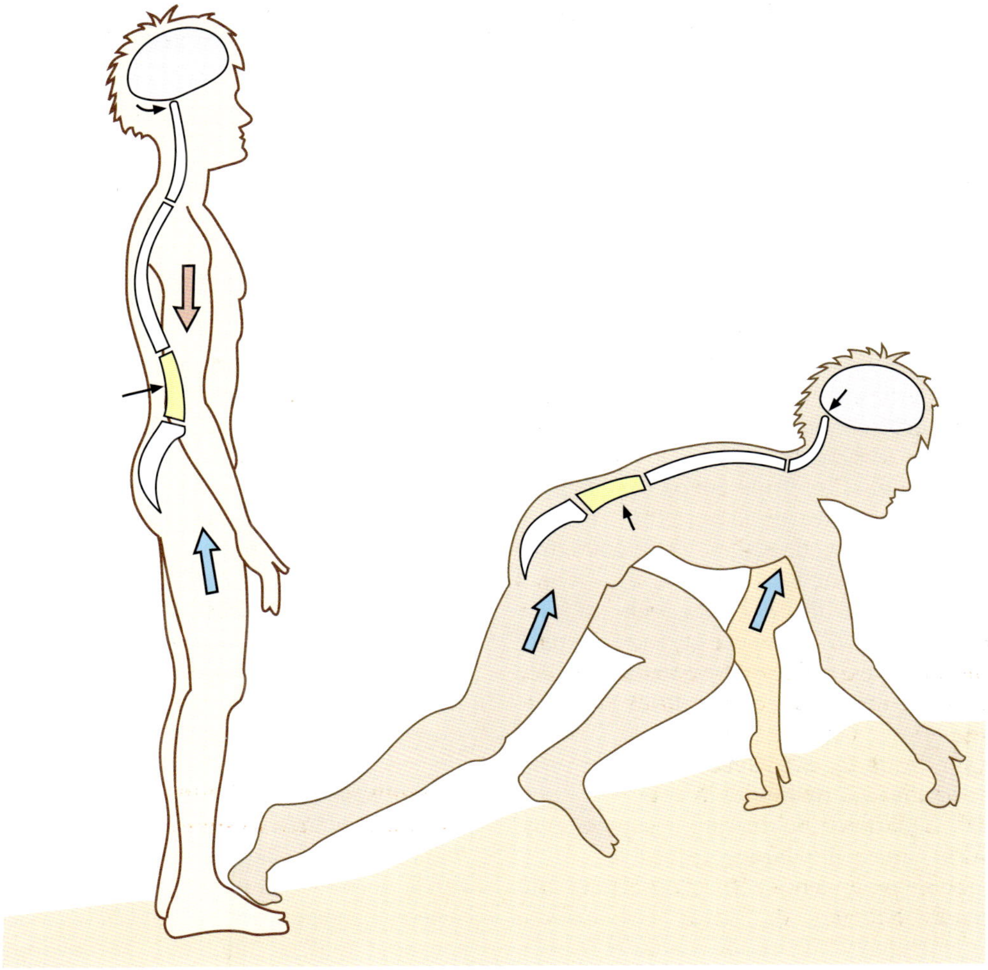

Fig. 7

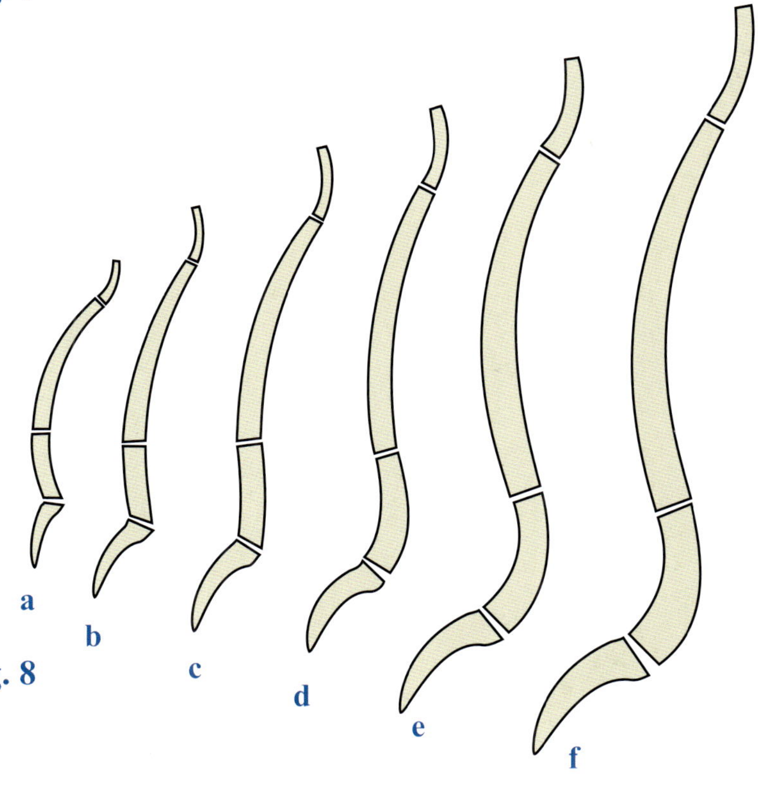

Fig. 8

Constitution de la vertèbre type

Lorsqu'on décompose une vertèbre type en ses différentes parties constitutives, on constate qu'elle est formée de deux parties principales :

- le **corps vertébral** en avant ;
- l'**arc postérieur** en arrière.

Sur une **vue en éclaté** (**Fig. 9**), le **corps vertébral 1** est la partie la plus massive de la vertèbre : il a en général une forme cylindrique moins haute que large avec un pan coupé postérieur.

L'**arc postérieur 2** a une forme en fer à cheval. Sur cet arc postérieur (**fig. 10**) viennent se fixer de part et d'autre le **massif des processus articulaires 3 et 4**. Ainsi se trouvent délimitées deux parties sur l'arc postérieur (**Fig. 11**) :

- d'une part, en avant du massif des processus articulaires, se situent les **pédicules 8 et 9** ;
- d'autre part, en arrière du massif des processus articulaires, se situent les **lames 10 et 11**.

Le processus épineux **7** vient se fixer en arrière sur la ligne médiane.

Cet arc postérieur ainsi constitué se soude (**Fig. 12**) sur la face postérieure du corps vertébral par l'intermédiaire des pédicules. La **vertèbre complète** (**Fig. 13**) comporte en outre les processus transverses **5 et 6** qui se soudent sur l'arc postérieur à peu près à la hauteur du massif des processus articulaires.

Cette vertèbre type se retrouve à *tous les étages du rachis* avec, bien entendu, de profondes modifications qui peuvent porter soit sur le corps vertébral soit sur l'arc postérieur, et généralement sur les deux parties en même temps.

Cependant il est important de constater que ces différentes parties constitutives *se correspondent dans le sens vertical*. Ainsi, tout au long du rachis se trouvent constituées **trois colonnes** (**Fig. 14**) :

- une **colonne principale A**, en avant, formée par l'empilement des corps vertébraux ;
- deux **colonnettes secondaires B et C**, en arrière du corps vertébral, formées par l'empilement des processus articulaires.

Les corps vertébraux sont réunis entre eux par le *disque intervertébral*. Les processus articulaires sont réunis entre eux par des articulations de type *arthrodies*. À chaque étage un orifice vertébral est délimité par le corps vertébral en avant et l'arc postérieur en arrière. La succession de tous ces orifices vertébraux constitue tout au long de l'axe rachidien le **canal rachidien 12** formé alternativement :

- de parties osseuses, au niveau de chaque vertèbre ;
- de parties ligamentaires, entre les vertèbres, au niveau du disque intervertébral et des ligaments de l'arc postérieur.

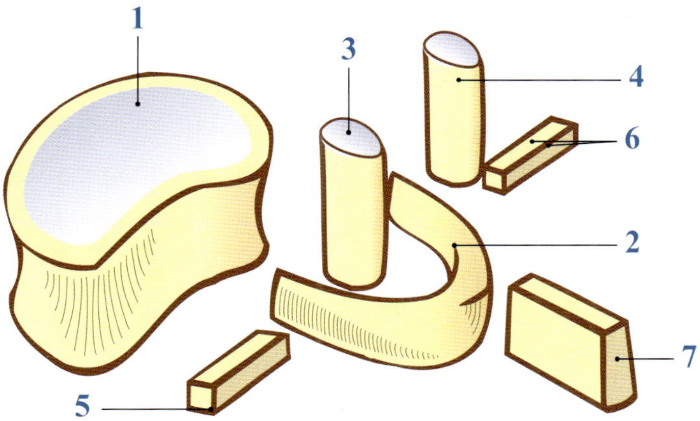

Fig. 9

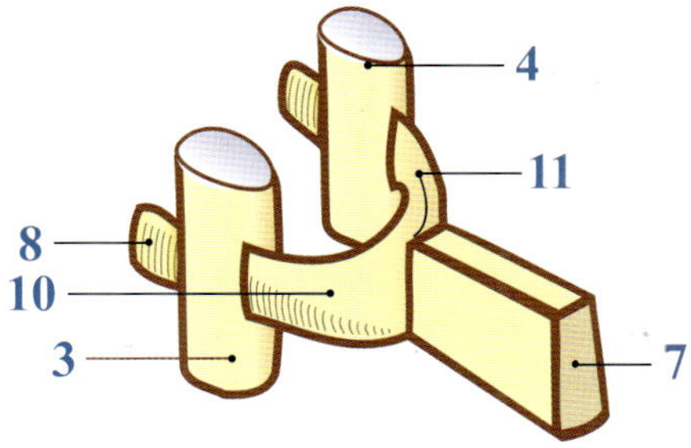

Fig. 11

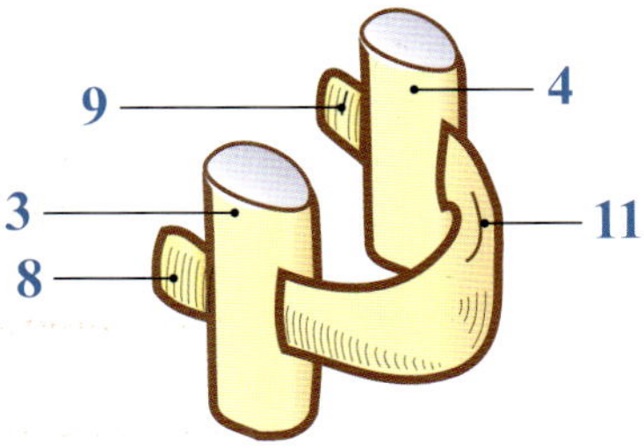

Fig. 10

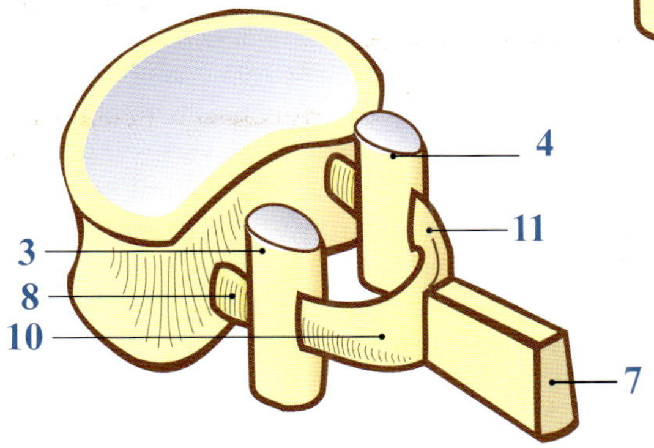

Fig. 12

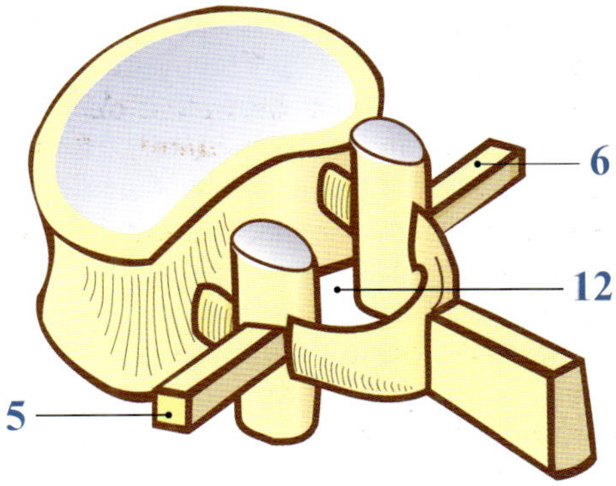

Fig. 13

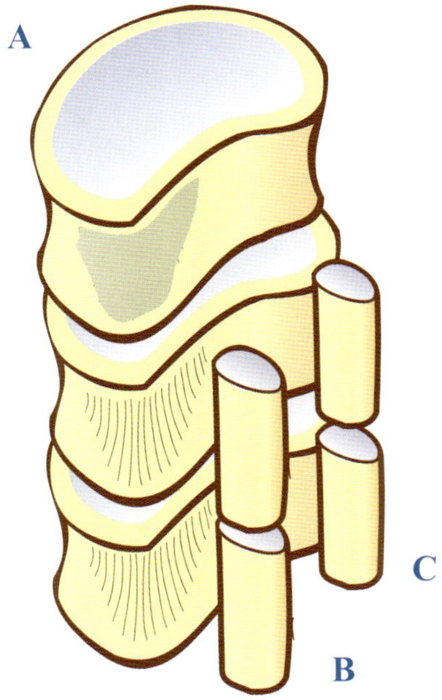

Fig. 14

Les légendes sont communes à toutes les figures.

Les courbures rachidiennes

La présence des courbures rachidiennes **augmente la résistance du rachis** aux efforts de compression axiale.

Les ingénieurs ont pu démontrer **(Fig. 15)** que la résistance **R** d'une colonne présentant des courbures était proportionnelle (k = facteur de proportionnalité) au carré du nombre **N** de courbures plus un. Si nous prenons donc comme référence une *colonne rectiligne* **a**, dont le nombre de courbures est égal à zéro, sa résistance est prise comme unité. Si nous considérons alors une colonne avec *une seule courbure* **b**, sa résistance est double de la première. Pour une colonne à *deux courbures* **c**, sa résistance est cinq fois celle de la colonne rectiligne. Enfin, pour une colonne présentant *trois courbures* mobiles **d** comme le rachis avec sa lordose lombale, sa cyphose dorsale et sa lordose cervicale, la résistance est **dix fois** celle de la colonne rectiligne.

L'importance des courbures rachidiennes peut être mesurée par l'**indice rachidien de Delmas (Fig. 16)**. Cet indice ne peut être mesuré que sur une *pièce anatomique*. C'est le rapport entre :

- d'une part la longueur **L** développée du rachis depuis le plateau de la première vertèbre sacrale jusqu'à l'atlas ;
- d'autre part de la hauteur **H** prise entre le plateau supérieur du sacrum et l'atlas.

Un rachis aux *courbures normales* **a** possède un indice de **95 %** ; les limites extrêmes du rachis normal sont **94** et **96 %**. Un rachis aux *courbures accentuées* **b** possède un indice de Delmas **inférieur à 94 %**. Ceci veut dire que sa longueur développée est nettement plus grande que sa hauteur. Par contre un rachis aux *courbures peu accentuées* **c**, c'est-à-dire presque rectiligne possède un indice de Delmas **supérieur à 96 %**.

Cette classification anatomique est très importante car il existe une relation entre elle et le type fonctionnel. A. Delmas a démontré en effet que le rachis à courbures accentuées est de type fonctionnel dynamique, avec un sacrum qui tend vers l'horizontale (ensellure lombale très marquée) tandis que le rachis à courbures effacées est de type fonctionnel statique, avec un sacrum qui tend vers la verticale (dos plat).

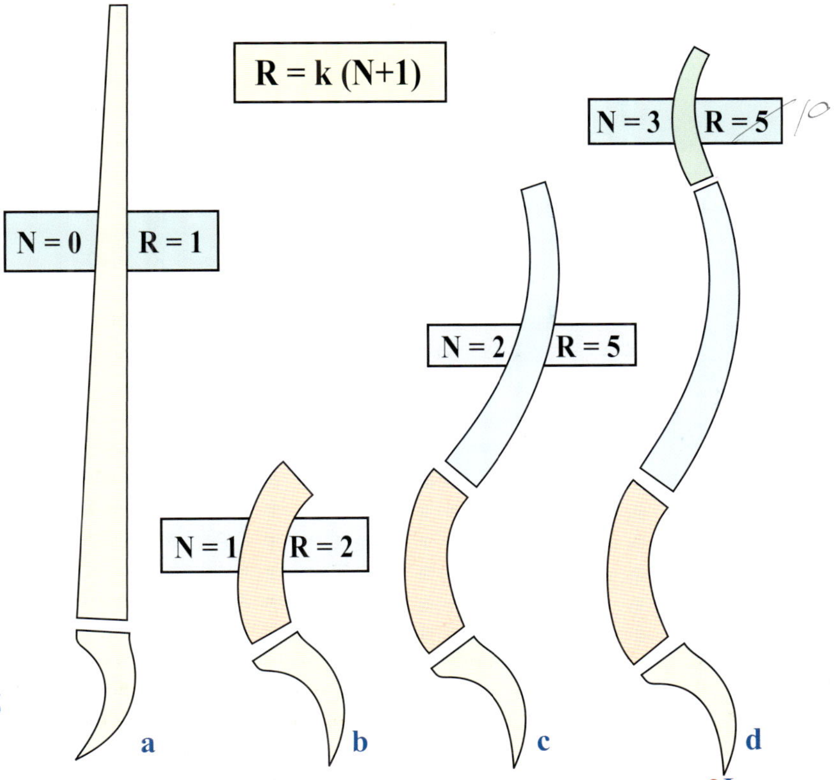

Fig. 15

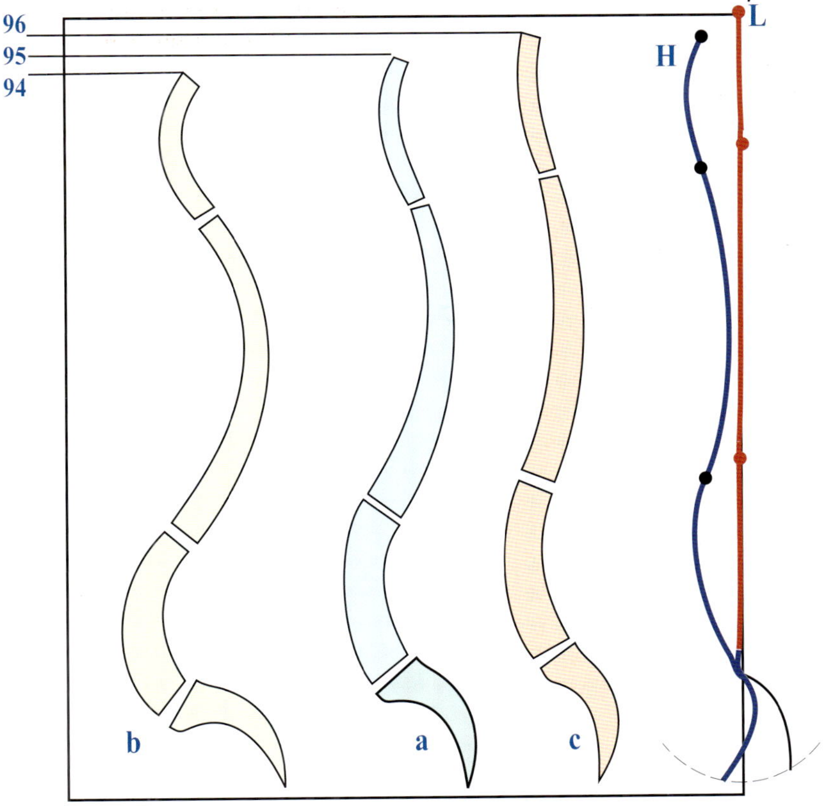

Indices de courbures types	faible 94	moyen 96	élevé
	accentuées	intermédiaires	atténuées
	dynamique	intermédaire	statique
Indice rachiddien de Delmas →	$\frac{\text{H (hauteur) x 100}}{\text{L (longueur développée)}}$		

Fig. 16

Structure du corps vertébral

Le corps vertébral a la **structure d'un os court** **(Fig. 17)**, c'est-à-dire une structure *en coque* avec une *corticale* d'os dense entourant du *tissu spongieux*.

La corticale de la face supérieure et de la face inférieure du corps vertébral s'appelle la **facette intervertébrale** (anciennement : plateau vertébral). Elle est plus épaisse en son centre, où se trouve une partie cartilagineuse. La périphérie forme un **bourrelet** **(Fig. 17)**, le *listel marginal* **L**. Ce listel dérive du point d'ossification épiphysaire, qui a la forme d'un anneau et qui se soude au reste du corps vertébral, sur le plateau **P**, vers l'âge de 14 ou 15 ans. Les troubles d'ossification de ce noyau épiphysaire constituent l'épiphysite vertébrale ou **maladie de Schauermann**.

Sur une **coupe vertico-frontale** du corps vertébral **(Fig. 18)**, on distingue très nettement, de chaque côté, d'épaisses corticales, en haut et en bas, le plateau vertébral doublé d'une couche cartilagineuse, et, dans le centre du corps vertébral, des travées d'os spongieux qui se répartissent suivant des *lignes de forces*. Ces lignes sont :

- *verticales* et unissent le plateau supérieur et l'inférieur;
- ou *horizontales* et unissent les deux corticales latérales;
- ou encore *obliques* et unissent le plateau inférieur avec les corticales latérales.

Sur une **coupe sagittale** **(Fig. 19)**, on retrouve ces travées verticales mais il existe en outre deux systèmes de *travées obliques*, encore appelées travées **en éventail** :

- d'une part **(Fig. 20)**, un éventail *partant du plateau supérieur* pour s'épanouir à travers les deux pédicules vers le processus articulaire supérieur de chaque côté et le processus épineux;
- d'autre part **(Fig. 21)**, un éventail *partant du plateau inférieur* pour s'épanouir à travers les deux pédicules vers les deux processus articulaires inférieurs et le processus épineux.

L'entrecroisement de ces trois systèmes trabéculaires constitue des points de forte résistance, mais il existe aussi un **point de moindre résistance**, en particulier un triangle à base antérieure, au niveau du bord antérieur du corps vertébral, où n'existent que des travées verticales **(Fig. 22)**.

Ceci explique la **fracture cunéiforme du corps vertébral** **(Fig. 23)** : en effet sous un effort de compression axiale de 600 kg, la partie antérieure du corps vertébral s'écrase : c'est une fracture-tassement. Il faut un effort de compression axiale de 800 kg pour écraser le corps vertébral en totalité et faire céder le **mur postérieur** **(Fig. 24)**. Ce type de fracture est seul capable de menacer la moelle épinière, en empiétant dans le canal rachidien.

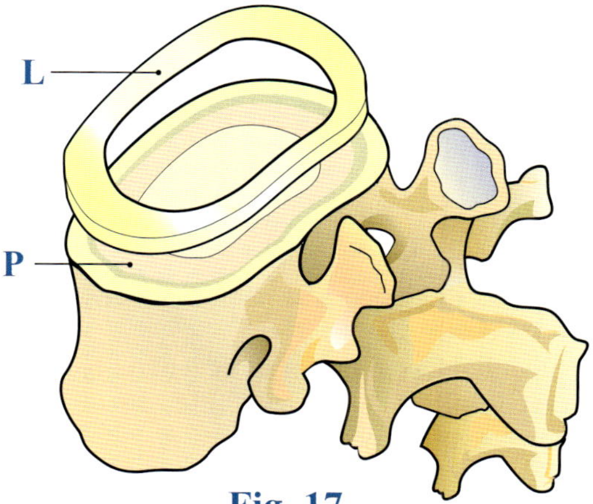

Fig. 17

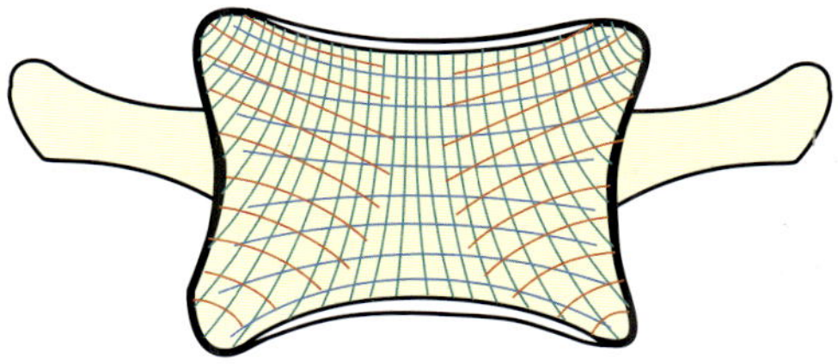

Fig. 18

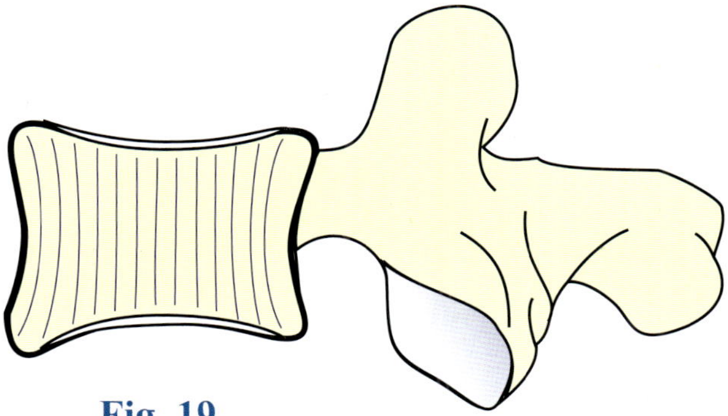

Fig. 19

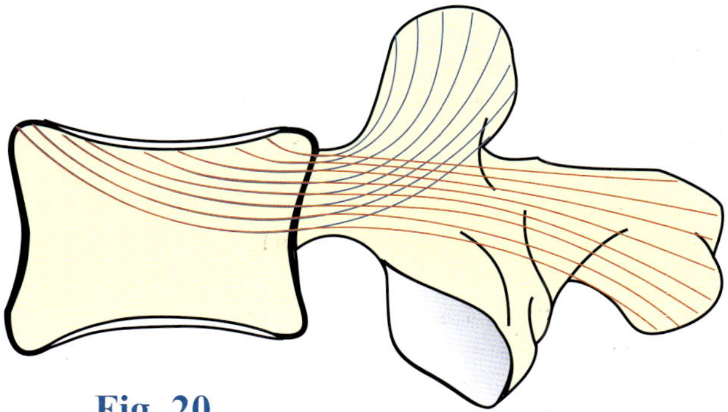

Fig. 20

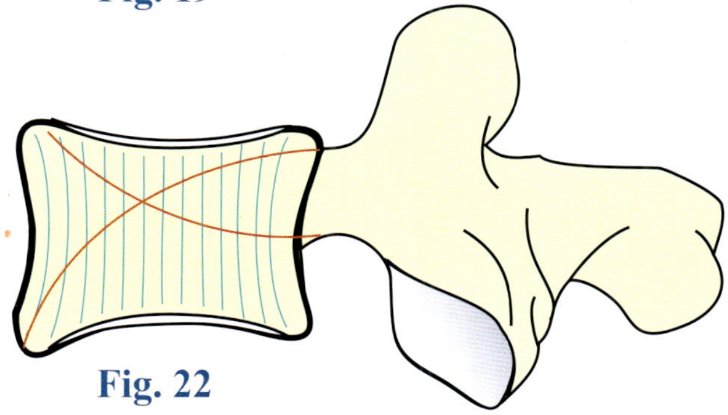

Fig. 22

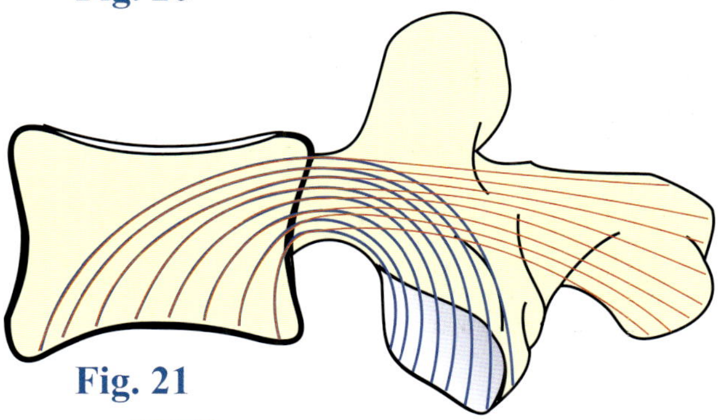

Fig. 21

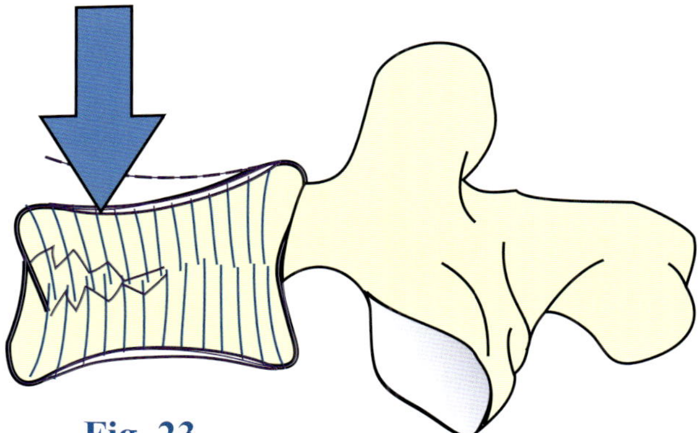

Fig. 23

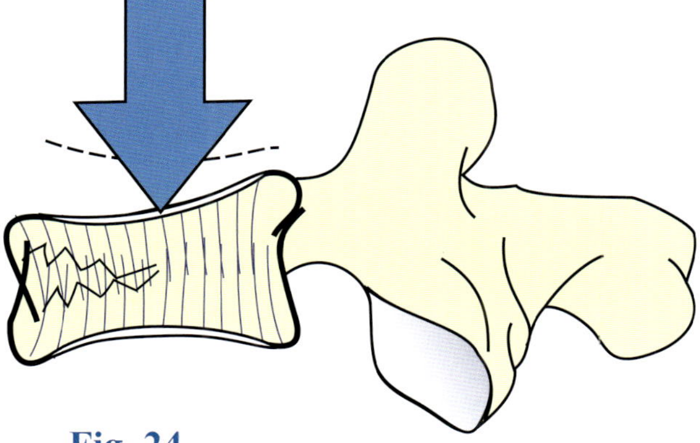

Fig. 24

Les divisions fonctionnelles d'une vertèbre

Sur une **vue latérale du rachis** (Fig. 25, d'après Brueger), on peut facilement distinguer les divisions fonctionnelles d'une vertèbre :

- en avant **A** se situe le corps vertébral, qui s'intègre dans le pilier antérieur. Ce pilier joue essentiellement un rôle de support ;
- en arrière, l'arc postérieur **B** supporte les processus articulaires, dont l'empilement forme les colonnettes des processus articulaires.

Alors que le pilier antérieur joue un rôle statique, le pilier postérieur joue un rôle dynamique.

Dans le **sens vertical**, l'alternance des pièces osseuses et des éléments de jonction ligamentaire permet de distinguer avec Schmorl un **segment passif** I constitué par la vertèbre elle-même, et un **segment mobile** II en bleu sur la figure. Celui-ci comprend d'avant en arrière :

- le *disque intervertébral* ;
- le *foramen de conjugaison* ;
- les *articulations interapophysaires* ;
- le *ligament jaune* et le *ligament interépineux*.

La mobilité de ce segment est responsable des mouvements du rachis.

Il existe une **liaison fonctionnelle entre le pilier antérieur et le pilier postérieur** (Fig. 26). Elle est assurée par les **pédicules vertébraux**. Si l'on se reporte à la structure trabéculaire des corps vertébraux et des arcs postérieurs, on peut assimiler chaque vertèbre à un levier du premier genre, dit *interappui*, où l'articulation interapophysaire **1** joue le rôle de point d'appui. Ce système de levier permet l'amortissement des efforts de compression axiale sur le rachis : amortissement direct et passif au niveau du *disque intervertébral* **2**, amortissement indirect et actif au niveau des *muscles des gouttières vertébrales* **3**, ceci par l'intermédiaire des leviers que forme chaque arc postérieur. L'amortissement des efforts en compression est donc **à la fois passif et actif**.

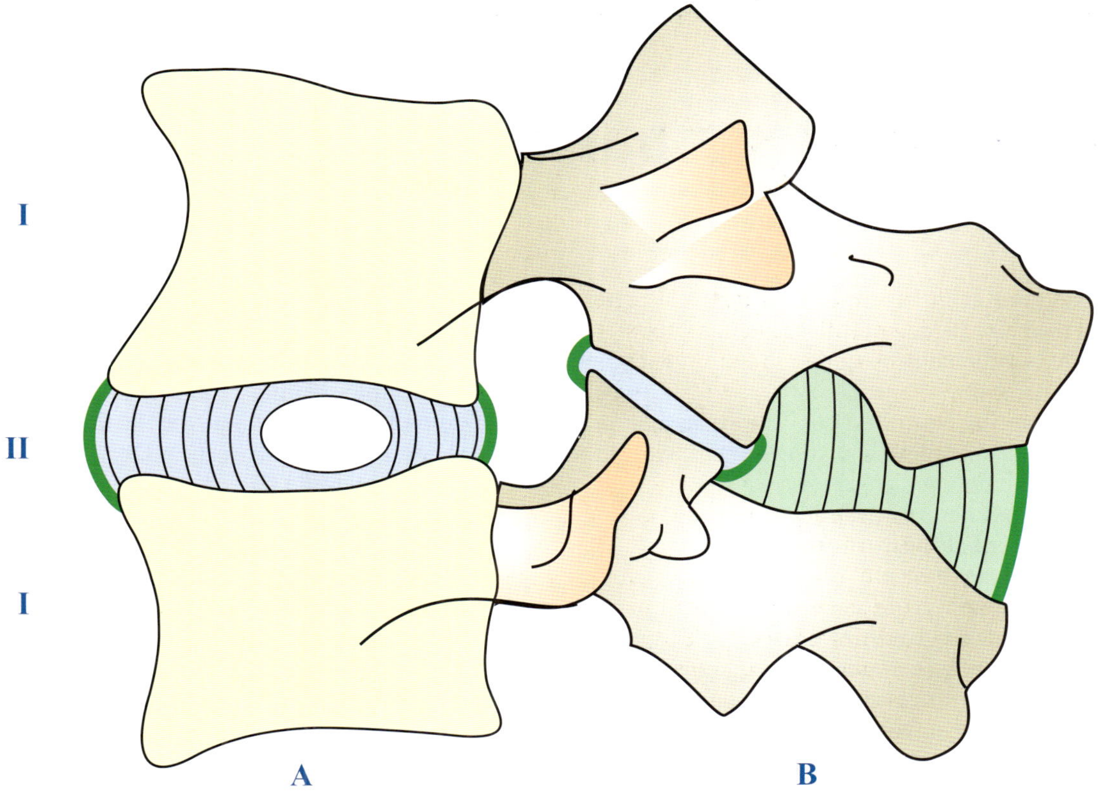

Fig. 25

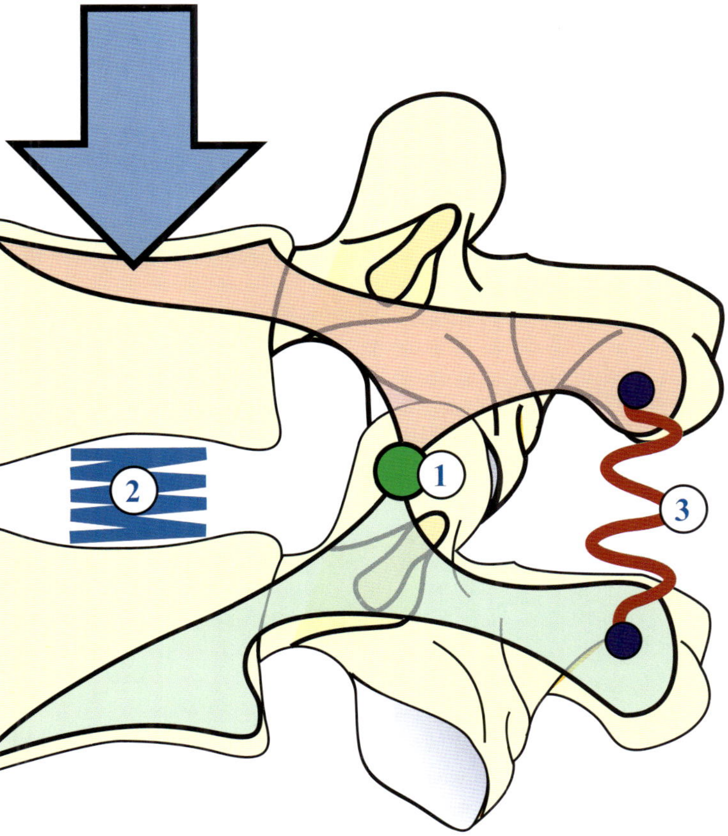

Fig. 26

Les éléments de liaison intervertébrale

Entre le sacrum et la base du crâne, le rachis intercale **vingt-quatre pièces mobiles**. De nombreux éléments fibro-ligamentaires assurent la liaison entre ces différentes pièces.

Sur une **coupe horizontale (Fig. 27)** et sur une vue latérale **(Fig. 28)**, on peut distinguer ces éléments fibreux et ligamentaires.

- D'abord ceux annexés au **pilier antérieur** :
  - le **ligament longitudinal antérieur** 1, qui s'étend de la base du crâne jusqu'au sacrum, sur la face antérieure des corps vertébraux ;
  - le **ligament longitudinal postérieur** 2, qui, sur la face postérieure des corps vertébraux, s'étend du processus basilaire de l'occipital jusqu'au canal sacré.

Entre ces deux ligaments de grande étendue, à chaque étage, la liaison est assurée par le **disque intervertébral** qui comprend lui-même deux parties, une partie périphérique, l'**annulus fibrosus** formé de couches fibreuses *concentriques* **6 et** 7, une partie centrale, le **nucleus pulposus** 8.

- **Annexés à l'arc postérieur**, de nombreux ligaments assurent la jonction entre deux arcs vertébraux adjacents :
  - le **ligament jaune** 3, très épais et résistant, qui rejoint son homologue sur la ligne médiane et qui s'insère en haut à la face profonde de la lame vertébrale de la vertèbre sus-jacente et en bas au bord supérieur de la lame vertébrale de la vertèbre sous-jacente ;
  - le **ligament interépineux** 4 prolongé en arrière par le **ligament supra-épineux** 5. Ce ligament supra-épineux est très peu individualisé à l'étage lombal, par contre, il est *très net à l'étage cervical* ;
  - au sommet de chaque processus transverse s'insère de chaque côté le **ligament intertransversaire** ;
  - enfin au niveau des **articulations zygapophysaires**, il existe de puissants **ligaments capsulaires** 9 qui renforcent la capsule de ces articulations, le *ligament antérieur* et le *ligament postérieur*.

L'ensemble de ces ligaments assure une liaison extrêmement solide entre les vertèbres et donne une grande résistance mécanique au rachis. Seul un grave traumatisme, comme une chute d'un lieu élevé ou un accident de circulation, peut entraîner une rupture de ces liaisons intervertébrales.

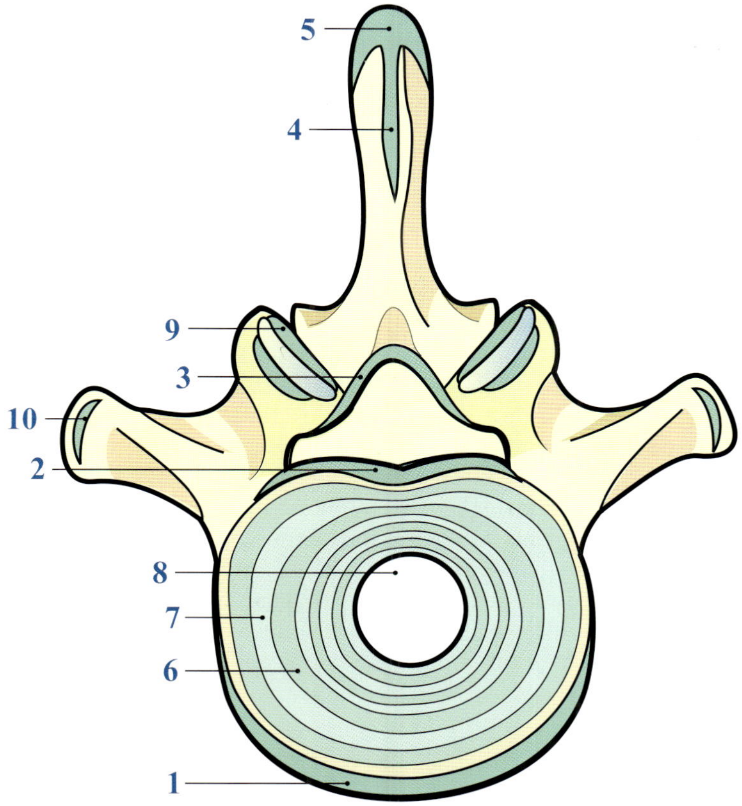

Fig. 27

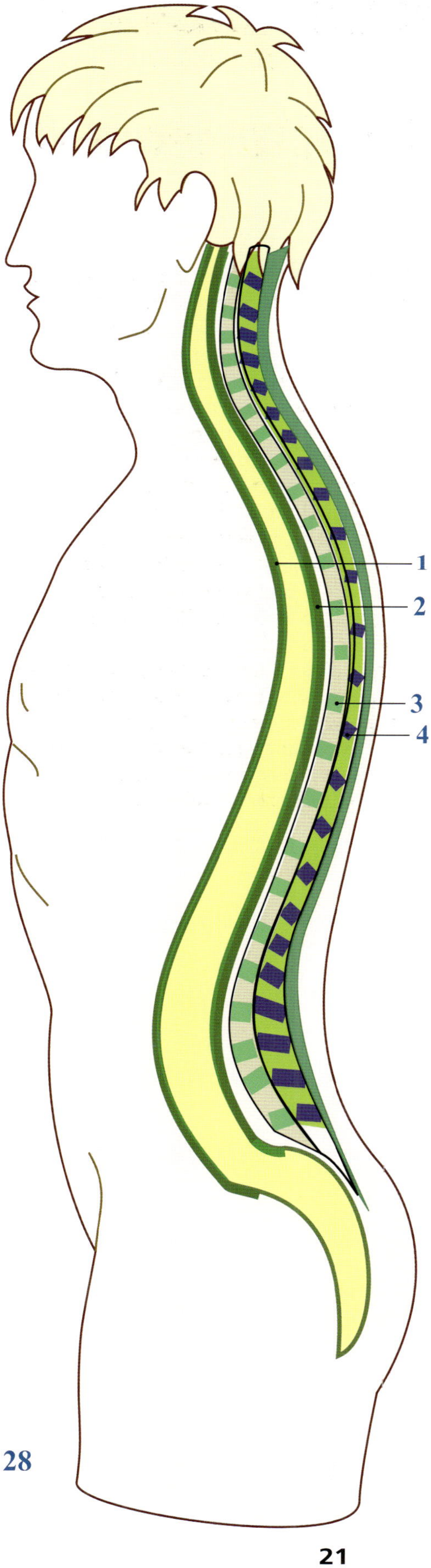

Fig. 28

Les légendes sont communes aux deux figures.

Structure du disque intervertébral

L'articulation entre deux corps vertébraux adjacents est une **amphiarthrose**. Elle est constituée par les deux plateaux des vertèbres adjacentes réunis entre eux par le **disque intervertébral**. La structure de ce disque est très caractéristique. En effet, il est formé de *deux parties* **(Fig. 29)**.

- Une partie centrale : le **nucleus pulposus** N, substance gélatineuse qui dérive embryologiquement de la *chorde dorsale* de l'embryon. C'est une gelée transparente, contenant 88 % d'eau, donc très hydrophile, et chimiquement formée d'une substance fondamentale à base de *muco-polysaccharides*. On a identifié du sulfate de chondroïtine en complexe avec des protéines, une certaine sorte d'acide hyaluronique et du kérato-sulfate.

Sur le plan histologique, le nucleus pulposus comporte des *fibres collagènes* et des cellules d'aspect *chondrocytaire*, des cellules *conjonctives* et de rares amas de cellules *cartilagineuses*. Il n'existe **ni vaisseaux, ni nerfs** à l'intérieur du nucleus pulposus. L'absence de vaisseaux exclut toute possibilité de cicatrisation spontanée. Le nucleus pulposus est cloisonné par des tractus fibreux partant de la périphérie.

- Une partie périphérique : l'**annulus fibrosus** A, ou anneau fibreux, constitué d'une succession de couches fibreuses concentriques, dont *l'obliquité est croisée* lorsqu'on passe d'une couche à la voisine, comme cela a été figuré sur la partie gauche du schéma **(Fig. 30)**.

Sur sa partie droite **(Fig. 31)**, on constate aussi que les fibres sont verticales à la périphérie et que, *plus on se rapproche du centre, plus elles sont obliques*. Au centre, au contact du nucleus pulposus, les fibres sont presque horizontales, décrivant un long trajet hélicoïdal pour aller d'un plateau à l'autre. Ainsi le nucleus pulposus se trouve-t-il enfermé dans une *loge inextensible* entre les plateaux vertébraux, au-dessus et au-dessous, et l'annulus fibrosus.

Cet anneau forme un véritable tissage de fibres, qui, chez le sujet jeune, empêche toute extériorisation de la substance du nucleus pulposus. Celui-ci est contenu **sous pression** dans sa logette, si bien que lorsqu'on coupe le disque horizontalement, on voit saillir la substance gélatineuse du nucleus pulposus au-dessus du plan de la coupe. Ceci est aussi visible lorsqu'on réalise une coupe sagittale du rachis.

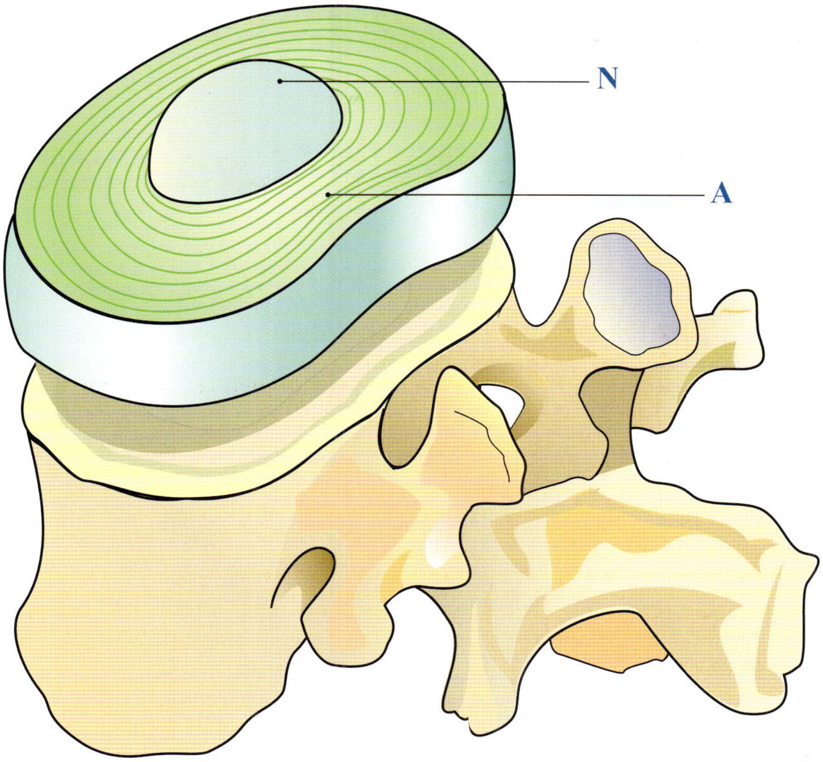

Fig. 29

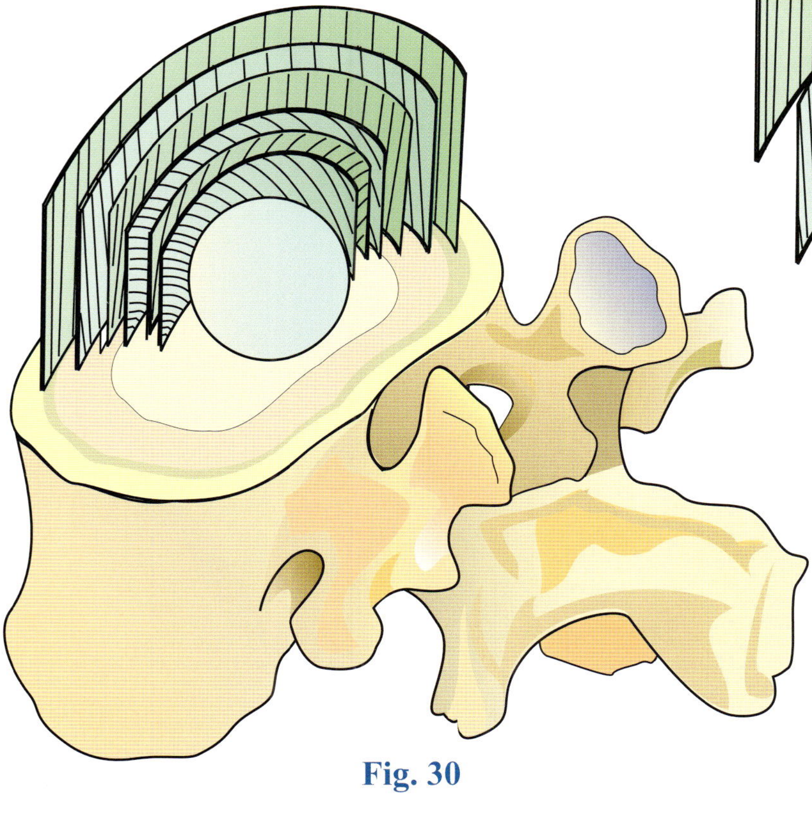

Fig. 30

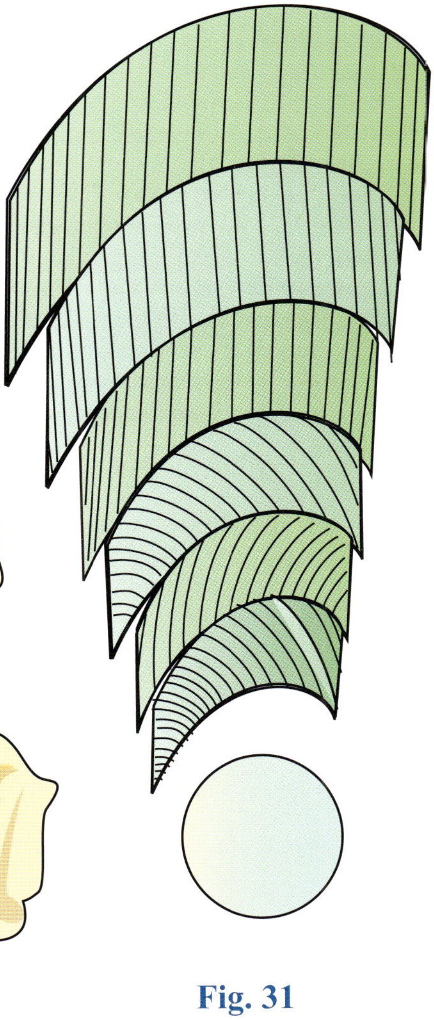

Fig. 31

Le nucleus pulposus assimilé à une rotule

Emprisonné sous pression dans sa logette, entre les deux plateaux vertébraux, le nucleus pulposus a **grossièrement la forme d'une sphère**. On peut donc, en première approximation, considérer que le nucleus pulposus se comporte comme une **bille** intercalée entre deux plans (Fig. 32). Ce type d'articulation dite «à rotule» permet trois sortes de mouvements :

- des mouvements d'inclinaison :
  - soit inclinaison dans le plan sagittal, on observera alors une **flexion** (Fig. 33) ou une **extension** (Fig. 34),
  - soit inclinaison dans le plan frontal, ou **inflexion latérale** ;
- des mouvements de **rotation** d'un des plateaux par rapport à l'autre (Fig. 35).

La réalité est plus complexe, car à ces mouvements autour de la bille viennent s'ajouter des mouvements de *glissement* ou encore de *cisaillement* d'un plateau sur l'autre par l'intermédiaire de la sphère. Et cela en même temps que le nucleus pulposus roule légèrement dans le sens du mouvement et s'aplatit du côté où les plateaux se rapprochent.

En conséquence, lors de la **flexion** (Fig. 36), le plateau supérieur se déplace légèrement vers l'avant, alors que dans l'**extension** (Fig. 37), le déplacement s'effectue vers l'arrière. De même, lors de l'**inflexion latérale**, le glissement se produit vers le côté de l'inflexion. Lors de la **rotation** (Fig. 38), le glissement du plateau supérieur s'effectue du côté de la rotation.

Au total, ce type d'articulation comporte donc une grande possibilité de mouvements, avec très exactement **six degrés de liberté** :

- flexion-extension ;
- inclinaison de chaque côté ;
- glissement sagittal ;
- glissement transversal ;
- rotation droite ;
- rotation gauche.

Mais chaque mouvement est de faible amplitude. C'est seulement grâce à l'addition de nombreuses articulations de ce type que peuvent être obtenus des mouvements de grande amplitude.

Ces mouvements complexes sont conditionnés par la *disposition des facettes articulaires postérieures* et celle des *ligaments*. Il est indispensable d'en tenir compte dans la *conception des prothèses discales*, actuellement en plein développement.

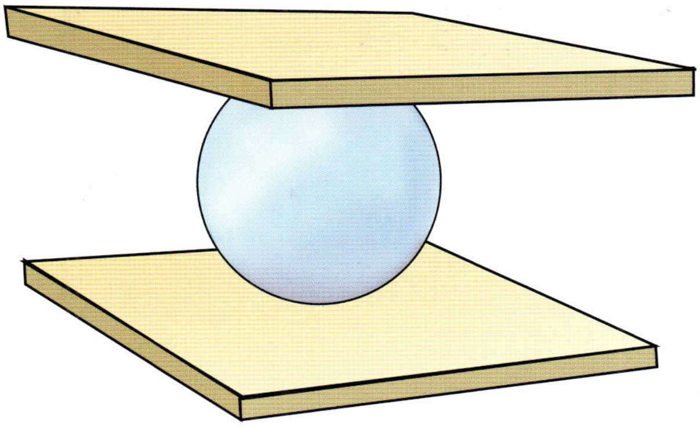

Fig. 32

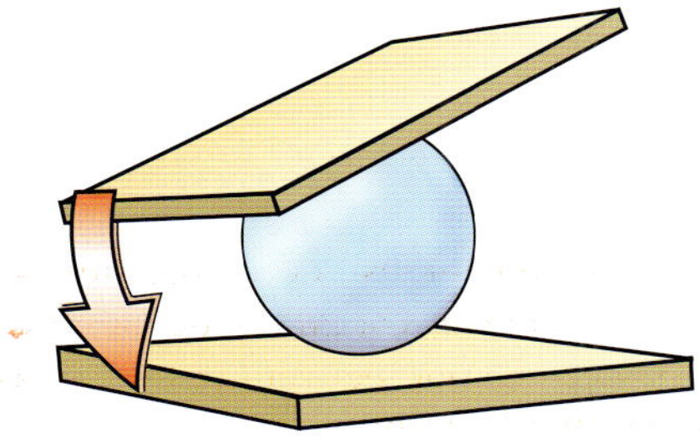

Fig. 33

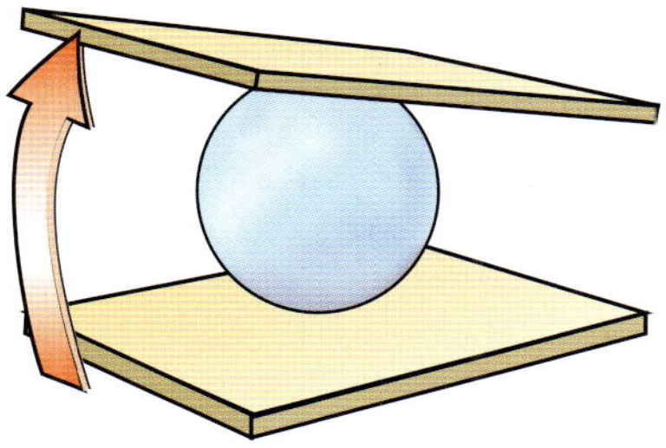

Fig. 34

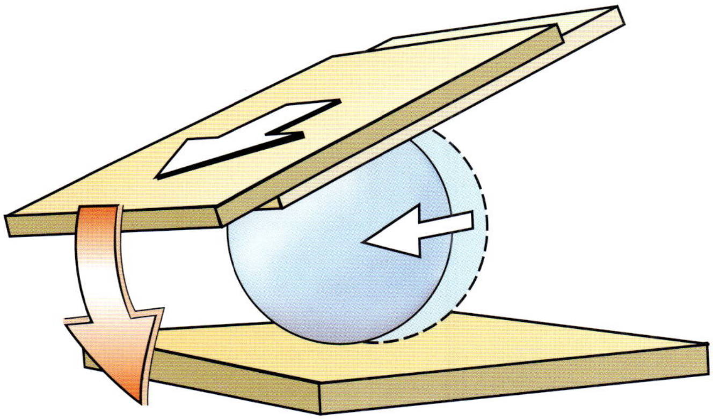

Fig. 36

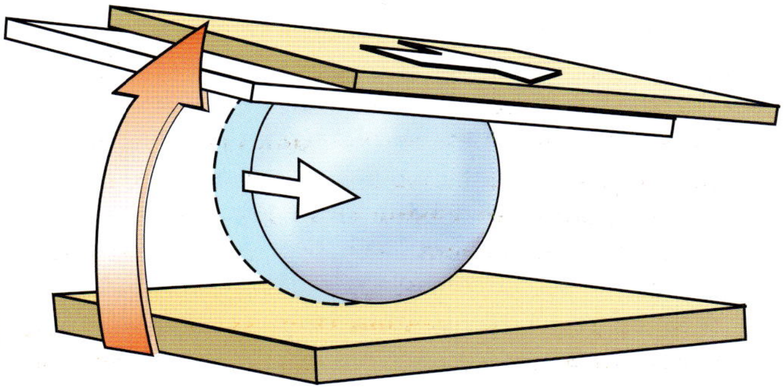

Fig. 37

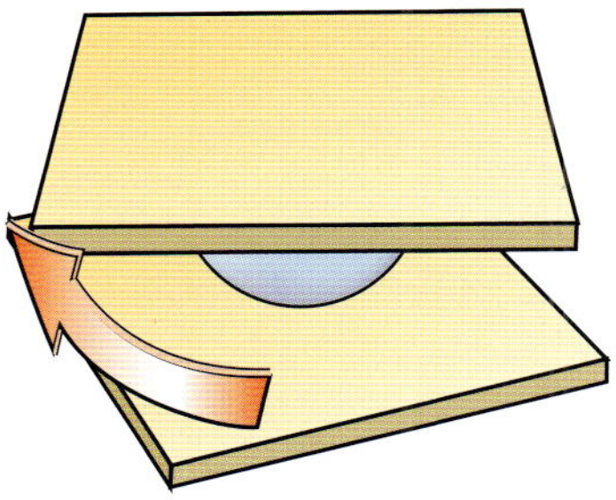

Fig. 35

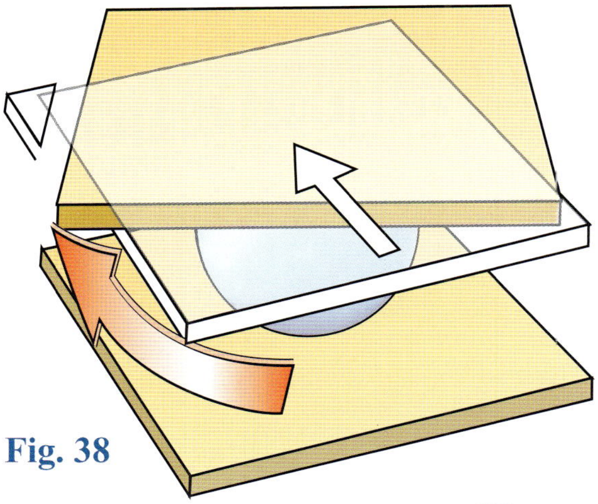

Fig. 38

L'état de précontrainte du disque et l'autostabilité de l'articulation disco-vertébrale

Les efforts exercés sur le disque intervertébral sont considérables et ceci d'autant plus qu'on se rapproche du sacrum.

En ne considérant d'abord que les efforts de compression axiale, on a pu déterminer que lorsqu'une force est appliquée par un plateau vertébral sur le disque intervertébral, la pression exercée sur le nucleus pulposus est égale à la moitié de la charge augmentée de 50 % et la pression exercée sur l'annulus fibrosus égale l'autre moitié diminuée de 50 %. **Le nucleus pulposus supporte donc 75 % de la charge et l'annulus fibrosus 25 %.** Si bien que *pour une pression de 20 kg il s'exerce 15 kg sur le nucleus pulposus et 5 kg sur l'annulus fibrosus.*

Cependant le nucleus pulposus agit comme **répartiteur de pression** dans le sens horizontal sur l'annulus fibrosus **(Fig. 39)**. Dans la simple position debout, au niveau du disque L5-S1, la compression verticale exercée sur le nucleus puposus se transmet sur la périphérie de l'annulus fibrosus à raison de *28 kg/cm linéaire* et de *16 kg/cm²*. Ces efforts augmentent de façon considérable dès qu'une surcharge est imposée au rachis. Dans la flexion du tronc en avant, la pression au cm² monte à **58 kg** tandis que la force sur le centimètre linéaire monte à **87 kg**. Lors de l'effort de redressement, ces chiffres augmentent encore jusqu'à **107 kg/ cm²** et **174 kg/cm linéaire**. Les pressions peuvent atteindre des valeurs *encore plus élevées si une charge est soulevée* au cours de l'effort de redressement. Elles avoisinent alors les valeurs du point de rupture.

La pression au centre du nucleus pulposus n'est pas nulle, même quand le disque n'est pas chargé. Cette pression est due à l'état d'hydrophilie qui le fait *gonfler dans sa loge inextensible*. Ainsi se trouve réalisé un état dit de **précontrainte**. En technologie du béton, on appelle précontrainte un état de tension préalable créé dans une poutre qui doit subir une charge. Si une poutre homogène **(Fig. 40)** est chargée d'un poids, on la voit s'incurver d'une valeur **f1** qui s'appelle la *flèche*.

Prenons maintenant une poutre **(Fig. 41)** à la partie inférieure de laquelle on aura introduit un câble métallique fortement tendu entre les deux extrémités **T** et **T'** de la poutre. On aura alors constitué une **poutre précontrainte** qui, chargée du même poids, se déformera d'une flèche **f2** nettement inférieure à la flèche **f1**.

La précontrainte au niveau du disque intervertébral lui permet de la même manière de mieux résister aux efforts de compression et d'inflexion. Lorsqu'avec l'âge, le nucleus pulposus perd ses propriétés hydrophiles, sa pression interne décroît et **l'état de précontrainte a tendance à disparaître**, ce qui explique la *perte de souplesse du rachis sénile.*

Lorsqu'un disque est sollicité par une **pression axiale asymétrique F (Fig. 42)**, le plateau vertébral supérieur va s'infléchir vers le côté le plus chargé en basculant d'un angle **a**. Ainsi la fibre **AB'** va se trouver tendue dans la position **AB**, mais, simultanément, la pression du nucleus pulposus maximum du côté de la flèche va comprimer cette fibre **AB** et la ramener dans la position **AB'**, redressant ainsi le plateau vertébral supérieur et le ramenant dans la position initiale. Ce **mécanisme d'autostabilité** est lié à l'état de précontrainte. On voit ainsi que l'annulus fibrosus et le nucleus pulposus forment ensemble un **couple fonctionnel** dont l'efficacité dépend de l'intégrité de l'un et de l'autre élément. Si la pression interne du nucleus pulposus diminue ou si l'étanchéité de l'annulus fibrosus disparaît, *ce couple fonctionnel perd immédiatement son efficacité.*

L'état de précontrainte explique aussi les **réactions élastiques du disque**, bien mises en évidence par l'expérience de Hirsch **(Fig. 43)** : lorsque sur un disque préalablement chargé **P** on impose une **surcharge brutale S**, on voit l'épaisseur du disque passer par un minimum, puis par un maximum, suivant une *courbe oscillante amortie* sur une seconde. Si la surcharge est trop brutale, l'intensité de cette réaction oscillante peut *détruire les fibres de l'anneau*. Ainsi s'expliquent les détériorations discales après des efforts violents répétés.

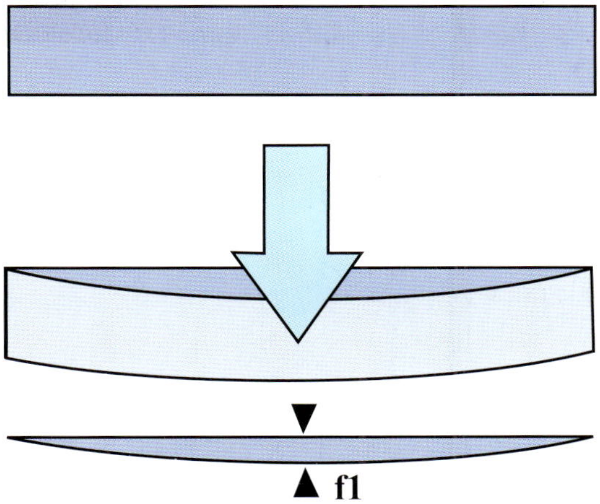

Fig. 40

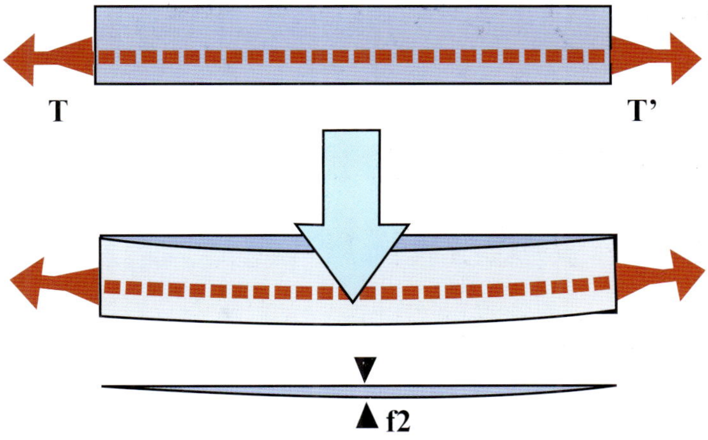

Fig. 41

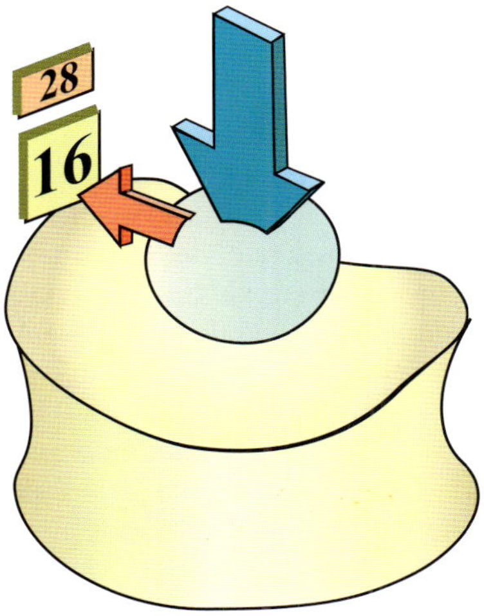

Fig. 39

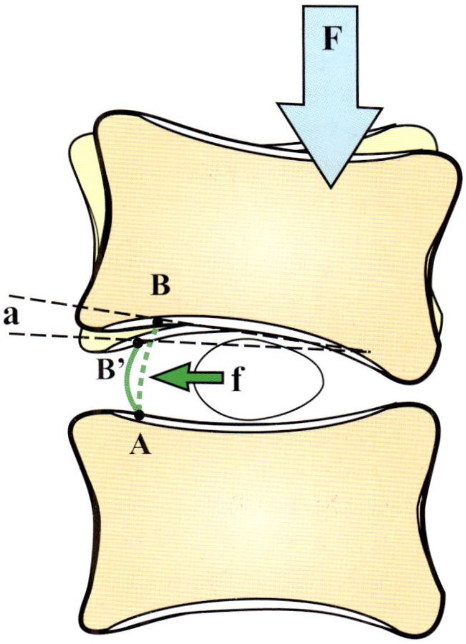

Fig. 42

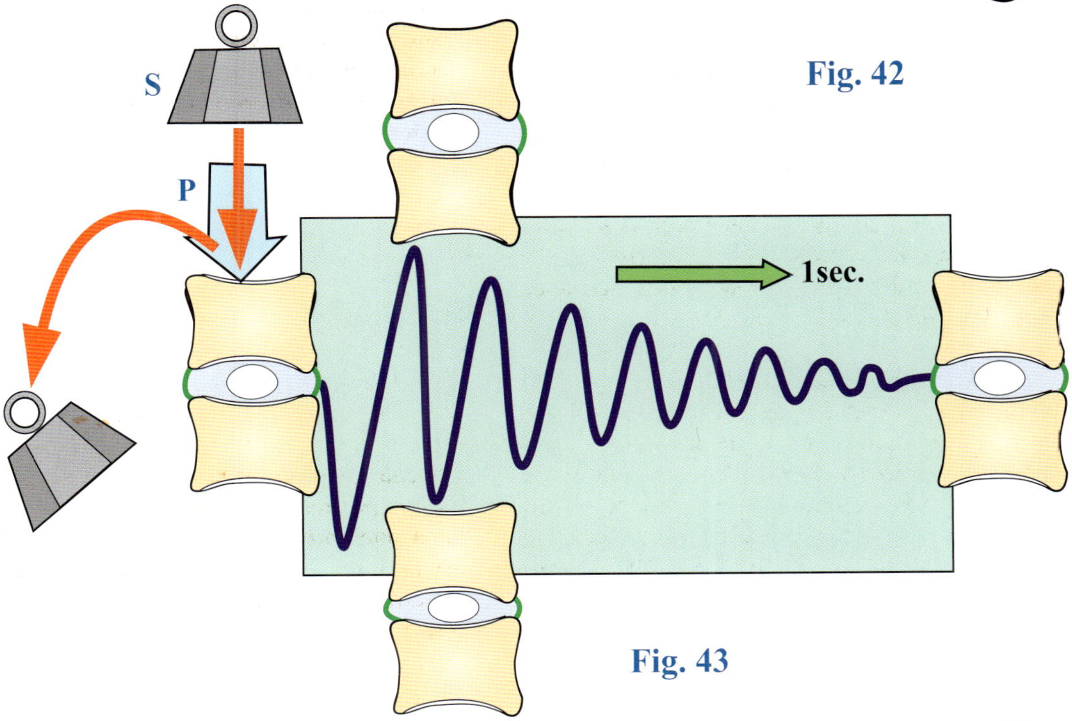

Fig. 43

La migration d'eau dans le nucleus pulposus

Le nucleus pulposus repose sur la partie centrale du plateau vertébral, partie cartilagineuse. Celle-ci est cependant creusée *de très nombreux pores microscopiques* qui font communiquer la logette du nucleus pulposus avec le tissu spongieux situé sous le plateau vertébral. Lorsqu'une **pression importante** s'exerce dans l'axe du rachis, par exemple sous l'influence du poids du corps en position debout **(Fig. 44)**, l'eau contenue dans la substance gélatineuse du nucleus pulposus fuit à travers les pertuis du plateau vertébral vers le centre des corps vertébraux : c'est la **fuite de l'eau hors du nucleus pulposus**. Cette pression statique étant maintenue toute la journée, en fin de soirée le nucleus pulposus est *nettement moins hydraté qu'en début de matinée* : il s'ensuit que le disque a perdu sensiblement de son épaisseur **d**. Pour un sujet normal, cette perte d'épaisseur cumulée sur toute la hauteur du rachis pendant la journée peut atteindre 2 cm.

Inversement *au cours de la nuit*, en décubitus dorsal **(Fig. 45)**, les corps vertébraux ne subissent plus la pression axiale due à la pesanteur, mais simplement le tonus musculaire, lui-même très relâché par le sommeil. Pendant cette **période de décharge**, l'hydrophilie du nucleus pulposus *attire l'eau* qui repasse des corps vertébraux *vers le nucleus pulposus*. Le disque retrouve alors son épaisseur initiale **d**. On est donc **plus grand le matin que le soir**. L'état de précontrainte étant plus marqué le matin que le soir, *la souplesse rachidienne est ainsi plus grande au début de la journée*.

La pression d'imbibition du nucleus pulposus est considérable puisque, d'après Charnley, elle peut atteindre 250 mm/hg. **Avec l'âge, cet état d'imbibition diminue** en même temps que l'hydrophilie et il s'ensuit une *diminution de l'état de précontrainte*. Ceci explique la *diminution de taille et de souplesse rachidienne des sujets âgés*.

Hirsch a montré, en appliquant une charge constante sur un disque vertébral **(Fig. 46)**, que la diminution d'épaisseur du disque n'était *pas linéaire mais exponentielle* **(première partie de la courbe)** ce qui suggère bien un processus de déshydratation *proportionnel au volume du nucleus pulposus*. Lorsque la charge est enlevée, le disque récupère son épaisseur initiale, mais, là encore, la courbe n'est pas linéaire *mais exponentielle inverse* **(deuxième partie de la courbe)**, et la restauration totale de l'épaisseur initiale du disque demande un certain temps **T**. Si ces charges et ces décharges du disque sont *répétées de façon trop rapprochée*, le disque n'a pas le temps de reprendre son épaisseur initiale. De même, si les charges et décharges sont répétées *de façon trop prolongée*, même si l'on attend le temps de récupération nécessaire, **le disque ne récupère pas son épaisseur initiale**. On observe ici un phénomène de **vieillissement du disque intervertébral**.

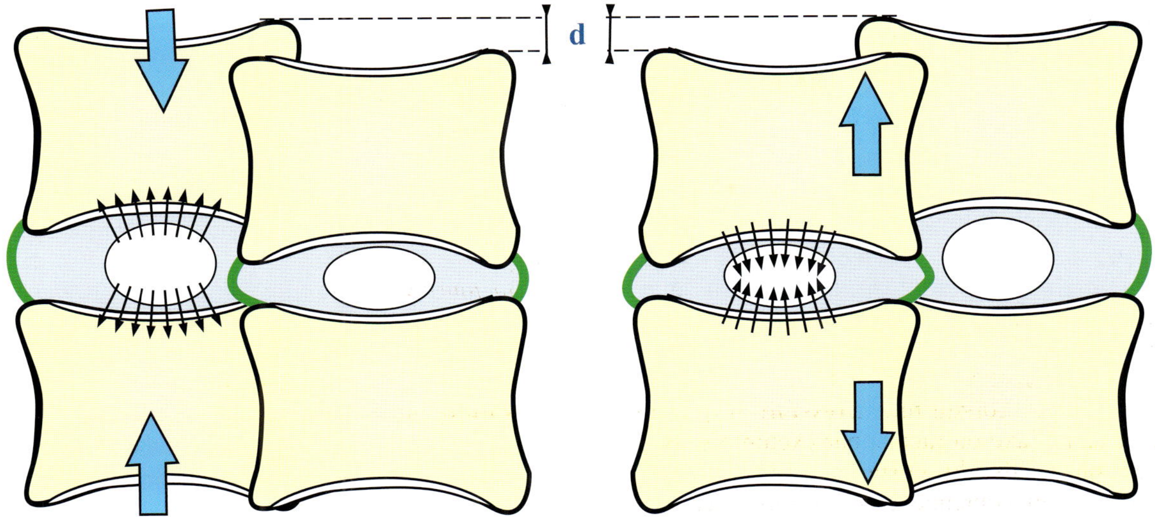

Fig. 44

Fig. 45

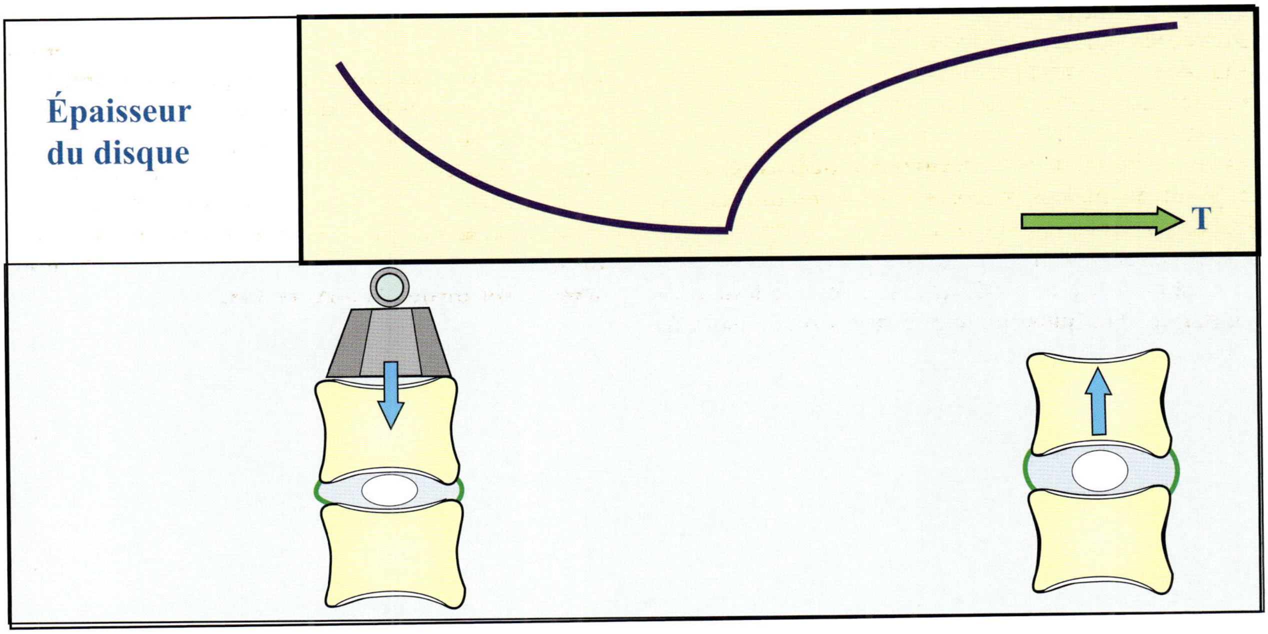

Fig. 46

Les efforts de compression sur le disque

Les efforts de compression sur le disque sont d'autant plus importants qu'on se rapproche du sacrum. Ceci est compréhensible puisque le **poids du corps supporté** s'accroît avec la hauteur sus-jacente **(Fig. 47)**.

Pour un homme de 80 kg on compte que la tête pèse 3 kg, les membres supérieurs 14 kg et le tronc 30 kg. Si l'on estime qu'à la hauteur du disque L5-S1, le rachis ne supporte que les deux tiers du poids du tronc, on arrive quand même à une charge de 37 kg, soit près de la moitié du *poids du corps* **P**. Vient s'y ajouter le *tonus des muscles paravertébraux* **M1 et M2**, nécessaire pour maintenir la statique et l'érection du tronc. Si l'on ajoute encore le *port de charge* **E** et l'intervention de *surcharge brutale* **S**, on comprend que les disques du rachis lombal situés les plus bas soient soumis à des efforts qui dépassent parfois leur résistance, surtout chez le sujet âgé.

La diminution de hauteur du disque n'est pas la même suivant que le disque est disque sain ou lésé. Si partant d'un disque sain au repos **(Fig. 48)**, on le charge d'un poids de 100 kg, on voit qu'il s'écrase de **1,4 mm** en même temps qu'il s'élargit **(Fig. 49)**. Si maintenant on charge un disque déjà lésé d'un même poids de 100 kg, ceci entraîne une diminution de hauteur de **2 mm** **(Fig. 50)** et l'on constate aussi qu'*il récupère incomplètement son épaisseur* initiale après avoir été déchargé.

Cet écrasement, ce pincement progressif du disque lésé n'est pas sans retentir sur les articulations interapophysaires :

- *lorsque l'épaisseur du disque est normale* **(Fig. 51)**, les rapports des surfaces cartilagineuses au niveau des articulations interapophysaires sont normaux, l'interligne est parallèle et régulier ;
- lorsque *le disque diminue de hauteur* **(Fig. 52)**, les rapports articulaires interapophysaires sont perturbés et l'interligne baille en général vers l'arrière.

Cette distorsion articulaire est, à la longue, le facteur principal d'apparition de l'**arthrose rachidienne**.

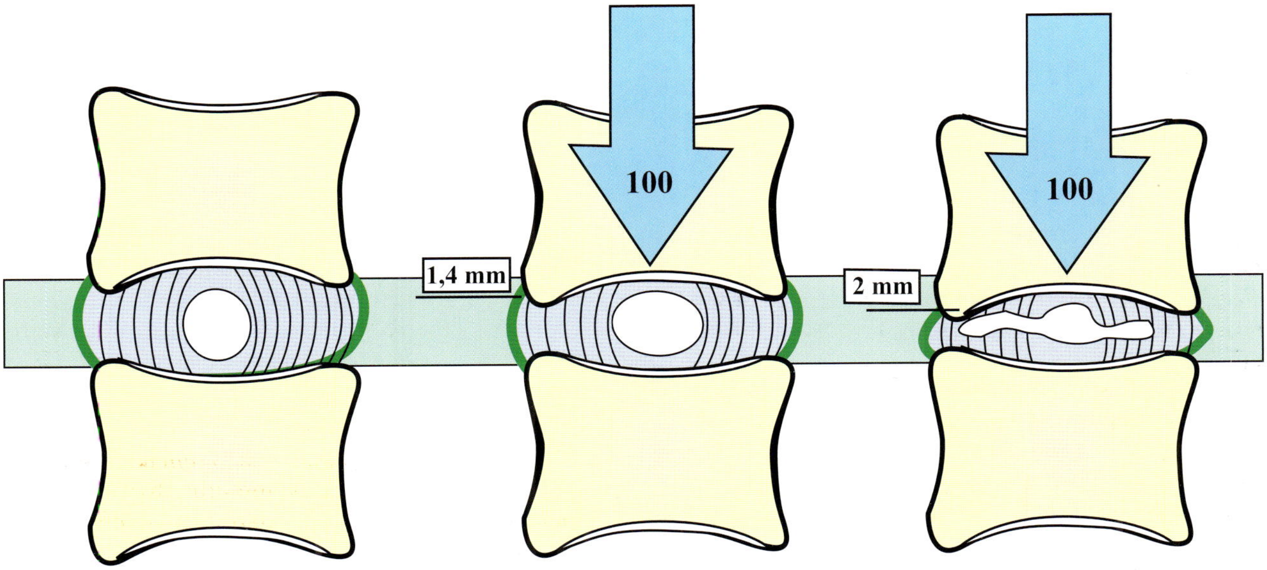

Fig. 48

Fig. 49

Fig. 50

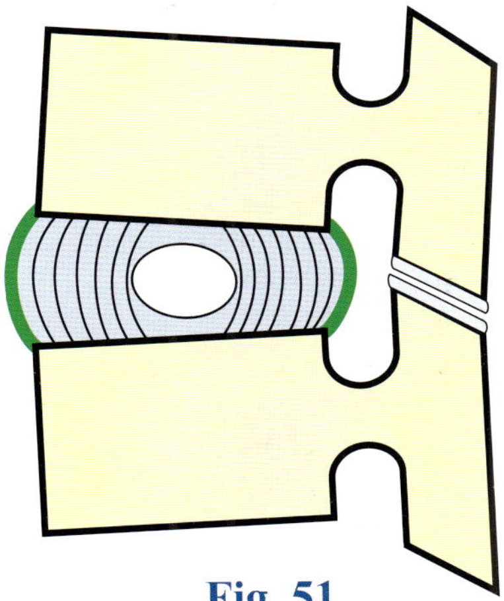

Fig. 51

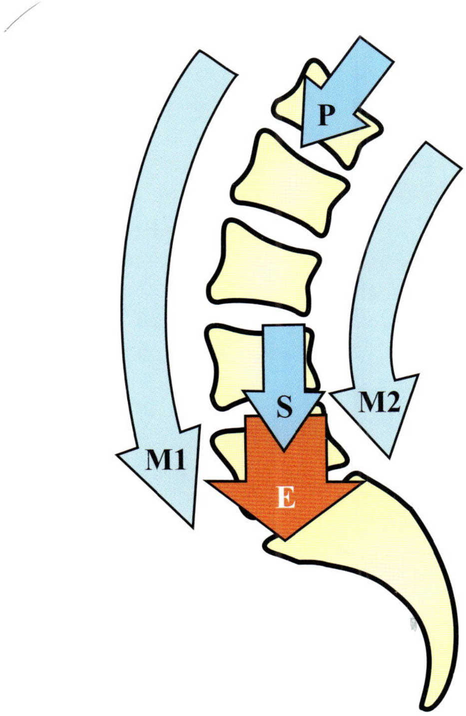

Fig. 47

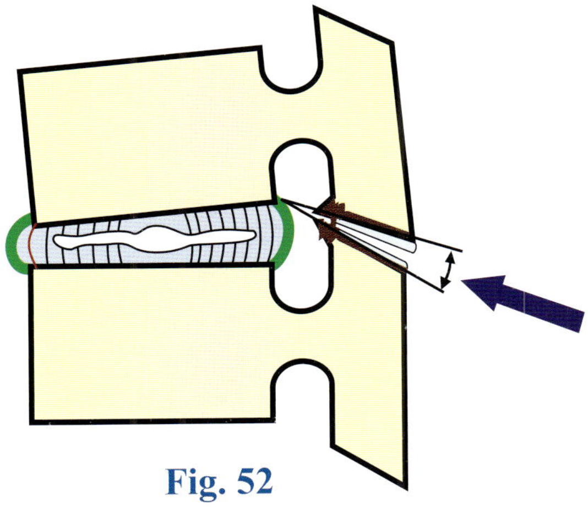

Fig. 52

Variations du disque suivant l'étage

L'épaisseur du disque n'est pas la même à tous les étages rachidiens :

- c'est au niveau du rachis lombal **(Fig. 55)** que le disque est le plus épais puisqu'il mesure **9 mm** de haut ;
- au niveau du rachis dorsal **(Fig. 54)**, il mesure encore **5 mm** d'épaisseur ;
- au niveau du rachis cervical **(Fig. 53)**, son épaisseur est de **3 mm**.

Mais plus importante que sa hauteur absolue est la notion de **proportion du disque** par rapport à la hauteur du corps vertébral. En effet, cette proportion rend bien compte de la mobilité du segment rachidien, puisqu'on constate que *plus elle est grande et plus la mobilité est importante*. Par ordre décroissant, on remarque que :

- le rachis cervical **(Fig. 53 et 56)** est le plus mobile puisqu'il possède un rapport disco-corporéal de 2/5e ;
- puis vient le rachis lombal **(Fig. 55 et 58)**, un peu moins mobile que le cervical et qui possède un rapport disco-corporéal de 1/3 ;
- enfin, le moins mobile des trois segments du rachis est le dorsal **(Fig. 54 et 57)**, son rapport disco-corporéal est de 1/5e.

Sur des **coupes sagittales** des différents segments du rachis, il apparaît que le nucleus pulposus n'est pas situé exactement au centre du disque. Si l'on divise l'épaisseur antéro-postérieure du disque en dix parties égales le nucleus pulposus se situe :

- pour le **rachis cervical** **(Fig. 56)**, au 4/10e du bord antérieur et au 3/10e du bord postérieur occupant lui-même 3/10e. Sa situation *correspond exactement à l'axe de mobilité* **(flèche bleue)** ;
- pour le **rachis dorsal** **(Fig. 57)**, le nucleus pulposus est situé un peu plus près du bord postérieur du disque que de son bord antérieur. Le nucleus pulposus occupe lui-même 3/10e, mais sa situation par rapport à l'axe de mobilité est décalée vers l'arrière. La **flèche bleue** qui représente cet axe passe nettement en avant du nucleus pulposus ;
- pour le **rachis lombal** **(Fig. 58)**, le nucleus pulposus est situé nettement plus près du bord postérieur (2/10e) que du bord antérieur (4/10e), mais il occupe à lui seul 4/10e, c'est-à-dire une surface plus grande qui correspond à des *efforts axiaux plus importants*. Comme au niveau du rachis cervical, sa situation correspond très exactement à celle de l'axe de mobilité **(flèche bleue)**.

Pour Léonardi, le centre du nucleus pulposus est **situé à égale distance du bord antérieur de la vertèbre et du ligament jaune**. Il correspond manifestement à un point d'équilibre, comme si la puissance des ligaments postérieurs *attirait* le nucleus pulposus vers l'arrière.

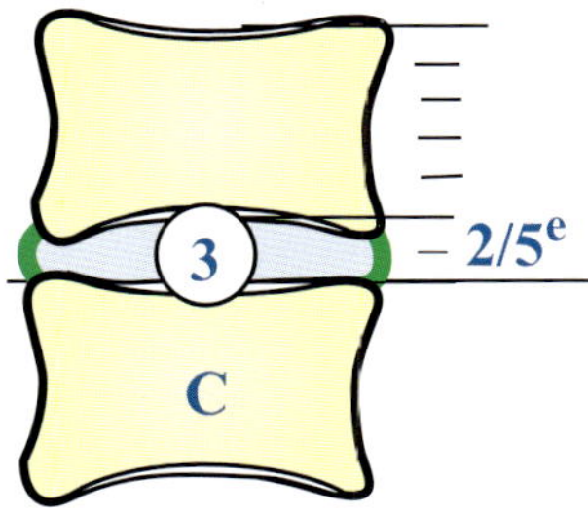

Fig. 53

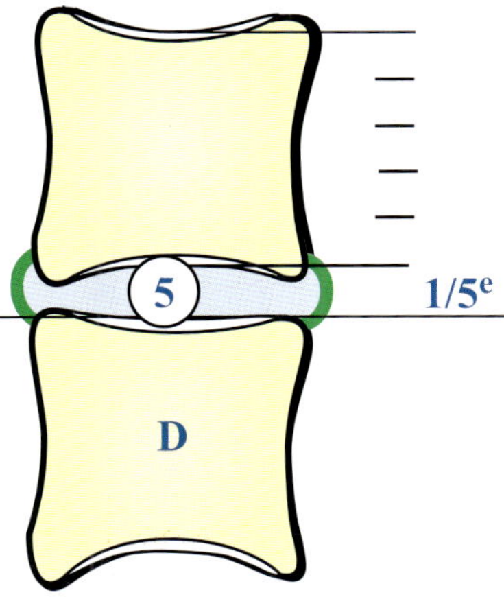

Fig. 54

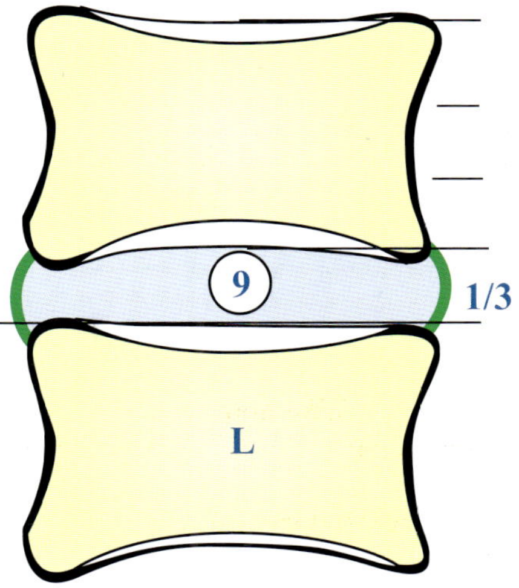

Fig. 55

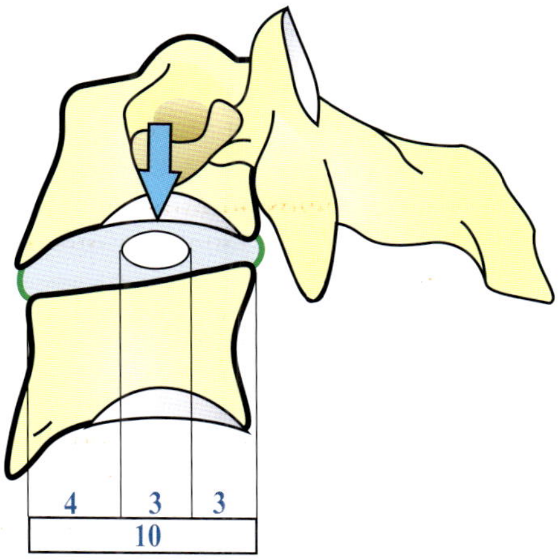

Fig. 56

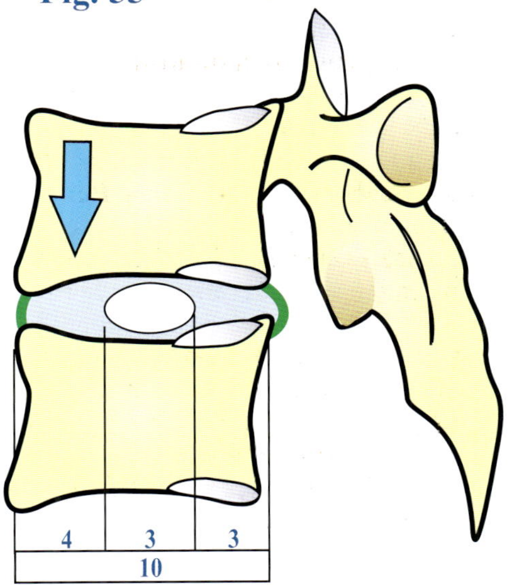

Fig. 57

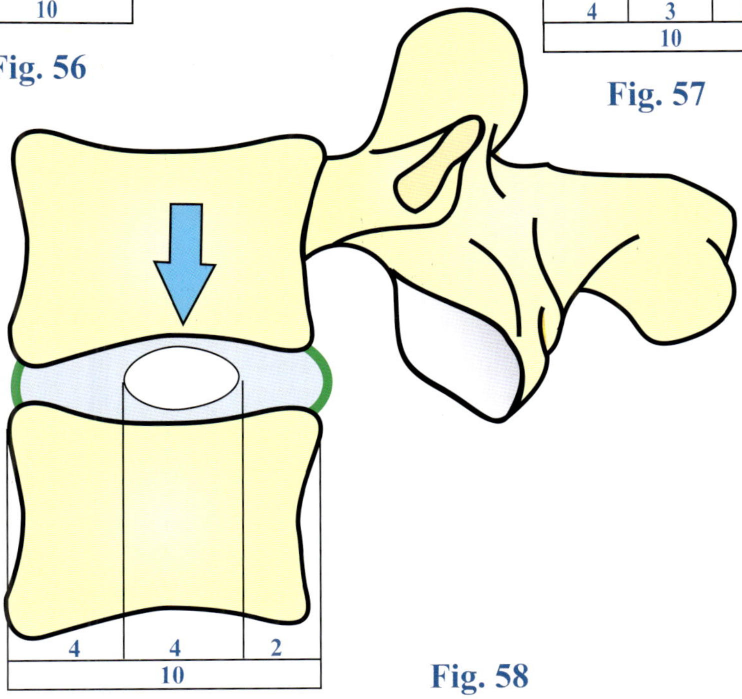

Fig. 58

Mouvements élémentaires dans le disque intervertébral

Considérons d'abord les mouvements dans l'axe du rachis Avant tout effort **(Fig. 59)**, à l'**état de repos**, nous avons vu qu'il existait une tension préalable des fibres de l'annulus fibrosus **3**, sous la pression du nucleus pulposus **2**, ce qui définit l'état de **précontrainte**.

- Lorsqu'on imprime au disque un effort d'**étirement axial** **(Fig. 60, flèches rouges)**, les plateaux vertébraux **1** ont tendance à s'écarter, ce qui *augmente l'épaisseur* **d** *du disque*. En même temps, *sa largeur diminue* et la *tension des fibres de l'anneau augmente*. Le nucleus pulposus qui, à l'état de repos, est légèrement aplati, prend alors une forme plus régulièrement sphérique. L'élongation diminue la pression à l'intérieur du nucleus pulposus, ce qui est à la base du *traitement des hernies discales par élongation vertébrale* : en tirant dans l'axe du rachis, la substance gélatineuse de la hernie discale réintègre sa logette originelle dans le nucleus pulposus, si elle en était sortie. Cependant ce résultat n'est pas toujours obtenu et l'on peut imaginer que, sous l'effet du resserrement des fibres centrales de l'anneau, la pression interne du nucleus pulposus augmente.
- Lorsqu'on applique un effort de **compression axiale** **(Fig. 61, flèches bleues)**, *le disque s'écrase et s'élargit, le nucleus pulposus s'aplatit, sa pression interne augmente* notablement et se transmet latéralement vers les fibres les plus internes de l'annulus fibrosus. De la sorte, la pression verticale est *transformée en efforts latéraux et la tension des fibres de l'anneau augmente*.
- Lors de l'**extension** **(Fig. 62, flèche rouge)**, la vertèbre supérieure se porte en arrière **r**, l'espace intervertébral diminue en arrière et le nucleus pulposus est chassé vers l'avant **(flèche bleue)**. Il s'appuie ainsi sur les fibres antérieures de l'anneau dont il augmente la tension, ce qui *tend à ramener la vertèbre supérieure dans sa position initiale*.
- Lors de la **flexion** **(Fig. 63, flèche bleue)**, la vertèbre supérieure glisse vers l'avant **a** et l'espace intervertébral diminue près du bord antérieur. Le nucleus pulposus se trouve ainsi chassé vers l'arrière **(flèche bleue)** et appuie sur les fibres postérieures de l'annulus fibrosus dont il augmente la tension. On retrouve là encore le mécanisme d'**autostabilisation** dû à l'*action conjuguée du couple nucleus pulposus-annulus fibrosus*.
- Dans les efforts d'**inflexion latérale** **(Fig. 64)**, la vertèbre supérieure s'incline du côté de l'inflexion **(flèche bleue)**, le nucleus pulposus est alors chassé du côté de la convexité de la courbure **(flèche bleue)**, d'où autostabilisation.
- Lors des mouvements de **rotation axiale** **(Fig. 65, flèches bleues)**, on voit se tendre les fibres de l'anneau dont l'obliquité est opposée au sens du mouvement de rotation. Par contre, les fibres des couches intermédiaires, dont l'obliquité est inverse, sont alors détendues. La tension est maximum au niveau des couches centrales dont les fibres sont les plus obliques ; le nucleus pulposus se trouve donc *fortement comprimé* et sa pression interne augmente *proportionnellement avec le degré de rotation*. On comprend alors que le mouvement qui associe la flexion et la rotation axiale ait tendance à la fois à *déchirer l'anneau fibreux* et, en augmentant sa pression, à *chasser le nucleus pulposus vers l'arrière* à travers d'éventuelles fissures de l'anneau.
- Lors des **efforts statiques sur une vertèbre légèrement oblique** **(Fig. 66)**, la force verticale **(flèche bleue)** se décompose en :
  - une **force perpendiculaire** au plateau vertébral inférieur **(flèche bleue)** ;
  - une **force parallèle** à ce plateau vertébral **(flèche rouge)**.

La force verticale applique la vertèbre supérieure sur l'inférieure, tandis que la force tangentielle la fait glisser vers l'avant, mettant ainsi en tension les fibres obliques alternativement dans chaque couche fibreuse.

Au total, nous constatons donc que, quelle soit la contrainte imposée au disque intervertébral, elle se traduit toujours par une **augmentation de la pression interne du nucleus pulposus** et une **augmentation de la tension des fibres de l'annulus fibrosus**. Mais, grâce au déplacement relatif du nucleus pulposus, la mise en tension des fibres est différente, ce qui tend à ramener le système dans sa position initiale.

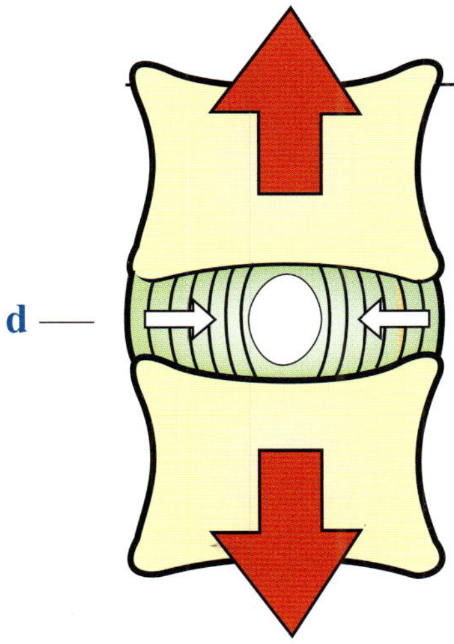

Fig. 60

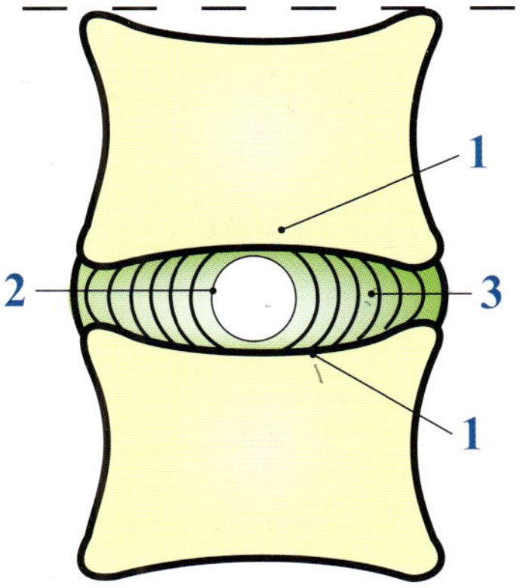

Fig. 59

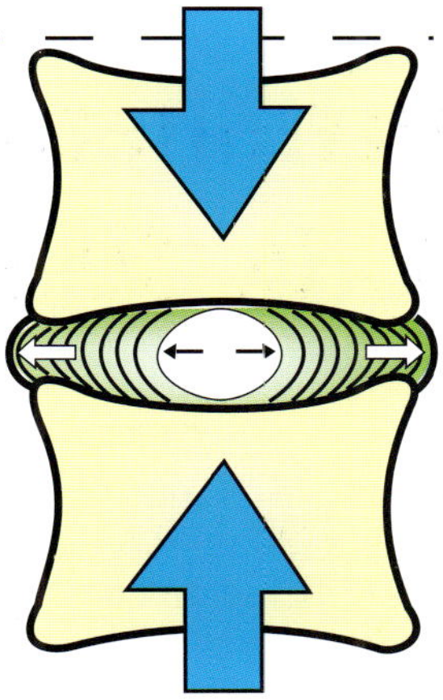

Fig. 61

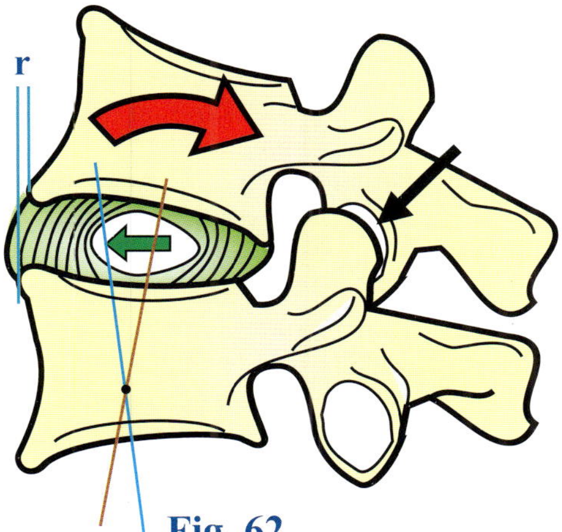

Fig. 62

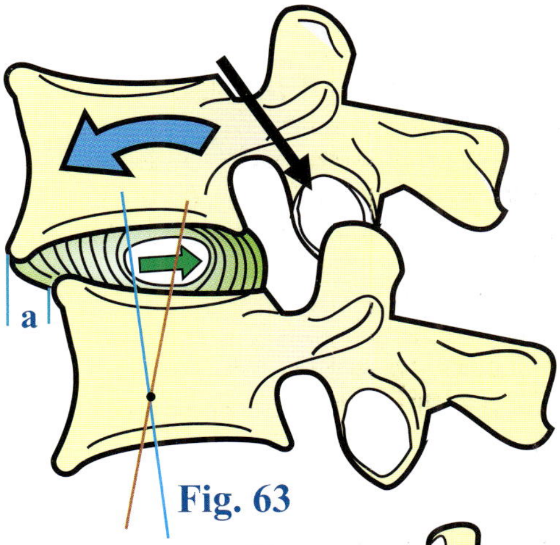

Fig. 63

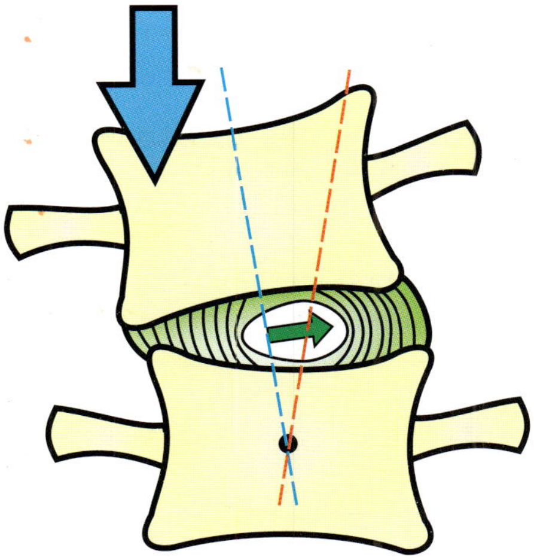

Fig. 64

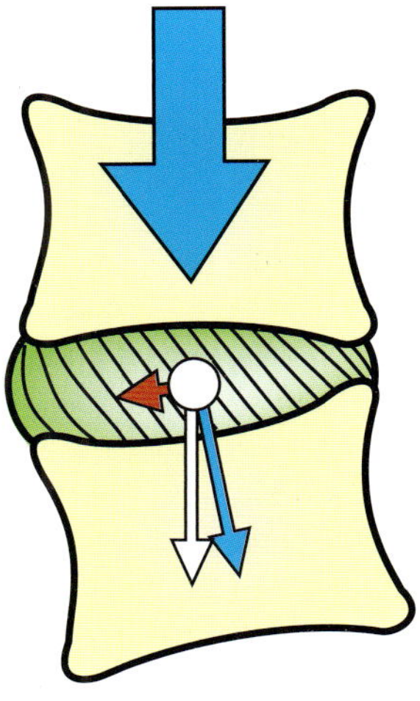

Fig. 66

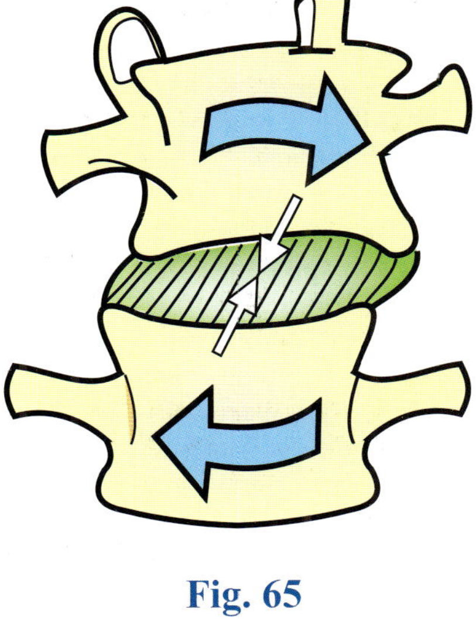

Fig. 65

Rotation automatique du rachis lors de l'inflexion latérale

Lorsque le rachis s'infléchit latéralement, on voit les corps vertébraux tourner automatiquement sur eux-mêmes de telle sorte que leur ligne médiane antérieure se déplace vers la convexité de la courbure. Ceci est bien visible sur **une radiographie de face prise en inflexion latérale** **(Fig. 67)** : les images des corps vertébraux perdent leur symétrie et la ligne des épineuses **(en traits bleus épais)** se déplace vers la concavité.

Sur le schéma, une vertèbre a été dessinée suivant son aspect ostéologique pour faire comprendre son orientation et pour permettre l'interprétation des aspects radiologiques. Sur une **vue supérieure** **(Fig. 68 A)**, on voit que, dans cette position de rotation, le processus transverse de la concavité se projette en vraie grandeur, tandis que le processus transverse de la convexité se projette en raccourci. En outre, les *interlignes zygapophysaires* de la convexité sont pris en enfilade par le rayon radiologique **(Fig. 68 B)** tandis que les processus articulaires de la concavité sont projetés de face, ainsi que le pédicule vertébral.

Comment expliquer cette rotation automatique des corps vertébraux ? Essentiellement par deux mécanismes :

- la *compression des disques* ;
- la *mise en tension des ligaments*.

L'effet de la compression des disques est bien mis en évidence grâce à un **modèle mécanique** facile à réaliser **(Fig. 69)** :

- on prend quelques bouchons qu'on taille en coin et du caoutchouc mousse lui-même taillé en coin pour faire des disques intervertébraux ;
- on les colle ensemble ;
- sur leur face antérieure, en position symétrique et de repos, on trace une ligne médiane.

Il suffit alors d'incliner le modèle d'un côté pour voir se produire la rotation des corps vertébraux du côté opposé, bien repérable grâce au décalage des différents segments de la ligne médiane d'une vertèbre sur l'autre. L'inflexion latérale augmente la pression dans le disque du côté de la concavité ; comme le disque est lui-même cunéiforme, sa substance comprimée tend à s'échapper du côté le plus ouvert, c'est-à-dire vers la convexité, d'où rotation.

Cette surpression est matérialisée **sur la figure 68 A par le signe +** et la **flèche** indique le sens de la rotation.

Par un mécanisme inverse, les ligaments de la convexité mis en tension par l'inflexion latérale tendent à se déplacer vers la ligne médiane pour emprunter le trajet le plus court. Ceci est. matérialisé **sur la figure 68 A par le signe –** au niveau d'un ligament intertransversaire et la **flèche** indique la direction du mouvement.

Il est remarquable que ces deux mécanismes soient synergiques et qu'ils contribuent, chacun à sa manière, à la rotation *dans le même sens* des corps vertébraux.

Cette rotation est *physiologique*, mais, dans certains cas, des troubles de la statique vertébrale tenant tant à une mauvaise répartition des tensions ligamentaires qu'à des inégalités de développement entraînent une **rotation permanente des corps vertébraux**. Il existe alors une scoliose qui associe une incurvation ou une inflexion permanente du rachis à une rotation des corps vertébraux.

L'examen clinique peut faire apparaître cette rotation. En effet :

- sur un sujet normal **(Fig. 70)**, la flexion du tronc en avant détermine un *profil dorsal symétrique par rapport au rachis* ;
- chez un sujet scoliotique **(Fig. 71)** la flexion du tronc en avant détermine un *profil asymétrique* avec une **voussure thoracique** saillant *du côté de la convexité* de l'incurvation rachidienne.

Ceci ne fait que traduire la *rotation permanente des corps vertébraux*. Le phénomène physiologique transitoire de la rotation automatique des corps vertébraux est ainsi devenu pathologique en s'associant de façon permanente à l'incurvation du rachis, ce qui caractérise une **scoliose**. Par la suite, comme le sujet est jeune, la déformation est fixée par la croissance inégale des corps vertébraux.

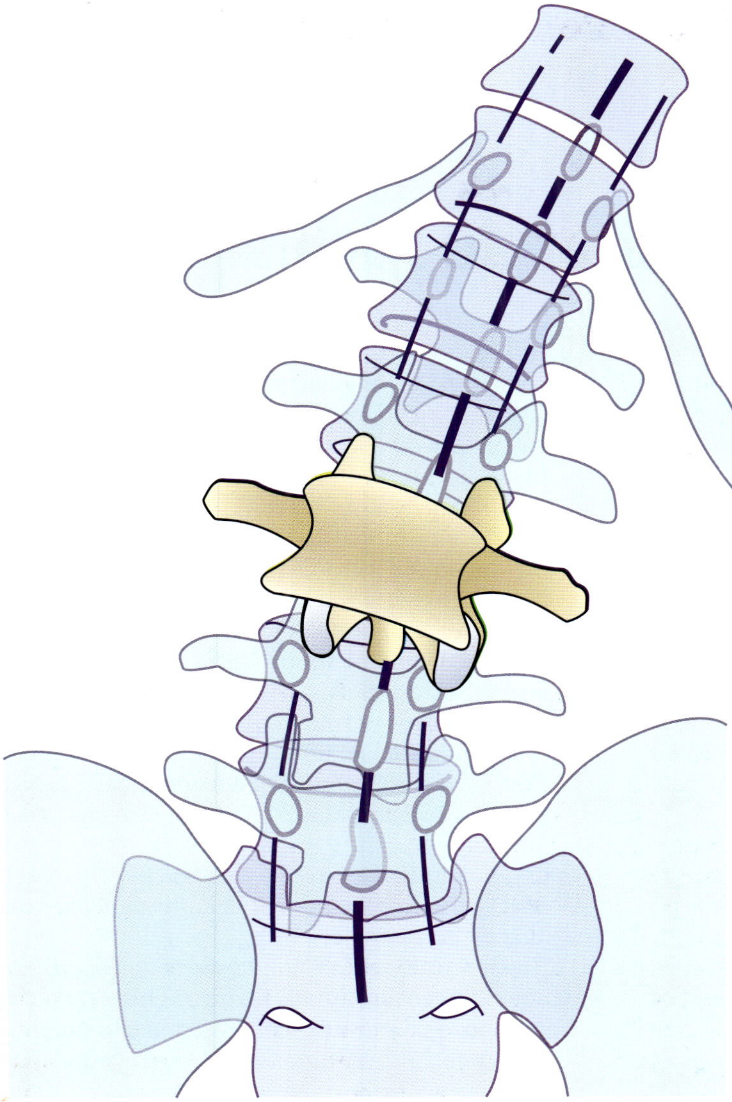

Fig. 67

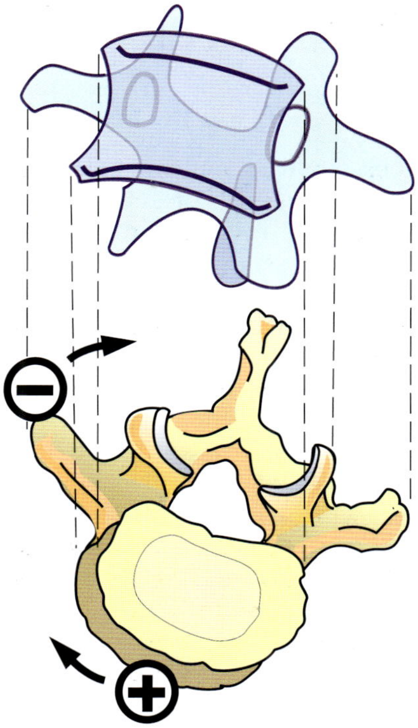

Fig. 68

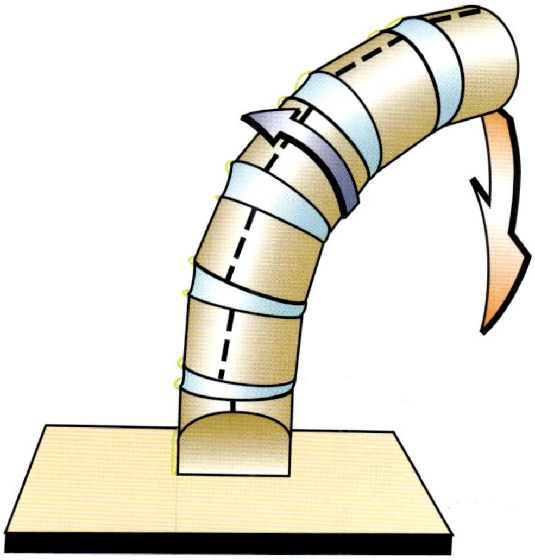

Fig. 69

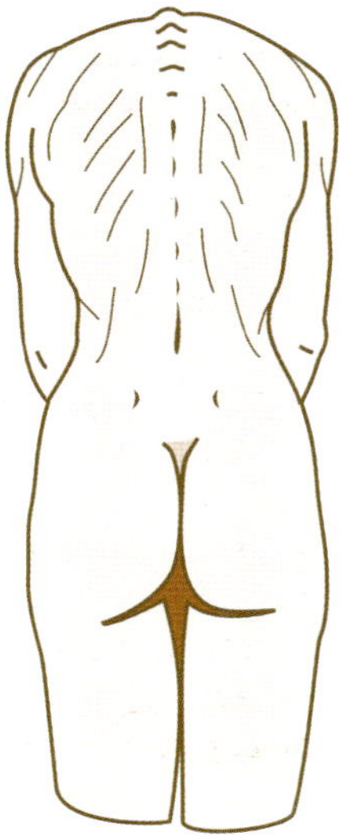

Fig. 70

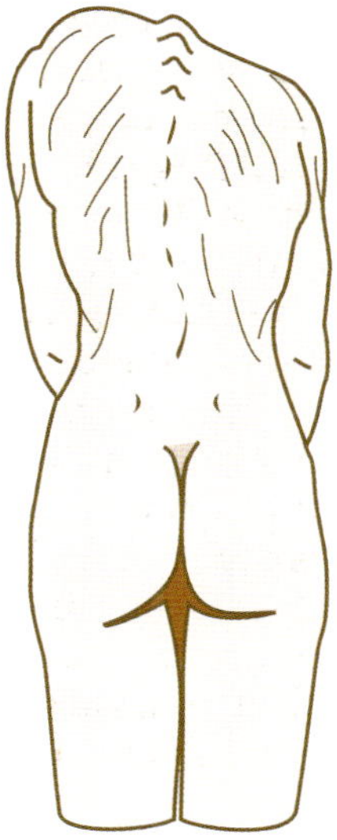

Fig. 71

Amplitudes globales de la flexion-extension du rachis

Considéré dans son ensemble **entre le sacrum et le crâne**, le rachis constitue l'équivalent d'une **articulation à trois degrés de liberté**. Il permet des mouvements :

- de flexion-extension ;
- d'inclinaison latérale dans les sens droit et gauche ;
- de rotation axiale.

C'est l'**équivalent d'une énarthrose** qui serait interposée **entre sacrum et crâne**.

Les amplitudes des différents mouvements élémentaires, bien qu'étant faibles à chaque étage du rachis, sont globalement très importantes en raison du nombre important des articulations vertébrales : **vingt-cinq au total** (l'articulation sacro-coccygienne n'est pas comptée).

Les mouvements de flexion-extension s'effectuent dans le plan sagittal **(Fig. 72)**. La référence, au niveau du crâne, est le **plan masticateur** : on peut facilement l'imaginer comme une feuille de carton serrée fortement entre les mâchoires. L'angle formé par le plan masticateur entre les deux positions extrêmes **At**, chez un individu normal est de 250°. Cette amplitude est considérable si l'on songe que toutes les autres articulations du corps n'ont au maximum que 180° d'amplitude. Bien entendu, cette amplitude ne concerne que des sujets *normalement* souples : un sujet jeune **(Fig. 73)** peut faire le pont. Il est plus facile, à tout âge **(Fig. 74)** de se replier en flexion. Par contre, chez certains acrobates, homme ou femme, qui peuvent passer la tête entre les cuisses, les amplitudes peuvent être plus grandes.

Les amplitudes segmentaires ne peuvent se mesurer que sur des radiographies de profil :

- au niveau du **rachis lombal**, la **flexion (flèche bleue)** est de 60° et l'extension **(flèche rouge)** est de 20° ;
- pour l'ensemble du **rachis dorso-lombal,** la **flexion** est de **105°** et l'**extension** de **60°** ;
- pour le **rachis dorsal**, les amplitudes propres peuvent être calculées par soustraction, soit **Fd** = 45° pour la flexion et **Ed** = 40° pour l'extension ;
- au niveau du **rachis cervical (Fig. 75)**, l'amplitude se mesure entre le plateau supérieur de la première vertèbre dorsale et le plan masticateur. Elle est de **60° pour l'extension** et **40° pour la flexion**, soit une amplitude totale avoisinant les 100°.

Pour les **amplitudes totales du rachis**, les **flèches doubles et noires** établissent la correspondance entre les lignes de référence.

La **flexion totale du rachis Ft** est donc de 110°, tandis que l'**extension totale Et du rachis** est de 140°. L'addition de ces deux chiffres donne l'amplitude totale **At** de 250°, ce qui dépasse largement les 180°, limite pour toutes les autres articulations.

Néanmoins, ces chiffres sont donnés *à titre indicatif*. En effet, l'accord est loin d'être fait entre les auteurs sur l'amplitude des différents segments du rachis. D'autre part, ces amplitudes varient énormément suivant les sujets et l'âge. Nous avons donc donné là des **amplitudes maximums**.

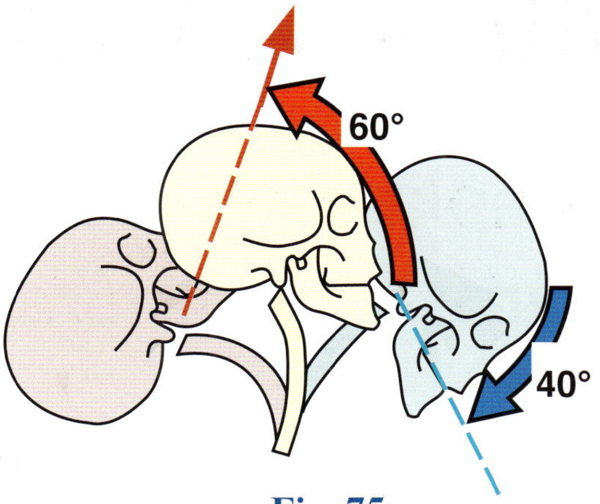

Fig. 75

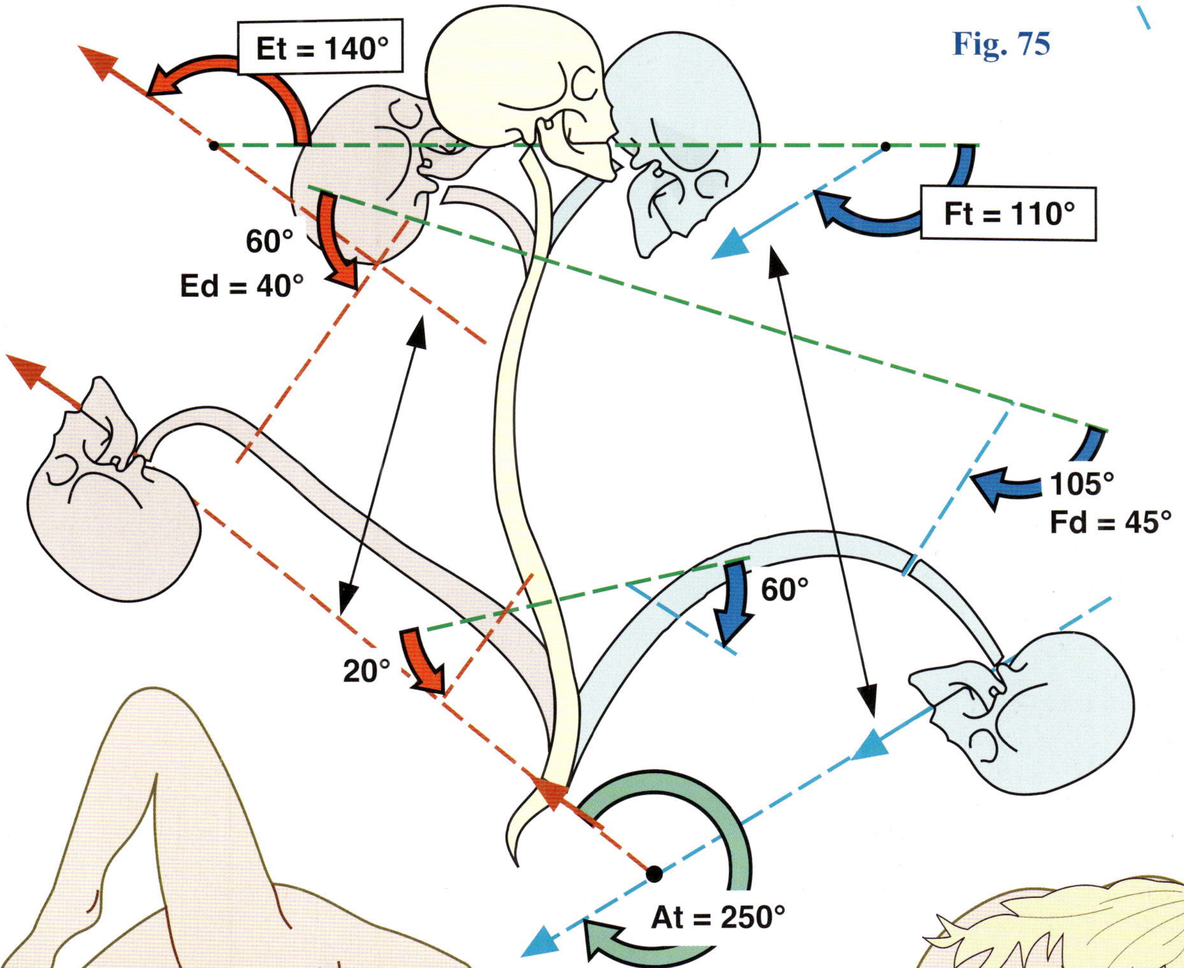

Fig. 72

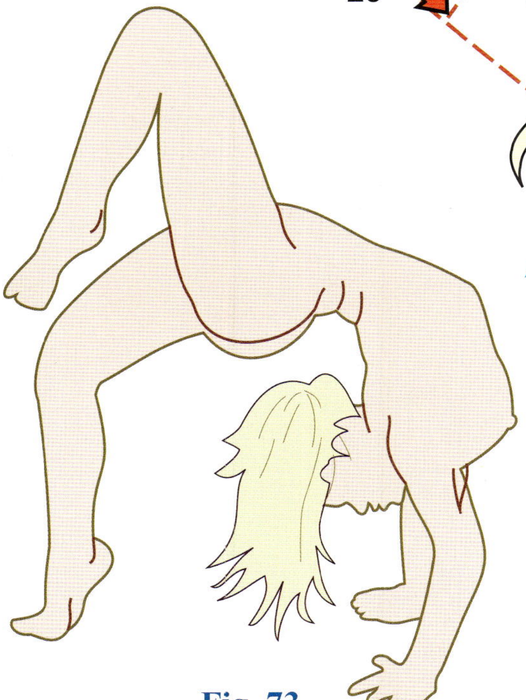

Fig. 73

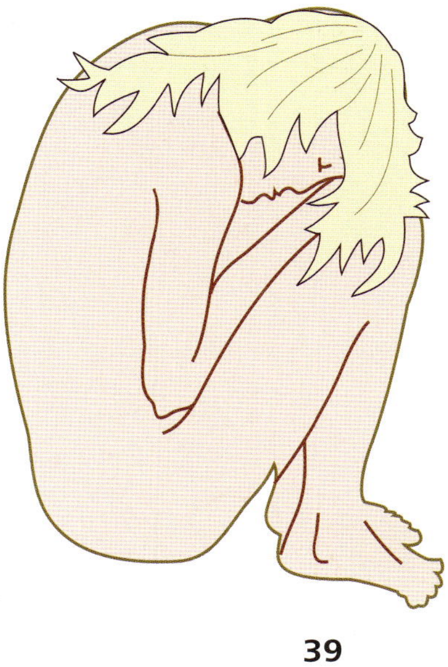

Fig. 74

Amplitudes totales d'inflexion latérale du rachis

Le mouvement d'inflexion latérale, ou encore d'inclinaison du rachis, s'effectue dans un plan frontal (Fig. 76).

La mesure clinique des amplitudes est *imprécise*, alors qu'il est facile de les mesurer précisément sur des **radiographies de face** (Fig. 77) : on peut se baser soit sur l'axe des vertèbres, soit sur la direction du plateau supérieur de la vertèbre considérée.

La ligne de référence de base est la facette sacrale ou **plateau sacré**, face supérieure de la première vertèbre sacrale. Au niveau du crâne, on peut prendre comme repère la **ligne bimastoïdienne**, passant par la pointe des deux processus mastoïdes.

- L'inflexion latérale du **rachis lombal** L est de 20°.
- L'inflexion latérale du **rachis dorsal** D est de 20°.
- L'inflexion latérale du **rachis cervical** C se situe entre 35 et 45°.
- L'inflexion ou l'**inclinaison totale du rachis** T entre le sacrum et le crâne est donc de 75 à 85° de chaque coté.

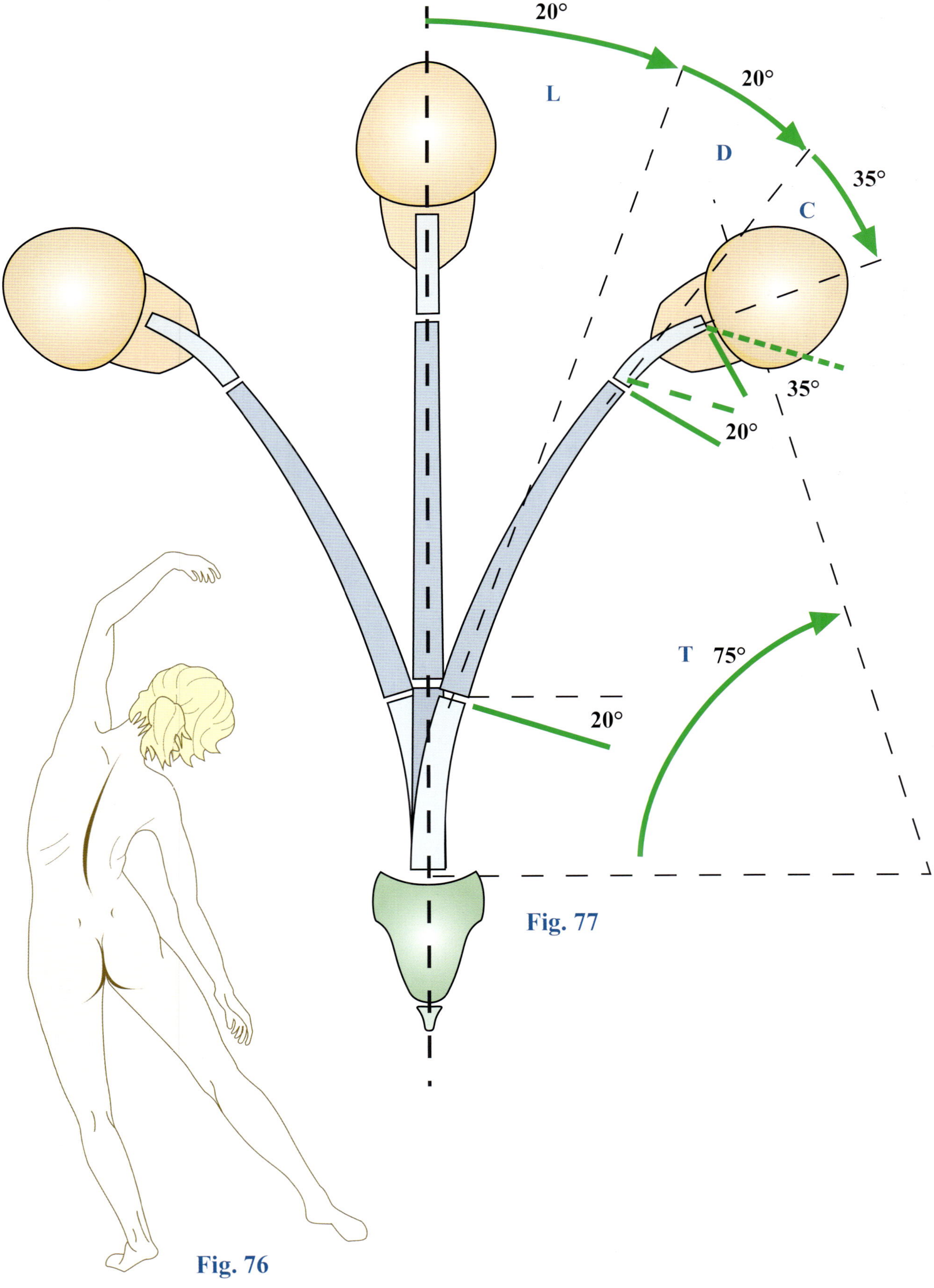

Fig. 77

Fig. 76

Amplitudes globales de rotation du rachis

Les amplitudes de rotation sont difficiles à apprécier cliniquement. Par ailleurs, il est impossible de faire des radiographies dans le plan transversal et il faut recourir aux tomographies axiales en scanner pour apprécier précisément la rotation des vertèbres. Cliniquement, on peut simplement mesurer la rotation totale du rachis en fixant le pelvis et en comptant le degré de rotation du crâne.

Dernièrement, des auteurs américains, Greggersen et Lucas, ont pu mesurer de façon très précise les rotations élémentaires en se repérant sur des broches métalliques insérées sous anesthésie locale sur les processus épineux. Nous en reparlerons à propos du rachis dorso-lombal.

- La rotation axiale dans le **rachis lombal** **(Fig. 78)** est très faible : 5°. Nous verrons ultérieurement les raisons de cette limitation du mouvement de rotation axiale.
- La rotation axiale dans le **rachis dorsal** **(Fig. 79)** est nettement plus marquée : 35°. Elle est en effet favorisée par la disposition des processus articulaires.
- La rotation axiale dans le **rachis cervical** **(Fig. 80)** est très ample puisqu'elle atteint 45 à 50°. On voit qu'au total l'atlas a effectué une rotation de près de 90° par rapport au sacrum.
- La rotation axiale **entre le pelvis et le crâne** **(Fig. 81)** atteint ou dépasse légèrement 90°. Il existe en effet *quelques degrés de rotation axiale dans l'articulation atlanto-occipitale*. Cependant, il est fréquent que la rotation axiale soit plus faible au niveau du rachis dorso-lombal, si bien que la rotation totale atteint à peine 90°.

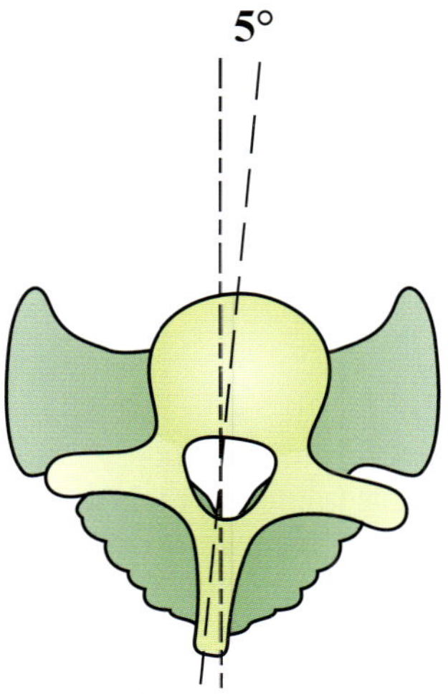

Fig. 78

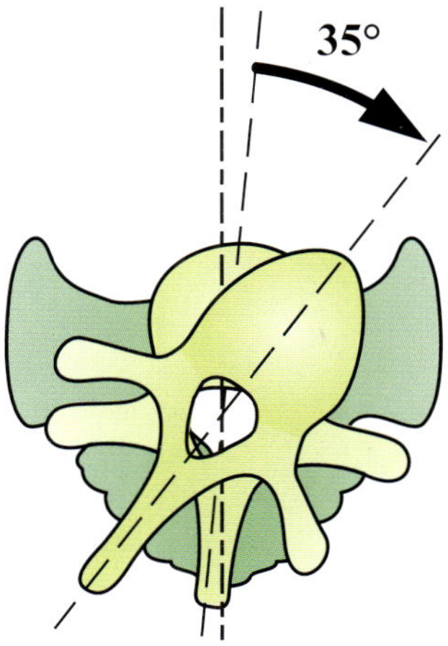

Fig. 79

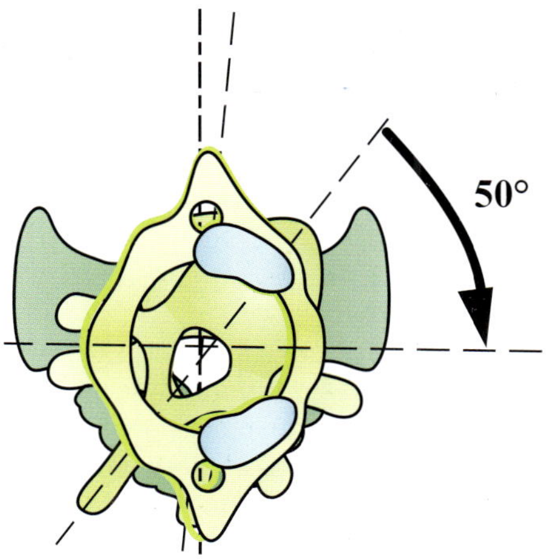

Fig. 80

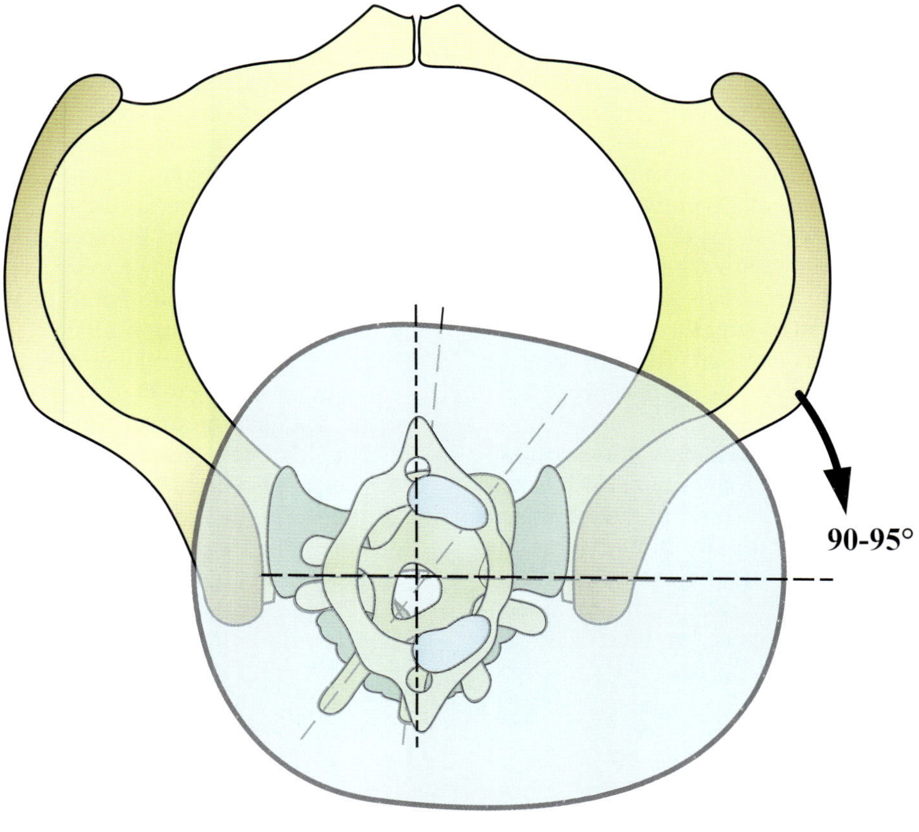

Fig. 81

Appréciation clinique des amplitudes globales du rachis

Des mesures précises des amplitudes globales du rachis ne peuvent être faites que sur des radiographies de l'ensemble du rachis pour la flexion-extension et l'inflexion latérale et par scanner pour la rotation. On peut cependant apprécier cliniquement les amplitudes globales des mouvements du rachis par des mouvements « tests ».

- Pour apprécier la **flexion du rachis dorso-lombal** **(Fig. 82)**, on peut :
  - soit mesurer **l'angle** **a** entre d'une part la verticale et d'autre part la ligne joignant le bord antéro-supérieur du grand trochanter et l'extrémité externe de l'acromion. Cet angle comprend aussi une amplitude de flexion de la hanche ;
  - soit repérer le **niveau atteint par le bout des doigts** **d** lors de la flexion du tronc en position debout et genoux étendus. Mais là encore, cette flexion comprend une amplitude de flexion de la hanche. Ce repérage peut se faire en mesurant en centimètres la distance **d** des doigts jusqu'au sol ou bien encore en situant le niveau **n** des doigts par rapport aux membres inférieurs : patella, mi-jambe, cou-de-pied ou orteils ;
  - soit mesurer avec un mètre ruban souple la distance qui sépare le processus épineux de C7 à la première épineuse sacrale d'une part en extension, d'autre part en flexion. Sur le schéma, cet allongement de la distance C7-S1 est de 5 cm.
- Pour mesurer l'**extension du rachis dorso-lombal** **(Fig. 83)**, on peut évaluer l'angle **a** entre la verticale et la ligne joignant le bord antéro-supérieur du grand trochanter et l'extrémité externe de l'acromion, dans la position d'extension maximum. Mais cette mesure intègre, là encore, un certain degré d'extension dans les hanches. Une méthode un peu plus précise consiste à mesurer l'angle **b** d'extension totale du rachis et ensuite à lui soustraire l'angle d'extension du rachis cervical seul (cette dernière amplitude est mesurée le tronc étant vertical et la tête rejetée en arrière). Chez le sujet, un bon test d'extension et de souplesse rachidienne est le mouvement dit «*faire le pont*» **(voir Fig. 73, p. 39)** mais ce n'est évidemment pas là un mouvement test utilisable dans tous les cas.
- Pour apprécier l'**inclinaison latérale du rachis dorso-lombal** **(Fig. 84)**, on mesure sur le sujet en vue dorsale l'angle **a** formé entre la verticale et la ligne joignant le sommet du sillon interfessier et le processus épineux de C7. Il serait plus exact cependant de mesurer l'angle **b** formé entre la verticale d'une part et d'autre part la tangente à la courbe rachidienne au niveau de C7. Un moyen pratique plus simple, plus immédiat, consiste à repérer le niveau **n** atteint par les doigts de la main par rapport au genou, du côté de l'inclinaison : au niveau du genou, ou au dessus, ou au dessous.
- Pour bien apprécier le mouvement de **rotation axiale du rachis**, il faut observer le sujet par en haut **(Fig. 85)**. Pour immobiliser le pelvis, le sujet doit être assis sur une chaise à dossier bas en calant le pelvis et les genoux, le plan de référence étant le plan frontal **F** passant par le sommet du crâne. La rotation du rachis dorso-lombal s'apprécie par l'angle **a** formé par la ligne des épaules **EE'** et le plan frontal.
- L'amplitude de **rotation totale du rachis** se mesure par l'angle de rotation **b** du plan bi-auriculaire et du plan frontal. On peut aussi mesurer l'angle de rotation **b'** formé par le plan de symétrie de la tête **S'** et le plan sagittal **S**.

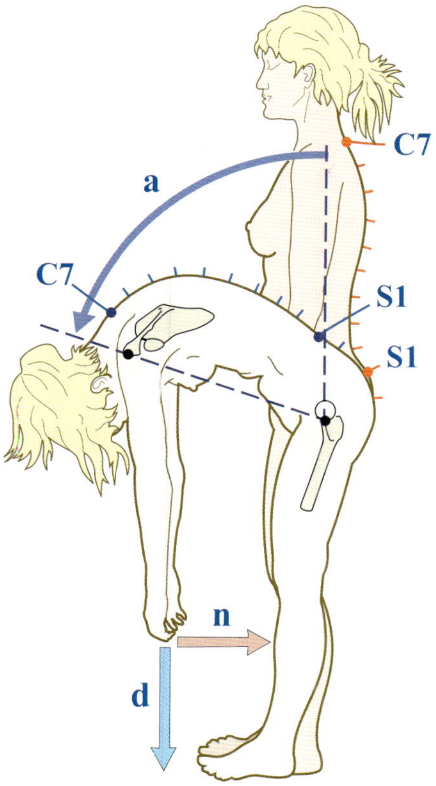

Fig. 82

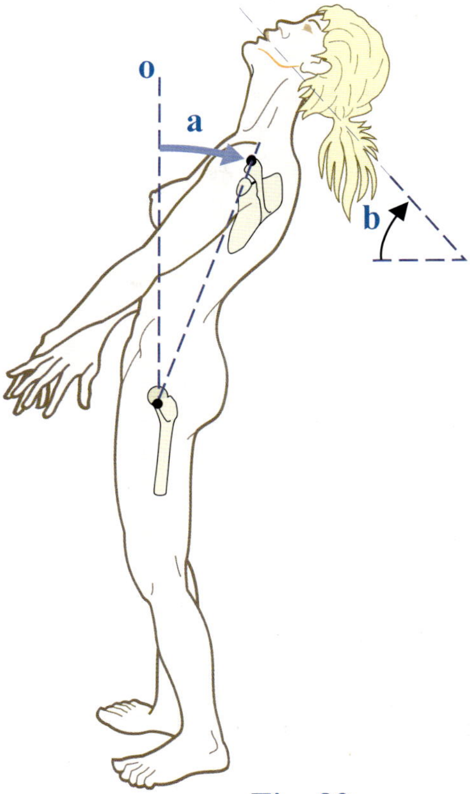

Fig. 83

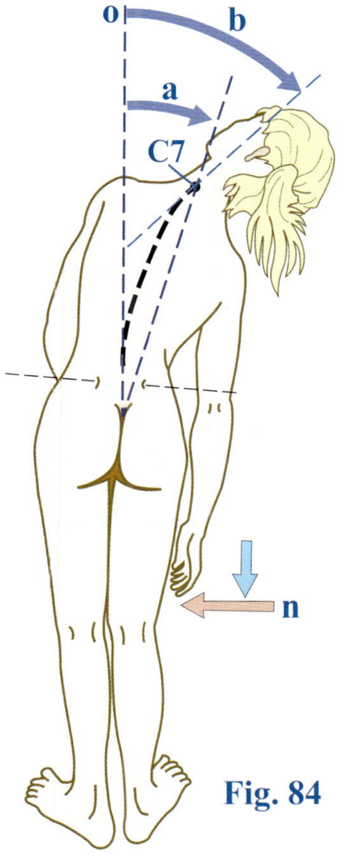

Fig. 84

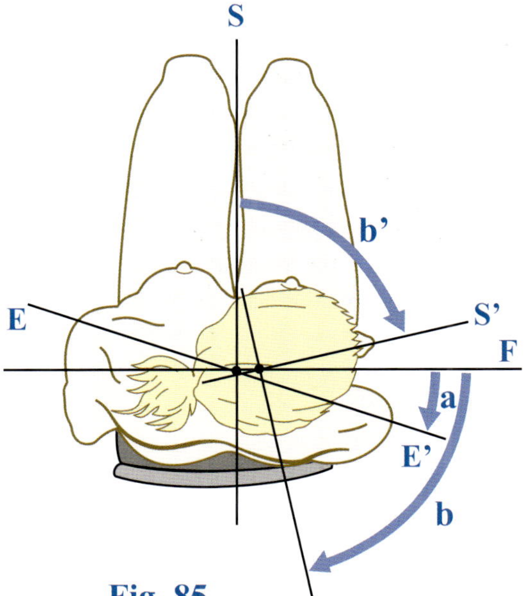

Fig. 85

Chapitre 2

LA CEINTURE PELVIENNE

La ceinture pelvienne est aussi appelée le **pelvis**. Elle forme la base du tronc et constitue **les assises mêmes de l'abdomen**. Elle réalise la **jonction** entre les membres inférieurs et le rachis, et, de ce fait, **supporte l'ensemble du corps**.

Par rapport au prototype des vertébrés, c'est une structure anatomique qui a subi de **grandes transformations**, en particulier chez les mammifères et ensuite chez les singes supérieurs, puis l'homo sapiens. C'est en effet la cavité qui reçoit non seulement les organes abdominaux, mais aussi, chez la femme, l'utérus, organe de la **gestation**, qui prend dans cet espace un *développement considérable*. Son diaphragme inférieur, le **périnée**, est donc conformé pour permettre le passage de l'enfant nouveau-né, par le mécanisme de l'**accouchement**.

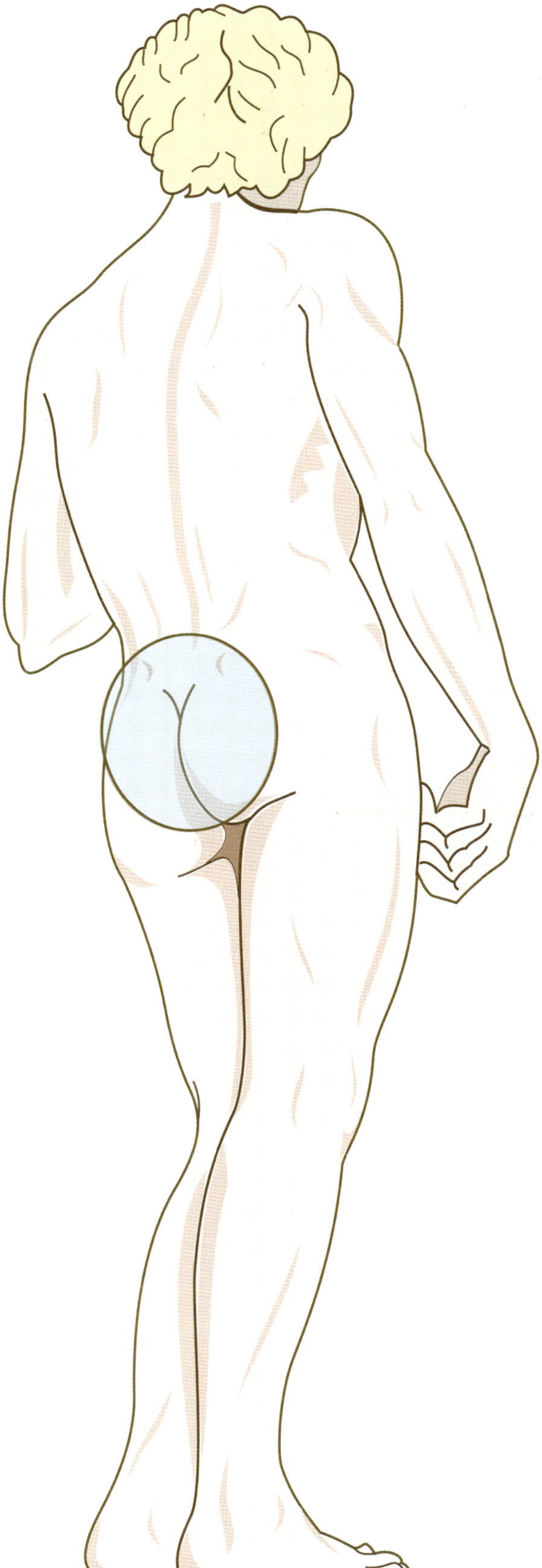

La ceinture pelvienne chez l'homme et chez la femme

La ceinture pelvienne est constituée de trois pièces osseuses :

- les deux os coxaux, pairs et symétriques ;
- le sacrum, impair et symétrique, bloc vertébral formé par la soudure de cinq vertèbres sacrales.

Il en résulte trois articulations, peu mobiles :

- les deux articulations sacro-iliaques réunissant le sacrum et chaque os coxal ;
- la symphyse pubienne réunissant en avant les deux os coxaux.

Dans son ensemble, la ceinture pelvienne a la forme d'un entonnoir à grande base supérieure faisant communiquer la grande cavité abdominale avec le pelvis à travers l'ouverture supérieure.

Le **dimorphisme sexuel**, c'est-à-dire la différence de conformation suivant le sexe, est net pour la ceinture pelvienne :

- en effet, lorsqu'on compare le pelvis masculin **(Fig. 1)** au pelvis féminin **(Fig. 2)**, on constate que ce dernier est beaucoup *plus large* et beaucoup *plus évasé* : le triangle à l'intérieur duquel il s'inscrit possède une base plus large que le triangle dans lequel s'inscrit le pelvis masculin ;
- d'autre part il est moins haut que le pelvis masculin ; la hauteur du trapèze inscrit est plus faible ;
- enfin, proportionnellement, l'ouverture supérieure **(ligne noire continue)** est plus large et plus ouvert chez la femme que chez l'homme.

Cette différence dans la morphologie de la ceinture pelvienne est liée à la **fonction de gestation** et surtout **d'accouchement** puisque le fœtus, et en particulier la tête qui en constitue la partie la plus volumineuse, est *d'abord située au-dessus de l'ouverture supérieure* à travers laquelle elle doit passer lors du travail pour *s'engager dans l'excavation* et ensuite *se dégager par l'ouverture inférieure.*

Les articulations de la ceinture pelvienne jouent donc non seulement un rôle dans la **statique du tronc en position érigée**, mais encore un **rôle important dans le mécanisme de l'accouchement**, comme nous le verrons à propos de la physiologie de l'articulation sacro-iliaque et de la symphyse pubienne.

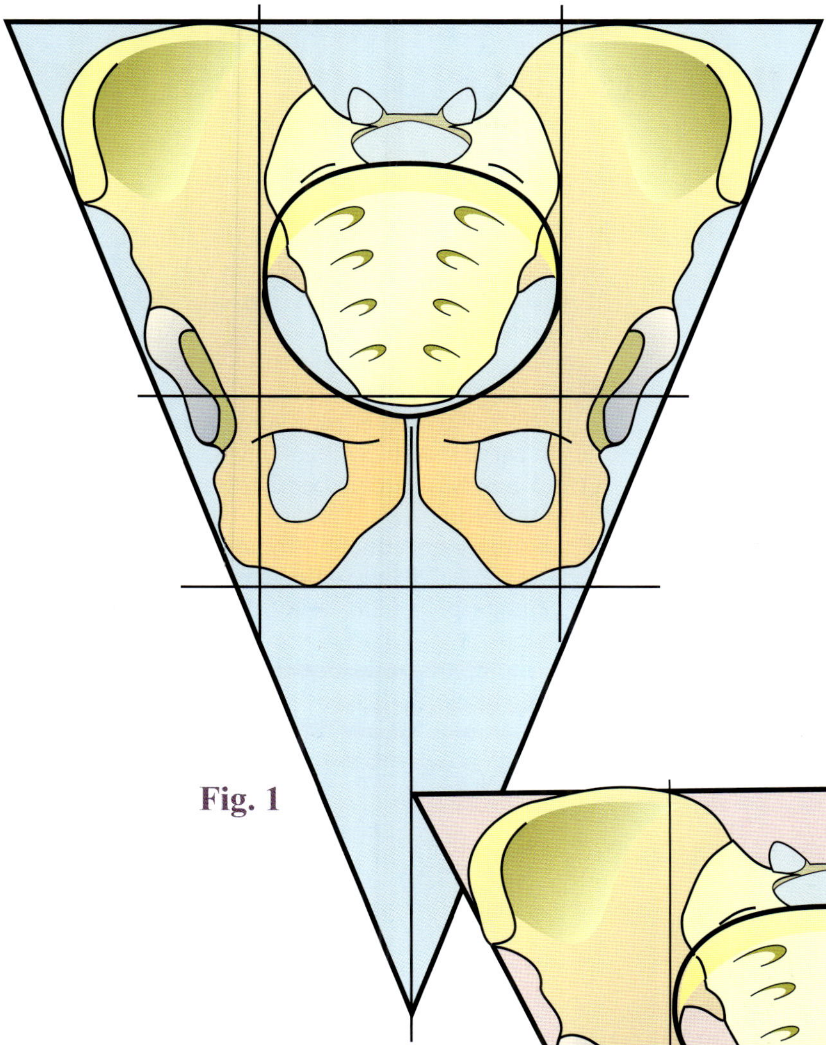

Fig. 1

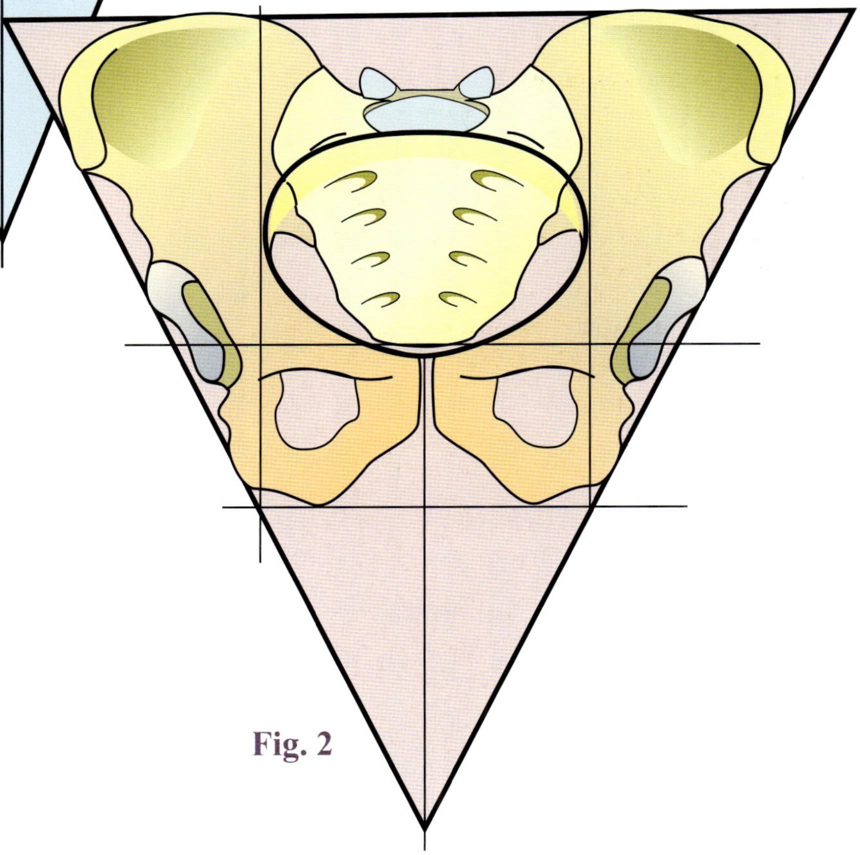

Fig. 2

Modèle mécanique de la ceinture pelvienne

La **structure mécanique de l'anneau pelvien** (Fig. 3) comporte trois pièces osseuses :

- le sacrum;
- les deux os coxaux.

Le **sacrum**, médian, symétrique et en forme de coin, constitue la base de l'édifice rachidien et s'intègre comme une clé de voûte entre les **os coxaux**, qui se rejoignent en avant au niveau de la symphyse pubienne.

Chaque os coxal (Fig. 4), articulé en arrière avec le sacrum, présente **deux parties grossièrement planes**, l'**aile iliaque** en haut et le foramen obturé ou **cadre obturateur** en bas, qui forment entre eux un **angle** tel que la forme générale de l'os évoque une *hélice*.

Le raccordement de ces deux plans s'effectue au niveau de la **cavité cotyloïde** (Fig. 5), qui forme l'**axe de l'hélice**, et constitue, avec la tête du fémur, l'**articulation coxo-fémorale**.

Les deux éléments grossièrement plans forment un angle ouvert en dedans (Fig. 6) et servent de surfaces d'insertion aux puissants muscles de la ceinture pelvienne.

Les deux surfaces supérieures forment un **angle obtus**, ouvert *en avant* (Fig. 3), et constituent, avec le rachis en arrière et au centre, la paroi postérieure de la partie basse de l'abdomen, qu'on appelle le **grand pelvis**. Les deux surfaces inférieures forment un **angle obtus**, ouvert *en arrière*, et constituent, avec le sacrum en arrière et au centre, la partie inférieure de la cavité pelvienne, qu'on appelle le **pelvis minor**.

La ceinture pelvienne assure donc une double fonction :

- une **fonction mécanique**, en tant que constituant squelettique du tronc;
- une **fonction d'enveloppe**, de soutien et de contenant pour les viscères de l'abdomen.

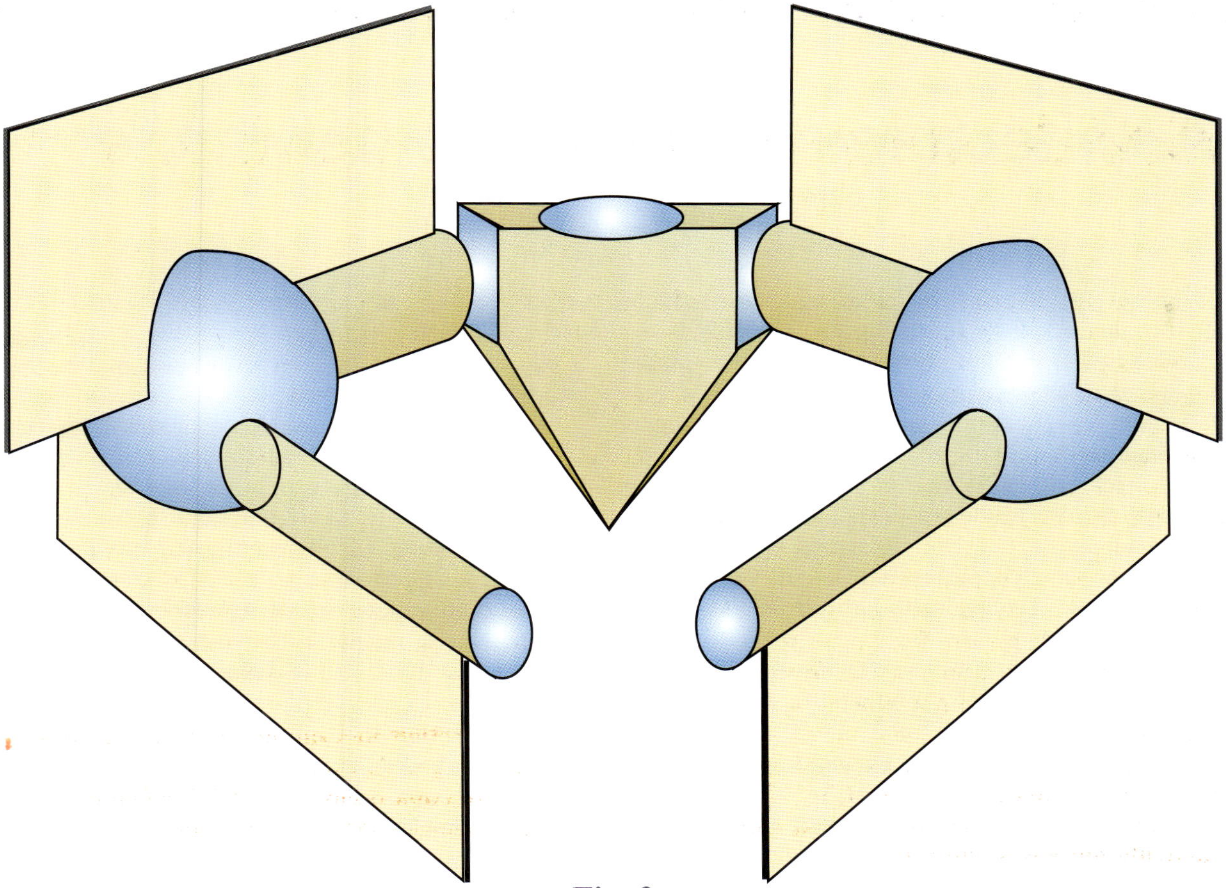

Fig. 3

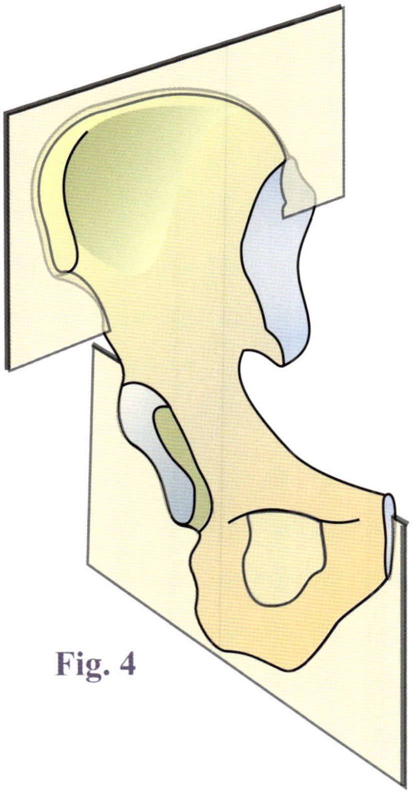

Fig. 4

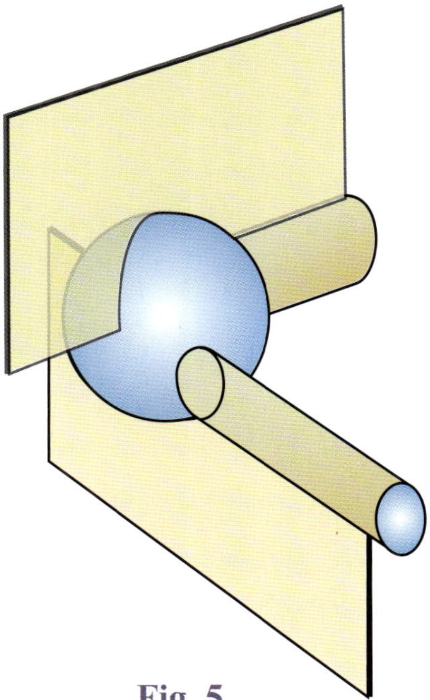

Fig. 5

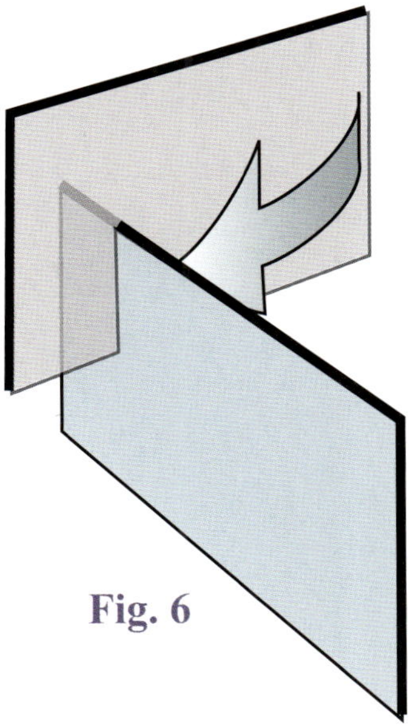

Fig. 6

Architecture de la ceinture pelvienne

L'anneau pelvien transmet les efforts entre le rachis et les membres inférieurs **(Fig. 7)** : le poids **P** supporté par la *cinquième vertèbre lombale* se répartit en deux parties égales vers les **ailes du sacrum**, puis, à travers les éperons sciatiques, vers le **cotyle** ou **acétabulum**.

À ce niveau, la résistance du sol au poids du corps **R** est transmise par le col du fémur et la tête fémorale. Une partie de cette résistance vient s'annuler avec la résistance opposée au niveau de la **symphyse pubienne** après avoir traversé la **branche horizontale du pubis**.

L'ensemble de ces lignes de force forme un anneau complet, matérialisé par l'**ouverture supérieure**. Il existe tout un système trabéculaire pour conduire ces contraintes à travers l'anneau pelvien (voir Volume 2).

En raison de sa largeur, plus grande en haut qu'en bas dans sa partie articulaire, le sacrum peut être considéré comme un coin **(triangle)** encastré verticalement entre les deux ailes iliaques. **Suspendu à elles par des ligaments**, le sacrum se trouve ainsi d'autant plus maintenu entre les ailes iliaques que le poids qui s'applique sur lui est plus fort : il s'agit là d'un **système autobloquant**.

Le sacrum est en outre encastré entre les ailes iliaques dans le plan transversal **(Fig. 8 et 9)**. Chaque aile iliaque peut en effet être considérée comme un **bras de levier (Fig. 8)** dont les points d'appui **O1 et O2** seraient situés au niveau des **articulations sacro-iliaques** et dont la résistance et la puissance seraient situées aux extrémités antérieures et postérieures. En arrière, les puissants **ligaments sacro-iliaques L1 et L2** représenteraient la résistance et, en avant, la puissance de chacun des bras de levier serait représentée par la symphyse pubienne réalisant une force de rapprochement **S1 et S2**.

Lorsque se produit une **dislocation de la symphyse pubienne (Fig. 9)**, le **diastasis** des deux pubis **S** permet l'écartement des surfaces iliaques des articulations sacro-iliaques et le sacrum, n'étant plus maintenu, peut se déplacer vers l'avant **d1 et d2**.

À chaque appui d'un membre inférieur sur le sol, l'anneau pelvien disloqué est le siège de déplacements en cisaillement de la symphyse pubienne **(Fig. 10)** : toute rupture de continuité en un point retentit sur la totalité de l'anneau pelvien et compromet sa résistance mécanique.

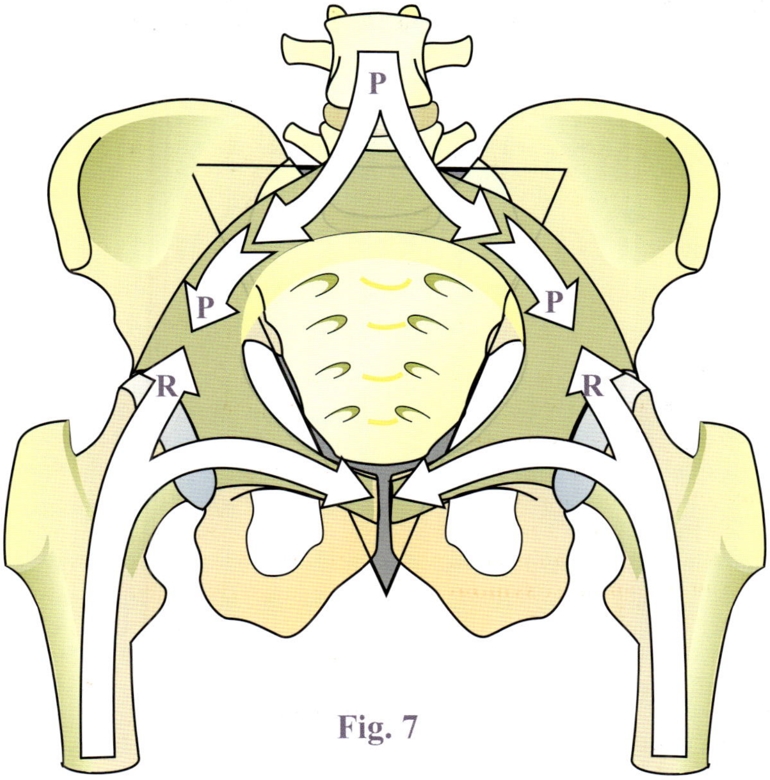

Fig. 7

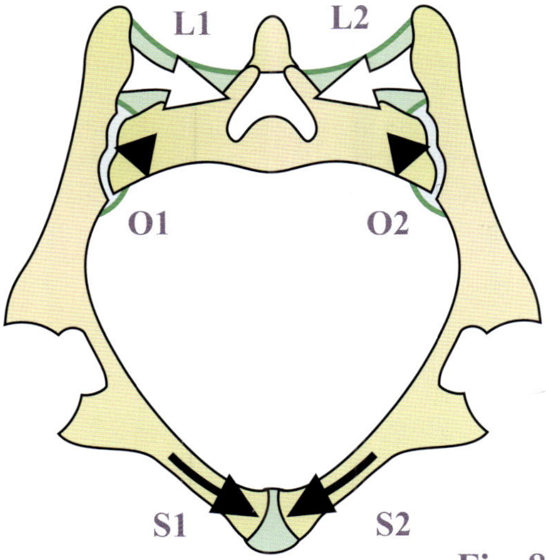

Fig. 8

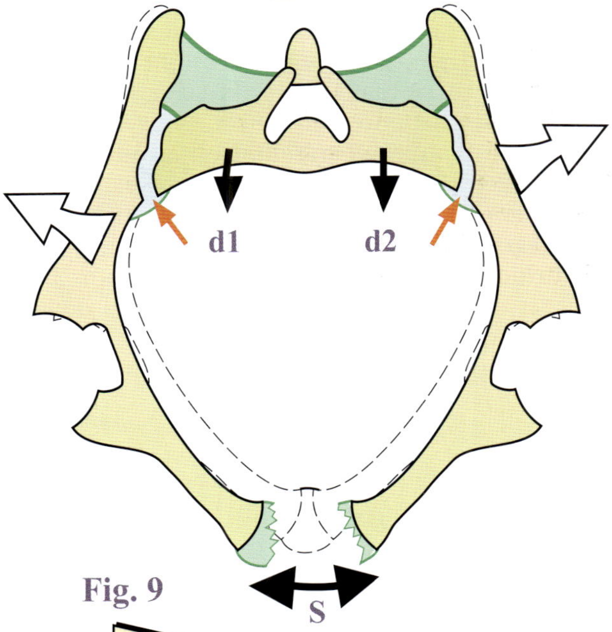

Fig. 9

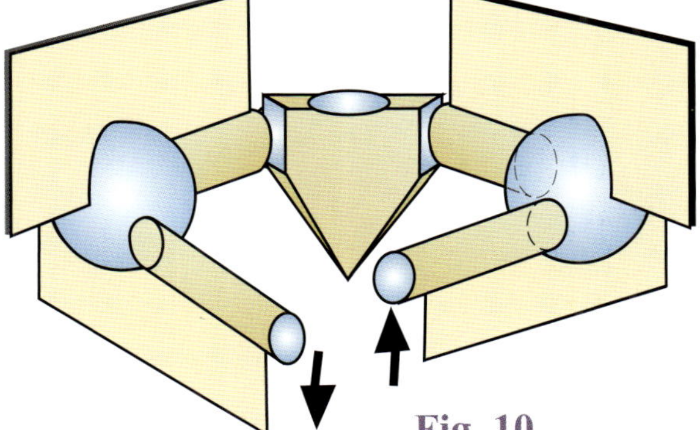
Fig. 10

Les surfaces articulaires de l'articulation sacro-iliaque

Si l'on ouvre une articulation sacro-iliaque (Fig. 11) à la manière d'un livre, en faisant pivoter les pièces osseuses autour d'un axe vertical (pointillés-tirets), on voit nettement la correspondance des deux surfaces auriculaires :

- la **facette auriculaire de l'os coxal** A, située à la partie postéro-supérieure de la face interne de l'os coxal juste en arrière de la ligne innominée, qui constitue une partie de l'ouverture supérieure. Cette surface a la forme d'un croissant à concavité postéro-supérieure. Elle est encroutée de cartilage et, dans l'ensemble, assez irrégulière, mais Farabeuf a pu dire qu'elle avait la forme d'un *rail plein*. En effet, dans le grand axe de cette surface chemine une saillie allongée séparant deux dépressions. Grossièrement, cette saillie est incurvée sur elle-même en suivant un arc de cercle, dont le centre est situé approximativement au niveau de la **tubérosité iliaque** ou **pyramide** (marquée par une croix) qui, comme nous le verrons, donne insertion à de **puissants ligaments de l'articulation sacro-iliaque** ;
- la **surface auriculaire de l'aile du sacrum** B, dont les contours sont superposables à ceux de la facette auriculaire de l'os coxal et dont la surface est *inversement conformée*.

Il existe sur la ligne axiale de cette surface une **dépression** bordée de deux saillies allongées. L'ensemble est incurvé suivant un arc de cercle dont le centre est situé au niveau du premier tubercule sacré (marqué d'une croix) sur lequel s'insèrent de puissants ligaments de l'articulation. Farabeuf a pu dire que la surface auriculaire du sacrum était conformée en un *rail creux* correspondant exactement à la surface du rail plein de l'os iliaque.

Cependant ces deux surfaces sont loin d'avoir la régularité ainsi décrite et si l'on réalise trois coupes horizontales à des niveaux différents sur l'articulation sacro-iliaque de la **figure 11**, on constate que, c'est seulement à la partie supérieure (Fig. 12) et à la partie moyenne (Fig. 13) de la facette auriculaire du sacrum qu'il existe une dépression centrale. Par contre à sa partie inférieure (Fig. 14), la facette auriculaire du sacrum est plutôt convexe dans sa partie centrale. Il en découle que l'interligne sacro-iliaque est très difficile à *enfiler* par le rayon radiologique et que, suivant la partie qu'on voudra explorer, ce rayon devra être oblique de dehors en dedans ou de dedans en dehors.

Fig. 11

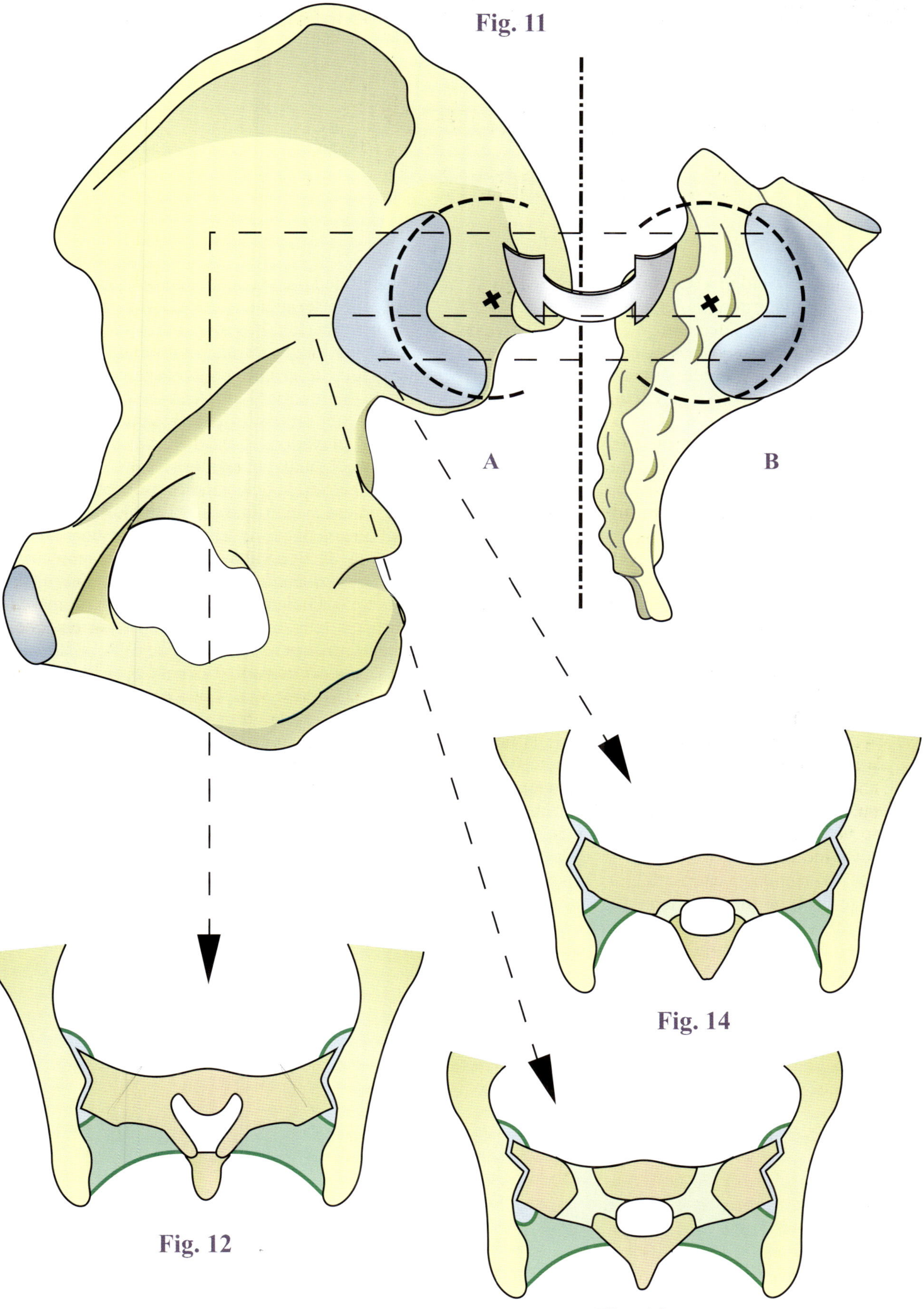

Fig. 14

Fig. 12

Fig. 13

La facette auriculaire du sacrum et les types de rachis

La **facette auriculaire du sacrum** peut subir de grandes variations morphologiques suivant les individus et A. Delmas a démontré l'existence d'une correspondance entre le type du rachis et la morphologie du sacrum et de sa facette auriculaire (Fig. 15).

- Lorsque les **courbures du rachis sont très accentuées** A, ce qui correspond à un type **dynamique**, le *sacrum est très horizontal* et la *facette auriculaire, très incurvée* sur elle-même, est en même temps très concave. L'articulation sacro-iliaque est alors dotée d'une **mobilité importante** qui rappelle celle d'une diarthrose. Il s'agit là d'un type particulièrement évolué, on peut dire même **sur-adapté**, correspondant à un *degré d'adaptation supérieur à la marche bipède.*
- Lorsque les **courbures rachidiennes sont peu accentuées** C, ce qui correspond à un type **statique**, le sacrum est alors presque *vertical* et la facette auriculaire *très allongée verticalement*, très *peu coudée sur elle-même*; d'autre part sa surface est presque plane. Cette morphologie de la facette auriculaire très différente de celle décrite par Farabeuf correspond à une **articulation de faible mobilité** rappelant celle de l'amphiarthrose. Cet aspect souvent observé chez les enfants se rapproche de celui rencontré *chez les primates.*
- Bien évidemment, entre ces deux types extrêmes existe un **type intermédiaire** B.

Quoiqu'il en soit, A. Delmas a montré que l'**évolution des primates jusqu'à l'homme** s'accompagne d'un allongement et d'un élargissement du segment caudal de la facette auriculaire dont l'importance dépasse, chez l'homme, celle du segment crânial. L'angulation des deux segments peut atteindre chez l'homme l'angle droit alors que chez les primates cette facette est très peu incurvée sur elle-même.

Le relief de la facette auriculaire du sacrum a été étudié par Weisel grâce à des relevés cartographiques : il a montré (Fig. 16) que l'auricule est habituellement plus longue et plus étroite sur le sacrum que sur l'os coxal et qu'on y observe constamment :

- une dépression centrale à la jonction des deux segments **(marqués par le signe –)**;
- deux élévations près des extrémités de chaque segment **(marqué par le signe +)**.

Sur l'os coxal, la disposition est réciproque mais non exactement symétrique. Il existe ainsi, à l'union des deux segments, une élévation qui correspond au tubercule de Bonnaire. Weisel a développé aussi une *théorie personnelle* sur la disposition des ligaments de cette articulation sacro-iliaque par rapport aux efforts qui leur sont appliqués. Il divise ces ligaments en **deux groupes** (Fig. 17) :

- un **groupe crânial** (flèche Cr), à direction latérale et dorsale, qui s'opposerait à la composante F1 du poids du corps P appliqué sur la face supérieure de la première vertèbre sacrale. Ces ligaments seraient sollicités lors du *déplacement du promontoire vers l'avant*, qui s'intègre dans la nutation;
- un **groupe caudal** (flèche Ca), à direction crâniale, qui s'opposerait à la composante F2 perpendiculaire au plan de la face supérieure de la première vertèbre sacrale.

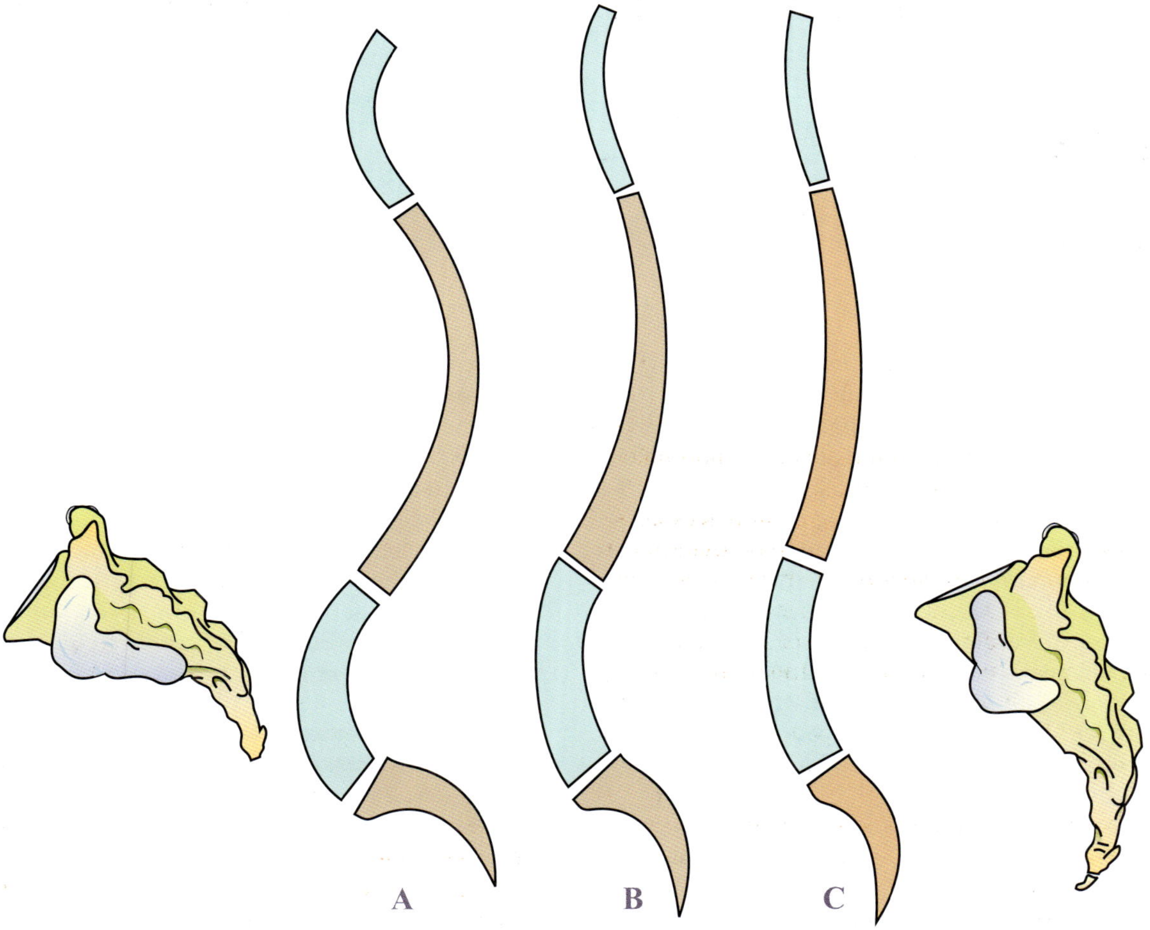

Fig. 15

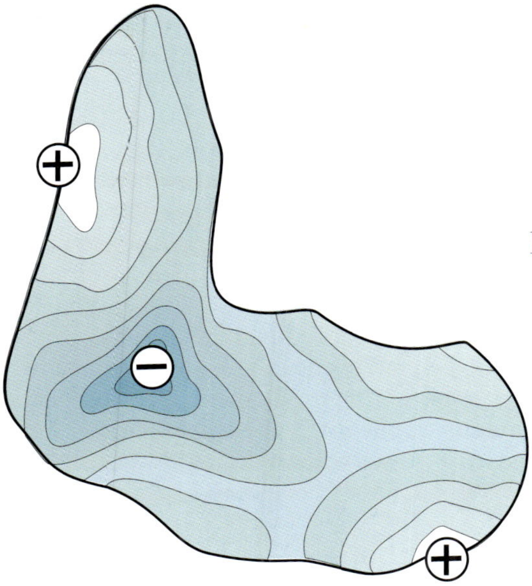

Fig. 16

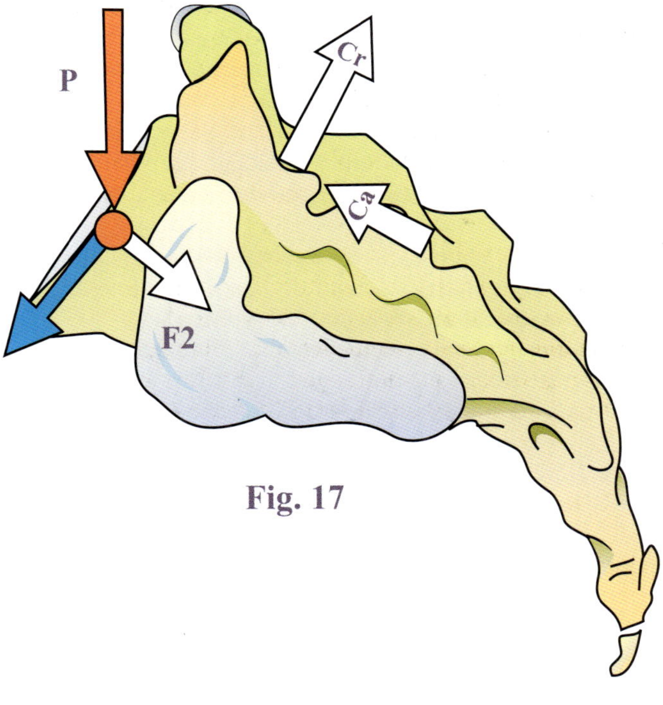

Fig. 17

Les ligaments de l'articulation sacro-iliaque

Sur une **vue postérieure du pelvis** (Fig. 18), on peut voir les ligaments ilio-lombaux :

- le **faisceau supérieur du ligament ilio-lombal** 1 ;
- le **faisceau inférieur du ligament ilio-lombal** 2.

Du *côté droit de la figure* se distingue le plan moyen des ligaments ilio-sacrés, avec de haut en bas :

- le **ligament ilio-transversaire sacré** 3 ;
- les **ligaments ilio-transversaires conjugués** 4 décrits par Farabeuf, qui divergent de l'extrémité postérieure de la crête iliaque et se terminent sur les tubercules conjugués :
  - le *premier ligament ilio-transversaire conjugué* s'étend de la tubérosité iliaque, située en arrière du sommet de la pyramide, au premier tubercule conjugué,
  - le *deuxième ligament ilio-transversaire conjugué*, dit *de Zaglas*, se fixe sur le deuxième tubercule conjugué ;
  - les *troisième et quatrième ligaments ilio-transversaires conjugués* s'étendent de l'épine iliaque postéro-supérieure aux troisième et quatrième tubercules conjugués.

Du *côté gauche* est figuré le **plan ligamentaire superficiel** 5, éventail fibreux qui s'étend du bord postérieur de l'os coxal jusqu'aux tubercules postéro-internes.

Entre la partie basse du bord externe du sacrum et la grande incisure ischiatique s'étendent *deux importants ligaments* : le petit et le grand ligament sacro-sciatique :

- le *ligament sacro-épineux* 6 oblique en haut, en dedans et en arrière, s'étend de l'*épine ischiatique au bord latéral du sacrum et du coccyx* ;
- le *ligament sacro-tubéral* 7 croise obliquement la face postérieure du précédent. Il s'insère en haut suivant une ligne qui va du bord postérieur de l'os coxal aux deux premières vertèbres coccygiennes. Ses fibres obliques en bas, en avant et en dehors sont tordues sur elles-mêmes et s'attachent en bas sur la tubérosité ischiatique ainsi que sur la lèvre interne de la branche ascendante de l'ischium. La grande incisure ischiatique est ainsi divisée par ces deux ligaments sacro-sciatiques en **deux orifices** :
  - un **orifice supérieur** par où sort du pelvis le *muscle piriforme* ;
  - un **orifice inférieur**, orifice de sortie de l'*obturateur interne*.

Sur une **vue antérieure** (Fig. 19), on retrouve les **ligaments ilio-lombaux** 1 et 2, le **petit** 6 et le **grand** 7 **ligaments sacro-sciatiques**, mais on voit aussi le **ligament sacro-iliaque ventral**, formé de deux faisceaux encore appelés **freins de nutation supérieur et inférieur** :

- un **faisceau antéro-supérieur** 8 ;
- un **faisceau antéro-inférieur** 9.

La figure 20 montre l'**articulation sacro-iliaque droite**, avec ses ligaments, ouverte par rotation autour d'un axe vertical. L'os coxal A est ainsi vu par sa face interne et le sacrum B est vu par sa face externe. On comprend ainsi :

- l'**enroulement des ligaments** autour de l'articulation sacro-iliaque et les conditions dans lesquelles ils se tendent lors de la nutation et de la contre-nutation ;
- la **direction oblique en bas, en avant et en dedans des freins de la nutation** 8 et 9 à partir de l'os coxal A. À partir du sacrum B, ils sont obliques en haut, en avant et en dehors ;
- de la même manière on retrouvera les **ligaments ilio-transversaires conjugués** 5 ;
- les ligaments sacro-épineux 6 et sacro-tubéral 7 ;
- le **ligament sacro-iliaque interosseux** ou **axile** (figuré avec une tranche blanche sur les deux moitiés du dessin dans la concavité des surfaces articulaires), qui constitue le plan profond des ligaments sacro-iliaques et se fixe en dehors sur la tubérosité iliaque, en particulier sur la pyramide et en dedans sur les deux premières fosses criblées du sacrum. Encore appelé **interosseux** ou **ligament vague**, il représente pour les auteurs classiques l'**axe** autour duquel s'exécutent les mouvements du sacrum, d'où son nom.

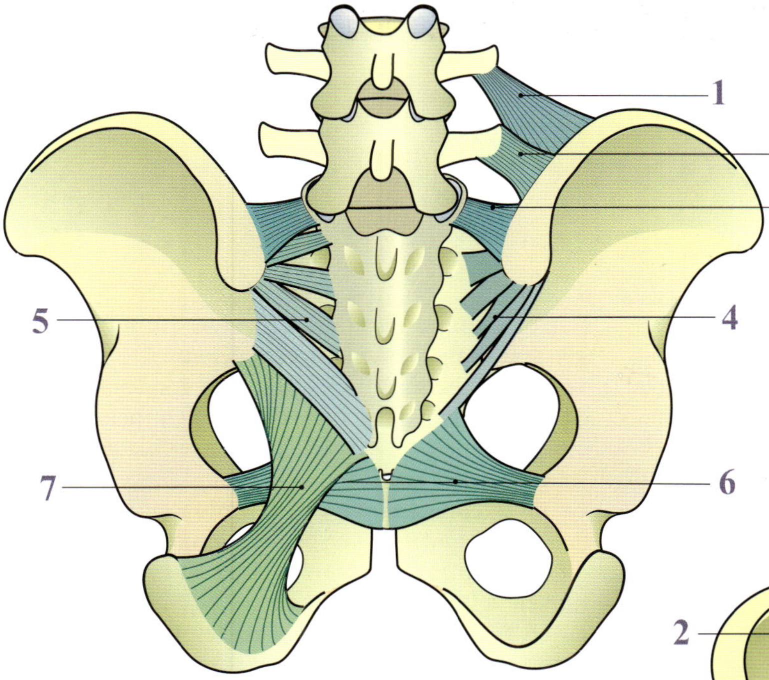

Fig. 18

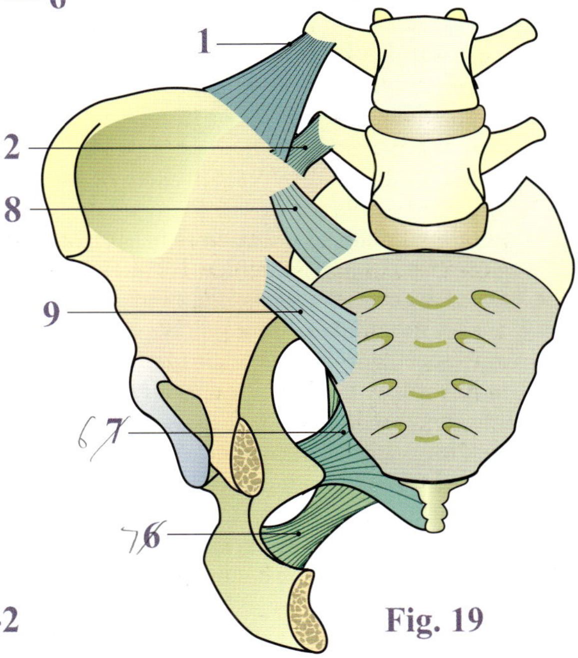

Fig. 19

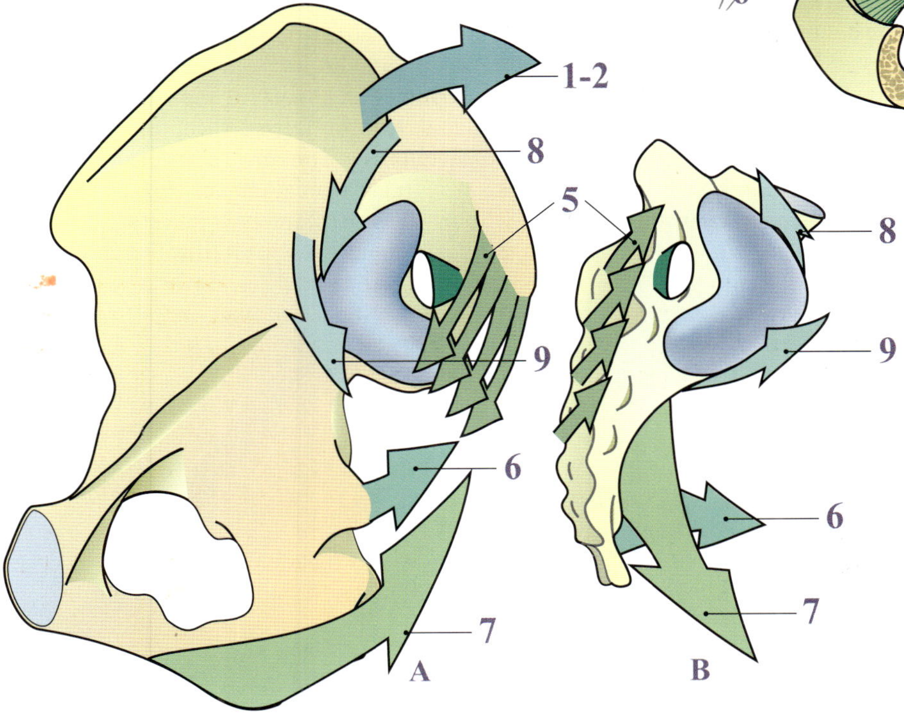

Fig. 20

Les légendes sont communes aux trois figures.

La nutation et la contre-nutation

Avant d'étudier les mouvements de l'articulation sacro-iliaque, il est bon de rappeler que leur amplitude est faible et, de plus, variable suivant les circonstances et les individus. Ceci explique les contradictions entre les différents auteurs quant aux théories de fonctionnement de cette articulation et l'importance que ces mouvements peuvent avoir dans la physiologie de l'accouchement. Ces mouvements ont été décrits pour la première fois par Zaglas en 1851 et par Duncan en 1854.

Définition et mécanismes suivant la théorie classique

Lors du **mouvement de nutation** (Fig. 22), le sacrum tourne **(flèche rouge)** autour de l'axe figuré par la **croix noire** et constitué par le **ligament axile**, de telle sorte que le promontoire sacré se déplace **en bas et en avant** S2 et que la pointe du sacrum et l'extrémité du coccyx se déplacent **en arrière** d2.

Au cours de ce mouvement de **bascule**, qu'on pourrait comparer à une « **salutation** », le diamètre antéro-postérieur de l'ouverture supérieure **OS** se trouve diminué de la distance **S2**, tandis que le diamètre antéro-postérieur de l'ouverture inférieure **OI** se trouve augmenté de la distance **d2**. Simultanément **(Fig. 21)**, les ailes iliaques se rapprochent tandis que les tubérosités ischiatiques s'écartent. Le mouvement de nutation est limité **(voir Fig. 20 p. 59)** par la tension du *petit* **6** et du *grand* **7** *ligaments sacro-sciatiques* et des *freins de nutation*, à savoir les *faisceaux antéro-supérieur* **8** et *antéro-inférieur* **9** du *ligament sacro-iliaque antérieur*.

Sur une **coupe frontale du pelvis** (Fig. 23), l'**élargissement de l'ouverture supérieure OS et de l'ouverture inférieure** OI est facile à constater au cours de la nutation, de même que le rapprochement des crêtes iliaques au niveau des épines iliaques antéro-supérieures **eias**.

Le **mouvement de contre-nutation** (Fig. 25) réalise des déplacements inverses : le sacrum pivotant autour du ligament axile **(croix noire)** se redresse **(flèche noire)**, si bien que le promontoire se déplace **en haut et en arrière** **SI** et que l'extrémité inférieure du sacrum et la pointe du coccyx se déplacent **en bas et en avant** d1.

Au cours de ce mouvement de **redressement après salutation**, le diamètre antéro-postérieur de l'ouverture supérieurs **OS** se trouve ainsi augmenté d'une distance **S1**, tandis que le diamètre antéro-postérieur de l'ouverture inférieure **OI** est diminué d'une distance **d1**. Par ailleurs **(Fig. 24)**, *les ailes iliaques s'écartent* et *les tubérosités ischiatiques se rapprochent*.

Le mouvement de contre-nutation est limité **(voir Fig. 20 p. 59)** par la tension des ligaments ilio-sacrés, répartis en plan superficiel **5** et en plan profond **4**.

À titre indicatif, la variation de diamètre antéro-supérieur de l'ouverture supérieurs peut aller de 3 mm pour Bonnaire, Pinard et Pinzani, à 8 à 13 mm pour Walcher. L'amplitude de variation du diamètre antéro-postérieur de l'ouverture inférieure peut aller de 15 mm pour Borcel et Fernstrôm à 17,5 mm pour Thoms. Le déplacement transversal des ailes iliaques et des tubérosités ischiatiques a été récemment confirmé par Weisel.

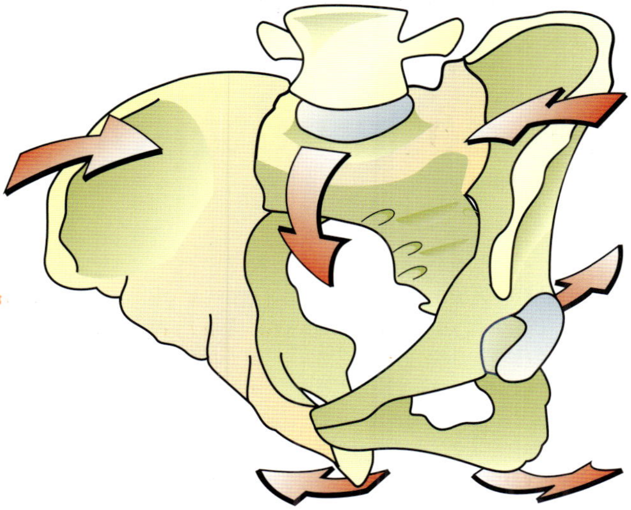

Fig. 21

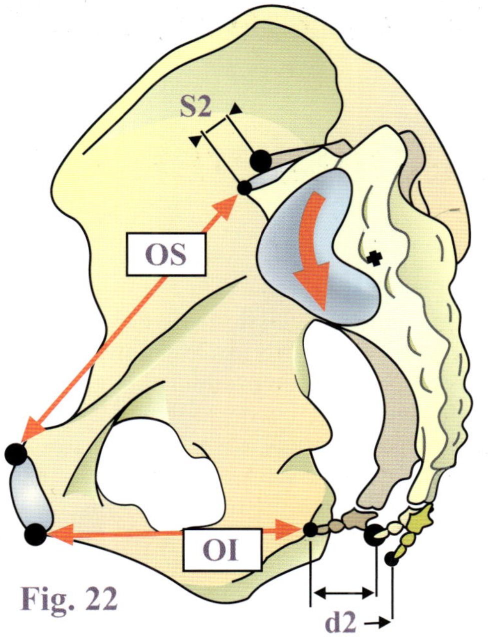

Fig. 22

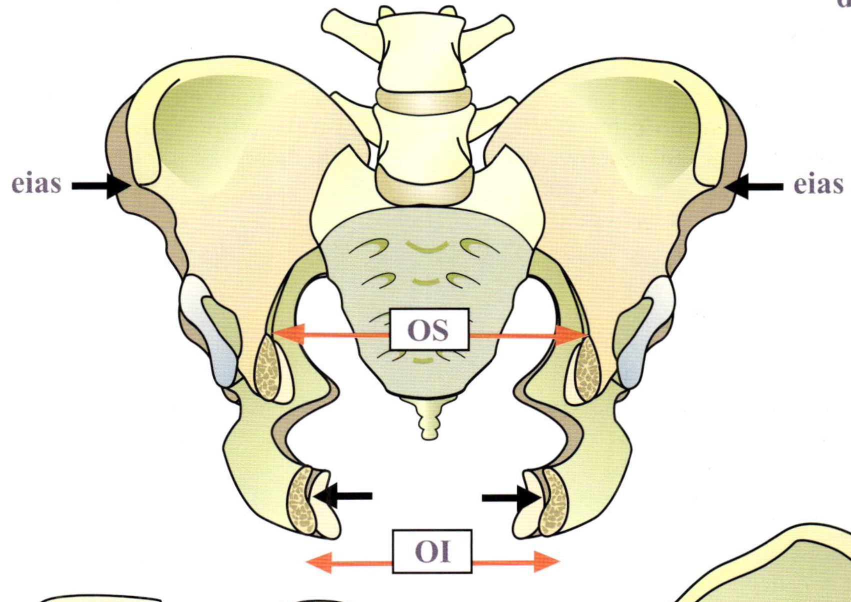

Fig. 23

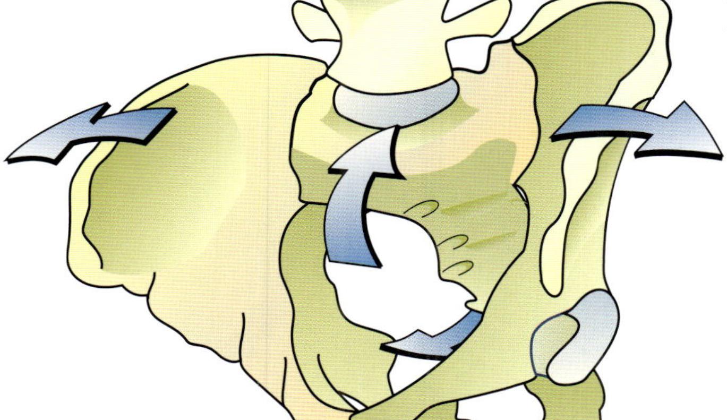

Fig. 24

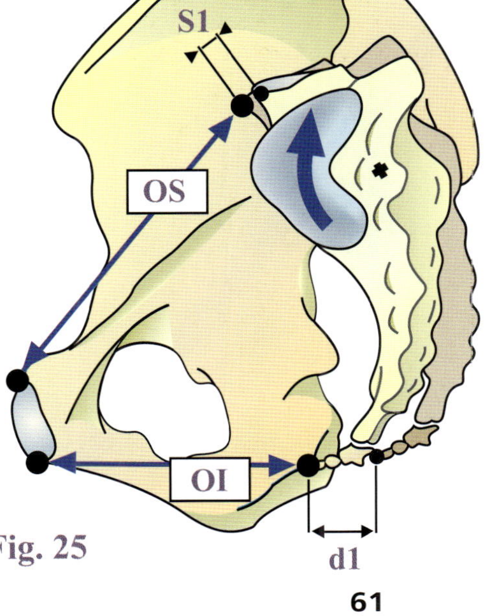

Fig. 25

Les différentes théories de la nutation

Dans la **théorie classique de Farabeuf** (Fig. 26), que nous venons de décrire, le mouvement de bascule **R** du sacrum s'effectue autour de l'axe constitué par le ligament axile. Le déplacement est angulaire et le promontoire se déplace en bas et en avant autour d'un arc de cercle de centre (+) rétro-auriculaire.

Dans la **théorie de Bonnaire** (Fig. 27), le mouvement de bascule du sacrum s'effectue autour d'un axe qui passe par le tubercule de Bonnaire à la jonction des deux segments de l'auricule sacrée. Le centre de ce mouvement angulaire **R** de bascule du sacrum est donc maintenant auriculaire.

Cependant les études de **Weisel** permettent de proposer deux autres théories :

- une **théorie de translation pure** T (Fig. 28) suivant laquelle le sacrum glisserait le long de l'axe de la portion inférieure de l'auricule. Il s'agirait alors d'une translation suivant une distance qui affecterait dans le même sens le promontoire sacré et la pointe du sacrum ;
- une autre hypothèse reprendrait l'idée de la **rotation** R (Fig. 29) mais autour d'un axe pré-auriculaire situé en bas et en avant du sacrum. Le siège de ce centre de rotation varierait d'un individu à l'autre et chez le même individu suivant le type du mouvement effectué.

La variété de ces théories laisse supposer la **difficulté d'analyse** de mouvements de faible amplitude et aussi la possibilité de différents types de mouvements suivant les individus.

Ces notions n'ont cependant pas le caractère abstrait qu'on pourrait leur attribuer, car **ces mouvements interviennent dans la physiologie de l'accouchement**.

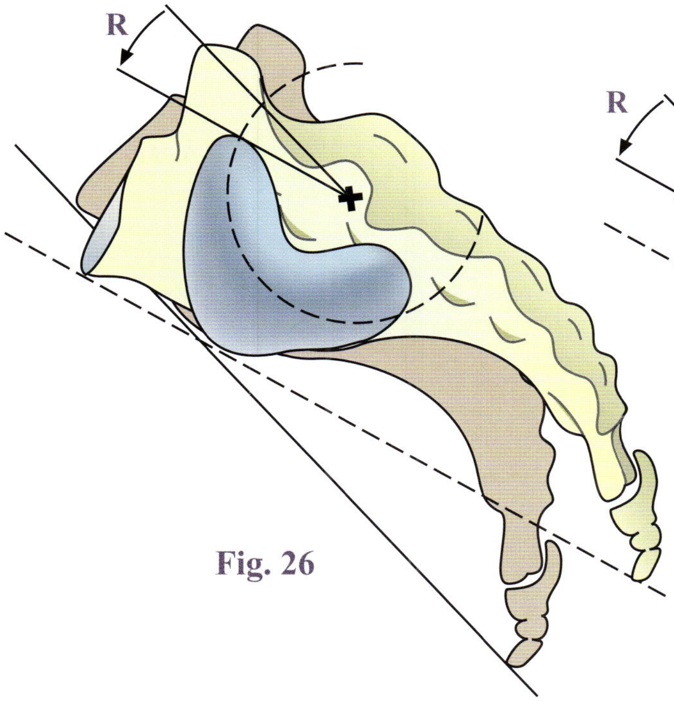

Fig. 26

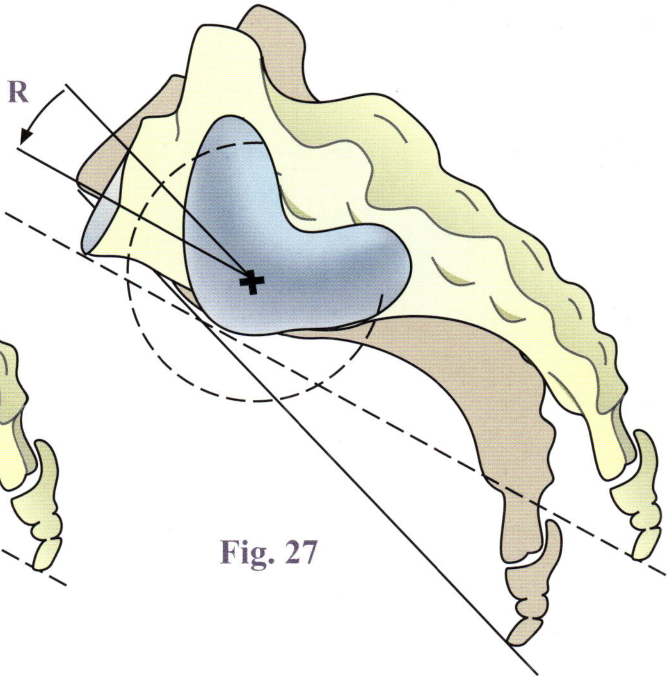

Fig. 27

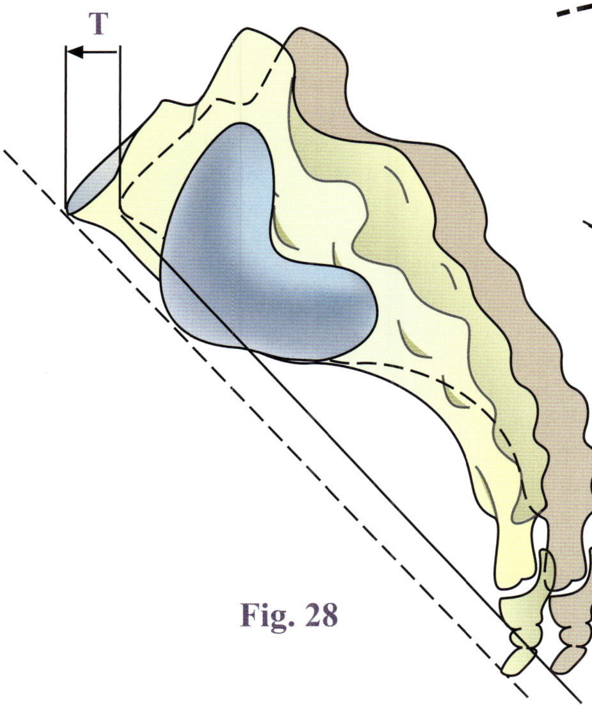

Fig. 28

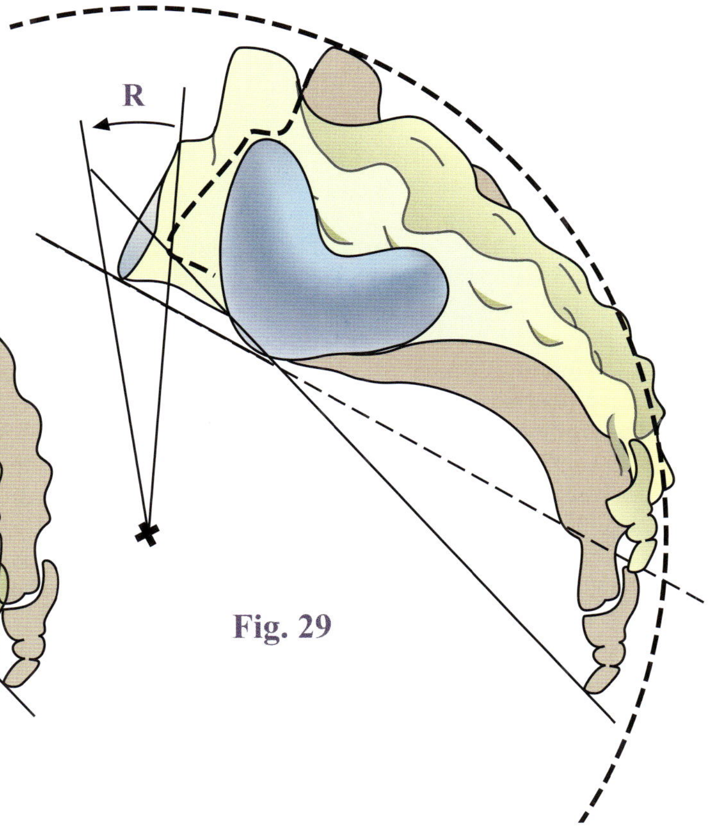

Fig. 29

La symphyse pubienne et l'articulation sacro-coccygienne

La symphyse pubienne est une **amphiarthrose**, de mobilité faible, quasi nulle. Cependant, à la fin de la grossesse et lors de l'accouchement, l'*imbibition aqueuse* des parties molles permet de *faibles mouvements de glissement et d'écartement* d'un pubis par rapport à l'autre. Chez les rongeurs, ces mouvements ont une grande amplitude.

Sur une **coupe horizontale** (Fig. 30), on distingue les extrémités osseuses des pubis de part et d'autre de la ligne médiane, dont les surfaces axiales sont tapissées par un cartilage 10 et réunies par un fibro-cartilage 11 qu'on appelle encore le **ligament interosseux** et au sein duquel il existe souvent une **fente** mince 12. À la *face antérieure* de cette symphyse se situe un épais *surtout fibreux* 7-8-9 dont nous verrons plus loin la constitution. À sa *face postérieure* se trouve le **ligament postérieur de la symphyse** 5.

Sur une **vue interne** (Fig. 31 : articulation ouverte, coté droit), la surface articulaire du pubis apparaît ovalaire à grand axe oblique en haut et en avant, surmontée par le tendon d'insertion du muscle **droit** de l'abdomen 1. L'articulation est verrouillée en avant par un **ligament antérieur** 3 très épais, formé de fibres transversales et renforcé par des fibres obliques, bien visibles sur la vue antérieure (Fig. 34) :

- expansion des aponévroses d'insertion du muscle **oblique externe** 8;
- expansion des muscles **droit** 7 et **pyramidal** 2;
- expansion des tendons d'insertion des muscles **gracile** et du **long adducteur** 9.

Toutes ces fibres entrecroisées formant un tissage épais, le **surtout fibreux prépubien**.

La **face postérieure** (Fig. 33) fait voir le **ligament postérieur de la symphyse pubienne** 5, membrane fibreuse continue avec le périoste. On distingue aussi une formation triangulaire de renforcement aponévrotique, dont la base s'insère sur le bord supérieur de la symphyse et du pubis, en arrière du muscle droit, et dont les fibres obliques viennent se terminer plus ou moins haut sur la ligne médiane de la ligne blanche : c'est l'**admuniculum lineæ albæ** 6.

Une **coupe vertico-frontale** (Fig. 32) fait apparaître la constitution des surfaces articulaires avec :

- le **cartilage** 10 des surfaces pubiennes;
- le **fibro-cartilage** 11;
- la **mince fente** 12 creusée dans l'épaisseur du fibro-cartilage.

Le bord supérieur de la symphyse est renforcé par le **ligament supérieur** 13, faisceau fibreux épais et dense. Le bord inférieur est renforcé par le ligament inférieur 4, ou **ligament arqué** du pubis, en continuité avec le ligament interosseux et formant une arche à bord tranchant qui arrondit le sommet de l'arcade pubienne.

L'épaisseur et la solidité de l'ogive pubienne ou **arcuatum sous-pubien** 4 sont bien visibles sur la coupe sagittale (Fig. 31). Ces moyens d'union très puissants font de la symphyse pubienne une *articulation très solide, difficile à disloquer*. En traumatologie cette éventualité est *rare*, mais en général *son traitement est difficile*, ce qui semble étonnant pour une articulation qui n'a *apparemment* aucune mobilité en temps normal.

L'**articulation sacro-coccygienne** qui unit le sacrum au coccyx est une **amphiarthrose**. Ses surfaces articulaires sont elliptiques à grand axe transversal. Une **vue latérale** (Fig. 37) montre que la surface sacrée est convexe, alors que la surface coccygienne est concave. Les moyens d'union sont constitués par un **ligament interosseux**, analogue à un disque intervertébral et par des **ligaments périphériques** qui se classent en *trois groupes* : antérieurs, postérieurs et latéraux.

La **vue antérieure** (Fig. 35) montre le **coccyx** 1, *résidu de la queue*, formé de trois à quatre pièces osseuses *soudées entre elles*, le **sacrum** 2, le **ligament antérieur** et, sur la face antérieure du sacrum, les vestiges du **ligament longitudinal antérieur** 3, qui se prolongent par le **ligament sacro-coccygien ventral** 4. On voit aussi **trois ligaments sacro-coccygiens latéraux** 5, 6 et 7.

La **vue postérieure** (Fig. 36) montre des vestiges ligamentaires sur la **crête sacrale médiane** 8 se prolongeant par des **ligaments sacro-coccygiens postérieurs** 9.

L'articulation sacro-coccygienne est dotée de **mouvements de flexion-extension** (Fig. 37) qui sont essentiellement **passifs** et qui interviennent dans la *défécation* et dans l'*accouchement*. En effet, lors du mouvement de nutation, la bascule en arrière de la pointe du sacrum peut être *amplifiée et prolongée par l'extension du coccyx* (déplacement en bas et en arrière), ce qui **augmente le diamètre antéro-postérieur de l'ouverture inférieure** lors du dégagement de la tête fœtale.

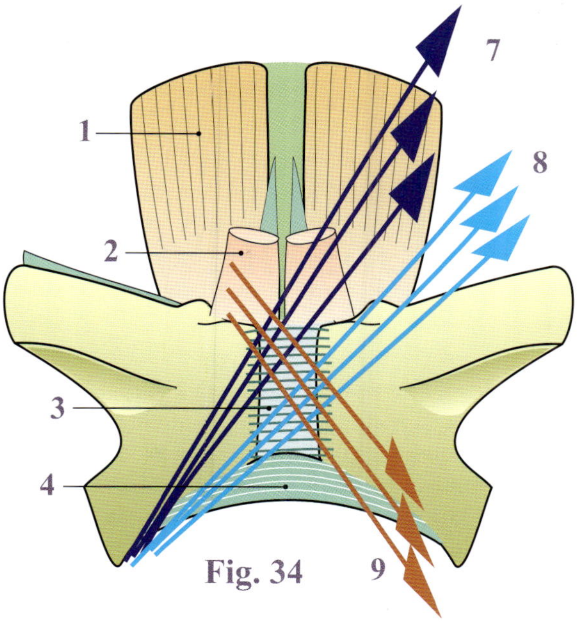

Fig. 34

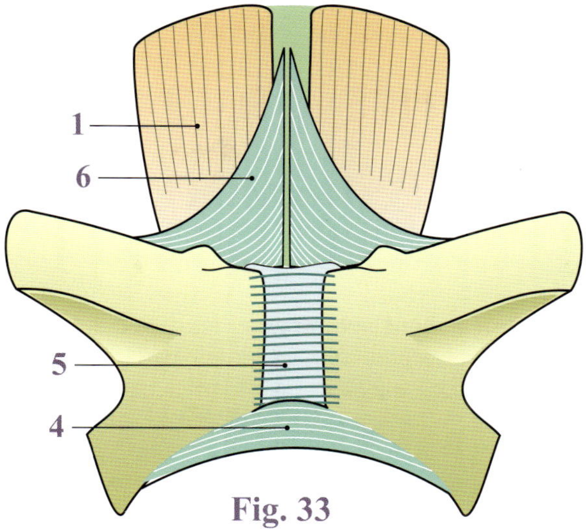

Fig. 33

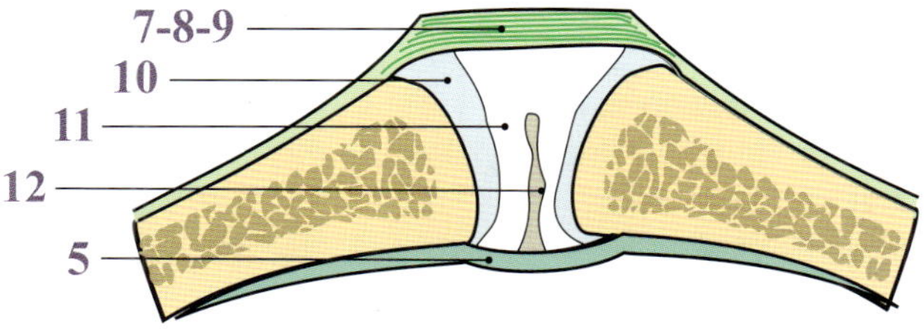

Fig. 30

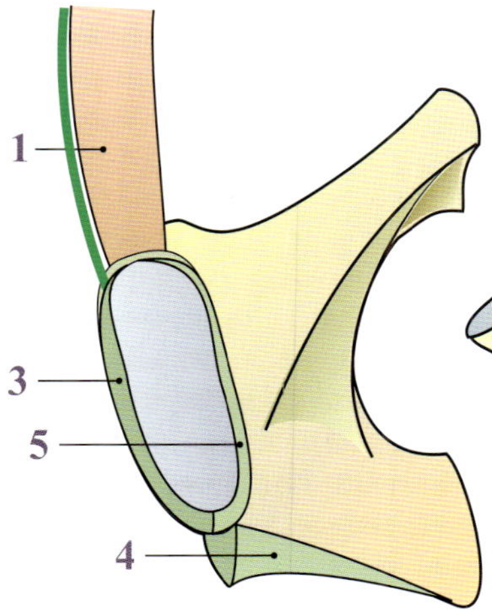

Fig. 31

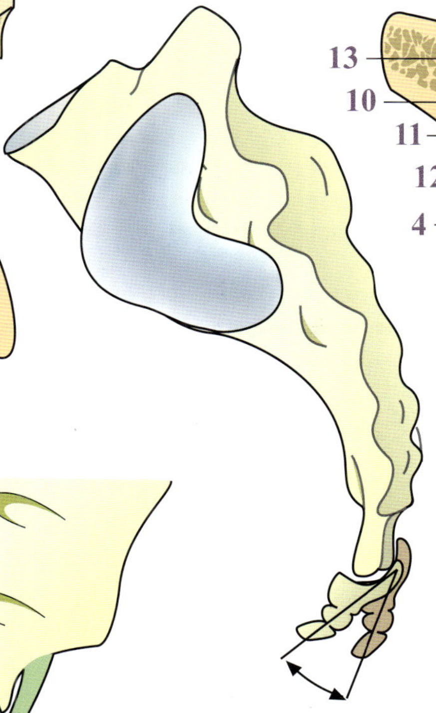
Fig. 37

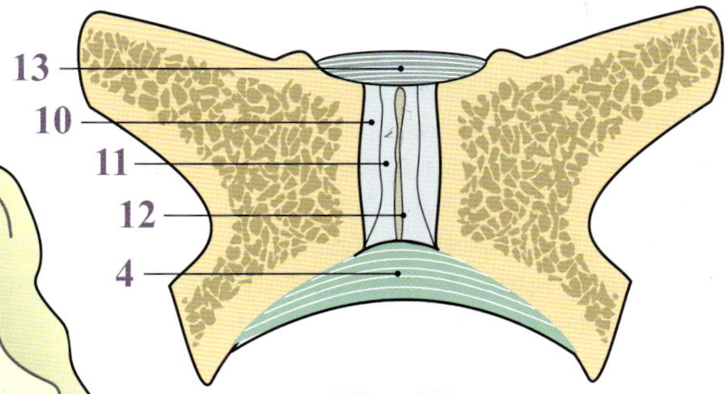

Fig. 32

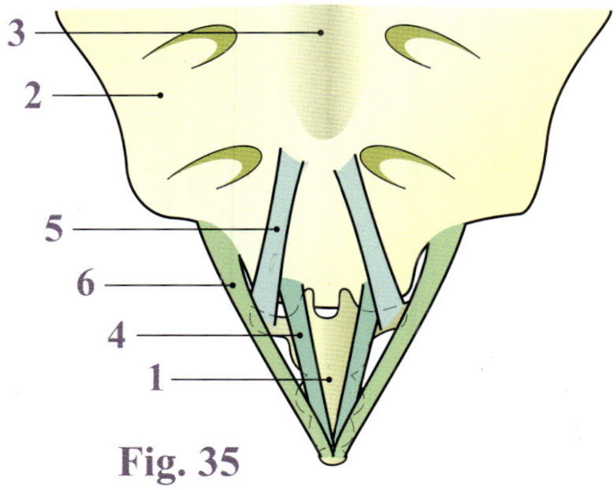

Fig. 35

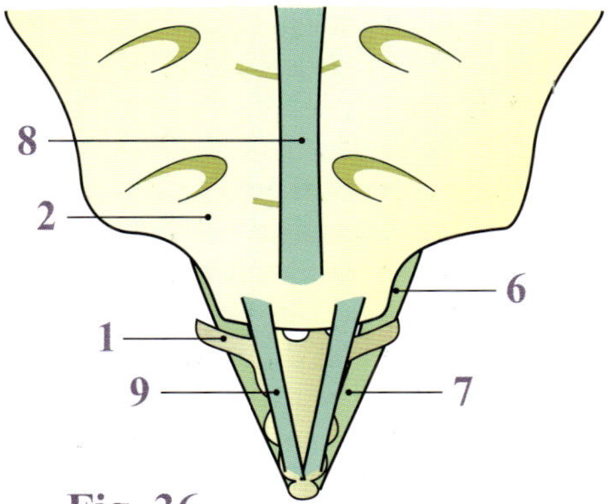

Fig. 36

Les légendes sont communes à toutes les figures.

Influence de la position sur les articulations de la ceinture pelvienne

En **position debout symétrique**, les articulations de la ceinture pelvienne sont sollicitées par le poids du corps. Le mécanisme de ces contraintes peut être analysé sur une vue latérale **(Fig. 38)** où le muscle iliopsoas, supposé transparent, laisse voir le fémur.

L'ensemble rachis, sacrum, os coxal et membres inférieurs forme un système articulé : d'une part au niveau de l'articulation coxo-fémorale, d'autre part au niveau de l'articulation sacro-iliaque. Le poids du tronc **P** s'appliquant sur le sacrum a tendance à abaisser le promontoire sacré. Le sacrum est donc sollicité **dans le sens de la nutation N2**. Ce mouvement est rapidement limité par les ligaments sacro-iliaques ventraux, ou **frein de nutation**, et surtout par les **deux ligaments sacro-sciatiques** qui empêchent l'écartement de la pointe du sacrum par rapport à la tubérosité ischiatique.

Simultanément, la **réaction du sol R** appliquée par les fémurs au niveau des articulations coxo-fémorales forme avec le poids du corps appliqué sur le sacrum un couple de rotation qui tend à faire **basculer l'os coxal en arrière N1**. Cette rétroversion du pelvis *accentue encore la nutation au niveau des articulations sacro-iliaques*. Plus que de mouvements, il s'agit plutôt de contraintes, car **les systèmes ligamentaires sont extrêmement puissants** et arrêtent immédiatement tout déplacement.

À propos de l'**équilibre pelvien**, il est intéressant de constater **(Fig. 40)** que le **centre de gravité du corps G**, en position debout symétrique, se situe sur la ligne unissant **S3** au pubis **P** donc à peu près **au niveau des articulations coxo-fémorales**, autour desquelles s'effectue cet équilibre.

En **appui monopode (Fig. 39)**, et *à chaque pas lors de la marche*, la réaction du sol **R**, transmise par le membre porteur, élève l'articulation coxo-fémorale correspondante, tandis que de l'autre côté, le poids du membre en suspension **D** tend à abaisser l'articulation coxo-fémorale opposée. Il s'ensuit une **contrainte en cisaillement d de la symphyse pubienne** qui tend à élever le pubis du côté porteur **A** et à abaisser le pubis du côté suspendu **B**. Normalement la solidité de la symphyse pubienne empêche tout déplacement dans cette articulation, mais lorsqu'elle est disloquée, on voit effectivement apparaître une dénivellation **d** sur le bord supérieur de chacun des pubis lors de la marche. De la même façon, on peut concevoir que **les articulations sacro-iliaques soient sollicitées** de façon opposée à chaque pas. Leur résistance aux mouvements est due à la *puissance de leurs ligaments*, mais lorsqu'une luxation a lésé l'une des articulations sacro-iliaques, on voit alors apparaître des mouvements douloureux à chaque pas. *La solidité mécanique de l'anneau pelvien conditionne donc à la fois la station debout et la marche.*

En position couchée, les articulations sacro-iliaques sont sollicitées différemment suivant l'attitude en flexion ou en extension des hanches.

- Lorsque **les hanches sont en extension (Fig. 41)**, la traction sur les **muscles fléchisseurs** (psoas visible) fait basculer le pelvis en antéversion en même temps que la pointe du sacrum se trouve refoulée vers l'avant. Il s'ensuit donc une diminution de la distance entre la pointe du sacrum et la tubérosité ischiatique et, simultanément, une rotation dans l'articulation sacro-iliaque dans le sens de la contre-nutation. Cette position correspond au début du travail de l'accouchement et la contre-nutation, qui agrandit l'ouverture supérieure du pelvis, favorise la descente de la tête fœtale dans le pelvis minor.
- Lorsque **les hanches sont en flexion (Fig. 42)**, la traction des **muscles ischio-jambiers**, figurée sur le schéma, tend à faire basculer le pelvis en *rétroversion* par rapport au sacrum. Ceci constitue donc un **mouvement de nutation** ; il diminue le diamètre antéro-postérieur de l'ouverture supérieure et augmente les deux diamètres de l'ouverture inférieure. Cette position adoptée lors de la **période expulsive** de l'accouchement favorise donc le **dégagement de la tête fœtale** à travers l'ouverture inférieure.
- Lors du changement de position entre l'extension des cuisses et leur flexion, l'amplitude moyenne de **déplacement du promontoire est de 5,6 mm**. Les changements de position des cuisses modifient donc de façon notable les dimensions de l'excavation pelvienne, pour faciliter le passage du fœtus lors de l'accouchement. La flexion des cuisses sur le pelvis corrige la lordose lombale **(Fig. 41)** qui permet le passage de la main sous les reins **(flèche verte)**.

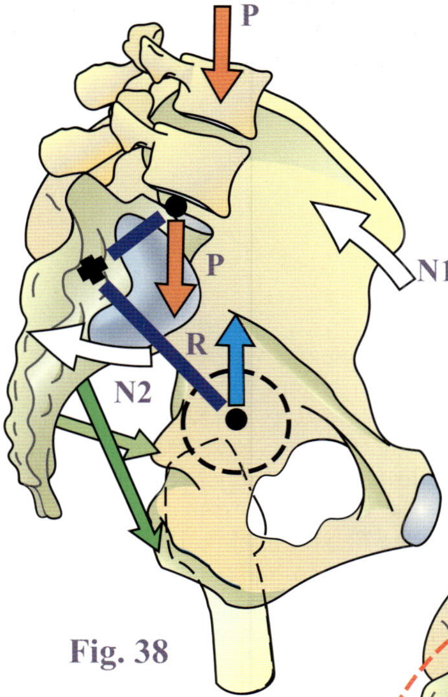

Fig. 38

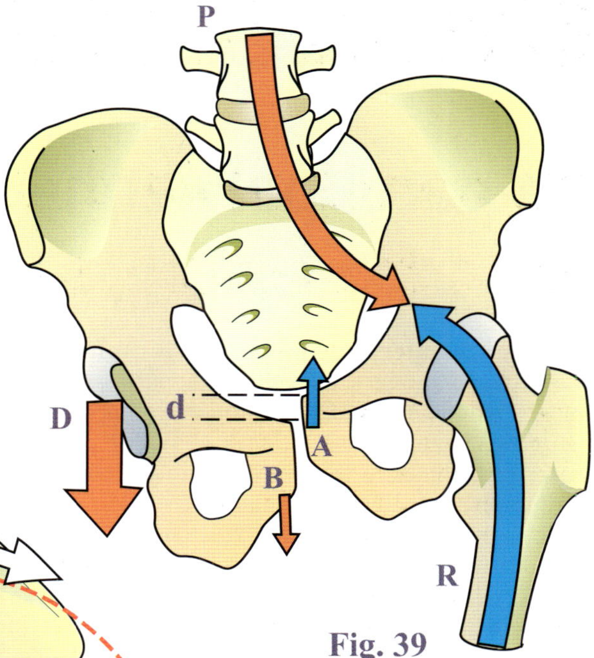

Fig. 39

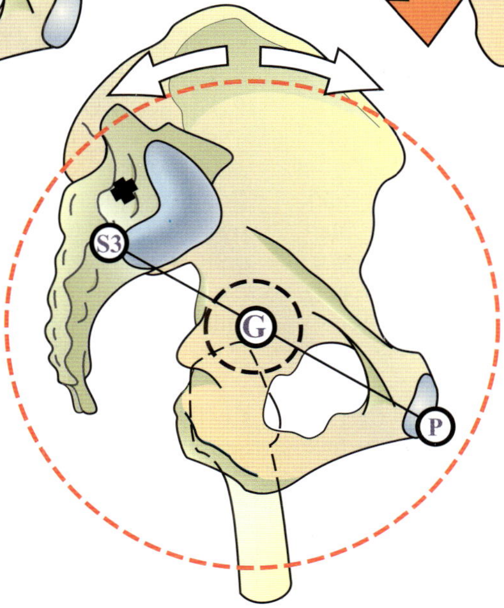

Fig. 40

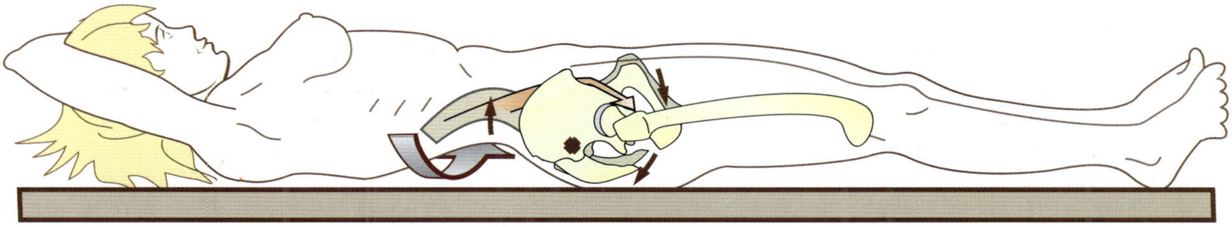

Fig. 41

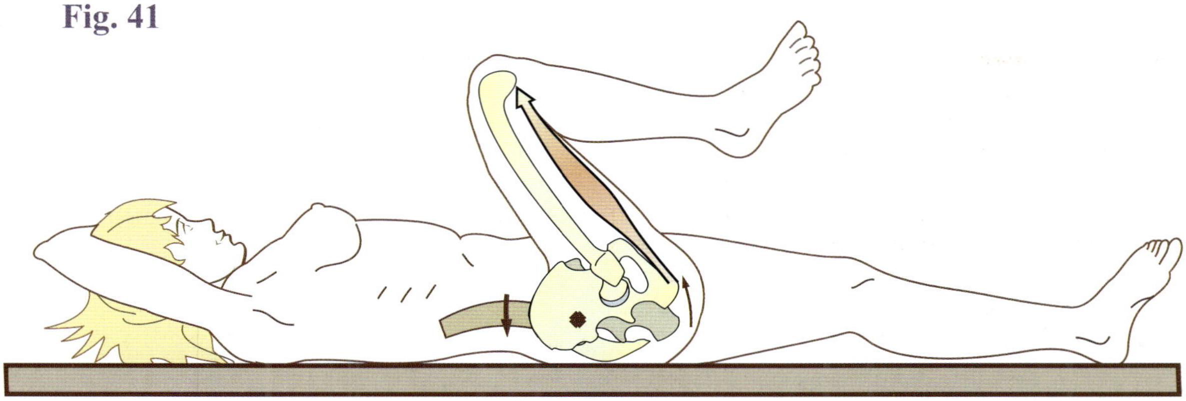

Fig. 42

La paroi pelvienne

Sur une **vue interne de l'hémi-pelvis droit** (**Fig. 43, l'os coxal gauche a été enlevé**) apparaissent seulement l'os coxal droit et le sacrum, accompagnés des deux ligaments sacro-sciatiques :

- le ligament sacro-épineux **1**, tendu du bord externe du sacrum à l'épine ischiatique ;
- le ligament sacro-tubéral **2**, étendu de la partie inférieure du bord externe du sacrum et du coccyx, à la tubérosité ischiatique, avec son prolongement falciforme **3** sur la branche ischio-pubienne.

Avec les deux os, ces deux ligaments délimitent deux orifices, un supérieur **s** au niveau de la grande incisure, et un inférieur **i** au niveau de la petite incisure, faisant communiquer la cavité pelvienne avec la racine du membre inférieur.

Sur la même **vue interne de l'hémi-pelvis droit** (**Fig. 44**), ont été rajoutés deux muscles, sortant du pelvis par ces deux orifices :

- le muscle **piriforme** **4**, qui commence sur la face antérieure du sacrum, de part et d'autre des deuxième et troisième foramens sacraux, pour se terminer sur le grand trochanter, après être passé par la grande incisure.

Par cette grande incisure sortent simultanément :
  - l'importante artère glutéale, en haut **(flèche rouge)**,
  - le nerf ischiatique ; en bas **(flèche jaune)** ;
- le muscle obturateur interne **5**, qui s'insère sur le pourtour du **foramen obturé** (anciennement *trou obturateur*, dénomination héritée des classiques : elle est contradictoire, car un trou ne peut être qu'obturé) et la surface quadrilatère **q**. Il se réfléchit à angle aigu sur le bord postérieur de la petite incisure, et se dirige en avant et en dehors, accompagné par les muscles jumeaux (non visibles sur ce schéma) pour se terminer sur le grand trochanter.

Par cette petite incisure sort également l'artère ischiatique **(flèche rouge)**.

Ces deux muscles sont rotateurs externes du membre inférieur (voir Volume 2).

En continuant sur cette même **vue interne de l'hémi-pelvis droit** (**Fig. 45**), on fait apparaître deux autres muscles moteurs du membre inférieur, des fléchisseurs. Ils sortent du pelvis en passant sous l'arcade crurale **c** et au-dessus de la branche horizontale du pubis. Ce sont :

- le muscle **iliaque** **6**, qui prend de larges insertions sur toute l'étendue de la fosse iliaque interne ;
- le muscle **grand psoas** (psoas, des anciens) **7**, qui prend ses origines sur les processus transverses lombaux.

Ces deux muscles se réunissent en un muscle **ilio-psoas** pour se terminer par un *tendon commun* sur le petit trochanter.

En **vue interne** (**Fig. 46**), sur cette paroi ostéo-musculaire du pelvis ainsi constitué, vient s'attacher le muscle **élévateur de l'anus** **8**, muscle large, qui, *symétrique au diaphragme*, forme la **paroi inférieure du pelvis** et prend ses insertions sur une ligne faisant le tour de la paroi pelvienne. Ces insertions sont, d'avant en arrière :

- la face postérieure du pubis ;
- l'arcade fibreuse du foramen obturé ;
- l'arc tendineux qui relie le bord externe de cette arcade à l'épine ischiatique ;
- la face interne du petit ligament sacro-sciatique ;
- la partie inférieure du bord externe du sacrum et le bord externe du coccyx ;
- le ligament ano-coccygien, bandelette fibreuse qui s'étend de la pointe du coccyx jusqu'à l'anus a.

Cette vaste nappe musculaire, constituée de plusieurs faisceaux bien décrits par les anatomistes, forme la **cloison inférieure de l'abdomen**, qui **contient et soutient ainsi tous les viscères abdominaux et pelviens**. Cependant, cette cloison est nécessairement interrompue sur la ligne médiane pour permettre le passage de **conduits importants** : *deux seulement chez l'homme*, l'**anus** et l'**urètre,** et *un troisième chez la femme*, le **vagin**. Il existe donc, entre les deux élévateurs, une fente médiane, un espace plus ou moins large qui s'étend de l'anus à la symphyse pubienne. C'est tout le problème du périnée... !

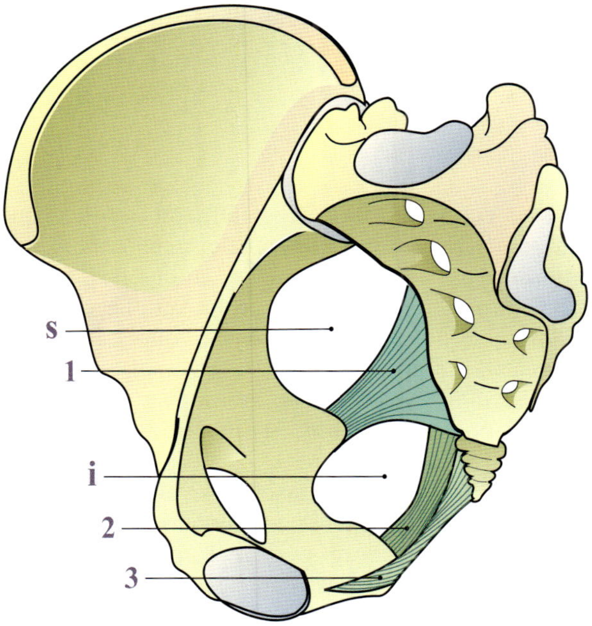

Fig. 43

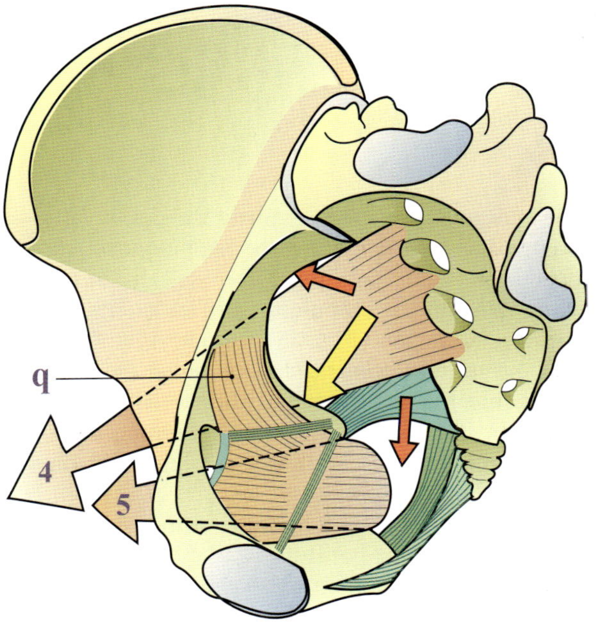

Fig. 44

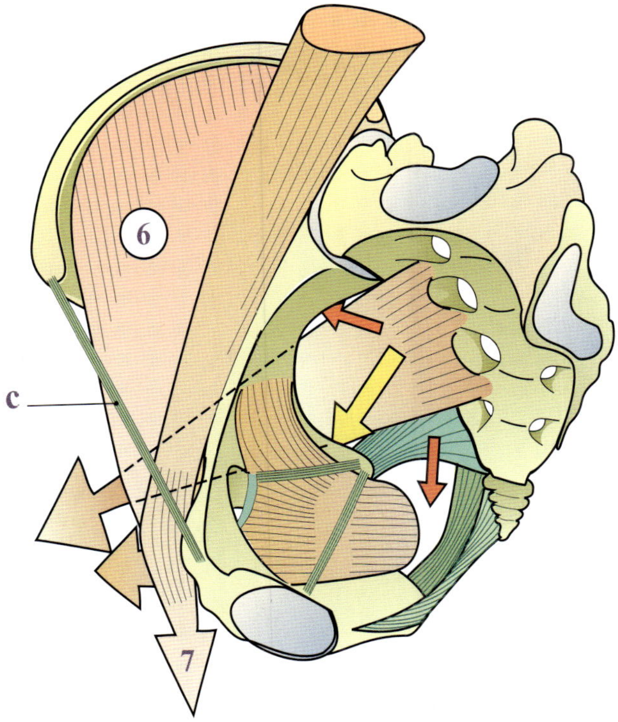

Fig. 45

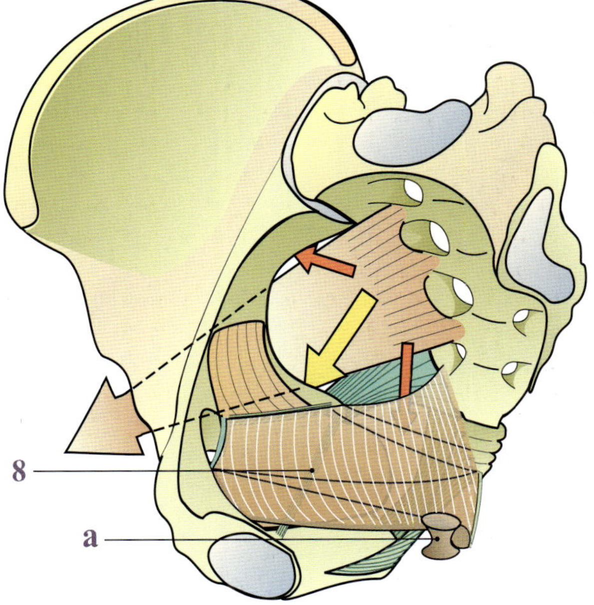

Fig. 46

Le diaphragme inférieur du pelvis

Une **vue postéro-inféro-externe du pelvis** (Fig. 47) montre parfaitement la vaste nappe musculaire du muscle élévateur de l'anus, avec ses différents faisceaux constitutifs, entourant l'orifice anal a.

Ce muscle-cloison (Fig. 48) forme véritablement un pendant, un *symétrique du diaphragme thoracique*. Il a la même fonction de **séparation et de contention viscérale** que son homologue, et, comme lui, il doit aussi comporter des **orifices** pour laisser le **passage à des organes importants**.

C'est pourquoi cette cloison comporte une large fente, la **fente uro-génitale** f (Fig. 49), de *structure différente chez l'homme et chez la femme*. Dans les deux sexes, néanmoins, l'anus, situé dans sa partie toute postérieure, est entouré par un faisceau spécial, le faisceau à proprement parler **élévateur**. Ses fibres se tissent plus ou moins avec le sphincter de l'anus et il joue un rôle important dans le *mécanisme de la contention anale et de la défécation*.

Sur une **coupe frontale** (Fig. 50), on constate que cette cloison n'est pas horizontale, mais *oblique*, **en entonnoir** dans l'espace, ouverte en bas par la fente uro-génitale f. On constate surtout qu'elle est doublée par une **deuxième cloison**, plus superficielle, le **périnée** P, qui est une cloison horizontale et dont *la structure diffère notablement suivant les sexes*.

Une **vue postérieure** (Fig. 51) montre bien ces deux plans :

- le plan profond du muscle élévateur, avec ses faisceaux postérieurs 8 et antérieurs 8' ;
- le plan superficiel du périnée P, qui prend insertion en dehors sur les branches ischio-pubiennes, et se rejoint au centre sur le sphincter anal sa et le ligament ano-coccygien r.

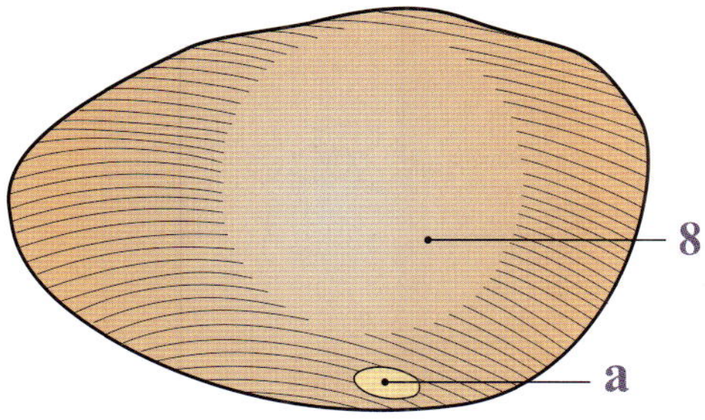

Fig. 48

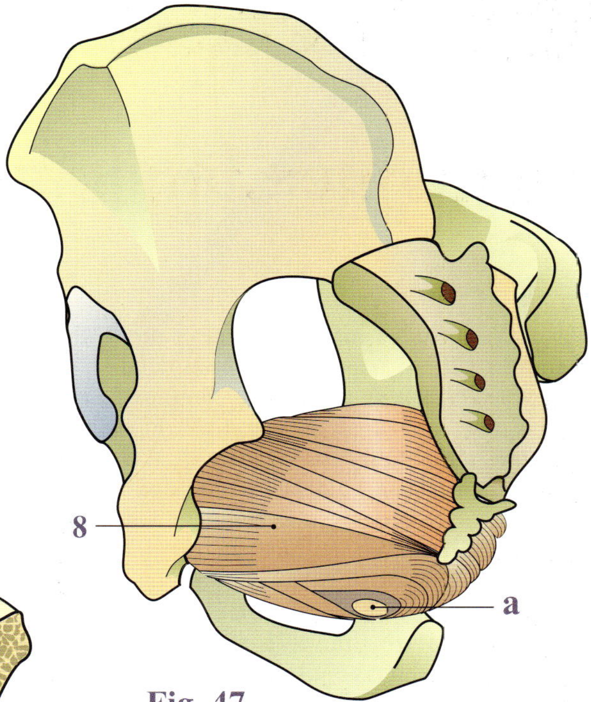

Fig. 47

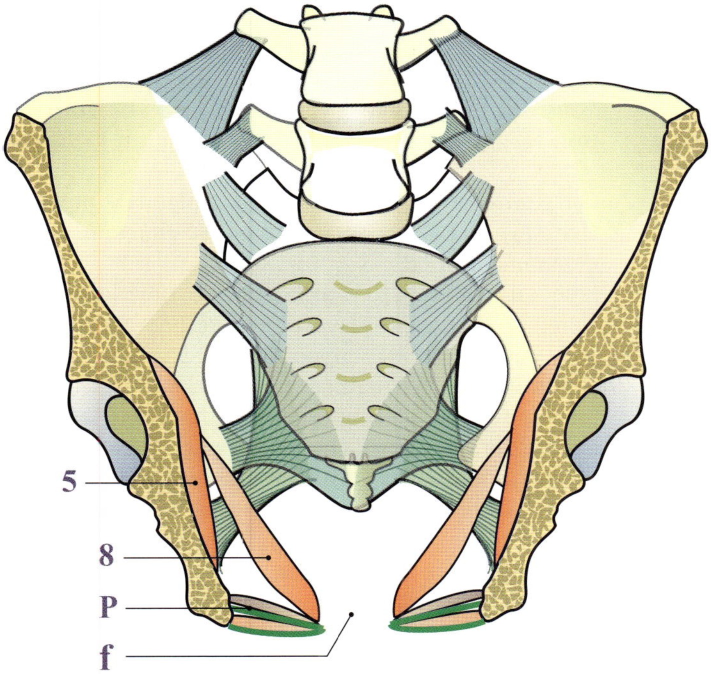

Fig. 50

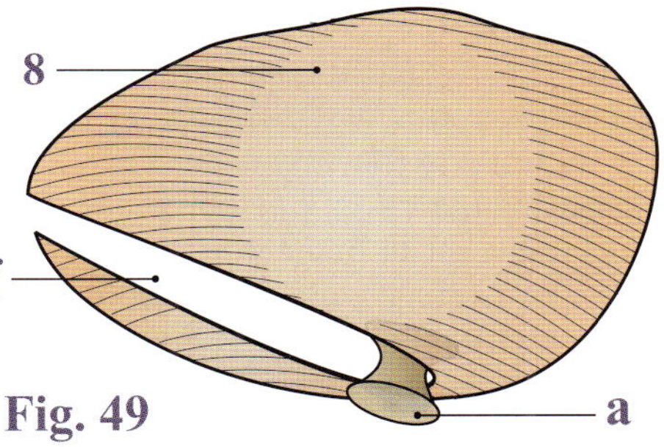

Fig. 49

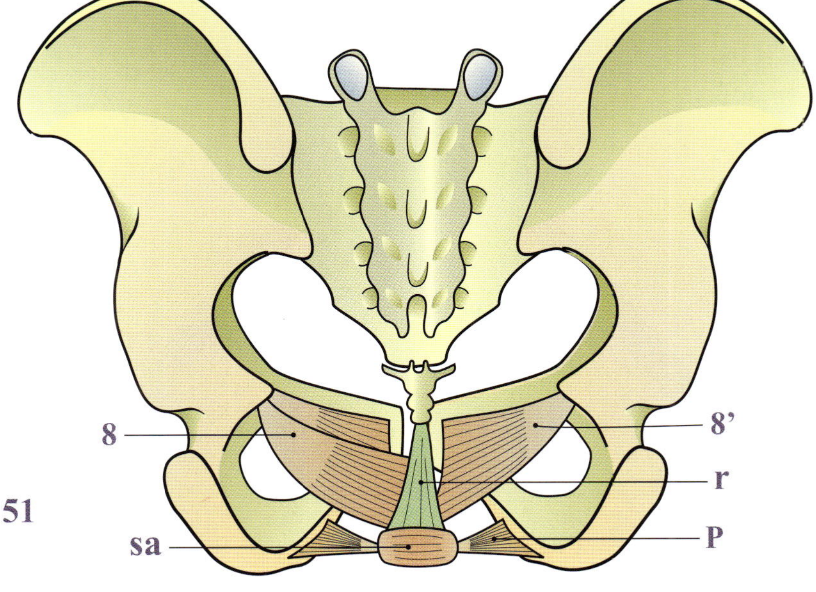

Fig. 51

Le périnée féminin

Une **vue postéro-inféro-externe gauche du pelvis féminin** (Fig. 52) permet de bien détailler la structure *en deux plans* du périnée féminin.

- Le *plan superficiel* est constitué du muscle **transverse superficiel du périnée** 1, étendu transversalement d'une branche ischio-pubienne à l'autre.

Il s'y associe deux muscles sphinctériens (c'est-à-dire de forme circulaire, ce qui leur permet de contrôler le calibre d'un orifice naturel. Par comparaison, à la face, il existe un muscle orbiculaire des lèvres) :

  - en avant se trouve le muscle compresseur de l'urèthre ou **constricteur de la vulve** 4 qui entoure l'orifice vulvaire v;
  - en arrière le **sphincter anal** 5, qui entoure d'un anneau musculaire le canal anal **a**.

- Le plan profond est constitué de deux muscles :
  - le muscle **transverse profond du périnée** 2, situé profondément par rapport au précédent, possède les mêmes insertions et le même trajet;
  - le muscle **ischio-caverneux** 7, vu en transparence, qui enveloppe le corps caverneux. Celui-ci, inséré sur la branche ischio-pubienne, forme le *clitoris* en se joignant à son homologue sous la symphyse pubienne. Le muscle, dont la fonction est de comprimer le corps caverneux, a la même disposition que lui.
- Entre ces deux plans s'étendent les fascias supérieur et inférieur de diaphragme uro-génital 3 qui débordent à peine en arrière 3' les muscles transverses.
- Au centre de ce dispositif, tous les plans sont confondus en un entrecroisement serré des fibres musculaires et aponévrotiques, constituant le noyau fibreux central du périnée 6, élément absolument fondamental à la solidité de l'ensemble.

Tous ces éléments sont visibles sur une **vue en situation** (Fig. 53), correspondant à la position gynécologique.

On peut également sur une **vue isolée, en perspective** (Fig. 54), reconnaître tous les éléments précédemment décrits.

Une **vue perspective associant le périnée superficiel et le muscle élévateur** (Fig. 55) permet d'en bien comprendre les rapports.

Contrairement au périnée masculin, le périnée féminin est soumis à d'importants traumatismes, en particulier lors des accouchements, au cours desquels le nouveau-né doit se frayer un chemin en force à travers la fente uro-génitale. Cela peut avoir des conséquences sur la statique pelvienne et aboutir à différents types de prolapsus uro-génitaux.

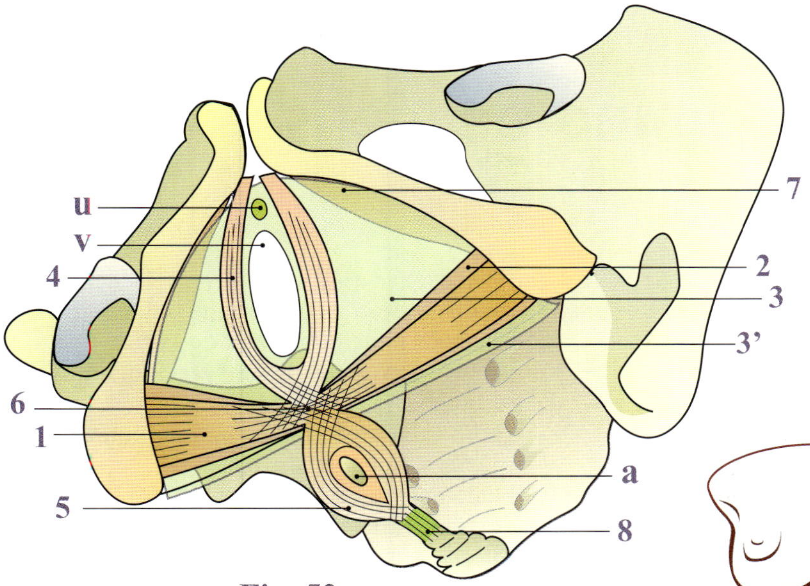

Fig. 52

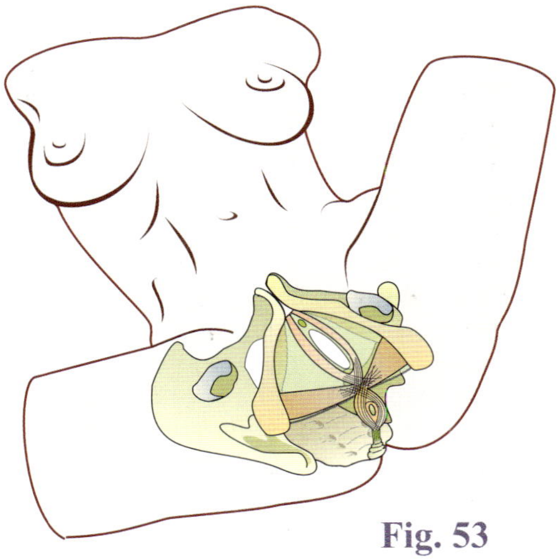
Fig. 53

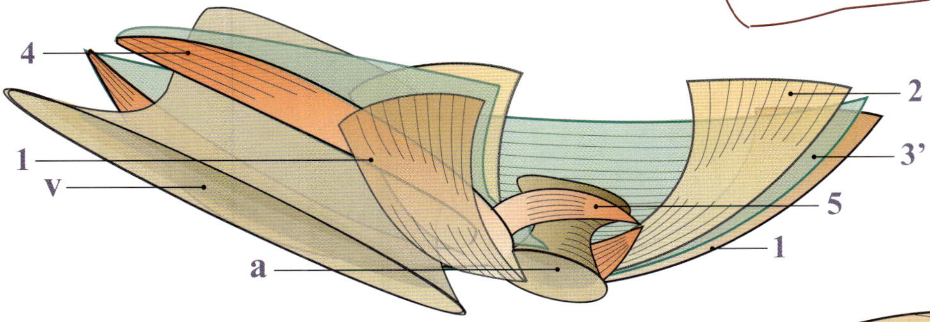

Fig. 54

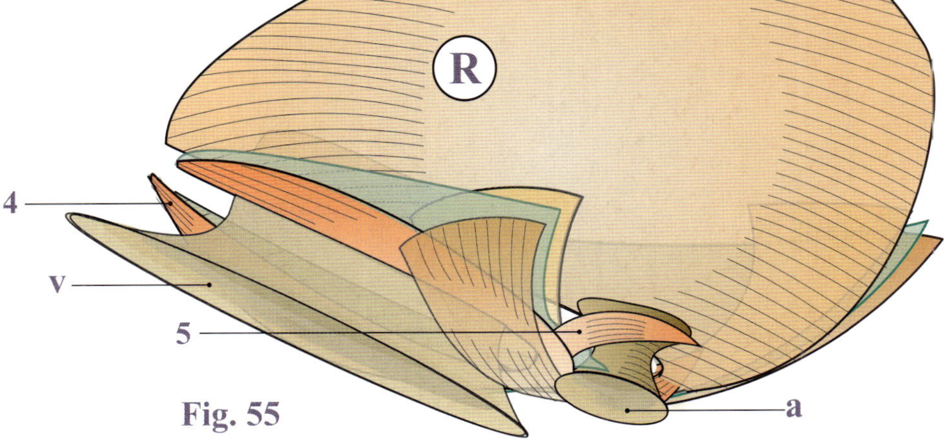

Fig. 55

Les volumes abdomino-pelviens

Une **vue en perspective antéro-supérieure** (Fig. 56) met en évidence le volume virtuel occupant la cavité abdomino-pelvienne. Ce volume global est divisé en deux par l'ouverture supérieure en rouge sur une **vue perspective des trois ouvertures** (Fig. 57).
L'ouverture supérieure se situe au niveau de l'anneau pelvien. C'est une **ligne circulaire continue étendue du promontoire sacré** (saillie du bord antérieur du plateau supérieur de la première vertèbre du sacrum) jusqu'au **bord supérieur de la symphyse pubienne**. Elle passe, de chaque côté, par la **ligne arquée** de l'ilion.
Les dimensions de ces orifices sont bien connues et d'importance considérable lors de la gestation. Elles peuvent être mesurées avec une relative facilité grâce aux examens radiologiques.
Si l'on reprend la première vue perspective, on constate que le **volume abdominal** proprement dit **(transparent clair)**, *situé au-dessus de l'ouverture supérieure*, est nettement plus important que le **volume du pelvis minor**, situé au-dessous **(volume bleuté)**.

La vue perspective **(Fig. 57)** met en évidence *deux autres ouvertures*, très importantes au moment de l'accouchement pour le passage de la tête fœtale :

- l'**ouverture moyenne (ligne verte)**, délimitée par quatre points :
  - le bord inférieur de la symphyse pubienne,
  - les épines ischiatiques,
  - la face antérieure du sacrum ;
- l'**ouverture inférieure (ligne bleue)**, elle aussi délimitée par quatre points :
  - le bord inférieur de la symphyse pubienne,
  - l'extrémité du coccyx,
  - la face interne des tubérosités ischiatiques.

Lors de sa migration à terme de sa position abdominale à sa position pelvienne, puis vers l'extérieur, l'enfant s'engage dans ce qu'il est convenu d'appeler la **filière génitale (Fig. 58)**, matérialisée idéalement par un gros tube, coudé vers l'avant et qui passe à travers les trois ouvertures.

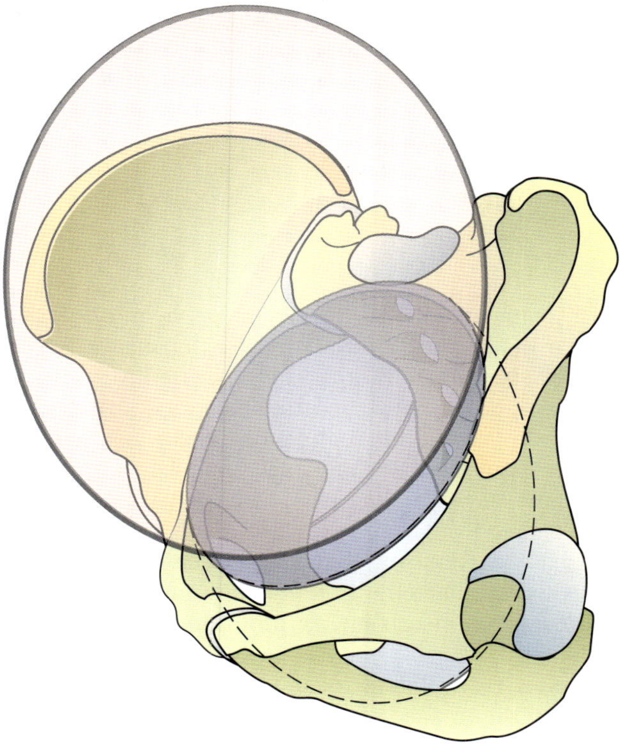

Fig. 56

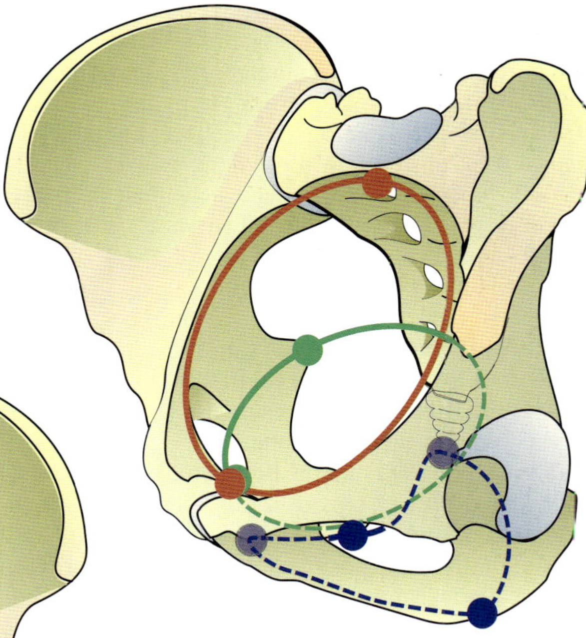

Fig. 57

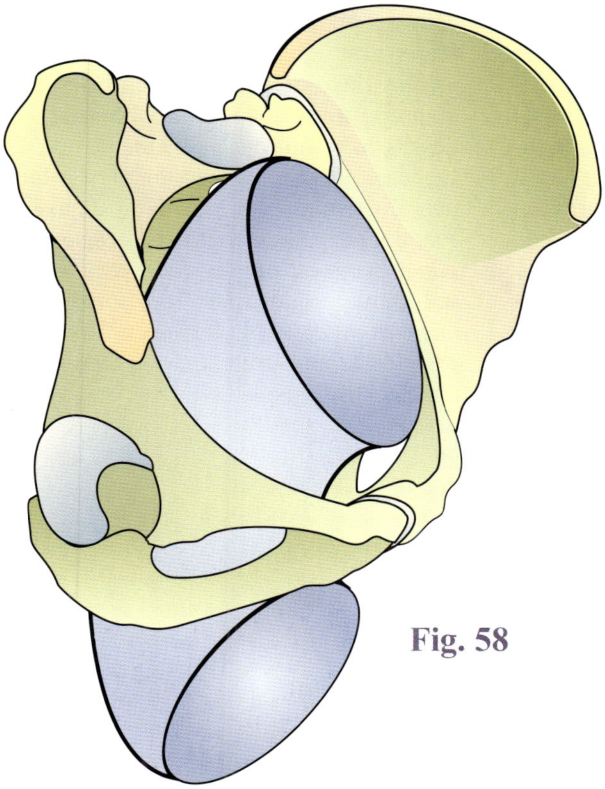

Fig. 58

L'accouchement

Nous ne sommes pas dans un traité d'obstétrique, il n'est donc pas question ici de détailler les mécanismes d'un accouchement normal, et, à plus forte raison, d'un accouchement pathologique.

Cet acte physiologique nous intéresse cependant, dans la mesure où **il met en jeu l'appareil locomoteur, pris dans son sens large**, c'est-à-dire le squelette, les articulations et les muscles de l'abdomen et du pelvis.

Arrivée à son terme, la gestation doit se poursuivre par la **parturition**, c'est-à-dire l'expulsion du nouveau-né par les *voies naturelles*. Il faut souligner ici le fait que l'accouchement, la mise au monde d'un enfant nouveau-né est un **acte physiologique**, une action naturelle, qui depuis des temps immémoriaux a permis la perpétuation de l'espèce humaine. La science de l'obstétrique n'est donc que la connaissance des mécanismes d'un accouchement normal et celles des perturbations pouvant survenir pendant son déroulement, afin d'aboutir à ce qu'il est convenu d'appeler un heureux événement.

Lorsque se déclenche l'accouchement, c'est un véritable **branle-bas de combat** qui va secouer l'organisme de la parturiente : la migration du nouveau-né à travers la filière génitale suppose une succession de phénomènes bien coordonnés.

D'abord **(Fig. 59)**, sous la **poussée abdominale**, *la tête fœtale franchit l'ouverture supérieure* : c'est l'**engagement**. La tête du nouveau-né est désormais dans le pelvis minor. La position qui favorise l'élargissement de l'ouverture supérieure par le mécanisme de la **contre-nutation** est le décubitus dorsal, membres inférieurs allongés **(voir Fig. 41, p. 67)**.

La puissante musculature de l'utérus **(Fig. 60)**, comportant des *fibres circulaires, obliques et longitudinales*, va commencer à se contracter, de **façon rythmée**, tandis que l'orifice du col utérin commence à **se dilater**. C'est la période des contractions, dite **du travail**.

L'augmentation des diamètres pelviens est facilitée par l'écartement de la symphyse pubienne **(Fig. 62)** : l'état hormonal de la fin de grossesse favorise la souplesse de l'amphiarthrose pubienne, qui peut s'écarter de presque un centimètre, ce qui augmente tous les diamètres, à commencer par l'ouverture supérieure.

Lorsque l'orifice cervical est dilaté au maximum, la phase d'expulsion commence, nécessitant l'augmentation de diamètre de l'ouverture inférieure. Celle-ci dépend du mécanisme de **nutation**, qui, nous l'avons vu, est favorisé par la flexion des cuisses sur le pelvis **(voir Fig. 42 p. 67)**.

La position ancestrale, celle qui reste encore utilisée par une grande partie de l'humanité, est la **suspension par les bras** **(Fig. 63)** : par la flexion des hanches, elle **favorise la nutation**, donc l'ouverture inférieure, et par la position verticale, elle favorise la **poussée abdominale**, grâce au poids des viscères, à l'**action du diaphragme thoracique** et à la **contraction de la sangle abdominale** **(Fig. 61)**. Les muscles les plus efficaces ne sont pas alors les muscles droits, mais bien plutôt les muscles larges, muscle oblique externe, mais aussi muscle oblique interne et surtout **transverse**, qui ramène vers l'arrière, vers le rachis et **vers l'axe de la filière génitale**, cet utérus devenu disproportionné, basculant hors de l'abdomen par-dessus la symphyse pubienne.

Les caractéristiques anatomiques et fonctionnelles du périnée féminin font qu'il est exposé aux désordres fonctionnels causés par l'*avancée en âge* et, pour certaines femmes, par les *grossesses multiples*. La fente uro-génitale constitue alors une *issue possible aux viscères du pelvis*, la vessie et l'urètre, ainsi que l'utérus. Cela peut créer une *descente de ces organes*, appelée **prolapsus**.

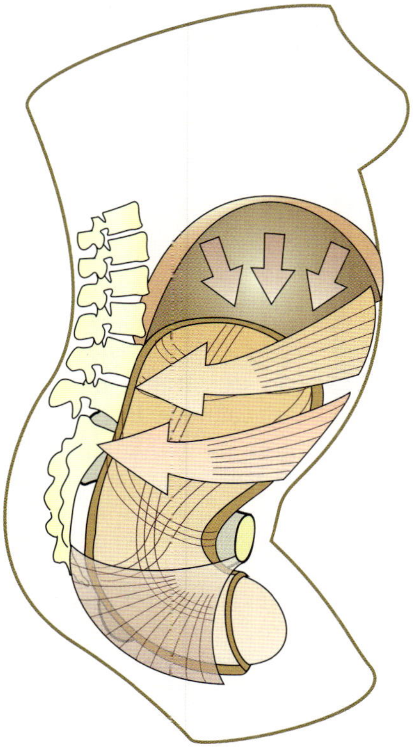

Fig. 59

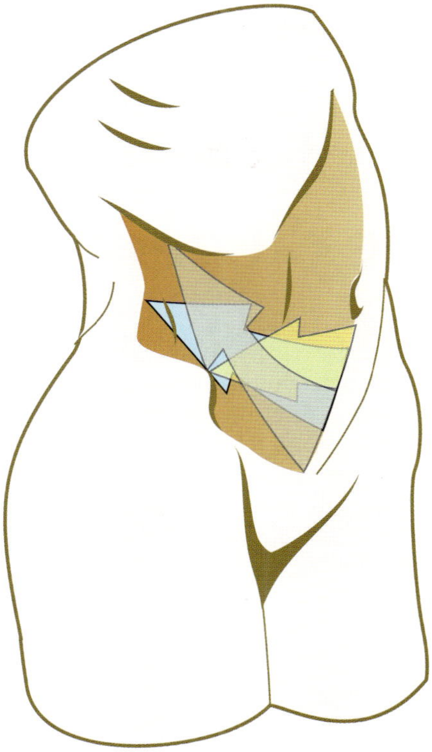

Fig. 61

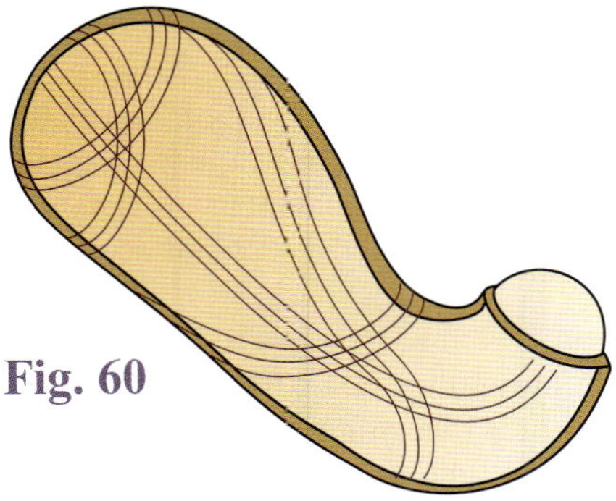

Fig. 60

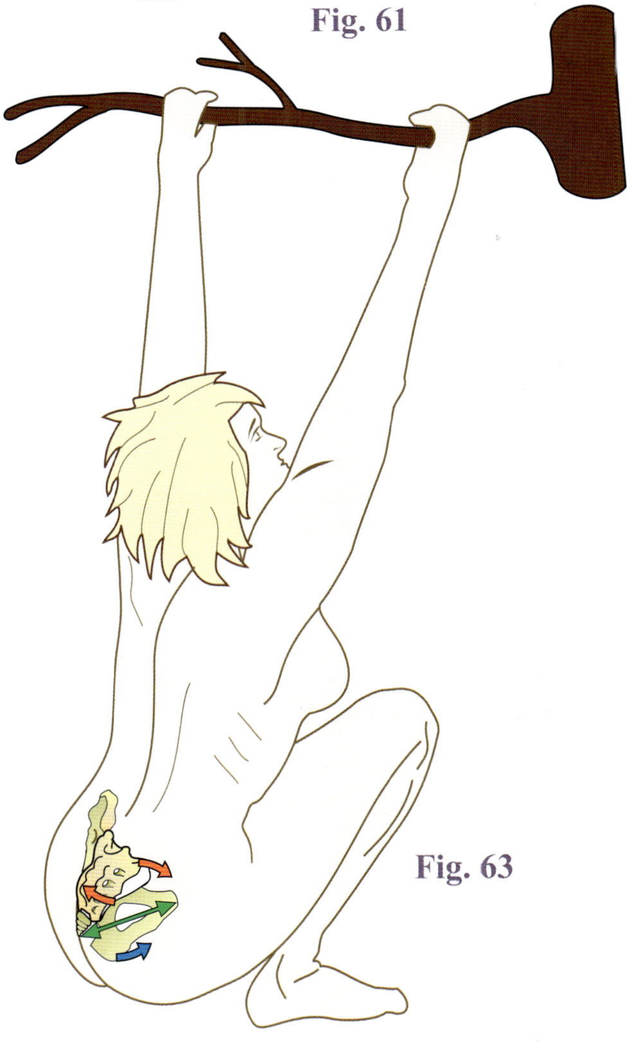

Fig. 63

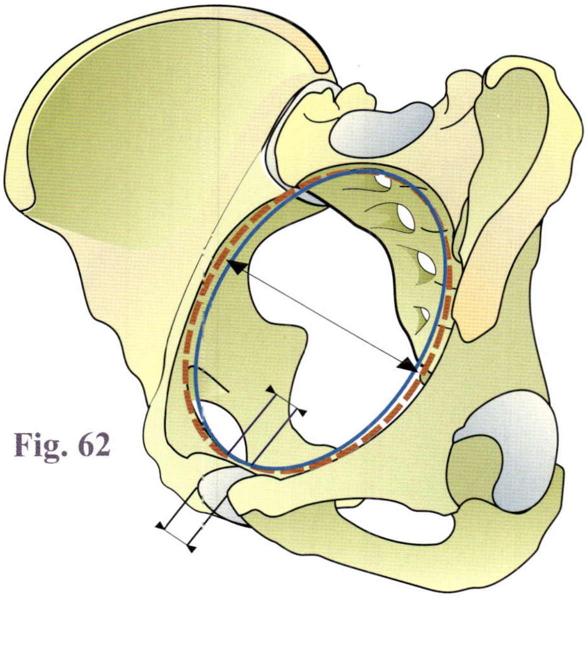

Fig. 62

Miction et défécation : exemple du périnée féminin

Les muscles du périnée contrôlent des fonctions essentielles comme la **miction**, la **défécation** et l'**érection**.
En prenant l'exemple du périnée féminin pour la miction et la défécation, qui sont communes aux deux sexes, envisageons d'abord les mécanismes de la contention urinaire et de la miction.

Le contrôle urinaire

La vessie est un **réservoir** qui permet de compenser la *sécrétion permanente de l'urine par les reins* et de ne l'évacuer qu'à volonté. La réplétion de la vessie fait ressentir une envie d'uriner. La **contention** et la **miction volontaires** sont donc des fonctions très utiles pour l'autonomie de chaque individu.
La **contention urinaire (Fig. 64, schéma féminin)** permet le remplissage progressif de la vessie **v**, organe le plus antérieur du pelvis. Tant que le muscle **sphincter lisse de l'urèthre 1**, formé de fibres lisses, est contracté, la vessie est continente. Un **deuxième muscle sphincter externe de l'urèthre 2**, faisant partie du plan superficiel du périnée et formé de fibres musculaires striées, donc volontaire, est situé en aval du précédent sur l'urètre postérieur et contrôle la contention, mais aussi la miction. C'est la contraction volontaire de ce muscle sphincter qui permet de *retenir la miction* lorsqu'un besoin très puissant se fait sentir.
La **miction (Fig. 65)**, ou acte d'uriner, ou encore satisfaire au besoin d'uriner, fait intervenir quatre facteurs :
- le relâchement du muscle **sphincter lisse de l'urèthre**;
- la contraction du **detrusor**, muscle lisse de la paroi vésicale;
- le relâchement du muscle **sphincter externe de l'urètre** postérieur;
- la contraction des muscles de l'**effort abdominal**, diaphragme **d**, muscles larges de l'abdomen, en particulier muscle oblique interne **5** et surtout transverse **6**.

Le contrôle fécal (ou des matières fécales)

Les matières fécales s'accumulent dans le rectum, portion terminale de gros calibre du colon sigmoïde qui fait suite au colon gauche. Lorsque le rectum **r** est plein, l'envie se fait sentir de l'évacuer.
La **contention fécale (Fig. 66)** est contrôlée par deux facteurs :
- l'action du muscle **élévateur de l'anus 3**, dont le faisceau le plus interne vient cravater par derrière le canal anal, et qui, par sa contraction, coude ce canal à angle aigu, en le tirant vers l'avant;
- le muscle **sphincter externe de l'anus 4**, faisant partie du plan superficiel du périnée et formé de fibres musculaires striées, donc volontaire, situé en aval du précédent. Il contrôle la contention et aussi, par son relâchement, la défécation.

La **défécation (Fig. 67)**, ou évacuation des matières fécales, est sous la dépendance de quatre facteurs :
- le relâchement du muscle élévateur de l'anus **3**, ce qui permet au canal anal de redevenir rectiligne et vertical;
- la contraction des muscles lisses de la paroi du rectum **r**, en particulier des bandelettes longitudinales et des fibres circulaires, dans un mécanisme péristaltique, contraction successive des fibres en ondes progressant vers l'aval;
- le relâchement du muscle sphincter externe de l'anus **4**;
- la contraction des muscles de l'effort abdominal, diaphragme **d**, muscles larges de l'abdomen, en particulier muscle oblique externe **5** et surtout transverse **6**.

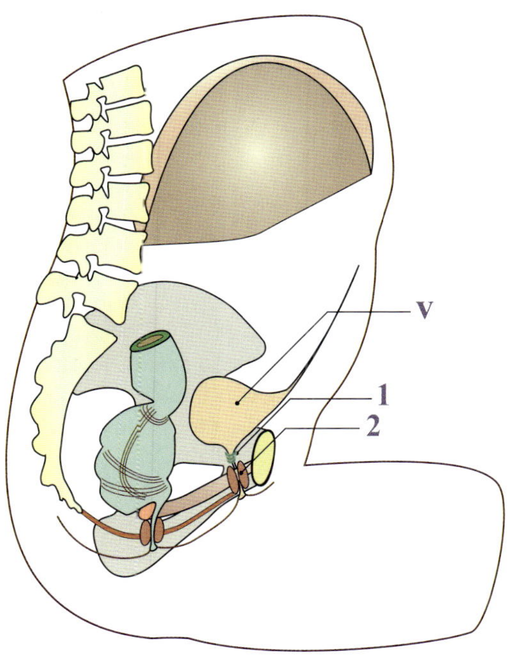

Fig. 64

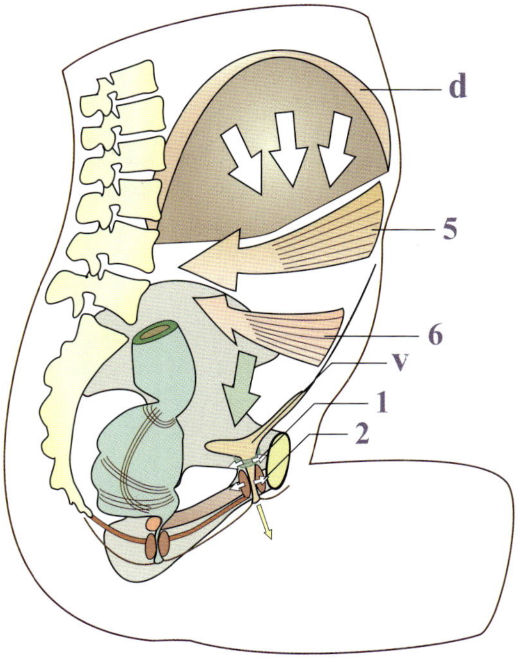

Fig. 65

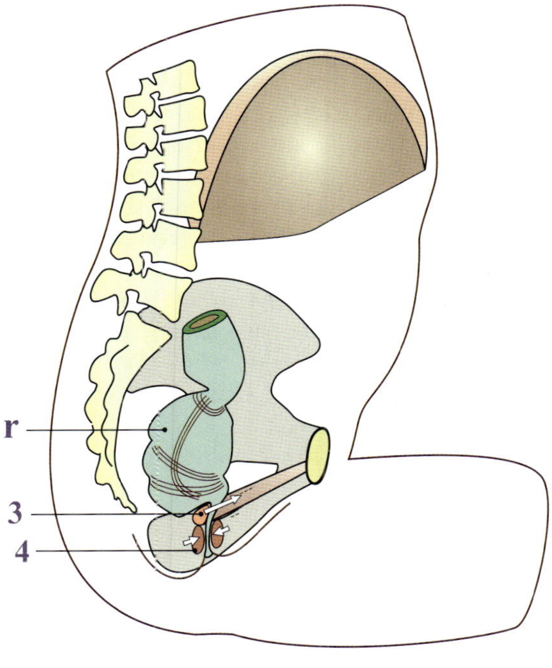

Fig. 66

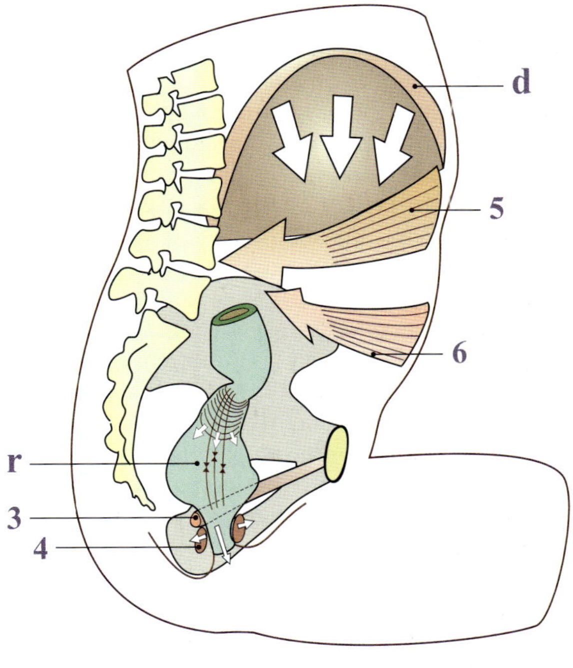

Fig. 67

Les légendes sont communes à toutes les figures.

Le périnée masculin

Contrairement au périnée féminin, *le périnée masculin n'a pas d'histoire…* ! Pas d'accouchement, pas de prolapsus. Pas non plus d'incontinence urinaire, sauf postopératoire. Par contre, l'homme est promis à la rétention urinaire, à cause de la *pathologie prostatique…*

Anatomiquement, le **périnée masculin (Fig. 68)** comporte les *mêmes formations* que le périnée féminin, mais il existe une différence capitale : l'*absence de fente uro-génitale…*

On retrouve l'architecture en deux plans avec :

- le muscle **transverse profond** 1 ;
- le muscle **transverse superficiel** 2.

Ils sont séparés par :

- l'**aponévrose périnéale moyenne** 3, qui occupe tout le triangle antérieur du périnée ;
- le muscle **sphincter anal** 4, rattaché au coccyx par le **ligament ano-coccygien** 5 ;
- le muscle **sphincter externe de l'urètre** 6 ;
- le tout unis au centre par le **noyau fibreux central** 7.

Mais la fente uro-génitale est remplacée par l'appareil érecteur constitué de **trois corps érectiles**, sortes d'éponges qui peuvent augmenter de volume en se gorgeant de sang, grâce aux *artères pudendales.*

On trouve également, le long des branches ischio-pubiennes, les **deux corps caverneux** 8, entourés des **muscles ischio-caverneux** 9. Après s'être rejoints sur la ligne médiane, au-dessous de la symphyse pubienne, ils forment chacun la *partie dorsale externe de la verge.*

Entourant l'**urètre** u, après sa traversée du périnée, on trouve le **corps spongieux** 10 qui, enveloppé par le **muscle bulbo-spongieux** 11, se dirige sur la ligne médiane, suspendu à l'aponévrose périnéale, vers la confluence des corps caverneux, pour former avec eux la **verge**, ou **pénis** v. Les trois corps érectiles sont alors entourés d'une **enveloppe fibro-aponévrotique inextensible**, l'albuginé, qui joue le rôle de gaine rigidifiant le pénis lors de l'érection. L'urètre masculin se termine par le méat urinaire au bout de la verge, à l'extrémité du gland.

Le **contrôle urinaire**, la **contention** (Fig. 69), est basé sur les mêmes éléments que chez la femme, mais avec un élément supplémentaire, la prostate P. Cette glande, située à la base de la vessie et autour de l'urètre initial, a pour fonction de sécréter le liquide spermatique.

En temps normal, lorsque la **vessie** 1 se remplit, deux sphincters assurent la continence :

- le **sphincter lisse du col vésical** 2, qui entoure l'urètre initial intraprostatique ;
- le **sphincter externe** 3, volontaire, situé à la pointe de la prostate. C'est lui qui assure la *contention volontaire.*

Lorsqu'il existe un *adénome de la prostate*, l'hypertrophie de la glande vient faire saillie dans l'urètre initial et gêne l'évacuation de la vessie, qui se dilate en rétention et forme un **globe vésical** g (ligne pointillée) débordant au-dessus du pubis.

La **miction** (Fig. 70) s'effectue par contraction du muscle lisse de la vessie, le detrusor, alors que se relâchent le **sphincter lisse** 2 et le **sphincter externe** 3. La poussée abdominale n'est en général pas nécessaire, sauf en cas de rétention.

L'**érection**, la *rigidification du pénis*, est facile à comprendre, par comparaison, en utilisant un cotillon appelé «*langue de belle-mère*». C'est un ruban creux en papier, fermé à une extrémité et muni d'un ressort qui l'enroule sur lui-même (Fig. 71). Lorsqu'on souffle à l'intérieur (Fig. 72), par son extrémité ouverte, il se gonfle, s'étend et devient rigide. Dans l'érection, ce sont les corps caverneux et le corps spongieux qui, à l'instar du ruban, se gonflent et se rigidifient grâce à l'afflux de sang fournit par les artères pudendales.

Une **expérience démonstrative** peut être réalisée avec une baudruche montée sur un socle muni d'un robinet d'entrée et de sortie (Fig. 73). En fermant le robinet de sortie (Fig. 74), ce qui correspond à la fermeture des veines pudendales, l'insufflation par le robinet d'entrée gonfle la baudruche. Mais si, en plus, on resserre la baudruche à la base (Fig. 75), comme le font les muscles ischio- et bulbo-spongieux, le volume et la rigidité augmentent. C'est ce **spasme musculaire** contemporain de l'**éjaculation** qui constitue l'*orgasme*. L'érection permanente et involontaire constitue le **priapisme** ; c'est une situation très pénible.

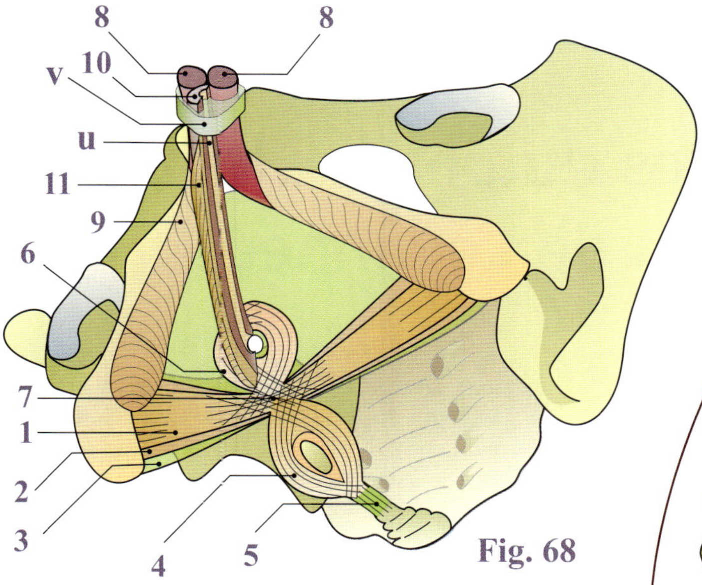

Fig. 68

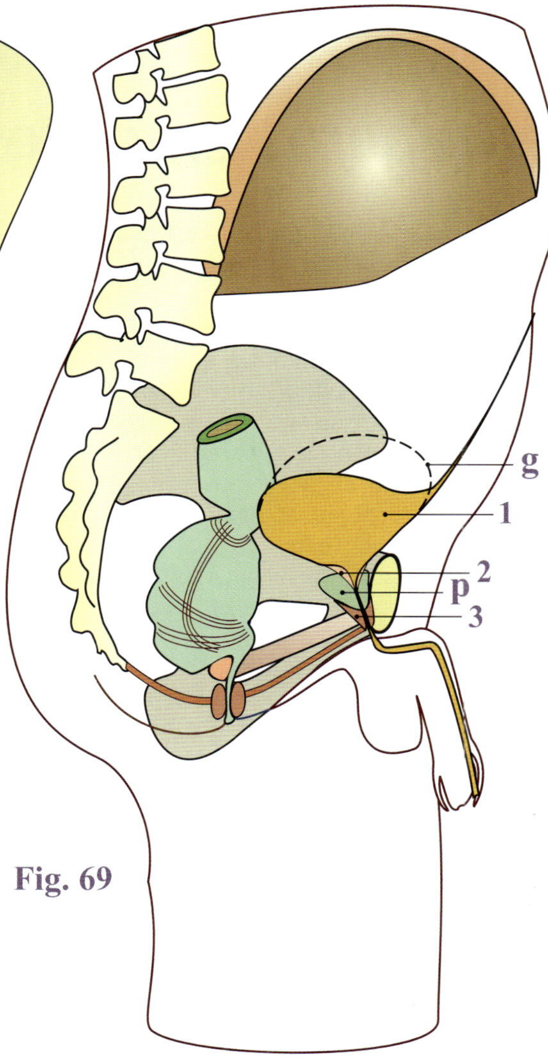

Fig. 69

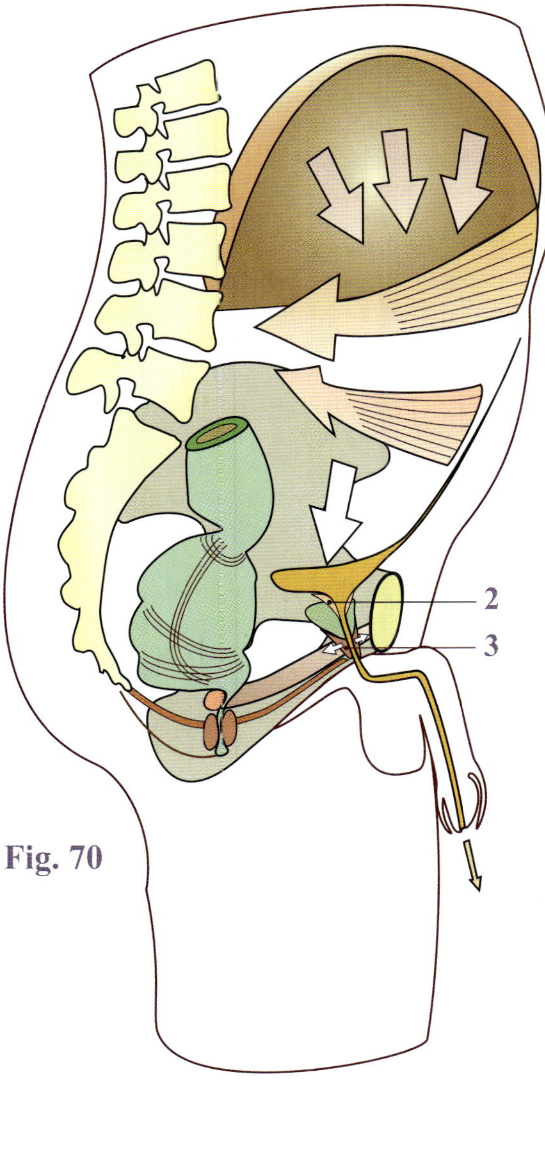

Fig. 70

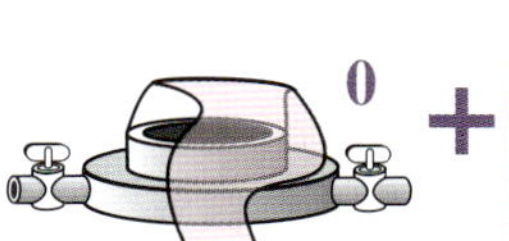

Fig. 71

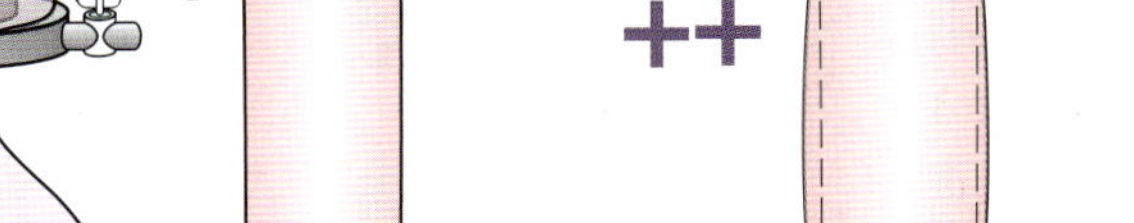

Fig. 72

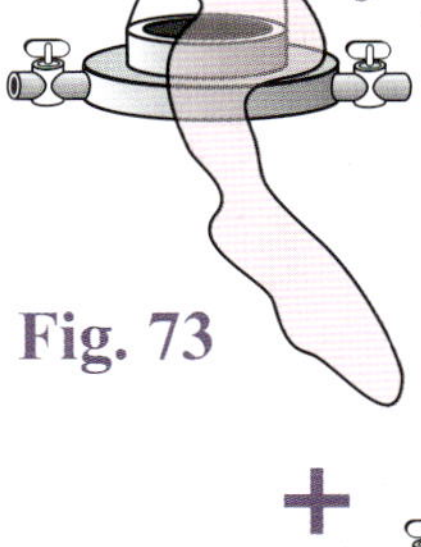

Fig. 73

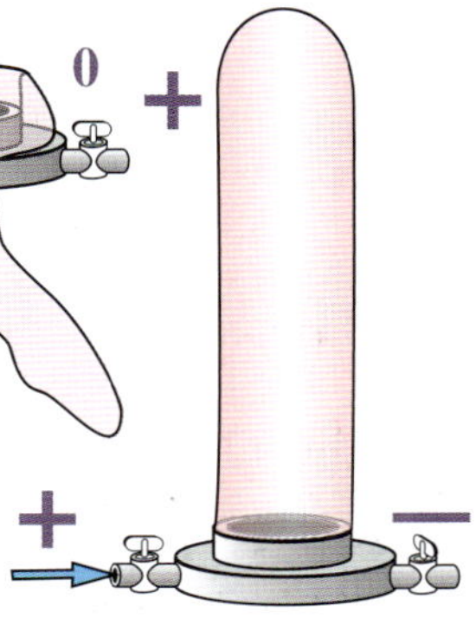

Fig. 74

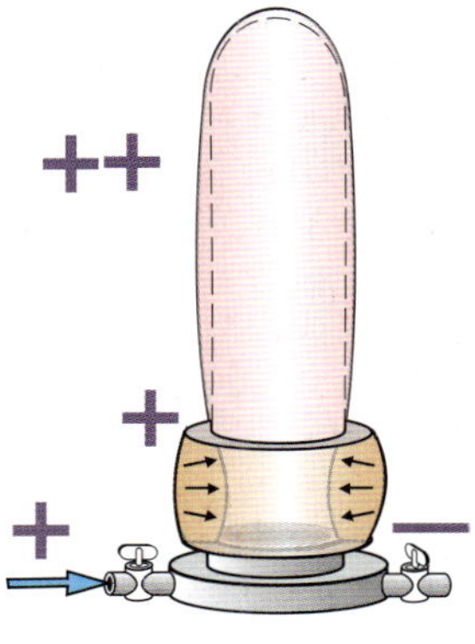

Fig. 75

Les repères externes du pelvis : losange de Michaelis et plan de Lewinneck

En dehors des examens radiologiques plus ou moins perfectionnés, il est possible, par le simple examen clinique, de connaître la structure du pelvis, grâce à des points de repère postérieurs et antérieurs.
Sur le **dos féminin et aussi masculin** (Fig. 76), il est facile de repérer sur la *ligne médiane* le **sillon rachidien**, dépression entre les masses musculaires paravertébrales, qui correspond à la **ligne des épineuses**. Ce sillon s'interrompt en bas au niveau de la *région sacrale*, c'est-à-dire correspondant au **sacrum**. C'est à cet endroit que se dessine le **losange de Michaelis**, délimité par ses quatre sommets :

- de chaque côté de la ligne médiane, les **deux fossettes sacrales**;
- en haut, l'**extrémité inférieure du sillon rachidien**;
- en bas, le **sommet de la fente interfessière**.

Ainsi dessiné, ce losange comporte un **grand axe vertical**, sur la ligne médiane, dans le prolongement du sillon rachidien, et un **petit axe transversal**, perpendiculaire au précédent, allant d'une fosse sacrale à l'autre. *La longueur du petit axe est constante*; par contre, *celle du grand axe est variable*, ce qui, suivant les individus, fait changer l'aspect du losange, plus ou moins allongé.
Depuis la période classique grecque, *les sculpteurs et les peintres* ont toujours fait figurer ce losange sur leurs œuvres, et vous pouvez le voir sur *tous les tableaux et sculptures*. Certains artistes modernes connaissent son nom; par contre, au sein du corps médical, seuls les obstétriciens en sont instruits. Ce n'est pas un hasard, car son *inventeur* était un gynécologue allemand, **Gustav Adolph Michaelis** (1798-1848), vivant à Kiehl, et qui avait, *du temps où la radiographie n'existait pas encore*, trouvé ce moyen d'apprécier les *déformations éventuelles du pelvis de ses futures parturientes*, annonciatrices de dystocies.
Grâce à la **radiographie**, il est maintenant possible de savoir à quelles structures correspond ce losange. Par des **clichés de face** (Fig. 77), pris après avoir marqué les quatre sommets par des *plombs de pêche*, on constate cette correspondance :

- les **deux fosses** se projettent de façon constante sur la **partie supérieure des articulations sacro-iliaques**;
- le sommet supérieur est de position variable, **L4 ou L4-L5**;
- quant au sommet inférieur, il peut aussi migrer légèrement autour de sa projection en **S3**.

Ce losange est une région particulièrement esthétique, ce qui l'a fait nommer par certains le «*divin losange*». Il correspond au sacrum et à la jonction lombo-sacrale et présente un grand intérêt pour les chirurgiens et les rhumatologues.
En effet, cette **région lombo-sacrale** (Fig. 78) peut être balisée par trois repères :

- l'**espace interépineux L4-L5**, croisement sur la ligne médiane de la ligne **(pointillée)** tracée entre le sommet des deux crêtes iliaques;
- les **deux fosses sacrales**, au niveau desquelles il est possible de faire une infiltration médicamenteuse dans l'articulation sacro-iliaque;
- le point d'infiltration du **premier foramen sacral dorsal et supérieur**, à travers lequel il est facile de faire une **infiltration péridurale basse**, dans les ischiatiques, par exemple. Ce point **(bleu foncé)** se situe à *deux travers de doigts au-dessous de L4-L5 et à deux travers de doigts de la ligne médiane*. Après avoir réalisé patiemment l'*anesthésie des plans superficiels*, il est possible de rechercher ce foramen sacral à l'aide d'une aiguille assez longue : c'est le moment où elle ne rencontre plus le contact avec la corticale du sacrum. Après l'avoir poussée d'un centimètre, le liquide médicamenteux peut être injecté.

Sur la **face antérieure du pelvis** (Fig. 79), les trois saillies osseuses de deux épines iliaques antéro-supérieures et du pubis délimitent le **triangle de Lewinneck**, sur lequel repose le pelvis en **décubitus ventral** (Fig. 80). Ce triangle sert de repère pour la détermination stéréotaxique du pelvis dans les interventions guidées par ordinateur.

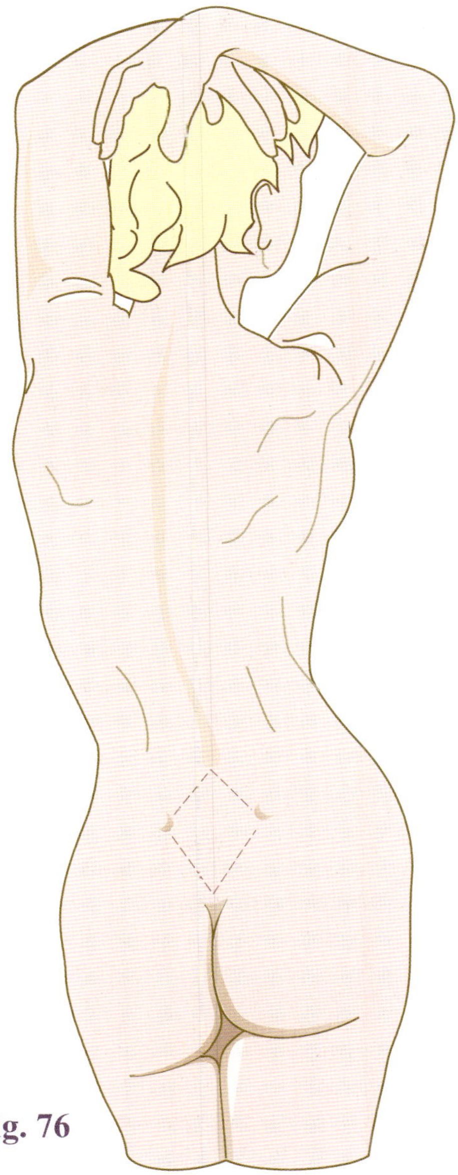

Fig. 76

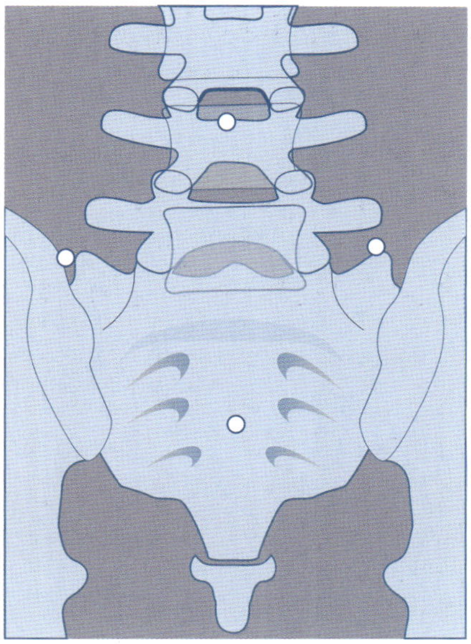

Fig. 77

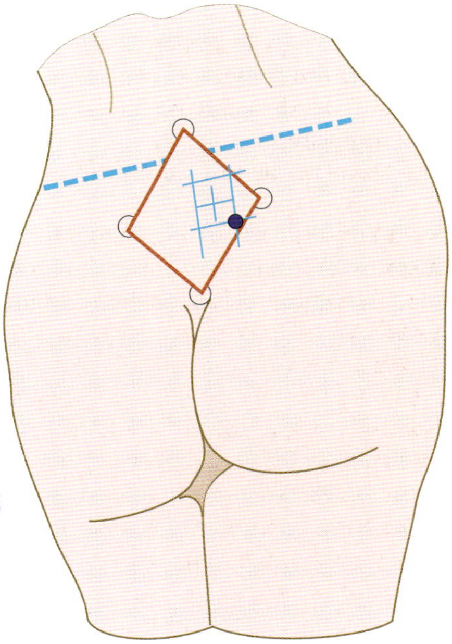

Fig. 78

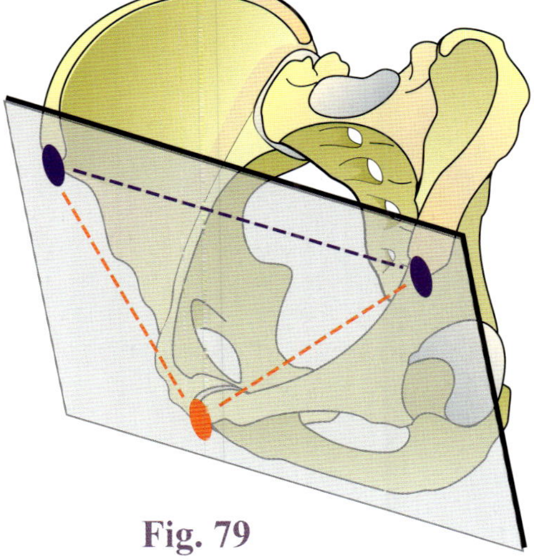

Fig. 79

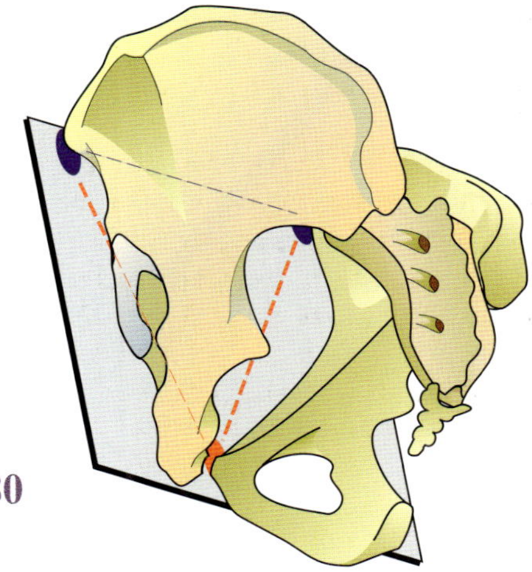

Fig. 80

Chapitre 3

LE RACHIS LOMBAL

Le rachis lombal repose sur le socle du pelvis, en s'articulant avec le sacrum. À son tour, il supporte le rachis dorsal, auquel sont associés le thorax et la ceinture scapulaire.
Après le rachis cervical, le rachis lombal est **le plus mobile** de l'ensemble du rachis, et, comme c'est **le plus chargé** par le poids du tronc, il est celui qui pose le plus de problème en ce qui concerne la pathologie : c'est à son niveau que siège la plus fréquente des affections rhumatologiques, la **lombalgie**, avec son corollaire, la **hernie discale**.

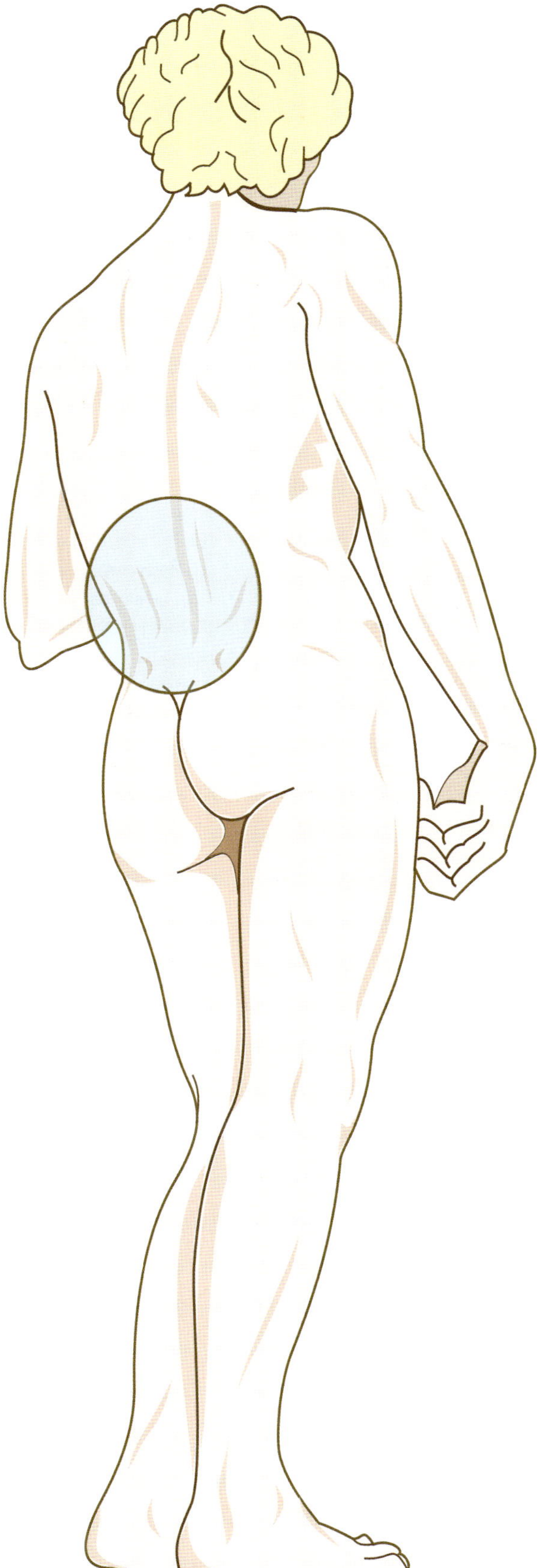

Le rachis lombal dans son ensemble

Sur une **vue de face** **(Fig. 1)**, sur une radiographie, le rachis lombal est **rectiligne et symétrique** par rapport à la **ligne des épineuses** **m**. La largeur des corps vertébraux, ainsi que la largeur des processus transverses, *décroît régulièrement* de bas en haut. La **ligne horizontale** **h** passant par la partie la plus élevée des **deux crêtes iliaques** passe entre **L4** et **L5**. Les verticales **a** et **a'** abaissées du **bord externe de l'aile du sacrum** tombent approximativement dans le **fond de l'acétabulum**.

Sur une **vue de profil** **(Fig. 2)**, sur une radiographie, on peut reconnaître les caractéristiques de la **lordose lombale** et de la statique rachidienne mises au point par de Sèze :

- l'**angle sacré** **a** est formé par l'inclinaison du *plateau supérieur de la première vertèbre sacrée sur l'horizontale*. Sa valeur moyenne est de 30° ;
- l'**angle lombo-sacré** **b**, formé entre l'axe de la cinquième vertèbre lombale et l'axe du sacrum a une valeur moyenne de 140° ;
- l'**angle d'inclinaison du pelvis** **i** formé par l'inclinaison sur l'horizontale de la ligne tendue *entre le promontoire et le bord supérieur de la symphyse pubienne* a une valeur moyenne de 60° ;
- la **flèche de lordose lombale** **f** peut être construite en joignant le bord postéro-supérieur de la première vertèbre lombale **L1** au bord postéro-inférieur de la cinquième vertèbre lombale **L5**. Cette ligne représente la **corde de la lordose lombale** **c**. C'est en général au niveau de la troisième vertèbre lombale **L3** que la flèche de la courbure est maximum. Elle est d'autant plus marquée que la lordose est plus accentuée ; elle peut être nulle lorsque le rachis lombal est rectiligne ; elle peut même s'inverser dans certains cas rares ;
- le **renversement postérieur** **r** représente la *distance* entre le bord postéro-inférieur de la cinquième vertèbre lombale et la verticale descendant du bord postéro-supérieur de la première vertèbre lombale. Cette distance peut être :
  - **nulle** si la verticale est confondue avec la corde de la lordose lombale,
  - **positive** si le rachis lombal est renversé en arrière,
  - **négative** si le rachis lombal est penché vers l'avant.

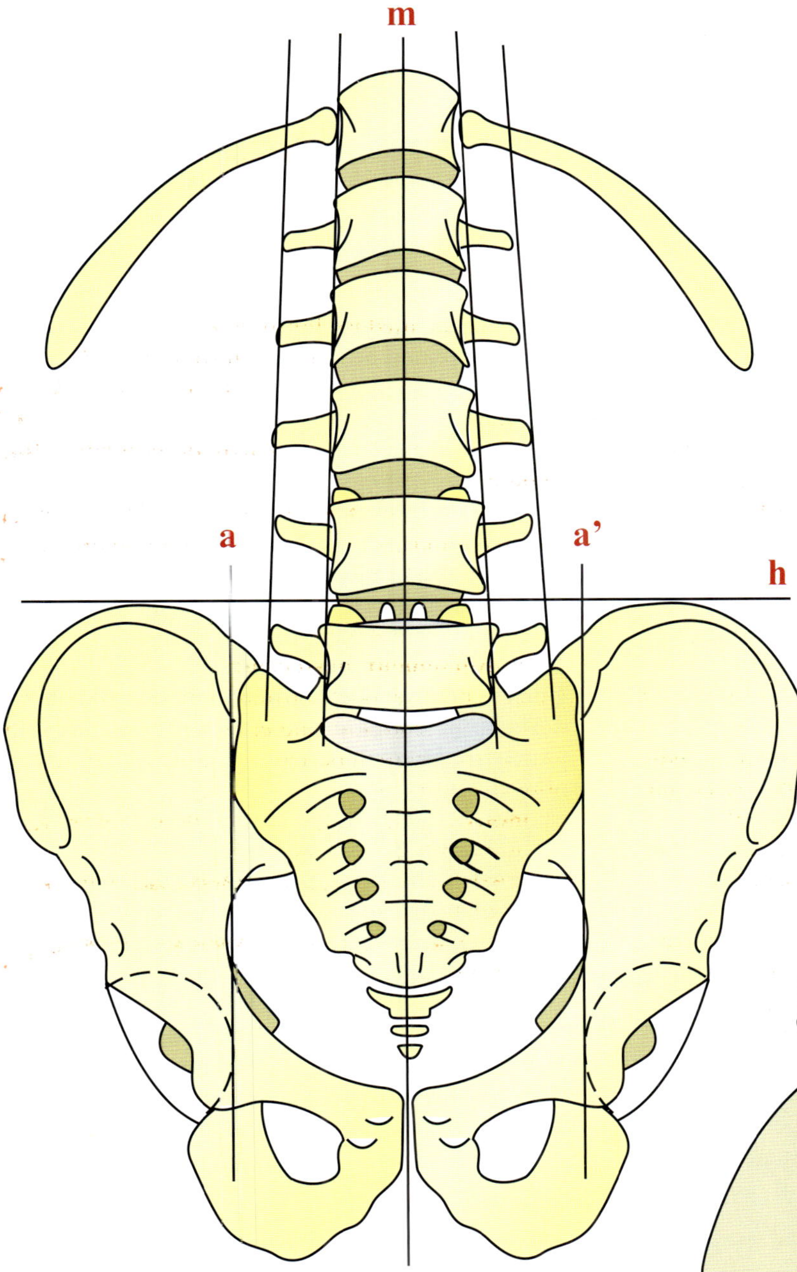

Fig. 1

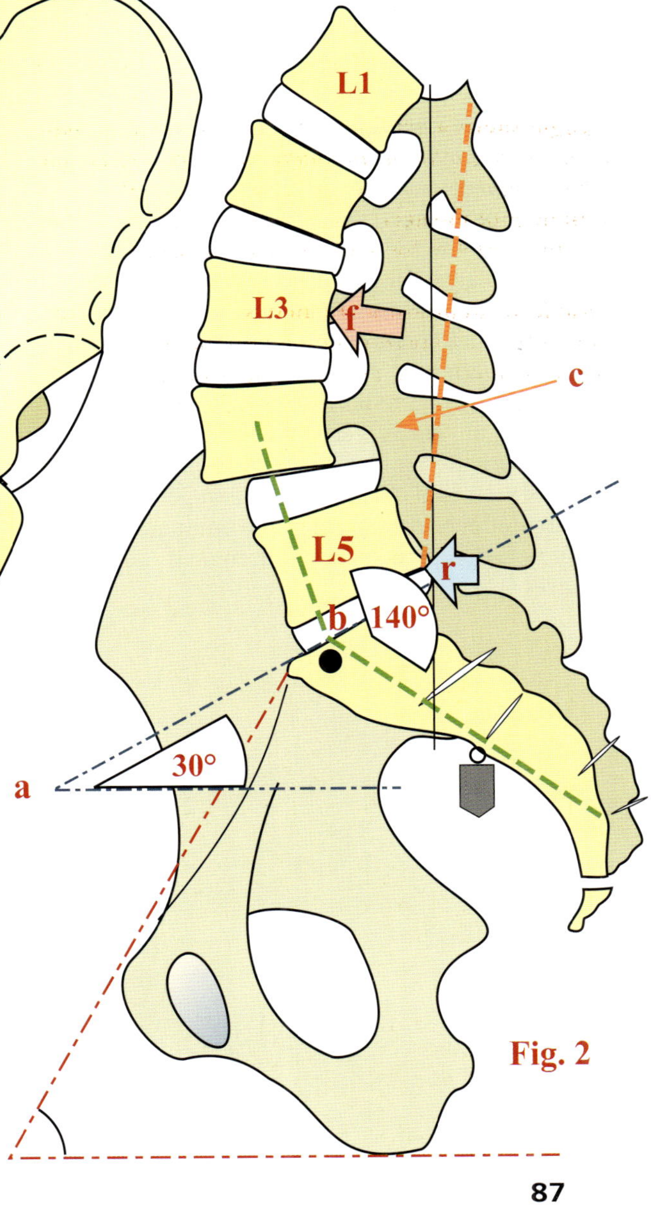

Fig. 2

Constitution des vertèbres lombales

Les **éléments constitutifs d'une vertèbre lombale** sont bien visibles **sur vue «éclatée»** **(Fig. 3)** :

- le **corps vertébral** 1, réniforme, est plus étendu en largeur que dans le sens antéro-postérieur. Il est aussi plus large que haut et son pourtour est profondément excavé, affectant la forme d'un *diabolo*, sauf en arrière où il est presque plan;
- les **deux lames** 2 sont très hautes, elles se dirigent en arrière et en dedans mais leur plan est oblique en bas et en dehors;
- elles se réunissent en arrière pour former un **processus épineux** 3 très massif, rectangulaire, dirigé directement vers l'arrière et renflé à son extrémité postérieure;
- les **processus costoïdes** 4, qu'on appelle improprement processus *transverses*, car ils sont en réalité des reliquats de côtes, s'implantant à la hauteur des articulations et se dirigent obliquement en arrière et en dehors. À la face postérieure de la base d'implantation des processus costiformes, se situe le *tubercule accessoire* qui, d'après certains auteurs, serait l'homologue du processus transverse des vertèbres dorsales;
- le **pédicule** 5, courte portion osseuse unissant l'arc postérieur au corps vertébral, s'implante sur la face postérieure du corps vertébral dans son angle supéro-externe. Il forme la limite supérieure et la limite inférieure des foramens de conjugaisons; en arrière il donne insertion au **massif des articulaires**;
- le **processus articulaire supérieur** 6 se dresse au bord supérieur de la lame à sa jonction avec le pédicule; son plan est oblique en arrière et en dehors et il présente une **facette articulaire** couverte de cartilages qui regarde *en arrière et en dedans*. Le **processus articulaire inférieur** 7 se détache du bord inférieur de l'arc postérieur, près de la jonction de la lame avec l'épineuse. Il se dirige en bas et en dehors et porte une **facette articulaire** encroûtée de cartilages qui regarde *en dehors et en avant*;
- entre la face postérieure du corps vertébral et l'arc postérieur se trouve délimité le **foramen vertébral** formant un *triangle à peu près équilatéral*.

La **vertèbre lombale type** «reconstituée» est représentée en **figure 4**.

Certaines vertèbres lombales présentent des caractères particuliers : le processus costiforme de la première vertèbre lombale est *moins développé* que celui des autres vertèbres lombales.

La cinquième vertèbre lombale possède un corps vertébral *plus haut en avant qu'en arrière* si bien que vu de profil celui-ci est **cunéiforme** ou bien encore en forme de trapèze à grande base antérieure. Quant aux processus articulaires inférieurs de la cinquième vertèbre lombale, ils sont plus écartés l'un de l'autre que pour les autres vertèbres lombales.

Lorsqu'*on écarte verticalement deux vertèbres lombales* l'une de l'autre **(Fig. 5)**, on comprend comment les processus articulaires inférieurs de la vertèbre sus-jacente viennent **s'encastrer** en dedans et en arrière des processus articulaires supérieurs de la vertèbre sous-jacente **(Fig. 6)**. Chaque vertèbre lombale *stabilise donc latéralement* la vertèbre qui lui est supérieure, **grâce aux butées que forment les processus articulaires**.

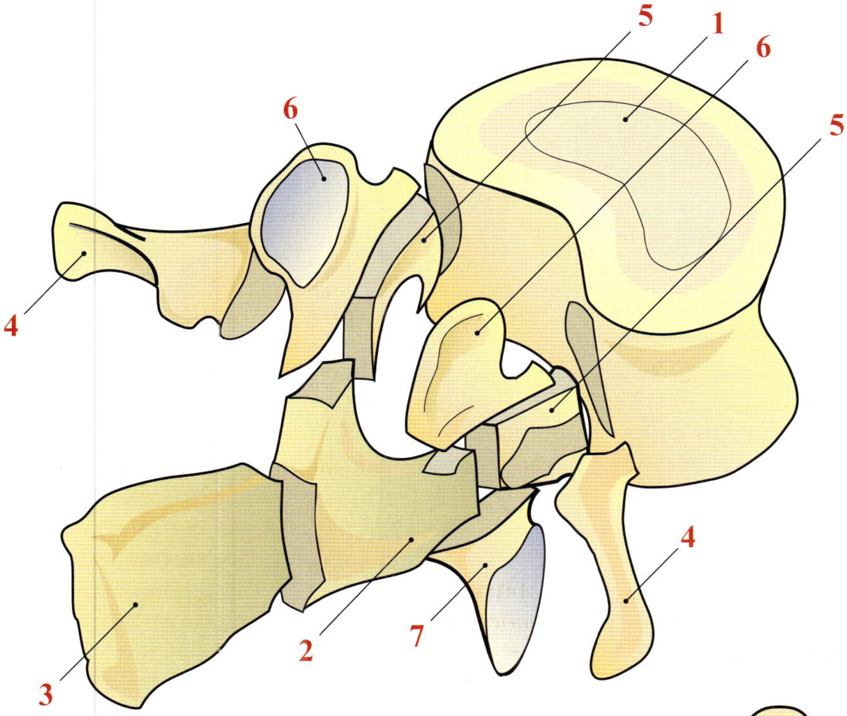

Fig. 3

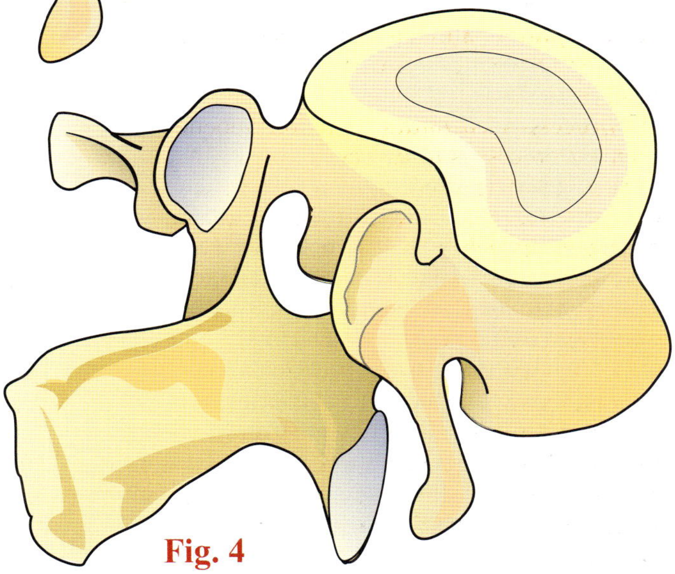

Fig. 4

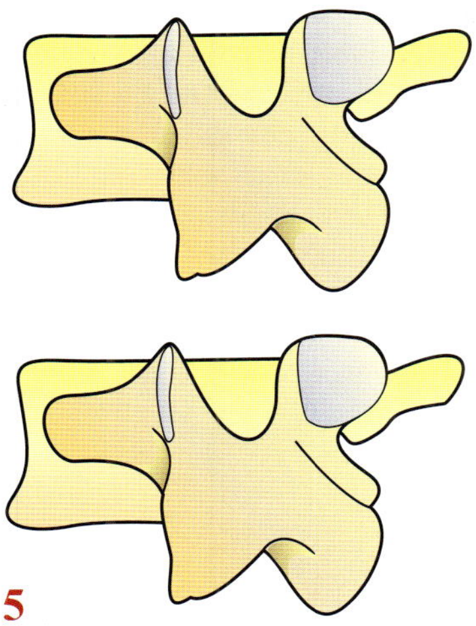

Fig. 5

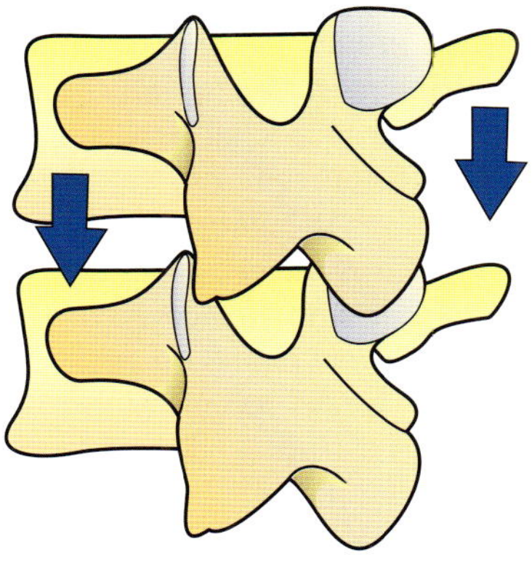

Fig. 6

Le système ligamentaire au niveau du rachis lombal

Le système de liaison ligamentaire peut être étudié d'une part sur une **coupe sagittale** (**Fig. 7,** les lames du côté gauche ayant été sectionnées), d'autre part, sur une **coupe frontale** (**Fig. 8,** passant au niveau des pédicules ; la moitié antérieure comportant les corps vertébraux est vue par sa face postérieure).
Quant à la **moitié postérieure de la coupe** (**Fig. 8**), après lui avoir fait exécuter une rotation de 180°, elle comporte les arcs postérieurs des vertèbres lombales vus par leur face antérieure. Une vertèbre a été détachée vers le haut. Il faut noter que sur les deux côtés (**Fig. 8 et 9**), on voit les coupes correspondantes des pédicules.
Sur la **coupe sagittale** (**Fig. 7**), on distingue très nettement deux systèmes ligamentaires :

- d'une part, tout au long du rachis, les **ligaments longitudinaux antérieur 1** et **postérieur 5** ;
- d'autre part un système de **ligaments segmentaires entre les arcs postérieurs**.

Le **ligament longitudinal antérieur 1**, long ruban épais et nacré, s'étend du processus basilaire de l'occipital au sacrum, sur la face antérieure du rachis. Il est formé de fibres longues qui vont d'un bout à l'autre du ligament et de fibres courtes arciformes, tendues d'une vertèbre à l'autre. En effet, il s'insère sur la **face antérieure du disque intervertébral 3** et sur la **face antérieure du corps vertébral 2**. Au niveau des coins antéro-supérieur et antéro-inférieur de chaque corps vertébral, il existe un **espace décollable 4** où vont se former les *ostéophytes* lorsque se constituera l'arthrose vertébrale.
Le **ligament longitudinal postérieur 5** forme une bande étendue du processus basilaire jusqu'au canal sacré. Ses deux bords sont *festonnés*, car au niveau de la face postérieure de chaque disque intervertébral, les **fibres arciformes 6** s'insèrent très loin latéralement. Par contre, le ligament ne prend *aucune insertion sur la face postérieure du corps vertébral*, dont il reste séparé par un espace 7 parcouru par des *plexus veineux périrachidiens*. La partie concave de chaque feston *correspond aux pédicules* 10.

Entre les corps vertébraux, la **coupe sagittale** (**Fig. 7**) fait apparaître le disque intervertébral avec l'**annulus fibrosus 8** et le **nucleus pulposus 9**.
Au niveau de l'arc postérieur, la liaison est assurée par des ligaments segmentaires. Chaque lame est réunie à la suivante par un ligament épais, très résistant, de coloration jaunâtre, le **ligament jaune 11** (vu en coupe sur la **figure 7**). Il s'insère en bas sur le bord supérieur de la lame sous-jacente et en haut sur la face interne de la lame sus-jacente. Son bord interne se réunit à celui de son homologue controlatéral sur la ligne médiane (**Fig. 9**) et ferme complètement en arrière le **canal rachidien 13**. E en avant et en dehors, il recouvre la capsule et le **ligament antéro-interne 14** des *articulations interapophysaires*. Le bord antéro-externe du ligament jaune vient ainsi affleurer le *pourtour postérieur du foramen de conjugaison*.
Entre chaque processus épineux 12 est tendu le puissant **ligament interépineux 15**, prolongé en arrière, par le **ligament supra-épineux 16**, cordon fibreux inséré sur le *sommet des processus épineux*. Au niveau lombal, il est peu distinct de l'entrecroisement des fibres d'insertion des muscles dorso-lombaux.
Entre les tubercules accessoires des processus transverses est tendu de chaque côté un **ligament intertransversaire 17**, assez développé au niveau lombal.
Sur la **vue antérieure de l'arc postérieur** (**Fig. 9**), la vertèbre du haut a pu être détachée grâce à la *section du ligament jaune* 13 ; au contraire, entre la deuxième et la troisième vertèbre, le ligament a été intégralement réséqué, laissant apparaître la capsule et le **ligament antéro-interne de l'articulation zygapophysaire 14** et le processus épineux entre les deux arcs vertébraux.
L'ensemble de ces deux systèmes ligamentaires forme une **liaison extrêmement solide**, non seulement entre deux corps vertébraux, mais aussi pour l'ensemble du rachis. Il faut un *traumatisme considérable* pour le rompre.

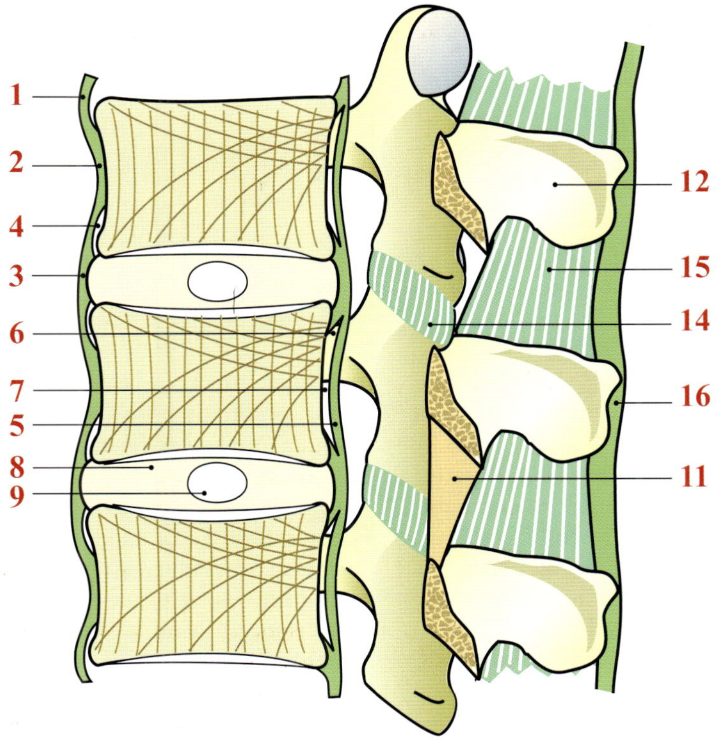

Fig. 7

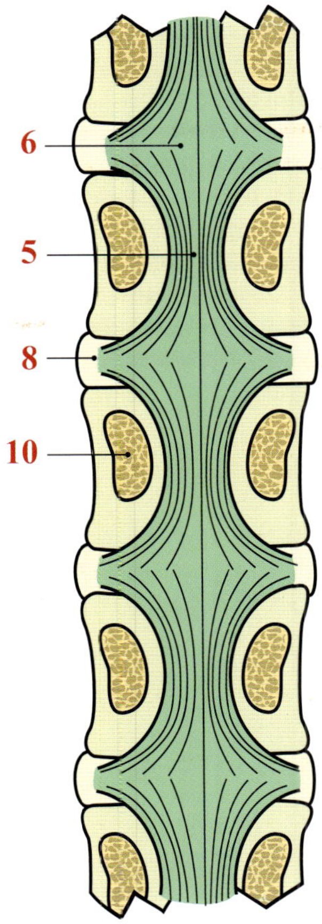

Fig. 8

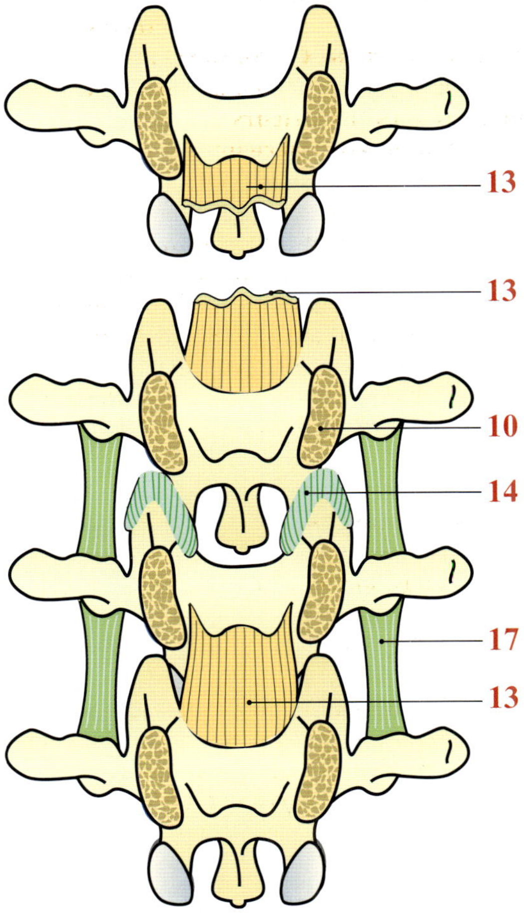

Fig. 9

Les légendes sont communes aux trois figures.

Flexion-extension et inflexion du rachis lombal

Lors du **mouvement de flexion (Fig. 10)**, le corps vertébral de la vertèbre sus-jacente s'incline et glisse légèrement vers l'avant dans le sens de la flèche **F**, ce qui diminue l'épaisseur du disque dans sa partie antérieure et l'augmente dans sa partie postérieure. Le disque intervertébral prend donc une forme en coin à base postérieure et le nucleus pulposus est chassé vers l'arrière. Sa pression augmente donc sur les fibres postérieures de l'annulus fibrosus.
Simultanément les processus articulaires inférieurs de la vertèbre supérieure glissent vers le haut et ont tendance à se dégager des processus articulaires supérieurs de la vertèbre inférieure **(flèche noire)**. La capsule et les ligaments de cette articulation interapophysaire sont donc tendus au maximum, de même que tous les ligaments de l'arc postérieur : le ligament jaune, le ligament interépineux **2**, le ligament supra-épineux et le ligament longitudinal postérieur. Cette mise en tension limite, en définitive, le mouvement de flexion.
Lors du **mouvement d'extension (Fig. 11)**, le corps vertébral de la vertèbre sus-jacente s'incline vers l'arrière et recule dans le sens de la flèche **E**. En même temps, le disque intervertébral s'amincit en arrière et s'élargit en avant, devenant cunéiforme à base antérieure. Le nucleus pulposus est refoulé vers l'avant, ce qui tend les fibres antérieures de l'annulus fibrosus. En même temps le ligament longitudinal antérieur est mis sous tension **4**. Par contre, le ligament longitudinal postérieur est détendu et l'on voit simultanément les processus articulaires inférieurs de la vertèbre supérieure s'engager plus profondément entre les processus articulaires supérieurs de la vertèbre inférieure **3**, tandis que les processus épineux viennent au contact. Ainsi, le mouvement d'extension est limité par des butées osseuses au niveau de l'arc postérieur et la mise en tension du ligament longitudinal antérieur.
Lors du **mouvement d'inflexion latérale (Fig. 12)**, le corps de la vertèbre sus-jacente s'incline du côté de la concavité **(flèche 1)** de l'inflexion et le disque devient cunéiforme, plus épais du côté de la convexité. Le nucleus pulposus se déplace légèrement du côté de la convexité. On voit aussi le ligament intertransversaire se tendre du côté de la convexité **6** et se détendre du côté de la concavité **7**.
Sur une **vue postérieure (Fig. 13)**, on assiste à un glissement différentiel des processus articulaires : du côté de la convexité, le processus articulaire de la vertèbre supérieure s'élève **8** tandis que du côté de la concavité, il s'abaisse **9**. Il existe donc simultanément une détente des ligaments jaunes et de la capsule articulaire interapophysaire du côté de la concavité et au contraire une tension de ces mêmes éléments du côté de la convexité.

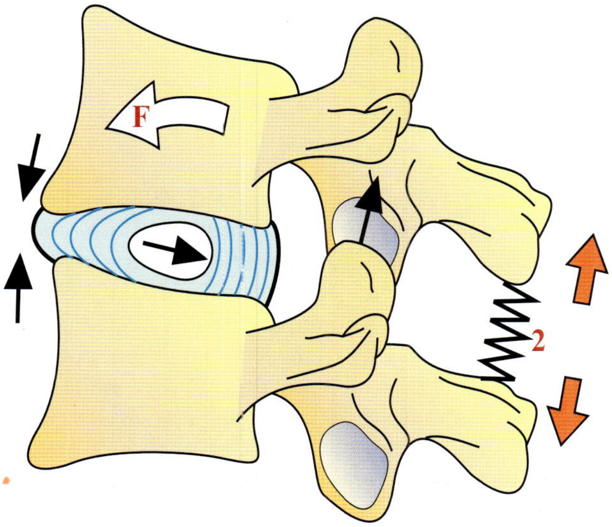

Fig. 10

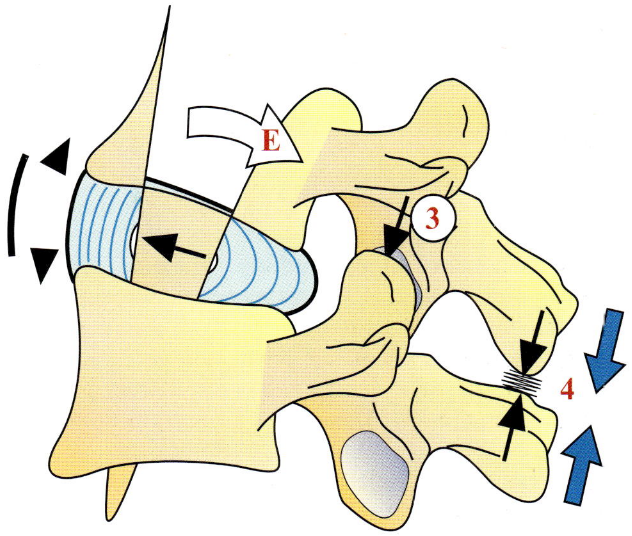

Fig. 11

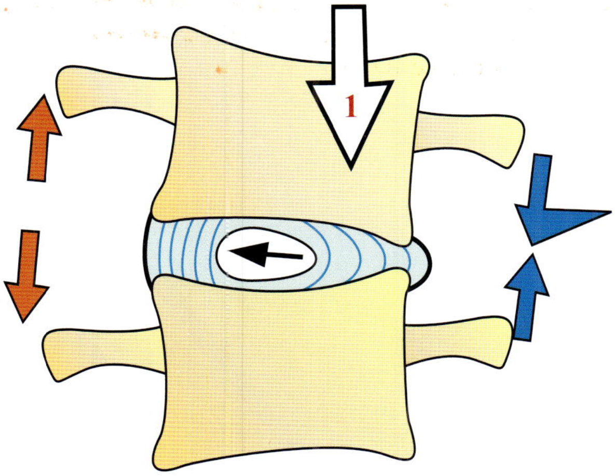

Fig. 12

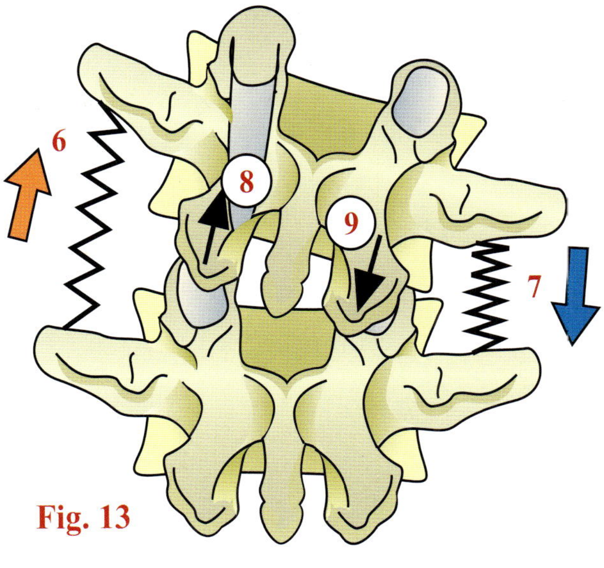

Fig. 13

Rotation dans le rachis lombal

Sur une **vue supérieure (Fig. 14 et 15)**, les *facettes articulaires supérieures* des vertèbres lombales regardent **en arrière et en dedans** ; elles ne sont pas planes mais *concaves transversalement et rectilignes verticalement*. Géométriquement, elles sont taillées sur la surface d'un même *cylindre dont le centre **0*** est situé en arrière des facettes articulaires, approximativement **à la base du processus épineux (Fig. 16)**.

Au niveau des **vertèbres lombales supérieures (Fig. 14)**, le centre de ce cylindre est situé presque immédiatement en arrière de la ligne joignant le bord postérieur des processus articulaires, tandis qu'au niveau des **vertèbres lombales inférieures (Fig. 15)**, le cylindre a un diamètre beaucoup plus grand, ce qui recule d'autant son centre par rapport au corps vertébral.

Fait important, *le centre de ce cylindre n'est pas confondu avec le centre des plateaux vertébraux*, si bien que lorsque la vertèbre supérieure tourne sur la vertèbre inférieure **(Fig. 18 et 19)**, ce mouvement de rotation, effectué autour de ce centre, doit obligatoirement s'accompagner d'un **glissement du corps vertébral de la vertèbre supérieure** par rapport à celui de la vertèbre sous-jacente **(Fig. 16)**. Le disque intervertébral **D** n'est donc pas sollicité seulement en torsion axiale **(Fig. 17)**, ce qui lui donnerait une amplitude de mouvement relativement grande, mais aussi en glissement et en cisaillement **(Fig. 16)**. Ceci explique que la rotation axiale au niveau du rachis lombal soit très faible, tant pour chaque niveau que pour l'ensemble.

D'après les travaux de Gregersen et Lucas, la rotation totale droite-gauche du rachis lombal entre L1 et S1 serait de 10°, ce qui, en supposant que la rotation segmentaire soit également répartie, équivaudrait à 2° par étage, soit 1° de chaque côté pour chaque niveau.

On peut donc retenir que le rachis lombal n'est **pas du tout conformé en vue d'une rotation axiale**, qui reste très faible à cause de l'orientation des facettes articulaires.

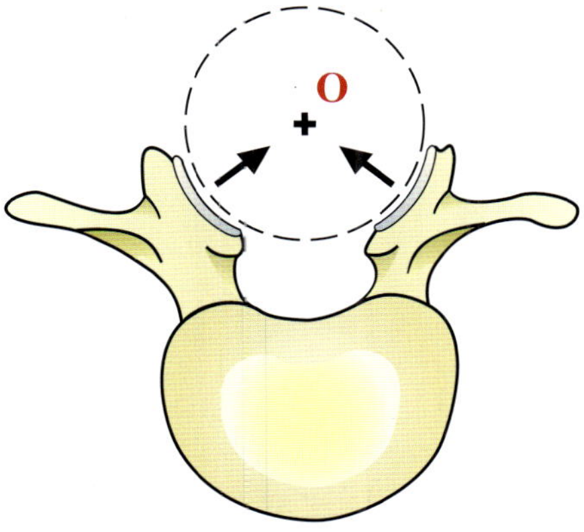

Fig. 14

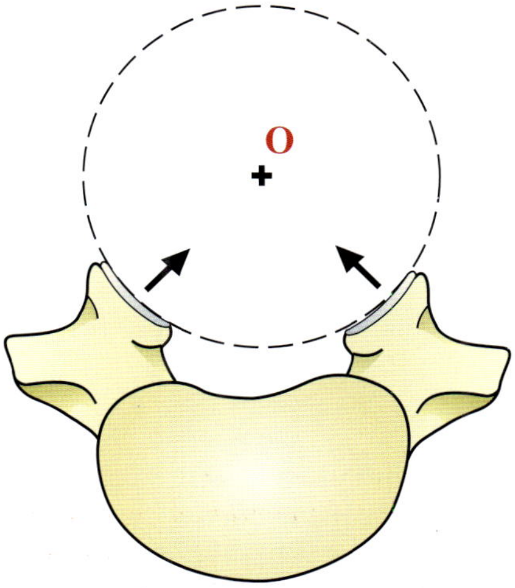

Fig. 15

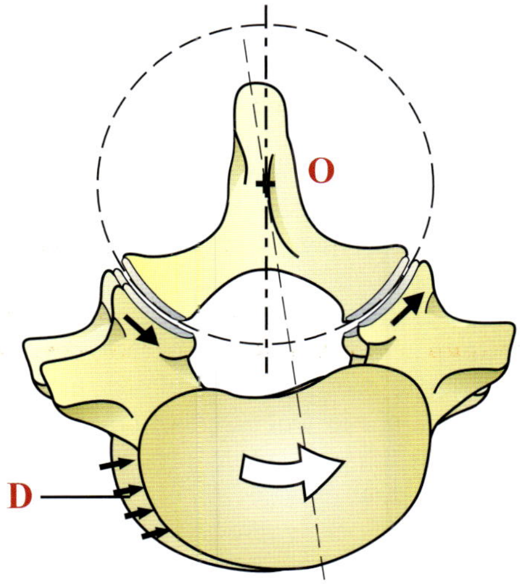

Fig. 16

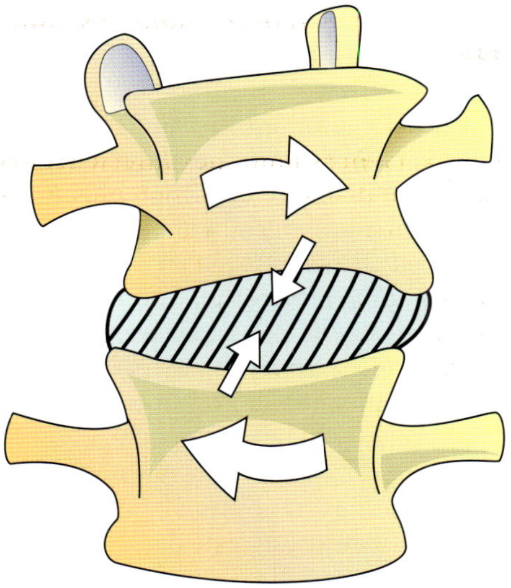

Fig. 17

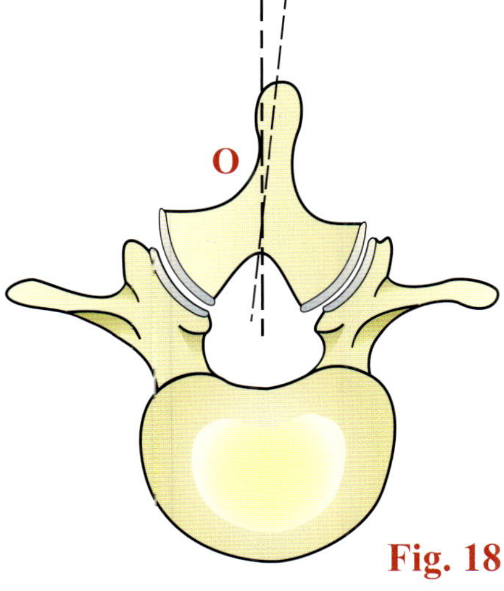

Fig. 18

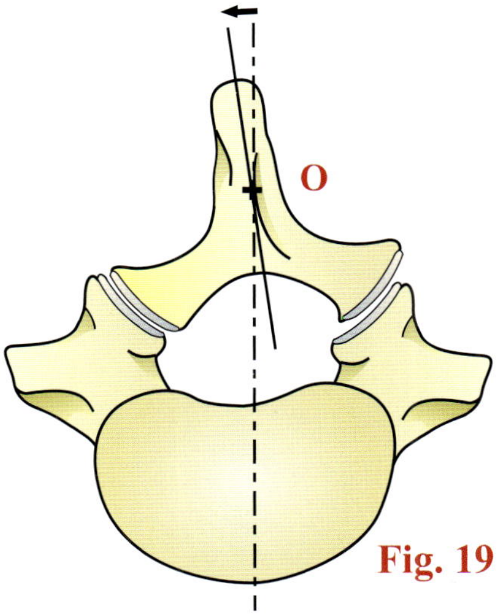

Fig. 19

Charnière lombo-sacrée et spondylolisthésis

La charnière lombo-sacrée représente un *point de faiblesse de l'édifice rachidien*.

Sur une **vue latérale (Fig. 20)**, on constate en effet qu'en raison de l'inclinaison du plateau supérieur de la première vertèbre sacrée (S1), le corps de la cinquième vertèbre lombale (L5) a tendance à glisser en bas et en avant. Le poids **P** peut être décomposé en deux forces élémentaires :

- une force **N** perpendiculaire au plateau supérieur du sacrum ;
- une force **G** parallèle au plateau supérieur du sacrum qui tire le corps vertébral de L5 vers l'avant.

Ce glissement est empêché par l'amarrage solide de l'arc postérieur de L5.

Sur une **vue supérieure (Fig. 22)**, les processus articulaires inférieurs de L5 viennent s'encastrer entre les processus articulaires supérieurs de S1. La force **G'** de glissement applique fortement les processus de L5 sur les processus supérieurs du sacrum, qui résistent de part et d'autre suivant une force **R**.

La transmission de ces efforts s'effectue par un **point de passage obligé** au niveau de **l'isthme vertébral (Fig. 21)** : on appelle ainsi la portion de l'arc postérieur comprise entre les processus articulaires supérieurs et inférieurs. Lorsque cet isthme est rompu ou détruit, comme il est figuré ici, on dit qu'il existe une **spondylolyse**. L'arc postérieur n'étant plus retenu en arrière sur les processus supérieurs du sacrum, *le corps vertébral de L5 glisse en bas et en avant*, créant un **spondylolisthésis**. Les seuls éléments qui retiennent alors L5 sur le sacrum et l'empêchent de glisser plus encore sont :

- d'une part le **disque lombo-sacré**, dont les fibres obliques sont mises en tension ;
- d'autre part les **muscles des gouttières vertébrales**, dont la *contracture permanente* est à l'origine des *douleurs du spondylolisthésis*.

L'importance du glissement peut être mesurée en avant par le *débord du plateau inférieur* de L5 par rapport au bord antérieur du plateau supérieur de S1.

Sur les **radiographies de trois quarts (Fig. 23)**, on voit apparaître clairement l'image classique du « petit chien » :

- le museau est formé par le processus transverse ;
- l'œil par le pédicule vu en fuite ;
- l'oreille par le processus articulaire supérieur ;
- la patte avant par le processus articulaire inférieur ;
- la queue par la lame et le processus articulaire supérieur du côté opposé ;
- la patte arrière par le processus articulaire inférieur du côté opposé ;
- le corps par la lame du côté de trois quarts.

Point important, *le cou représente très exactement l'isthme vertébral* : **lorsque l'isthme est rompu, le cou du petit chien est coupé**. Ceci permet de faire le **diagnostic de spondylolyse** et de rechercher le glissement de L5, visible sur le cliché de profil.

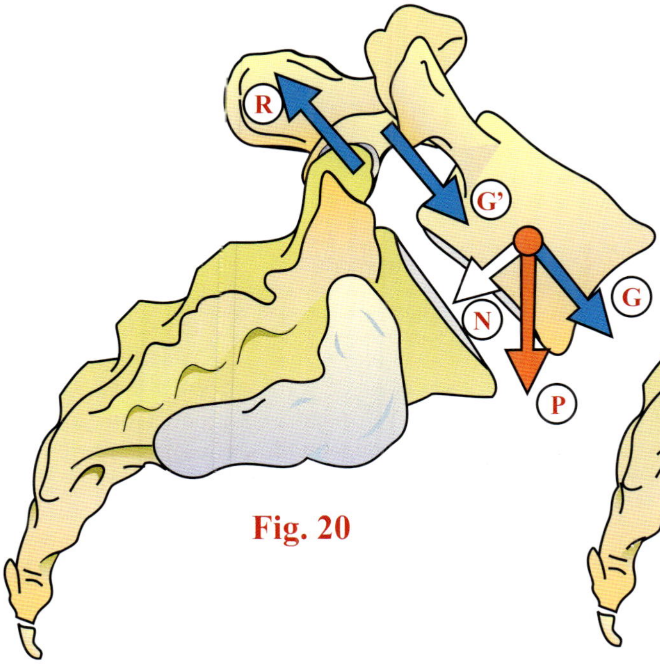

Fig. 20

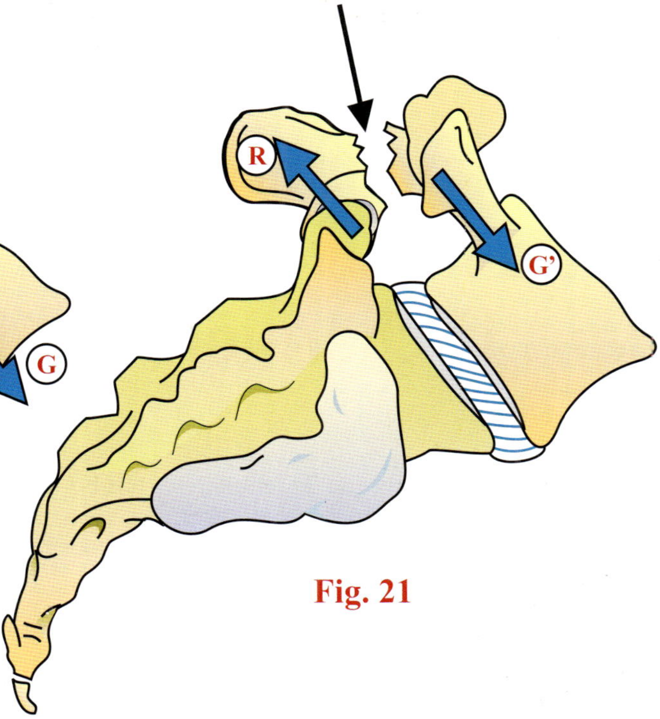

Fig. 21

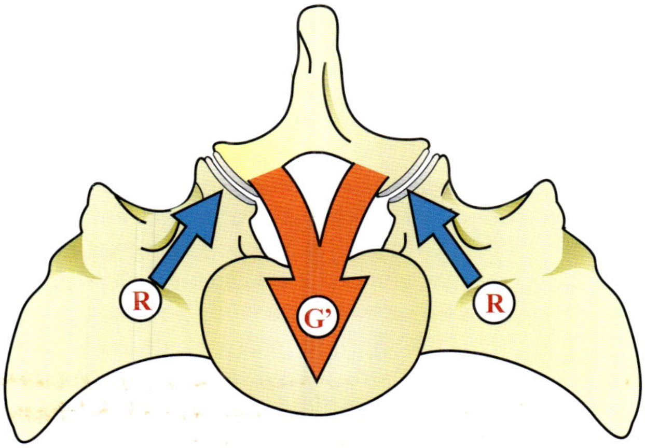

Fig. 22

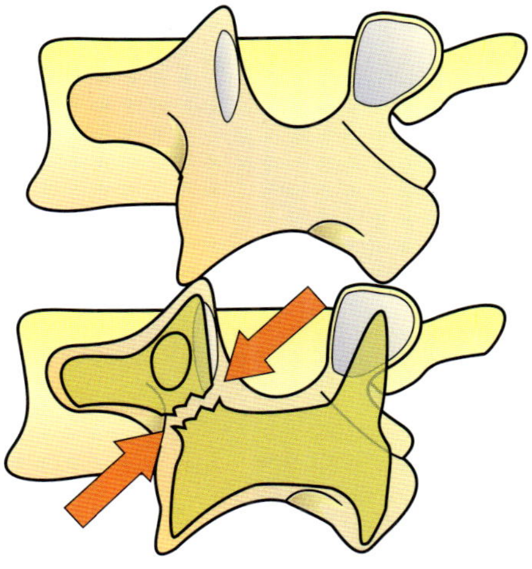
Fig. 23

Les ligaments ilio-lombaux et les mouvements dans la charnière lombo-sacrée

Sur une **vue antérieure de la charnière lombo-sacrée** (Fig. 24), les deux dernières vertèbres lombales sont réunies directement à l'os coxal par les **ligaments ilio-lombaux**. On y distingue deux faisceaux :

- le **faisceau supérieur** 1, encore appelé *faisceau ilio-transversaire lombal supérieur*. Se détachant du sommet du processus transverse de la quatrième vertèbre lombale, il se dirige en bas, en dehors et en arrière vers la crête iliaque où il s'insère.
- le **faisceau inférieur** 2, encore appelé *faisceau ilio-transversaire lombal inférieur*. Se détachant du sommet et du bord inférieur du processus transverse de la cinquième vertèbre lombale, il se dirige en bas et en dehors pour s'insérer sur la crête iliaque *en avant et en dedans du faisceau précédent*.

On distingue parfois deux parties fibreuses plus ou moins bien individualisées :

- un faisceau strictement **iliaque** 2 ;
- un faisceau **sacré** 3, plus nettement *vertical*, se dirigeant légèrement en avant. Il se termine sur la partie antérieure de l'articulation sacro-iliaque et sur la partie la plus externe de l'aile du sacrum.

Ces ligaments ilio-lombaux se tendent ou se détendent suivant les mouvements de la charnière lombo-sacrée. Ainsi ils interviennent pour les limiter :

- lors de l'**inclinaison latérale** (Fig. 25), les ligaments ilio-lombaux se tendent du côté de la convexité et limitent à 8° l'inclinaison de la quatrième vertèbre lombale sur le sacrum. Bien entendu, du côté de la concavité, les ligaments se détendent ;
- lors de la **flexion-extension** (Fig. 26), sur une vue latérale (l'aile iliaque étant supposée transparente), on distingue :
  – qu'à partir de la position neutre N, l'orientation des ligaments fait comprendre que lors de la **flexion** F, on voit *se tendre le faisceau supérieur du ligament ilio-lombal* (en rouge), car il est dirigé obliquement en bas, en dehors et en arrière. Par contre, il se détend lors de l'**extension** E,
  – que par ailleurs et inversement, lors de la **flexion** F, le *faisceau inférieur du ligament ilio-lombal* (en bleu) est détendu, car il se dirige légèrement en avant, mais il se tend lors de l'**extension** E.

Au total, la mobilité dans la charnière lombo-sacrée est **très limitée** en raison de la *puissance des ligaments ilio-lombaux*. Dans l'ensemble, **ils limitent plus l'inclinaison latérale que la flexion extension.**

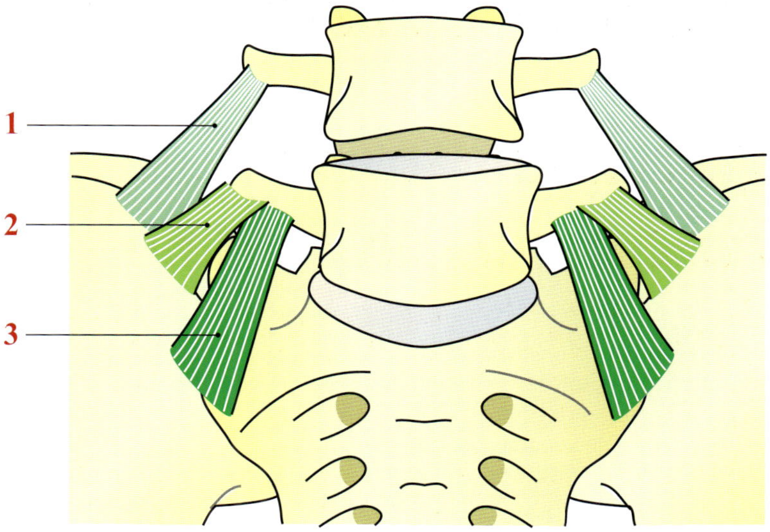

Fig. 24

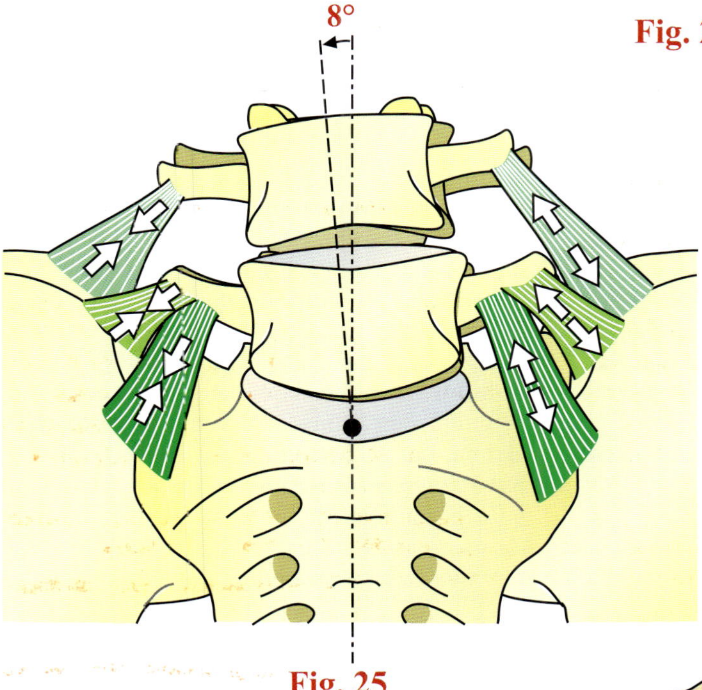

Fig. 25

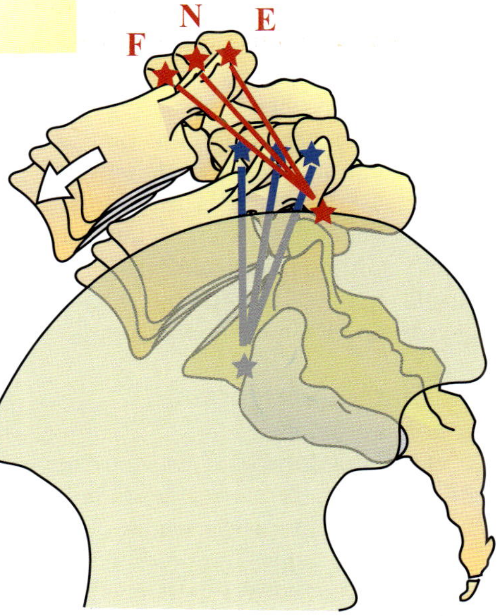

Fig. 26

Les muscles du tronc sur une coupe horizontale

Une coupe horizontale, passant par la troisième vertèbre lombale (Fig. 27) et montrant la partie inférieure de la coupe, permet de répartir les muscles du tronc en **trois groupes**.

Les muscles du groupe postérieur

Ils se répartissent en trois plans.

Le **plan profond** comprend :

- le muscle **transverso-spinal** 1, qui occupe l'angle dièdre formé entre le plan sagittal des processus épineux et le plan frontal des processus transverses, se moulant étroitement sur les lames vertébrales ;
- le muscle **longissimus** 2, qui recouvre le précédent et le déborde en dehors ;
- le muscle **érecteur du rachis** 3, volumineuse masse charnue située en dehors du précédent ;
- enfin le muscle **interépineux** 4, inséré sur les processus épineux et situé en arrière du muscle transverso-spinal et du muscle longissimus.

Ces muscles forment une volumineuse masse occupant, de part et d'autre des processus épineux, les gouttières vertébrales ; on les appelle pour cette raison muscles paravertébraux ou muscles des gouttières. Ils sont séparés, extérieurement, par le **sillon lombaire** qui correspond à la **ligne des épineuses**.

Le **plan moyen** est constitué par les muscles **dentelés postérieur et inférieur** 5.

Le **plan superficiel** est représenté dans la région lombale par un seul muscle, le muscle **grand dorsal** 6. Il prend ses insertions par la très épaisse aponévrose lombale 7 qui se fixe, entre autres, sur la ligne des épineuses ; son **corps musculaire** 6 forme une nappe charnue épaisse, recouvrant *toute la partie postéro-latérale de la région lombale*.

Les muscles latéro-vertébraux

Ils sont au nombre de deux.

Le muscle **carré des lombes** 8 est une nappe musculaire tendue entre la dernière côte, la crête iliaque et le sommet des processus transverses.

Le muscle **psoas** 9 occupe l'angle dièdre formé par les faces latérales des corps vertébraux et les processus transverses.

Les muscles de la paroi de l'abdomen

Ils se répartissent en deux groupes :

- les muscles **droits de l'abdomen** 13, situés en avant, de part et d'autre de la ligne médiane ;
- les **muscles larges de l'abdomen**, au nombre de **trois**. Ils forment la *paroi antéro-latérale* de l'abdomen et l'on trouve de la profondeur à la superficie, le muscle **transverse de l'abdomen** 10, le muscle **oblique interne de l'abdomen** 11 et le muscle **oblique externe de l'abdomen** 12.

En avant, ces trois muscles forment des aponévroses qui constituent la **gaine des droits** et la **ligne blanche** de la façon suivante : l'aponévrose du muscle oblique interne *se divise au bord externe du muscle droit* en deux lames, l'une **superficielle** 14 et l'autre **profonde** 15, qui enveloppent le muscle droit. Sur la ligne médiane ils *s'entrecroisent* et forment un tissage, un *raphé très solide* : la **ligne blanche de l'abdomen** 16. Les lames antérieure et postérieure de la gaine des droits sont renforcées d'une part, en arrière, par l'*aponévrose du transverse* et, en avant, par l'*aponévrose du oblique externe*. Ceci n'est vrai qu'à la partie supérieure, nous verrons plus loin la disposition exacte dans la partie inférieure.

Les muscles latéro-vertébraux et les muscles larges de l'abdomen délimitent la **cavité abdominale** à l'intérieur de laquelle font saillie le **rachis lombal** 20 et les **gros vaisseaux prévertébraux** (aorte et veine cave inférieure, non figurés ici).

La **cavité abdominale proprement dite** 18 est tapissée par le **péritoine** 21 **(en rouge)**, qui recouvre la face postérieure des muscles droits, la face profonde des muscles larges et la paroi postérieure à laquelle sont accrochés les organes rétro-péritoneaux, les reins, contenus dans un *tissu lâche cellulo-graisseux*, l'**espace rétro-péritonéal** 19. Entre le péritoine pariétal et la paroi de l'abdomen est intercalée une *mince couche de tissu fibreux* : le **fascia transversalis** 17.

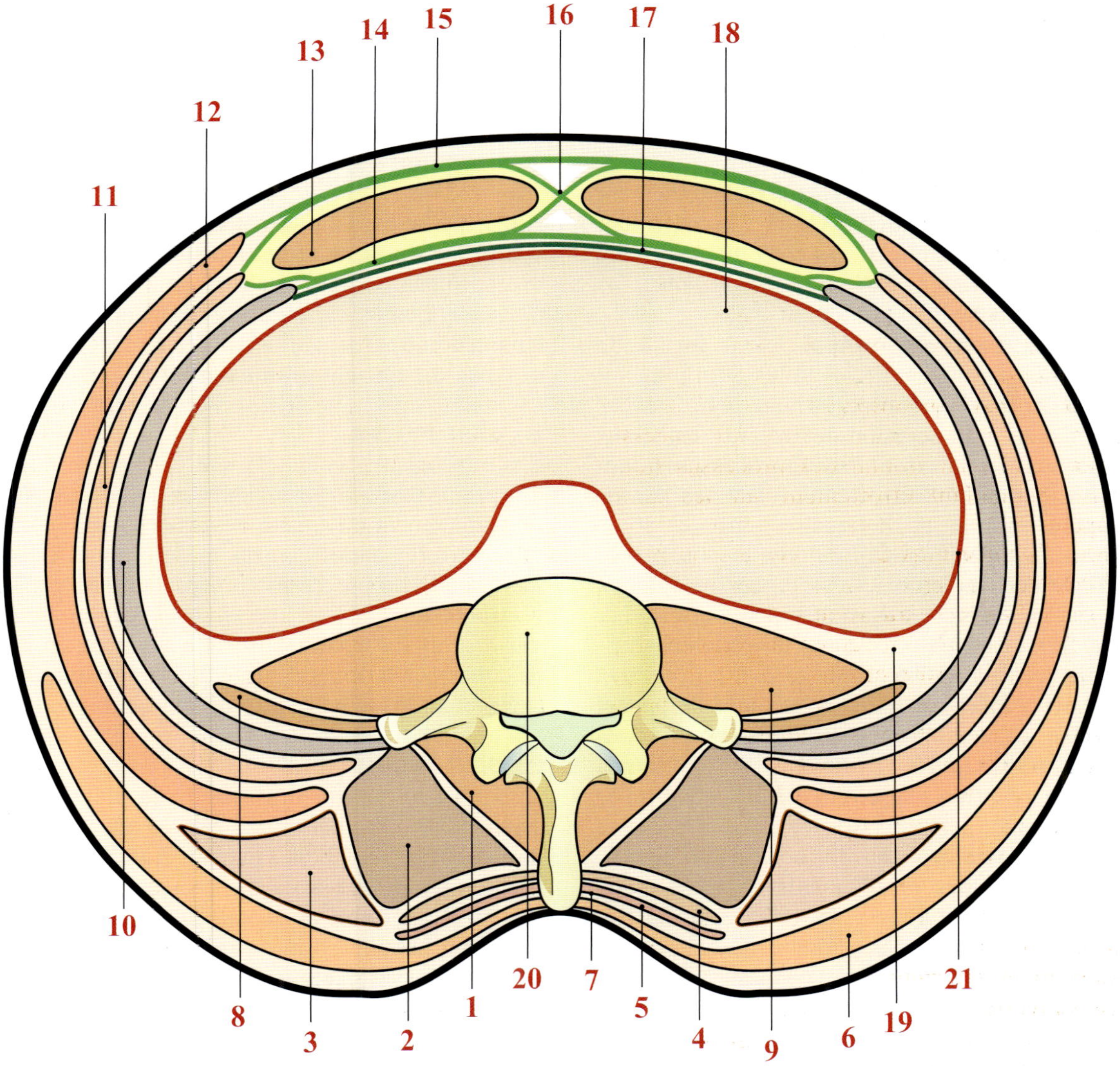

Fig. 27

Muscles postérieurs du tronc

Les muscles postérieurs du tronc sont disposés en trois plans, de la profondeur à la superficie.

Le plan profond

Il est constitué des muscles spinaux. Directement appliqués contre le rachis **(Fig. 28 et 29)**, d'où leur nom de **muscles des gouttières vertébrales**, leurs faisceaux sont *d'autant plus courts qu'ils sont plus profondément situés*.

- Le muscle **transverso-spinal 1** est formé de lamelles disposées comme les tuiles d'un toit. Sur la figure n'a été dessinée qu'une seule de ces lamelles dans la conception de Trolard : les fibres se détachent de la lame d'une vertèbre, obliquement, en bas et en dehors, et se terminent sur les processus transverses des quatre vertèbres sous-jacentes. Dans la conception de Winckler, les fibres partent des lames et des processus épineux des quatre vertèbres sus-jacentes pour se terminer sur le processus transverse de la vertèbre sous-jacente (voir Fig. 85, p. 133).
- Les muscles **interépineux 2** sont situés de part et d'autre de la ligne médiane et réunissent les bords de deux processus épineux voisins. Sur le schéma n'a été figuré qu'un seul de ces couples de muscles interépineux.
- Le muscle **spinalis 3**, fusiforme, est allongé de part et d'autre des muscles interépineux, et en arrière des muscles transverso-spinaux. Il s'insère en bas sur les processus épineux des deux premières vertèbres lombales et des deux dernières vertèbres dorsales, pour se terminer sur les processus épineux des dix premières vertèbres dorsales. Les faisceaux les plus courts sont les plus internes.
- Le muscle **longissimus thoracique 5**, longue bande musculaire située immédiatement en dehors du muscle épi-épineux, monte sur la face postérieure du thorax pour se fixer sur les côtes jusqu'à la deuxième côte (faisceaux externes ou costaux) et sur les processus transverses des vertèbres lombales et dorsales (faisceaux internes ou transversaires).
- Le muscle **ilio-costal du thorax 6**, épaisse masse musculaire prismatique située en arrière et en dehors des muscles précédents, monte sur la face postérieure du thorax en abandonnant des faisceaux de terminaison sur la face postérieure des dix dernières côtes, près de leur angle postérieur. Ces fibres sont ensuite relayées par des fibres remontant jusqu'aux processus transverses des cinq dernières vertèbres cervicales (voir Fig. 89, p. 135).

À leur partie basse, tous ces muscles sont confondus, formant la **masse commune des muscles lombaux 6**, visible sur la partie droite de la figure 29. Ses insertions s'effectuent à la face profonde d'une épaisse lame tendineuse se confondant en surface avec l'**aponévrose du muscle grand dorsal 7**.

Le plan moyen

Il n'est constitué **(Fig. 29)** que par un seul muscle : le muscle **dentelé postérieur et supérieur 4**, situé immédiatement en arrière des muscles des gouttières et recouvert par le plan du muscle grand dorsal. Il s'insère sur les processus épineux des *trois premières vertèbres lombales* et des *deux dernières vertèbres dorsales* et forme des faisceaux obliques en haut et en dehors, se terminant sur le bord inférieur et la face externe des trois ou quatre dernières côtes.

Le plan superficiel

Il est formé par le muscle **grand dorsal 7**. Son origine s'effectue par la très épaisse aponévrose lombale. Ses fibres, obliques en haut et en dehors, recouvrent tous les muscles des gouttières et donnent origine à des fibres musculaires suivant une ligne de transition oblique en bas et en dehors.

L'ensemble de l'**aponévrose lombale** forme un *losange à grand axe vertical*. Les fibres musculaires forment une nappe très étalée qui *enveloppe la partie postéro-externe de la base thoracique* et se termine sur l'humérus (voir Volume 1 p. 73, Fig. 115).

L'action des muscles postérieurs est essentiellement l'**extension du rachis lombal (Fig. 30)**. En prenant appui sur le sacrum, ils tirent puissamment *vers l'arrière* les rachis lombal et dorsal, d'une part autour de la charnière lombo-sacrée, d'autre part autour de la charnière dorso-lombale.

En outre, ils entraînent l'**exagération de la lordose lombale (Fig. 31)** car ils constituent les *cordes partielles ou totales de l'arc* formé par le rachis lombal. On ne peut donc pas dire qu'ils redressent le rachis lombal. Ils le tirent en arrière tout en le courbant.

Nous verrons plus loin que ces muscles postérieurs jouent un rôle dans l'expiration.

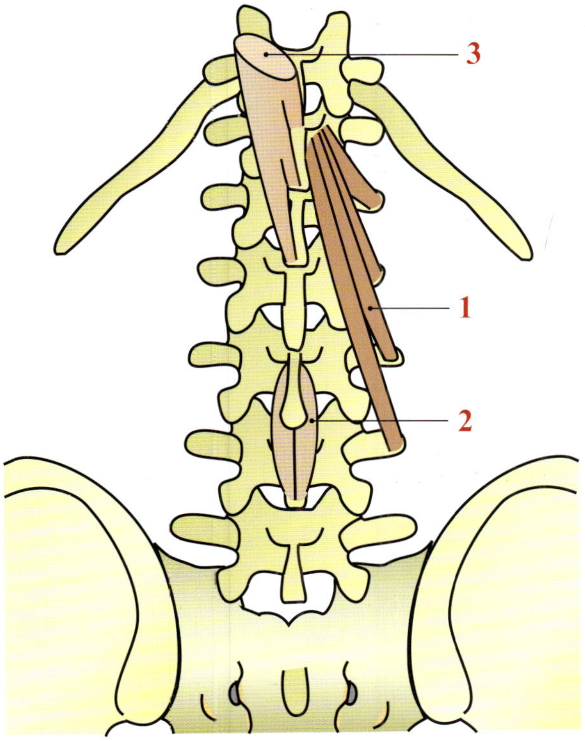

Fig. 28

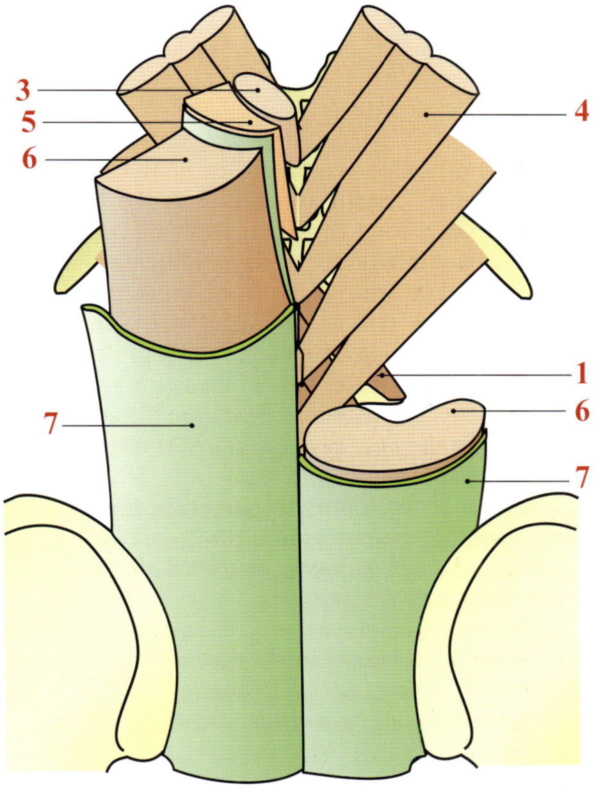

Fig. 29

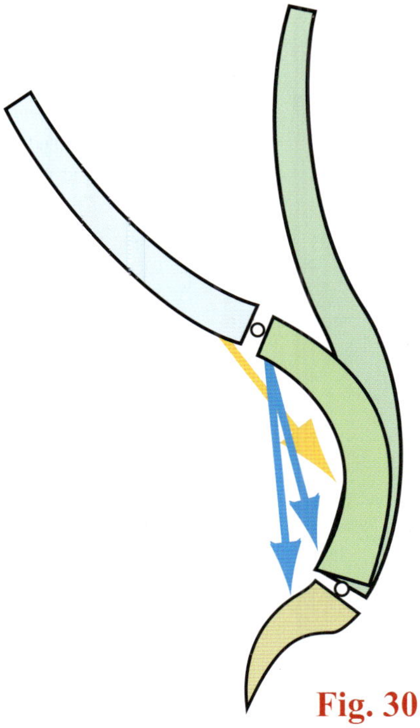

Fig. 30

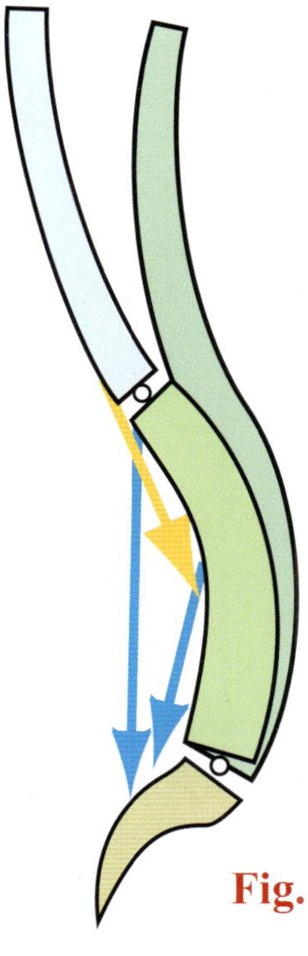

Fig. 31

Rôle de la troisième vertèbre lombale et de la douzième vertèbre dorsale

Les travaux d'A. Delmas ont mis en lumière la valeur fonctionnelle de certaines vertèbres (Fig. 32 et 33, d'après Delmas) dans la station verticale.

Le caractère cunéiforme de la cinquième vertèbre lombale, qui doit faire la transition entre un sacrum plus ou moins horizontal et un rachis vertical, est connu de longue date. Par contre, le rôle de la troisième vertèbre lombale L3 commence tout juste à apparaître (Fig. 32). Cette vertèbre, en effet, possède un *arc postérieur plus développé*, car il sert de relais musculaire entre :

- d'une part les **faisceaux lombaux du muscle longissimus thoracique** venant de l'os coxal, et qui s'insérent sur les processus transverses de la troisième vertèbre lombale ;
- d'autre part, remontant vers le rachis dorsal, les **faisceaux du muscle interépineux**, dont l'insertion la plus basse se situe justement sur le processus épineux de la troisième vertèbre lombale.

Ainsi (Fig. 33), la troisième vertèbre lombale est-elle *tirée en arrière par les muscles à insertion sacrée et iliaque* pour servir de point d'application à l'action des muscles dorsaux.

Elle joue donc un rôle essentiel de **vertèbre pivot**, de **relais** dans la statique vertébrale, d'autant plus qu'elle se situe au sommet de la lordose lombale et que ses plateaux sont parallèles entre eux et horizontaux. C'est la *première vertèbre vraiment mobile du rachis lombal* car on peut considérer que les quatrième et cinquième vertèbres, très fortement amarrées par les ligaments à l'os coxal et au sacrum, forment une *transition statique plutôt que dynamique* entre le rachis et le pelvis.

La **douzième vertèbre dorsale D12**, par contre, constitue le *point d'inflexion entre la cyphose dorsale et la lordose lombale*. C'est une **vertèbre charnière** dont le corps vertébral est relativement important par rapport à l'arc postérieur, en arrière duquel les muscles des gouttières passent en pont sans y prendre d'insertions notables. A. Delmas la compare à « *une véritable rotule de l'axe vertébral* ».

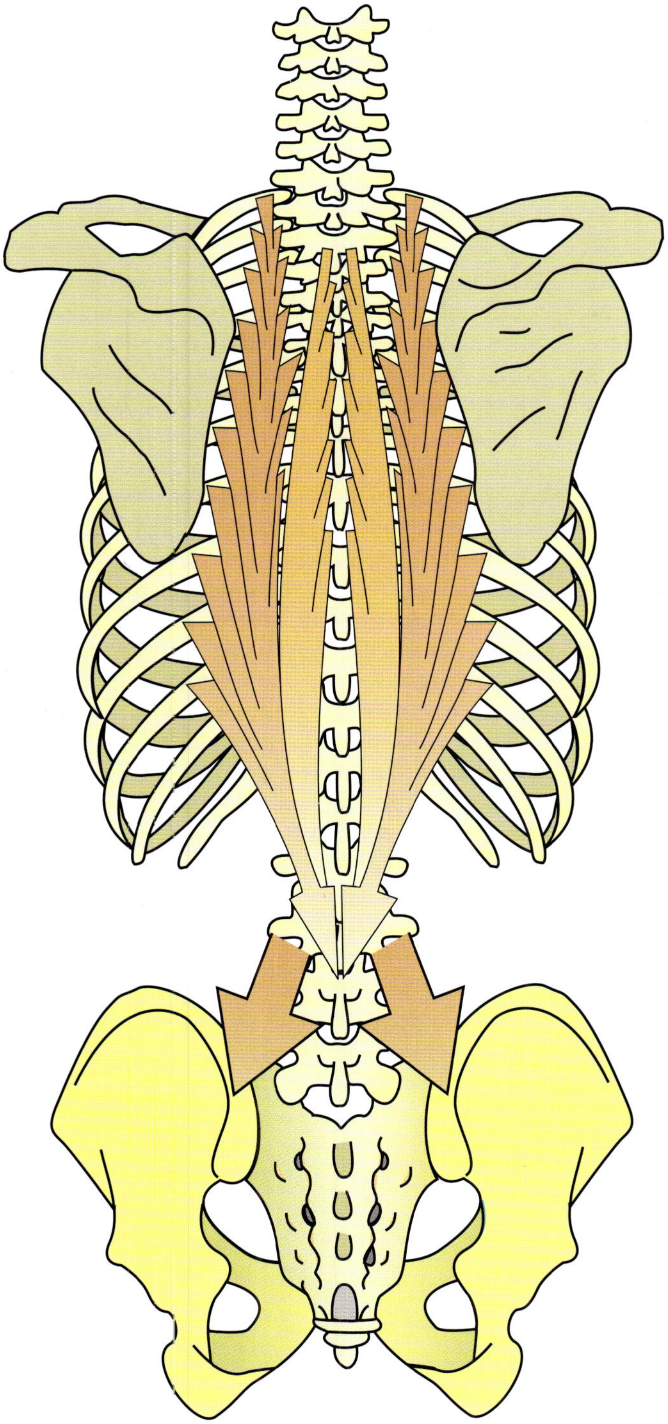

Fig. 32

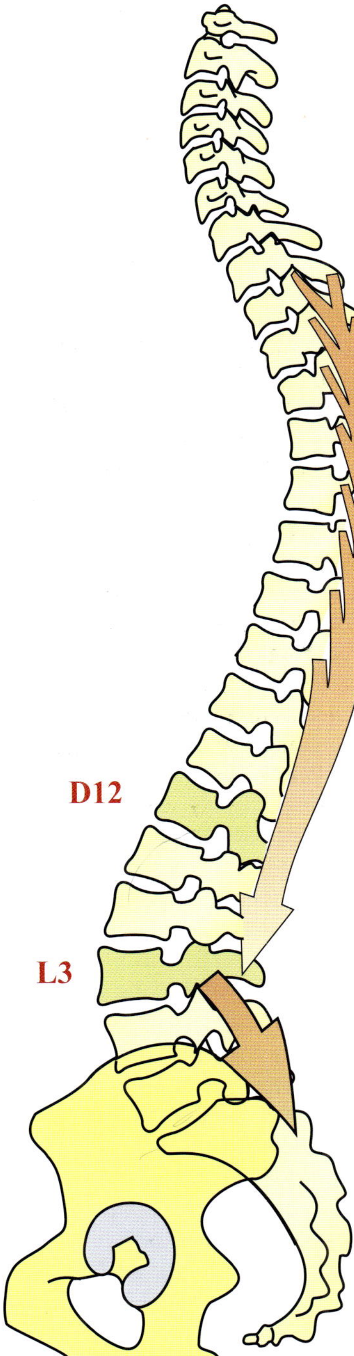

Fig. 33

Muscles latéraux du tronc

Le groupe des muscles latéraux du tronc comprend **deux muscles** : le muscle carré des lombes et le muscle psoas.

Le muscle **carré des lombes (Fig. 34, vue antérieure)** forme, comme son nom l'indique, une nappe musculaire *quadrilatère* étendue entre la dernière côte, la crête iliaque et le rachis, et présente en dehors un bord libre. Il est formé de trois sortes de fibres **(côté droit de la figure)** :

- des fibres unissant *directement* la dernière côte à la crête iliaque **(flèches orangées)** ;
- des fibres unissant la dernière côte aux processus transverses des cinq vertèbres lombales **(flèches rouges)** ;
- des fibres unissant les processus transverses des quatre premières vertèbres lombales à la crête iliaque **(flèches vertes)**. Elles sont en continuité avec celles provenant du muscle transverso-spinal **(flèches violettes)** qui apparaissent dans l'espace entre les processus transverses.

Les trois catégories de fibres du muscle carré des lombes sont disposées suivant trois plans, le plan plus postérieur étant formé par les fibres directes costo-iliaques, recouvertes par les fibres transverso-iliaques, puis par les **fibres costo-transversaires** 1.

Lorsqu'il se **contracte unilatéralement** le muscle carré des lombes produit une inflexion du tronc du côté de sa contraction **(Fig. 35)**. Il est puissamment aidé dans cette action par les muscles obliques interne et externe de l'abdomen.

Le muscle **psoas** 2 **(Fig. 36)** est situé en avant du muscle carré des lombes. Son corps charnu prend ses insertions en deux nappes musculaires :

- d'une part, une **couche postérieure** qui se fixe sur les *processus transverses des vertèbres lombales* ;
- d'autre part, une **couche antérieure** insérée sur les *corps vertébraux de la douzième vertèbre dorsale et des cinq vertèbres lombales*.

Ces insertions s'effectuent sur les bords inférieurs et supérieurs des deux vertèbres adjacentes, ainsi que sur le bord latéral du disque compris entre ces deux vertèbres. Il existe des arcades tendineuses joignant entre elles les aires d'insertion musculaire. Le corps musculaire fusiforme, aplati d'avant en arrière, descend obliquement en bas et en dehors. Il suit le détroit supérieur, *se réfléchit sur le bord antérieur de l'os coxal*, au niveau de l'éminence ilio-pectinée et, *accompagné du muscle iliaque*, vient se terminer sur le **sommet du petit trochanter**.

Lorsque le muscle psoas prend son insertion fixe sur le fémur et que la hanche est bloquée par une contraction des autres muscles péri-articulaires, il a une **action très puissante sur le rachis lombal (Fig. 37)**. Il lui fait effectuer à la fois *une inclinaison du côté de sa contraction* et une *rotation vers le côté opposé* de la contraction. En outre **(Fig. 38)**, comme ce muscle s'insère *sur le sommet de la lordose lombale*, il entraîne une **flexion du rachis lombal** par rapport au pelvis en même temps qu'une **hyperlordose lombale**, qui apparaît nettement sur le sujet en décubitus dorsal, les membres inférieurs reposant étendus sur le plan d'appui.

Au total, les deux muscles du groupe latéral *inclinent le tronc du côté de leur contraction* mais, tandis que le muscle carré des lombes est sans action sur la lordose lombale, le muscle psoas détermine une *hyperlordose* en même temps qu'une *rotation du tronc du côté opposé.*

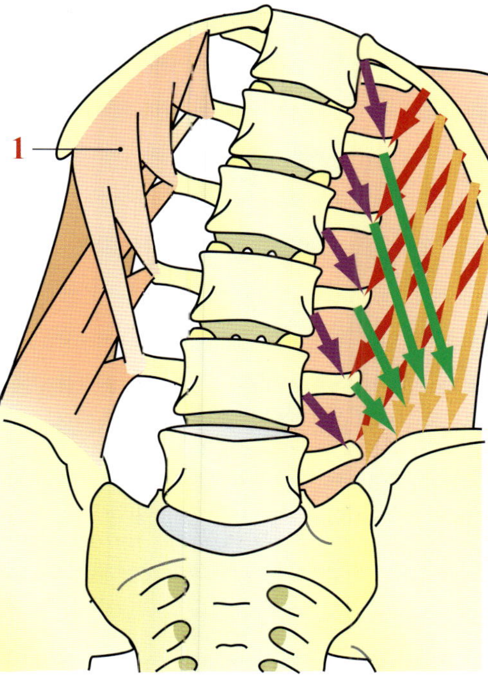

Fig. 34

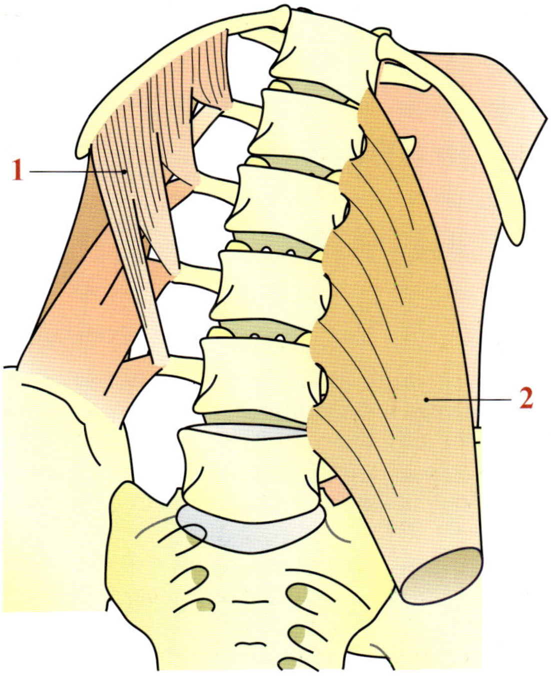

Fig. 36

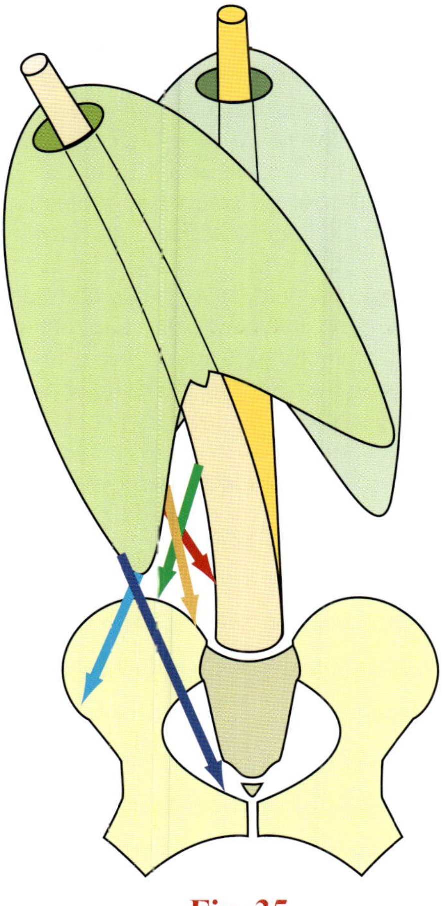

Fig. 35

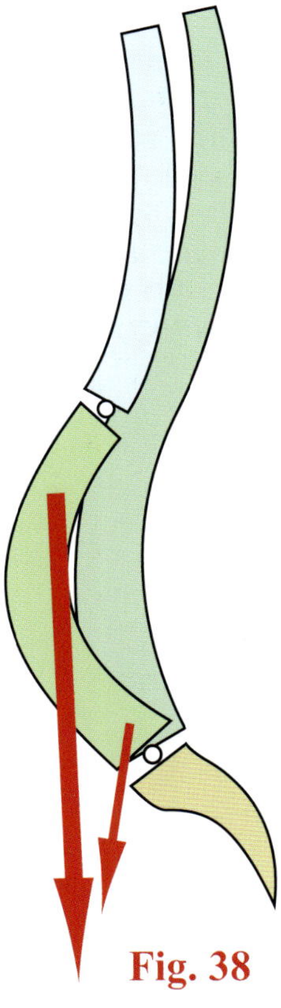

Fig. 38

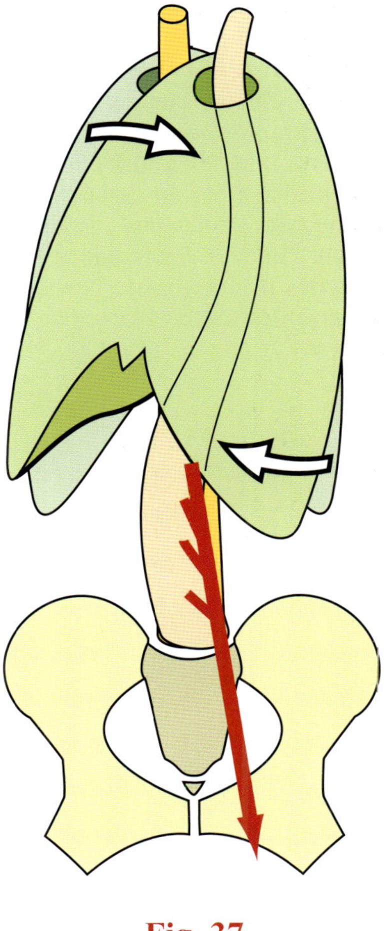

Fig. 37

Les muscles de la paroi abdominale : les muscles grand droit et transverse

Le muscle grand droit de l'abdomen

Les deux muscles **grands droits de l'abdomen** **(Fig. 39, vue de face et Fig. 40, vue de profil)** forment *deux bandes musculaires* étendues à la face antérieure de l'abdomen, de part et d'autre de la ligne médiane.

Leurs insertions supérieures s'effectuent sur les *cinquième, sixième et septième arcs antérieurs et cartilages costaux* ainsi que sur le *processus xiphoïde*.

L'épaisse bande musculaire qui fait suite à ces insertions se rétrécit graduellement, entrecoupée d'*intersections aponévrotiques* : deux intersections au-dessus de l'ombilic, une au niveau de l'ombilic et une au-dessous. Le muscle grand droit est donc un *muscle polygastrique*. La largeur du corps musculaire est nettement moindre au-dessous de l'ombilic pour donner naissance à un *puissant tendon* qui se fixe sur le *bord supérieur du pubis*, sur la symphyse pubienne, en envoyant des *expansions du côté opposé* et *vers les adducteurs*.

Les deux muscles grands droits sont séparés sur la ligne médiane par un espace plus large au-dessus de l'ombilic qu'au-dessous : la **ligne blanche**.

Ils sont contenus dans une *gaine aponévrotique*, la **gaine des droits**, formée par les aponévroses de terminaison des muscles larges de la paroi abdominale.

Le muscle transverse de l'abdomen

Les muscles **transverses de l'abdomen** **(Fig. 41, vue de face,** **le transverse n'a été figuré que sur la moitié gauche, et** **Fig. 42, vue de profil)** forment la *couche la plus profonde* des muscles larges de la paroi de l'abdomen. Ils s'insèrent en arrière sur le *sommet des processus transverses des vertèbres lombales*.

Les fibres musculaires *horizontales* se dirigent en dehors et directement en avant, et contournent la masse viscérale. Elles donnent naissance à des fibres aponévrotiques suivant une ligne parallèle au bord externe des muscles droits. Cette aponévrose de terminaison du muscle transverse *rejoint celle du côté opposé sur la ligne médiane*. Elle passe pour sa plus grande partie en arrière du muscle grand droit, prenant part à la constitution de la lame postérieure de la gaine des droits. Cependant, *au-dessous de l'ombilic*, l'aponévrose du transverse passe en avant du muscle grand droit *qui la perfore* ainsi pour passer en arrière. À partir de ce niveau, marqué sur la face postérieure du muscle grand droit par la **ligne arquée**, l'aponévrose du transverse prend part à la constitution de la lame antérieure de la gaine des droits.

Sur ce schéma, on peut aussi noter que seules les fibres de la partie moyenne sont horizontales. Les fibres de la partie supérieure sont légèrement obliques en haut et en dedans, celles de la partie inférieure sont légèrement obliques en bas et en dedans. Les fibres les plus basses viennent se terminer sur le *bord supérieur de la symphyse pubienne et du pubis* prenant part, *avec celles du muscle petit oblique*, à la formation du **tendon conjoint**.

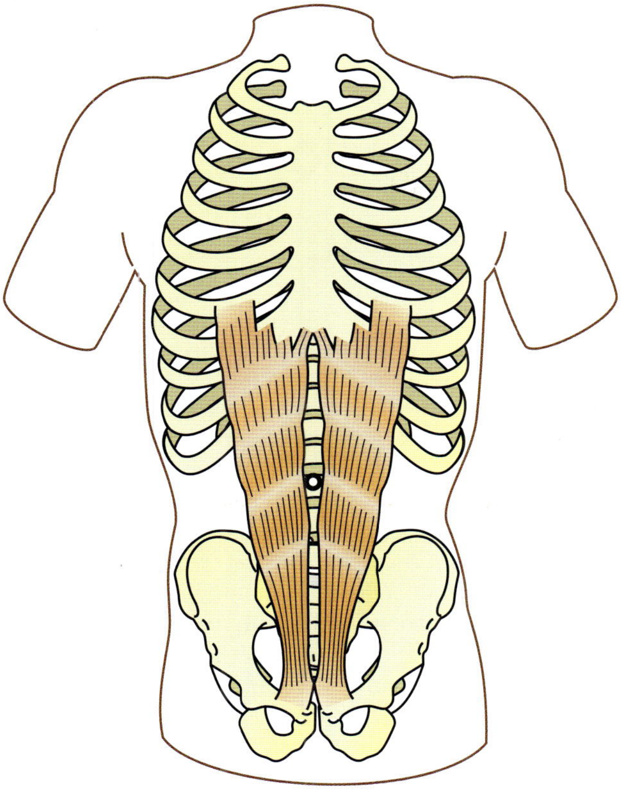

Fig. 39

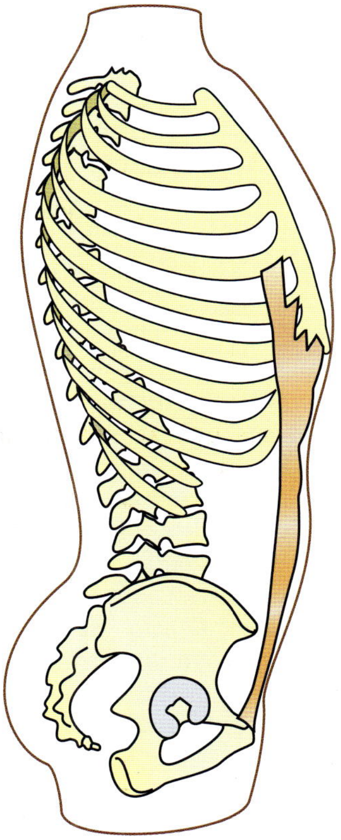

Fig. 40

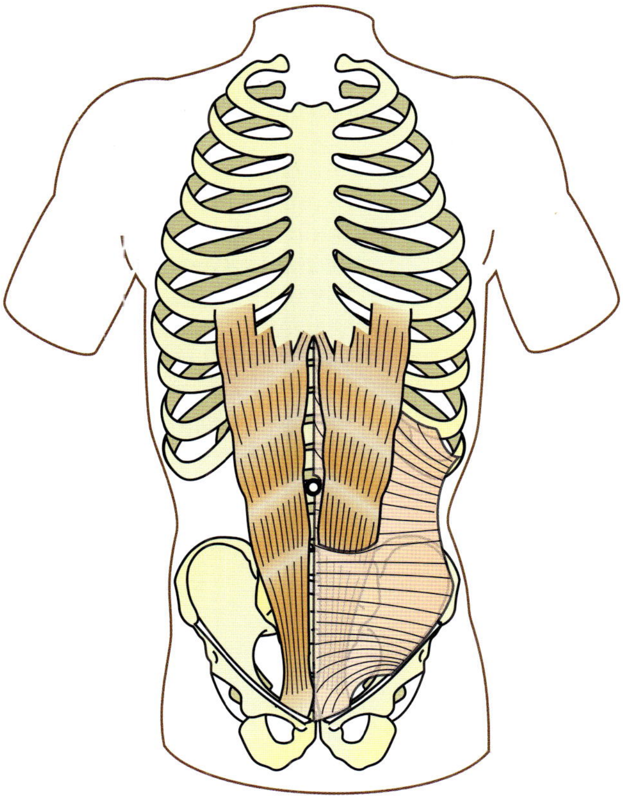

Fig. 41

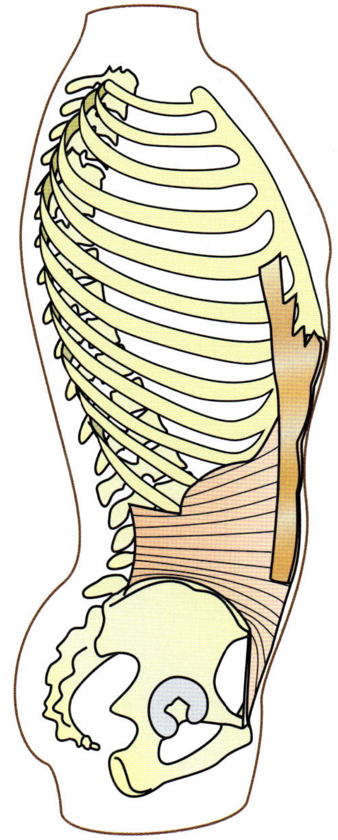

Fig. 42

Les muscles de la paroi abdominale : les muscles obliques interne et externe

Le muscle oblique interne de l'abdomen

Le muscle **oblique interne de l'abdomen** (Fig. 43 et 44) forme la *couche intermédiaire* des muscles larges de la paroi abdominale.

La direction générale de ses fibres est *oblique de bas en haut et de dehors en dedans* et il se fixe sur la *crête iliaque*. Ses fibres charnues forment une nappe musculaire située sur la paroi latérale de l'abdomen :

- certaines se terminent directement sur les *onzième et douzième côtes*;
- d'autres se terminent par l'intermédiaire d'une *aponévrose* qui fait suite au corps musculaire, suivant une ligne d'abord horizontale partant du sommer de la onzième côte, puis verticale le long du bord externe du muscle droit.

Les fibres aponévrotiques se terminent sur le *dixième cartilage costal* et l'*appendice xiphoïde*; elles prennent part à la constitution de la *lame antérieure* de la gaine des droits et, de ce fait, s'entrecroisent sur la ligne médiane avec leurs homologues opposées formant la *ligne blanche abdominale*.

La partie basse du muscle oblique interne s'insère *directement* sur la partie externe de l'arcade crurale. Ses fibres sont horizontales puis obliques en bas et en dedans; elles forment le **tendon conjoint** avec les fibres du transverse et se terminent sur le **bord supérieur de la symphyse pubienne** et sur l'**épine pubienne**. Le tendon conjoint limite ainsi, avec la partie interne de l'arcade crurale, l'*orifice profond du canal inguinal*.

Le muscle oblique externe de l'abdomen

Le muscle **oblique externe de l'abdomen** (Fig. 45 et 46) forme la *couche superficielle* des muscles larges de la paroi abdominale.

La direction générale de ses fibres est *oblique de haut en bas et de dehors en dedans*. Ses digitations charnues s'insèrent sur les *sept dernières côtes*; elles se recouvrent de bas en haut et elles sont *intriquées avec les digitations du muscle dentelé antérieur*.

Les faisceaux musculaires sont situés sur la paroi latérale de l'abdomen et donnent naissance à une *aponévrose* suivant une ligne de transition d'abord verticale, parallèle au bord externe du muscle droit, puis oblique en bas et en arrière. Cette aponévrose prend part à la constitution de la *lame antérieure de la gaine des droits* et s'entrecroise sur la ligne médiane avec son homologue opposé pour contribuer à la formation de la **ligne blanche** abdominale.

Les fibres issues de la digitation insérées sur la neuvième côte s'insèrent *sur le pubis* et envoient des *expansions aponévrotiques vers les adducteurs du même côté et du côté opposé*. Les fibres issues de la digitation partant de la dixième côte se terminent *sur l'arcade crurale*. Ces deux faisceaux tendineux délimitent l'*orifice superficiel du canal inguinal*, triangulaire à sommet supéro-externe, et dont la base inféro-interne est formée par le pubis et l'épine pubienne, sur laquelle s'insère le **ligament inguinal**.

De la description de ces muscles de la paroi abdominale, formant le groupe antérieur des muscles moteurs du rachis, il faut retenir les notions suivantes :

- les muscles droits à la partie tout antérieure de l'abdomen forment deux bandes musculaires **agissant à grande distance du rachis**, entre l'orifice inférieur du thorax dans sa partie antérieure et la ceinture pelvienne dans sa partie antérieure;
- les muscles larges forment trois couches successives dont la direction des fibres est entrecroisée, comme dans un tissu : *transversale pour la couche profonde* du muscle transverse, *oblique en haut et en dedans* pour la couche moyenne du muscle oblique interne, *oblique en bas et en dedans* pour la couche superficielle du muscle oblique externe.

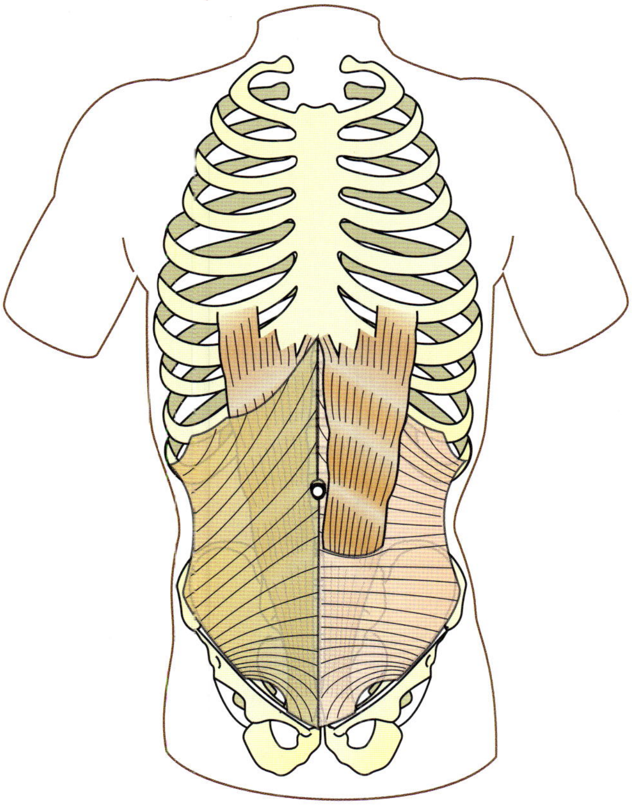

Fig. 43

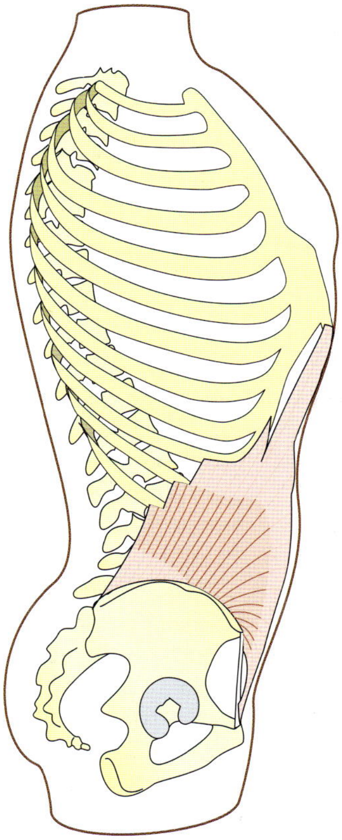

Fig. 44

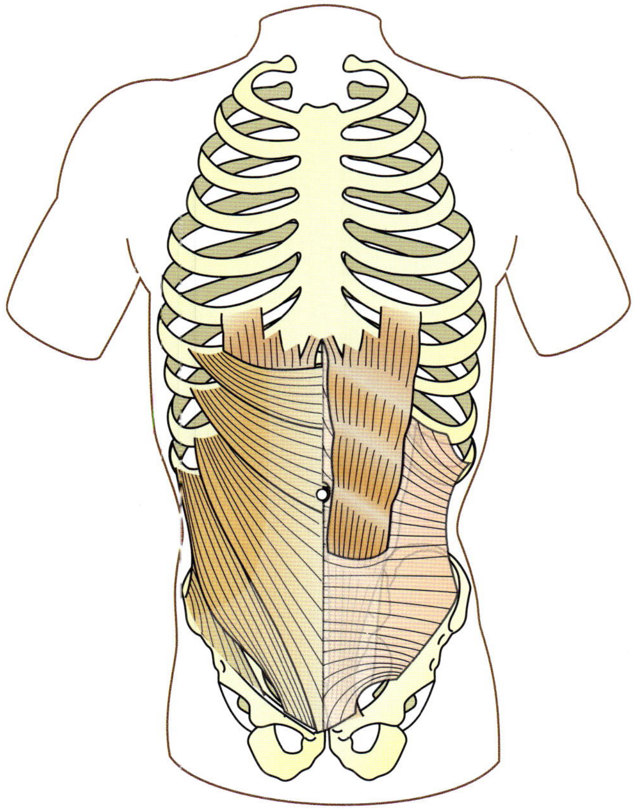

Fig. 45

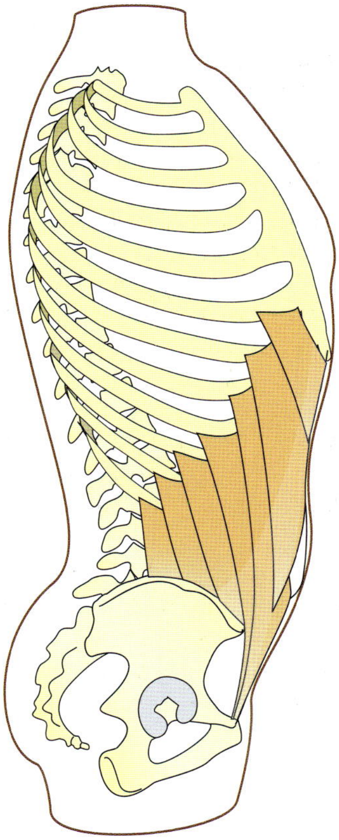

Fig. 46

Les muscles de la paroi abdominale : le galbe de la taille

Les fibres des muscles larges, prolongées par les fibres de leurs aponévroses, forment un tissage, un **véritable corset autour de l'abdomen** **(Fig. 47)**. En effet, la direction des fibres du muscle oblique externe d'un côté se prolonge dans la direction des fibres du muscle oblique interne de l'autre côté, et vice-versa. Si bien que, considérés dans leur ensemble, ces muscles obliques interne et externe forment un tissage non pas rectangulaire, mais **losangique** ; les couturières diraient que ce tissu est **dans le biais**. Ceci lui permet de s'adapter au galbe de la taille. On peut même dire que **ce « biais » détermine littéralement le creux de la taille**.

Une démonstration peut facilement faire apparaître cela à l'aide d'un **modèle** :

- si, entre deux cercles, on tend des fils ou des élastiques **(Fig. 48)**, lorsque leur direction est parallèle à l'axe qui unit le centre des deux cercles, on obtient une *surface cylindrique* ;
- si maintenant, on fait tourner le cercle supérieur par rapport au cercle inférieur **(Fig. 49)**, les fils restent tendus mais prennent une direction oblique et la surface qui « enveloppe » toutes ces droites est un **hyperboloïde de révolution** dont le pourtour est galbé sous la forme d'une *courbe hyperbolique*.

Ce mécanisme fait fort bien comprendre le creusement de la taille, d'autant plus nettement que les fibres obliques sont *plus tendues* et d'autant plus naturellement que *le pannicule adipeux est moins épais*. Pour reconstituer le galbe de la taille, il est donc nécessaire de **rétablir la tonicité des muscles obliques de l'abdomen**.

Par ailleurs, le galbe de la partie inférieure de l'abdomen dépend aussi des muscles larges qui forment une **véritable sangle abdominale** **(Fig. 50)**, qu'on pourrait qualifier de « sous-ventrière ». L'efficacité de cette sangle est déterminée par la tonicité, non pas tant des muscles droits antérieurs, que des *muscles larges* :

- muscle oblique externe **(vert)** ;
- mais surtout muscle oblique interne **(bleu)** ;
- et plus spécialement muscle **transverse** **(jaune)** dans sa partie inférieure.

Ces muscles jouent un grand rôle à l'*accouchement*, lors de la **phase d'expulsion**.

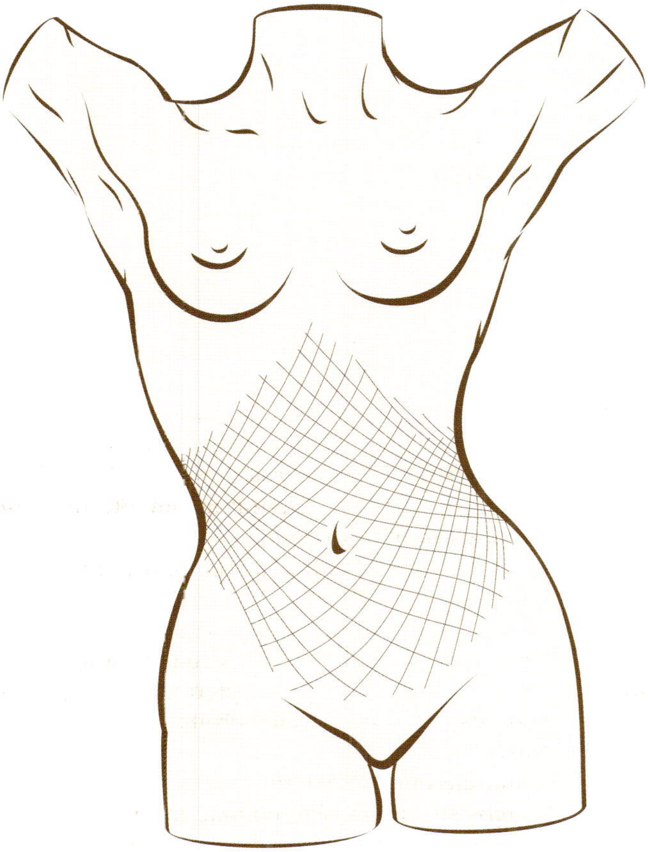

Fig. 47

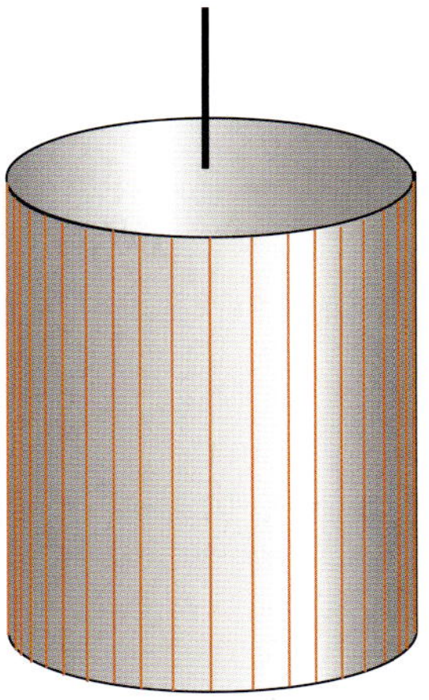

Fig. 48

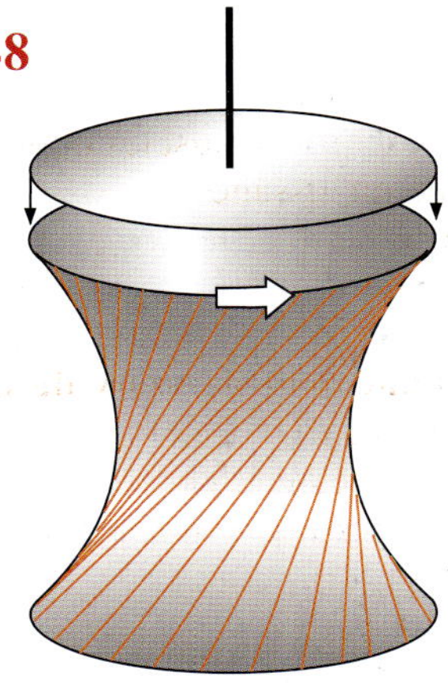

Fig. 49

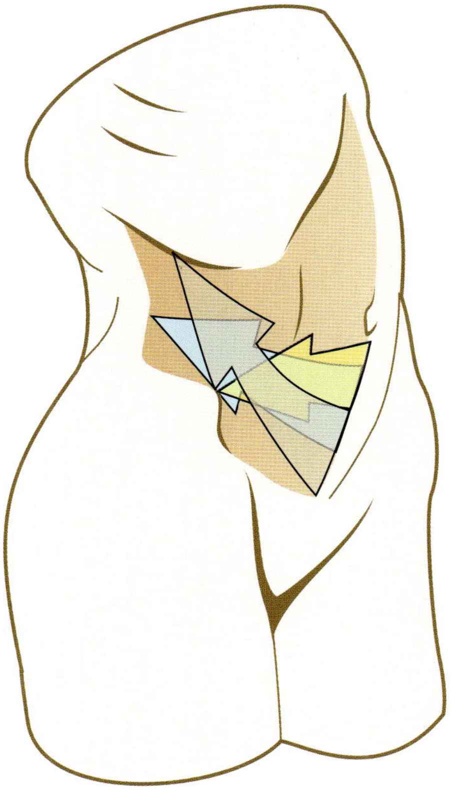

Fig. 50

Les muscles de la paroi abdominale : la rotation du tronc

La rotation sur l'axe rachidien est réalisée par les muscles des *gouttières vertébrales* et par les *muscles larges de l'abdomen*.

Sur une **vue supérieure** de deux vertèbres lombales **(Fig. 51)**, on voit que la contraction unilatérale des muscles des gouttières vertébrales a un léger effet rotatoire. Mais la couche musculaire la plus profonde, celle du **muscle transversospinal** TS, a une action de rotation beaucoup plus marquée : en prenant appui sur les processus transverses sous-jacents, le muscle transversospinal tire en dehors le processus épineux de la vertèbre sus-jacente, entraînant ainsi une *rotation vers le côté opposé* de sa contraction, autour du centre de rotation situé à la base du processus épineux **(croix noire)**.

Lors de la **rotation du tronc (Fig. 52)**, les muscles obliques de l'abdomen jouent un rôle essentiel. En effet, leur trajet *enroulé en spirale autour de la taille* leur donne une grande efficacité, ainsi que leurs *insertions à distance du rachis* sur la cage thoracique, ce qui mobilise non seulement le rachis lombal mais aussi le rachis dorsal inférieur.

Pour obtenir la rotation du tronc vers la gauche **(Fig. 52)**, il faut contracter le *muscle oblique externe* ***OE*** *du côté droit*, et le *muscle oblique interne* ***OI*** *du côté gauche*. Il est remarquable que ces deux muscles soient enroulés dans le même sens autour de la taille **(Fig. 53)** et que leurs fibres musculaires et aponévrotiques soient **en continuité dans la même direction**. Ils sont donc **synergiques** pour cette action de rotation.

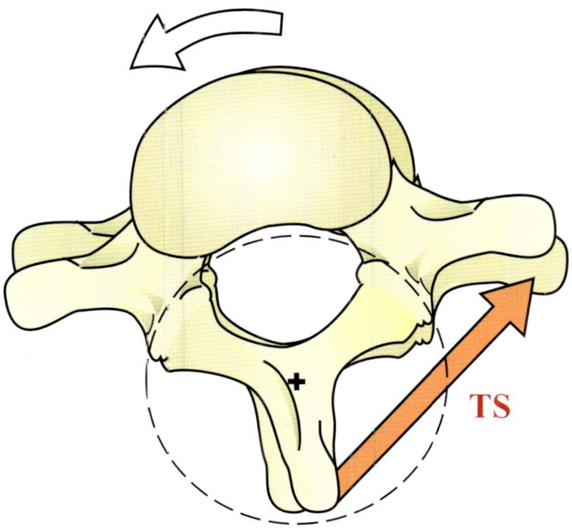

Fig. 51

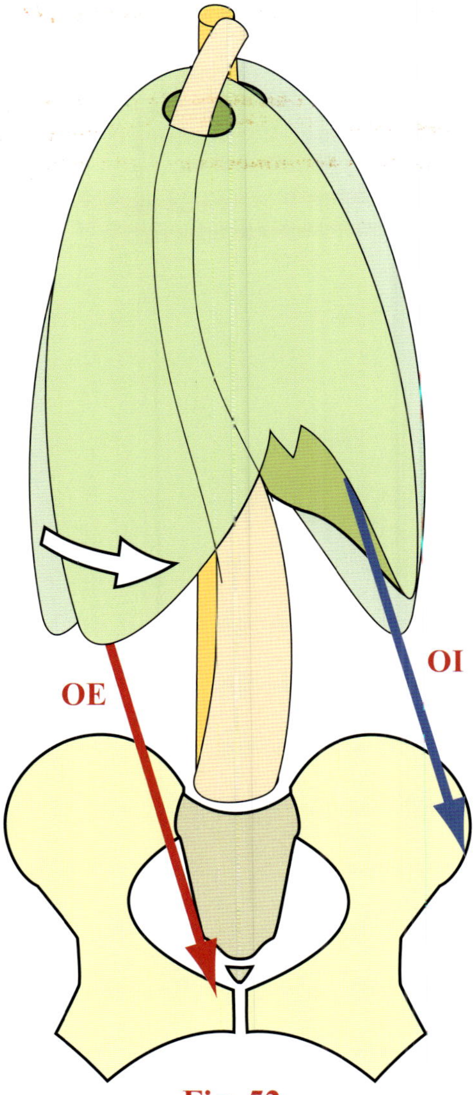

Fig. 52

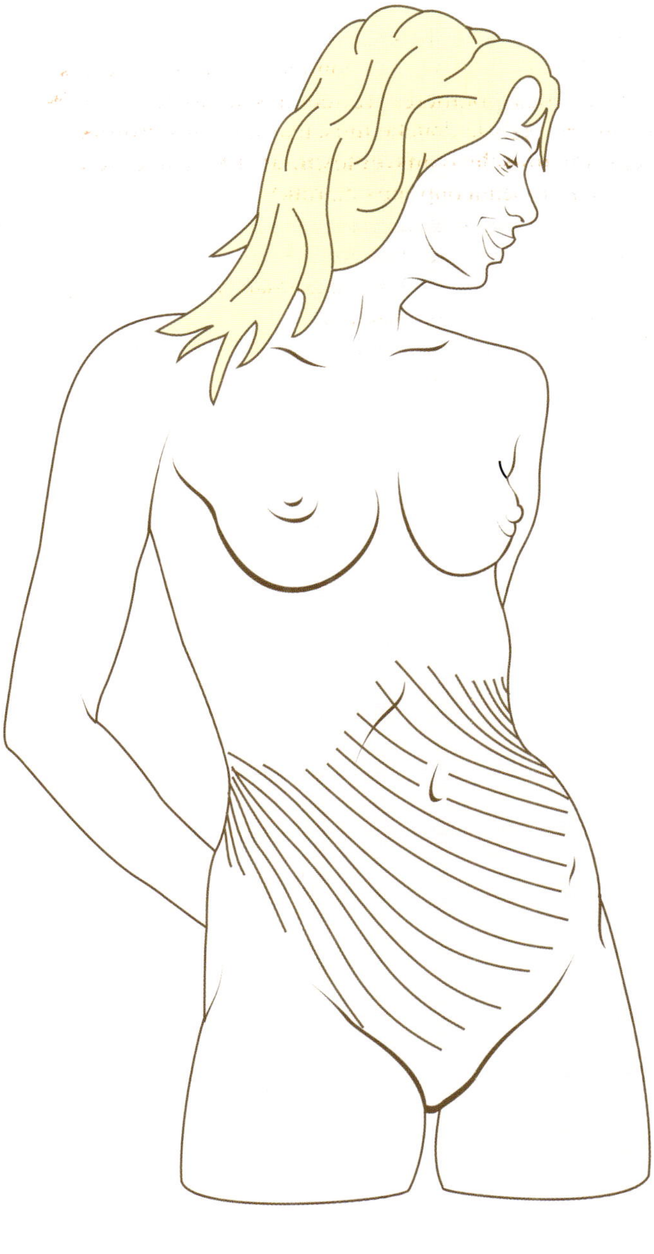

Fig. 53

Les muscles de la paroi abdominale : la flexion du tronc

Les muscles de la paroi abdominale sont des **fléchisseurs puissants du tronc** **(Fig. 54)**. Étant situés *très en avant de l'axe rachidien*, ils mobilisent l'ensemble du rachis *vers l'avant* sur la *charnière lombo-sacrée* et sur la *charnière dorso-lombale*. Leur action est **très puissante**, car elle s'effectue par l'intermédiaire de *deux grands bras de levier* :

- le **bras de levier inférieur**, constitué par la *distance promonto*-pubienne ;
- le **bras de levier supérieur**, schématisé par la *console prenant appui sur le rachis dorsal inférieur*, représentant l'épaisseur du thorax inférieur.

La longueur de ce bras de levier est la **distance dorso-xiphoïdienne**. Le muscle **droit de l'abdomen** **GD**, qui réunit directement l'appendice xiphoïde à la symphyse pubienne, a une action très puissante de flexion du rachis. Il est *aidé par deux muscles larges*, le muscle **oblique interne** **OI** et le muscle **oblique externe** **OE**, qui réunissent l'orifice inférieur du thorax au bord supérieur de la ceinture pelvienne.

Alors que le muscle droit constitue un *tendeur direct*, le muscle *oblique interne* constitue un *tendeur oblique en bas et en arrière* et le muscle *oblique externe* un *tendeur oblique en bas et en avant*. Ils jouent en outre le *rôle de haubans*, d'autant plus qu'ils sont plus obliques.

Ces muscles ont une double action :

- d'une part, ils fléchissent le tronc en avant **F** ;
- d'autre part, ils redressent puissamment la lordose lombale **R**.

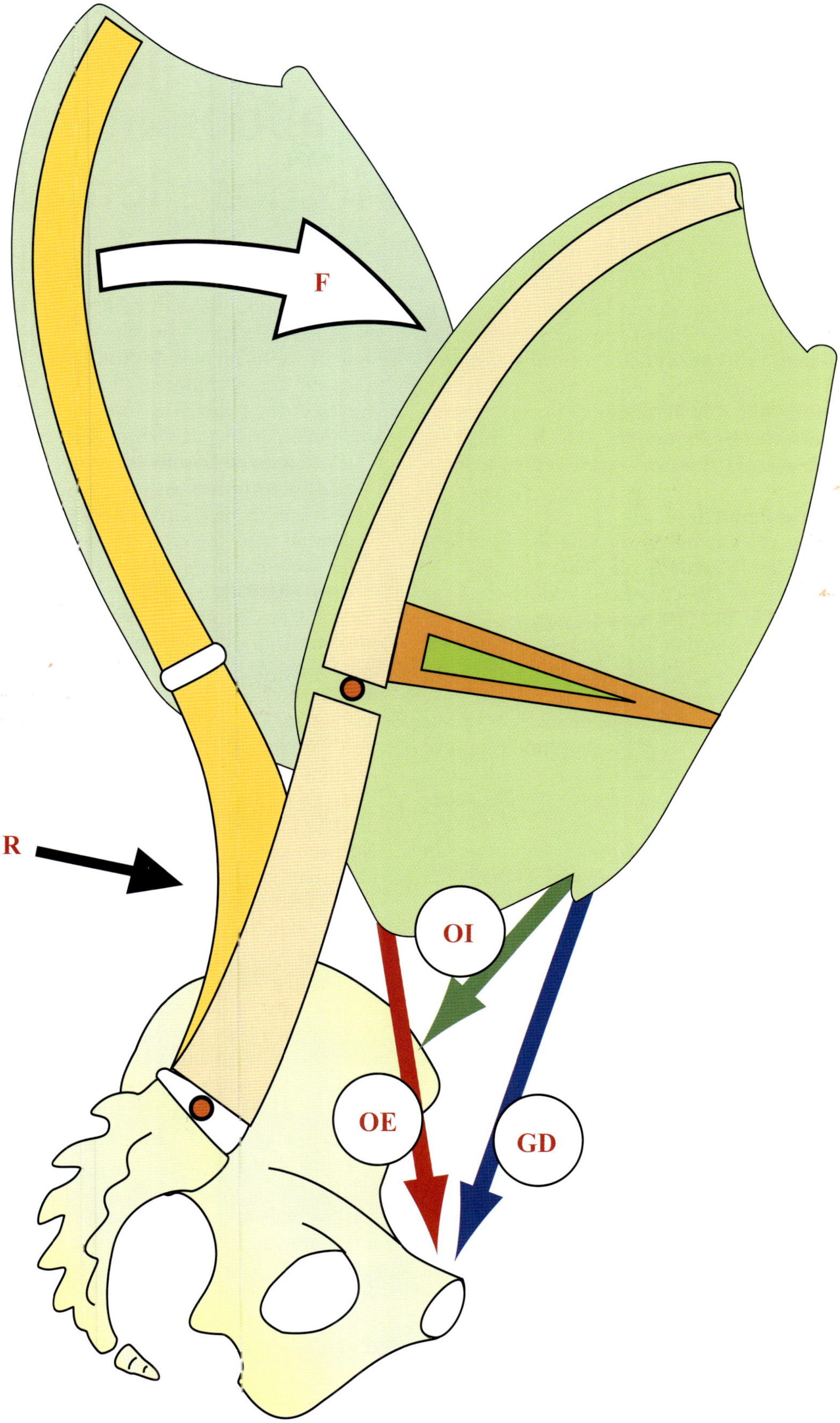

Fig. 54

Les muscles de la paroi abdominale : le redressement de la lordose lombale

Le degré de courbure du rachis lombal dépend non seulement des muscles abdominaux et des muscles rachidiens mais encore de *certains muscles des membres inférieurs* rattachés à la ceinture pelvienne.
Dans la position dite « **asthénique** » **(Fig. 55)**, le relâchement musculaire abdominal **(flèches bleues)** entraîne une *exagération de toutes les courbures rachidiennes* :

- **hyperlordose lombale L** ;
- accentuation de la **cyphose dorsale D** ;
- accentuation de la **lordose cervicale C**.

De ce fait, la tête se déplace vers l'avant **b**.
En outre, **le pelvis bascule en antéversion (flèche blanche)** : la ligne qui réunit l'épine iliaque antéro-supérieure à l'épine iliaque postéro-supérieure devient *oblique en bas et en avant.*
Le muscle **psoas P**, qui fléchit le rachis lombal sur le pelvis et **accentue la lordose lombale**, aggrave encore cette déformation par son hypertonicité ; cette attitude asthénique est souvent adoptée par des sujets sans énergie ni volonté.
On observe aussi des incurvations semblables du rachis chez la femme en état de *grossesse avancé* où la distension des muscles de la paroi abdominale, ainsi que le déplacement vers l'avant du centre de gravité, dû au développement du fœtus, *perturbe considérablement la statique pelvienne et rachidienne.*
Le redressement des courbures rachidiennes, attitude dite « **sthénique** » **(Fig. 56)**, prend son origine *au niveau du pelvis.*
La **correction de l'antéversion du pelvis** est obtenue par l'action des **muscles extenseurs de la hanche** :

- la contraction des muscles **ischio-jambiers IJ** et surtout du **grand glutéal G** entraîne la bascule du pelvis *en arrière* **(flèche blanche)** et *rétablit l'horizontalité de la ligne bi-épineuse.* Le sacrum devient ainsi vertical, ce qui diminue la courbure du rachis lombal ;
- le rôle le plus important dans la correction de l'hyperlordose lombale est dévolu aux muscles de l'abdomen et en particulier aux muscles **droits D**, qui agissent par l'intermédiaire de deux grands bras de levier.

Il suffit donc de contracter les muscles grands glutéaux et les mucles droits pour obtenir un **redressement de la lordose lombale**.
À partir de ce moment, l'action d'extension des **muscles des gouttières lombales S** peut obtenir la traction en arrière des premières vertèbres lombales :

- la contraction des muscles du plan dorsal entraîne la **diminution de la cyphose dorsale** ;
- la mise en jeu des *muscles du rachis cervical* comme nous le verrons plus loin permet d'obtenir de la même manière un **redressement de la lordose cervicale**.

Au total, les courbures étant effacées, **le rachis est plus haut h** (cela correspond à une légère augmentation de l'indice rachidien de Delmas) et le même sujet peut ainsi gagner 1, 2 et même 3 cm en hauteur.
Voici donc la théorie classique, mais des études « inclinométriques » ont montré (Klausen, 1965) que l'ensemble du rachis se comporte comme une flèche de grue, en position de porte-à-faux antérieur. Les électromyogrammes simultanés des muscles du plan postérieur et des abdominaux (Asmussen et Klausen, 1962) mettent en lumière que chez quatre sujets sur cinq la station debout contrôlée par le simple réflexe postural inconscient ne nécessite la contraction tonique que des muscles du plan postérieur. Lorsque le sujet charge la partie supérieure de son rachis en portant un poids sur la tête ou en tenant des poids avec ses mains pendantes le long du corps, le porte-à-faux antérieur du rachis augmente légèrement, tandis que la lordose lombale diminue et que la cyphose dorsale s'accentue. Simultanément, le tonus des muscles spinaux augmente pour limiter le porte-à-faux.
Les muscles abdominaux ne participeraient donc pas à la statique rachidienne inconsciente, ce qui ne veut pas dire qu'ils n'entrent pas en action lors du **redressement conscient** de la lordose lombale, dans la position du « garde-à-vous » par exemple, ou dans le port de lourdes charges en porte-à-faux antérieur.

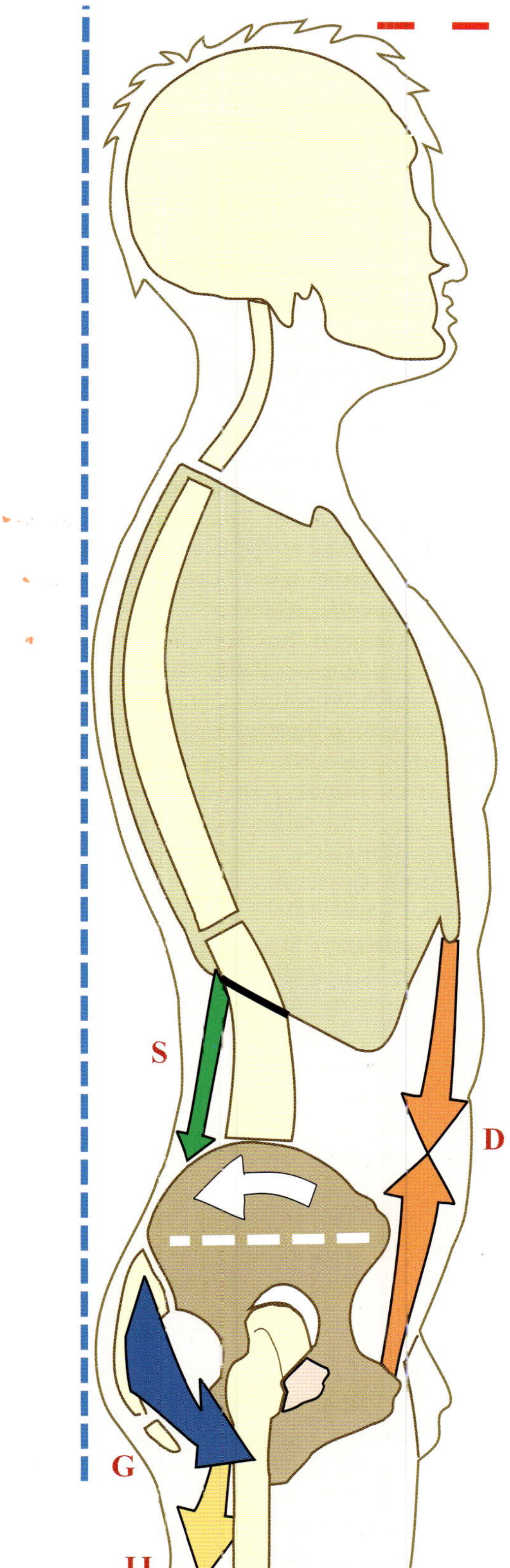

Fig. 56

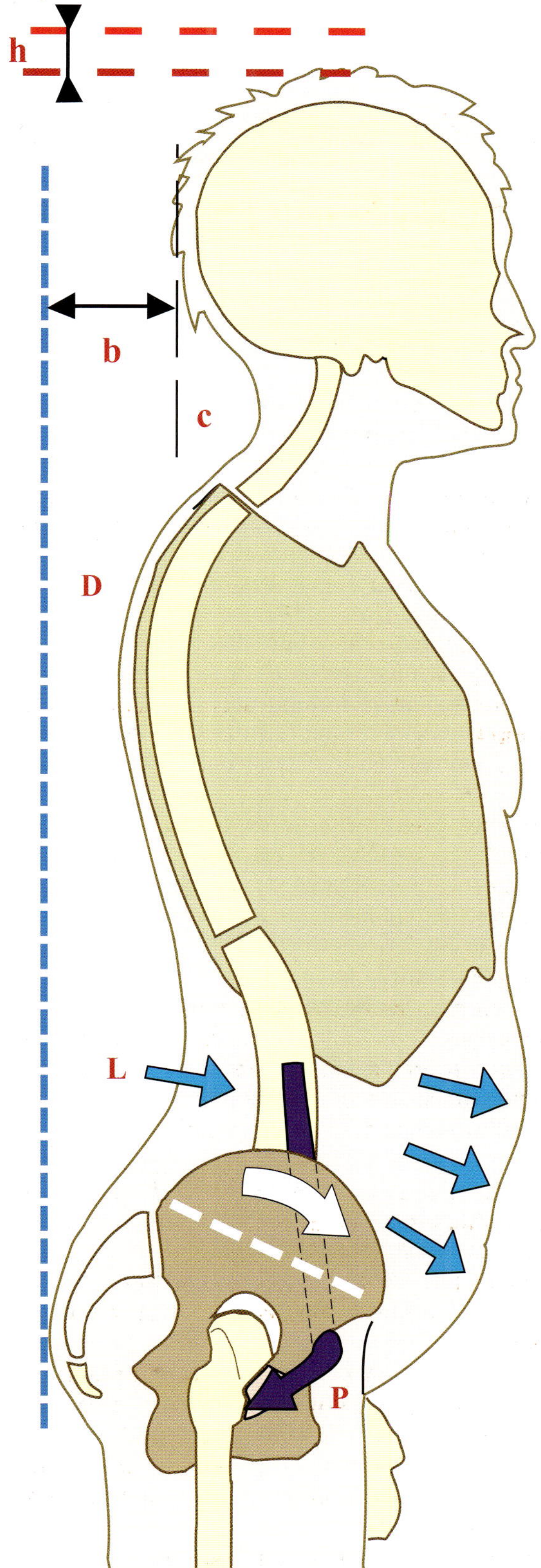

Fig. 55

Le tronc considéré comme une structure gonflable. Épreuve de Valsalva

Dans la **position penchée en avant** (**Fig. 57**), les efforts qui s'exercent sur le disque lombo-sacré sont considérables.

En effet, le poids de la partie supérieure du tronc avec la tête s'applique au niveau du **centre de gravité partiel** **P** situé juste devant la dixième vertèbre dorsale. Ce poids **Pl** va s'appliquer à l'extrémité d'un grand bras de levier, dont le point d'appui est situé au niveau du nucleus pulposus de **L5-S1**. Pour équilibrer cette force, il faut aux **muscles spinaux S1** s'exerçant sur un bras de levier sept à huit fois plus court, une force sept à huit fois plus grande que le poids P1. La force qui s'exerce sur le disque lombo-sacré est égale à la **somme** de P1 et de S1. Elle est d'autant plus élevée que le sujet sera *plus penché en avant* et surtout qu'il portera une *charge à bout de bras*.

Pour soulever une charge de 10 kg, genoux fléchis, tronc vertical, la force S1 des muscles spinaux est de **141 kg**. La même charge de 10 kg soulevée genoux tendus et **corps penché en avant** demande une force S1 de **256 kg**. Si cette même **charge est portée bras tendus en avant**, la force S1 nécessaire est de **363 kg**. À ce moment, **la charge subie par le nucleus** pulposus serait de 282 à 726 kg et même **1200 kg**, ce qui est **nettement supérieur aux charges de rupture des disques vertébraux** : *800 kg avant 40 ans, 450 kg chez les sujets âgés*.

Deux faits peuvent expliquer cette *apparente contradiction* :

- d'une part la totalité de la force qui s'applique sur le disque intervertébral n'est *pas supportée uniquement par le nucleus pulposus*. Par la prise de pression à l'intérieur même du nucleus pulposus, Nachemson a démontré que lorsqu'une force est appliquée sur un disque, *le nucleus pulposus supporte 75 % de la charge*, et l'annulus fibrosus 25 % ;
- d'autre part, **l'ensemble du tronc intervient** (**Fig. 58**) pour soulager la pression sur le disque lombo-sacré et les disques du rachis lombal inférieur, par le mécanisme de l'**« effort abdominal »**, encore appelé **épreuve de Valsalva**. Il associe la **fermeture de la glotte** **G** et de **tous les orifices abdominaux** **F**, de l'anus et du sphincter vésical, ce qui transforme la cavité abdomino-thoracique en une **cavité close** **A + T**, où, grâce à la **contraction soutenue des muscles expirateurs**, en particulier des **muscles abdominaux** **Dr**, la pression augmente et transforme l'ensemble en une **poutre rigide** située *en avant du rachis*, transmettant les efforts sur la ceinture pelvienne et le périnée.

Ce mécanisme, utilisé par les haltérophiles, diminue la compression au niveau des disques : sur le disque **D12-L1**, elle décroît de **50 %** et sur le **disque lombo-sacré de 30 %**. Pour la même raison, *la tension des muscles spinaux S2 est diminuée de 55 %*.

Très utile pour soulager les efforts sur le rachis, il ne peut agir que pendant des temps très courts, car il suppose une **apnée absolue** et entraîne des perturbations circulatoires importantes :

- **hyperpression dans les veines céphaliques** ;
- **diminution du retour veineux au cœur** ;
- diminution de la quantité de sang contenue dans les **parois alvéolaires** ;
- **augmentation de la résistance dans la petite circulation**.

Il suppose, d'autre part, une intégrité des muscles de la sangle abdominale et la possibilité d'une fermeture de la glotte et des autres orifices abdominaux.

La dérivation de la circulation veineuse de retour par les **plexus veineux périrachidiens** crée une hyperpression du liquide céphalo-rachidien. Les efforts de soulèvement de lourdes charges ne peuvent donc être que **brefs et intenses**.

Pour diminuer la compression au niveau des disques intervertébraux, il est préférable de **soulever des charges le tronc vertical** plutôt que le tronc penché en avant avec un porte-à-faux important. **C'est le conseil qui doit être donné aux sujets exposés aux hernies discales.**

Une **variante de l'épreuve de Valsalva** (**Fig. 59**), utilisée par les plongeurs sous-marins, consiste à fermer **la bouche et les narines** **N** en les pinçant, et non la glotte, ce qui augmente la pression dans le cavum. En déglutissant simultanément, la trompe d'Eustache **E** s'ouvre, ce qui fait augmenter la pression dans l'oreille interne pour créer un **équilibre avec la pression extérieure qui s'exerce sur le tympan**.

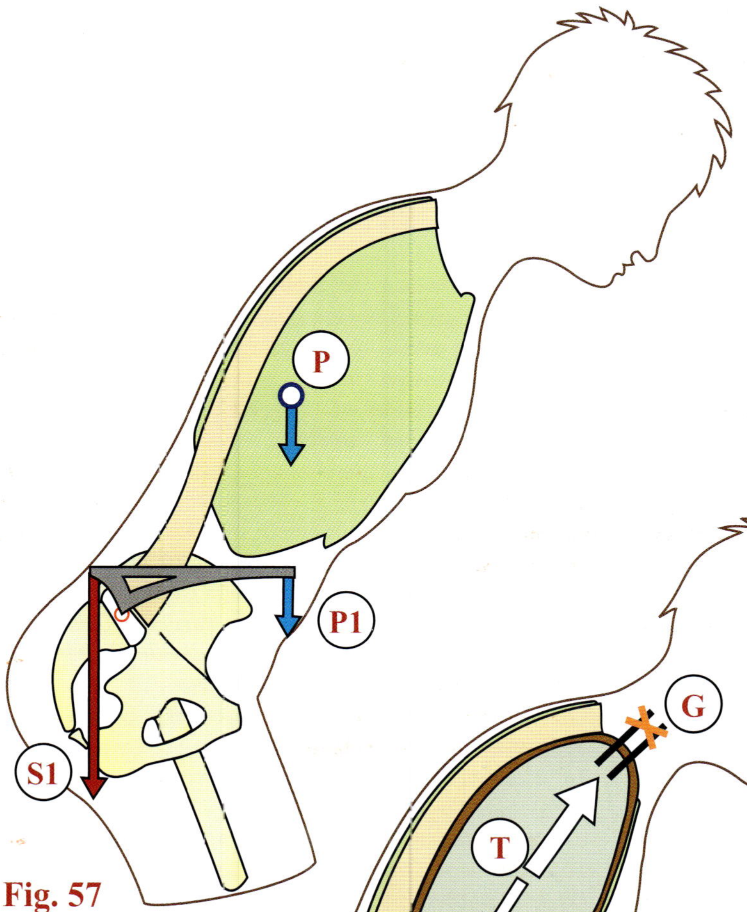

Fig. 57

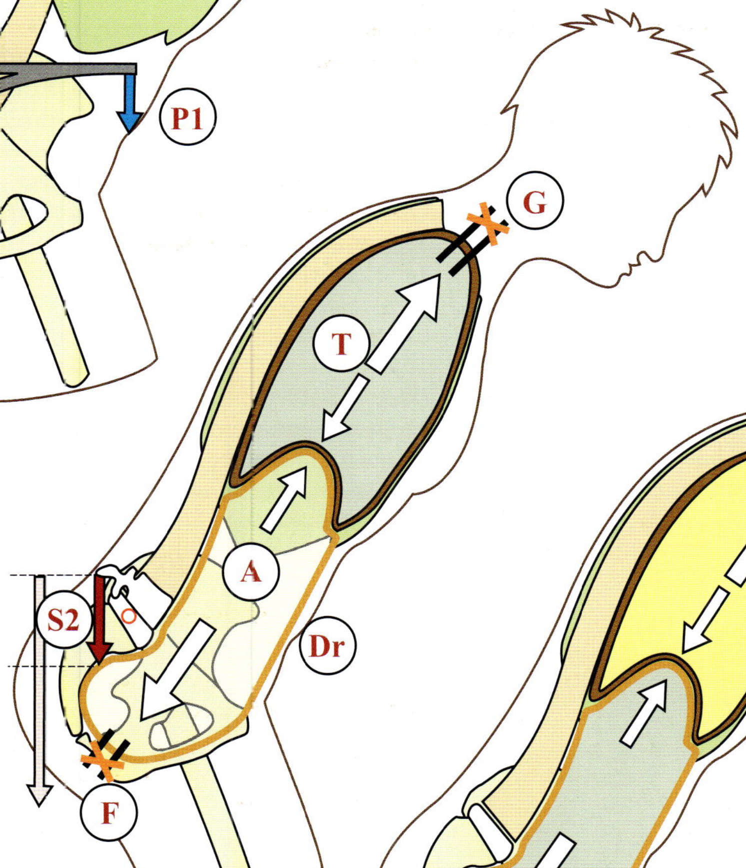

Fig. 58

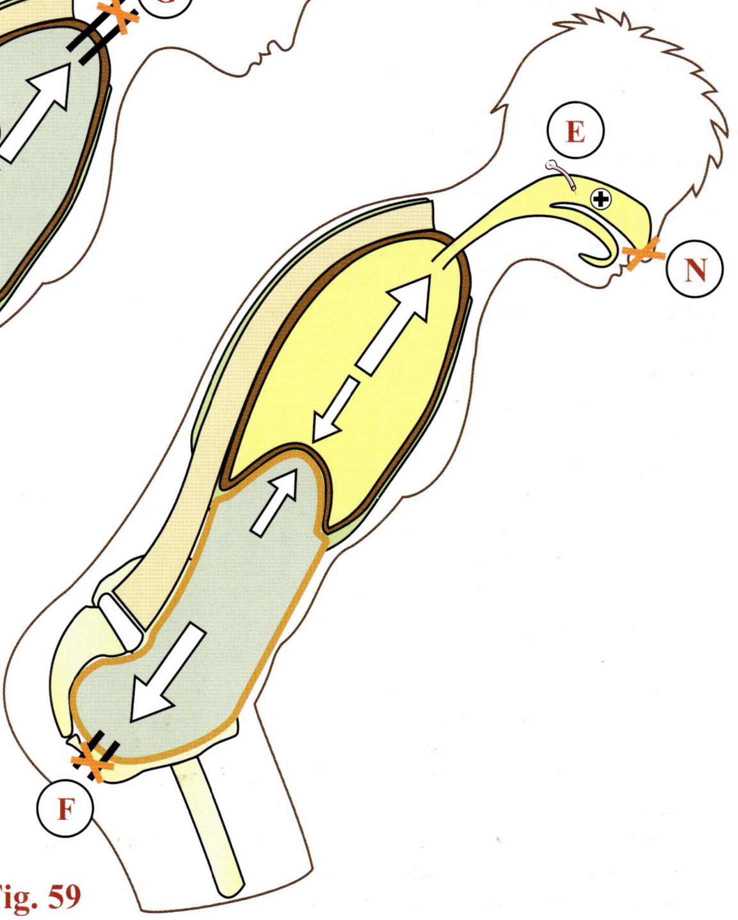

Fig. 59

Statique du rachis lombal en position debout

En appui symétrique sur les deux membres inférieurs, le **rachis lombal vu de profil** (Fig. 60) présente, nous l'avons vu, une courbure à concavité postérieure appelée **lordose lombale** L.

Vu **de dos en appui symétrique** (Fig. 61), le rachis lombal est rectiligne ; par contre dans la **position hanchée** (Fig. 62), c'est-à-dire en appui asymétrique sur un seul membre inférieur, le rachis lombal prend une *concavité du côté de l'appui*, ce qui est dû à la bascule du pelvis P, la hanche d'appui étant plus élevée que la hanche déchargée.

Pour compenser cette inflexion lombale, *le rachis dorsal prend une courbure à concavité opposée*, c'est-à-dire du côté du membre déchargé, et la ligne des épaules E s'incline du côté de l'appui.

Enfin, le **rachis cervical** dessine une courbure à *concavité du côté de l'appui*, c'est-à-dire du *même sens que la courbure lombale*.

Dans la position symétrique (Fig. 61), la ligne des épaules E est horizontale et parallèle à la ligne du pelvis P qui passe par les fosses sacrées, toujours parfaitement visibles.

Les *études électromyographiques de Brügger* ont montré que lors de la **flexion du tronc** (Fig. 63), les muscles **spinaux** D se contractent énergiquement au début, puis les muscles **glutéaux** G, enfin les **ischio-jambiers** IJ et les **soléaires** T.

En fin de flexion, le rachis n'est stabilisé que par l'action passive des **ligaments rachidiens** L prenant appui sur le pelvis dont l'antéversion est retenue par les **ischio-jambiers** IJ.

Lors du **redressement** (Fig. 64), les muscles entrent en jeu dans l'ordre inverse : d'abord, les **ischio-jambiers** IJ, puis les **glutéaux** G, ensuite les **lombaux** et les **dorsaux** D.

En **position debout rectiligne** (Fig. 60), le léger déséquilibre avant est contrôlé par la contraction tonique des muscles du plan postérieur : **triceps suraux** T, **ischio-jambiers** IJ, **glutéaux** J, muscles **spinaux** D, *les abdominaux étant, par contre, relâchés* (Asmussen), muscles cervicaux C.

On observe parfois sur les plages des jeunes filles en **attitude asthénique** (Fig. 65) – c'est le pendant de celle figurée chez l'homme : les muscles de l'abdomen relâchés 1 laissent saillir le ventre, la poitrine est creuse 2, et la tête penchée en avant 3. Toutes les courbures rachidiennes sont accentuées : reins creux 4 par hyperlordose, dos rond 5 par cyphose exagérée, nuque creuse 6 par hyperlordose cervicale. Là encore, le remède est simple : augmenter le tonus ! Contracter les ischio-jambiers et serrer les fesses, rejeter les épaules en arrière en tirant sur les muscles du dos et regarder vers l'horizon… Pas de mollesse !

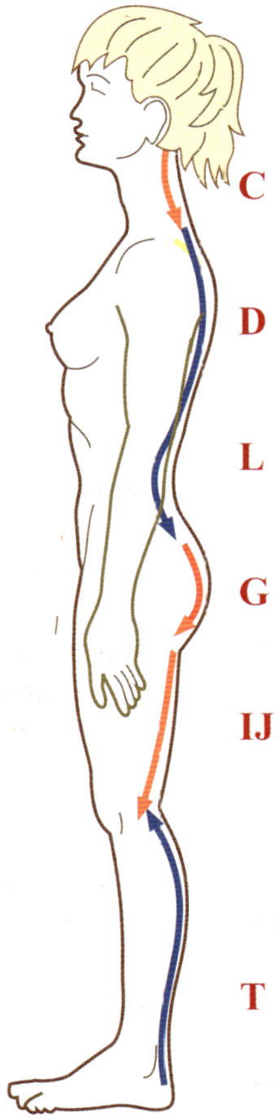

Fig. 60

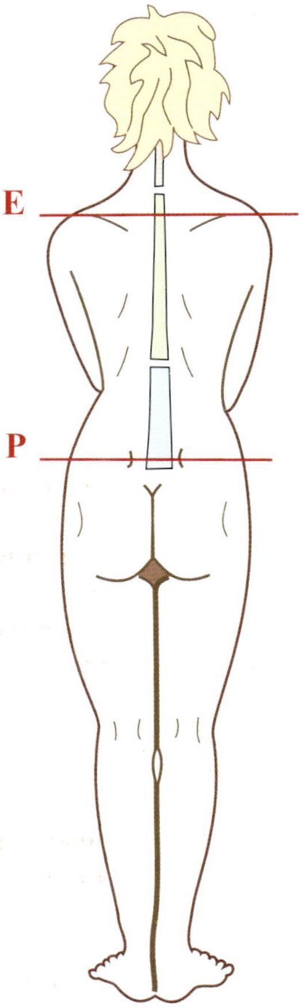

Fig. 61

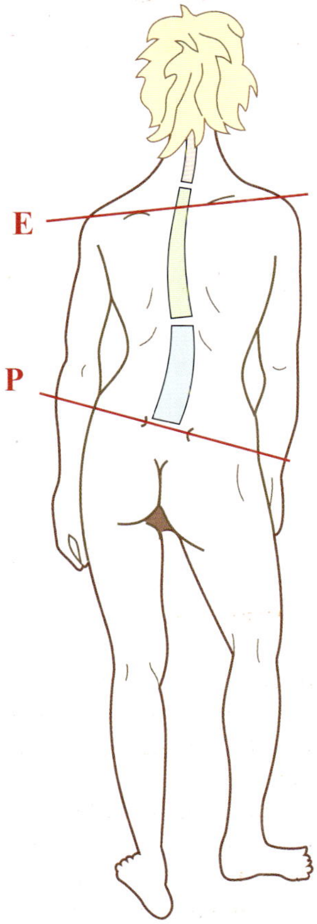

Fig. 62

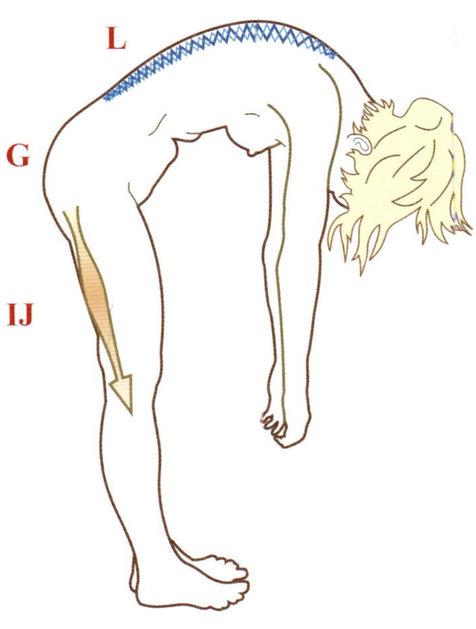

Fig. 63

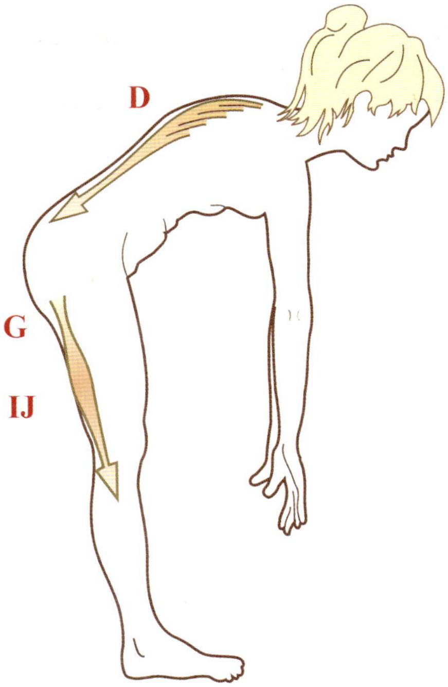

Fig. 64

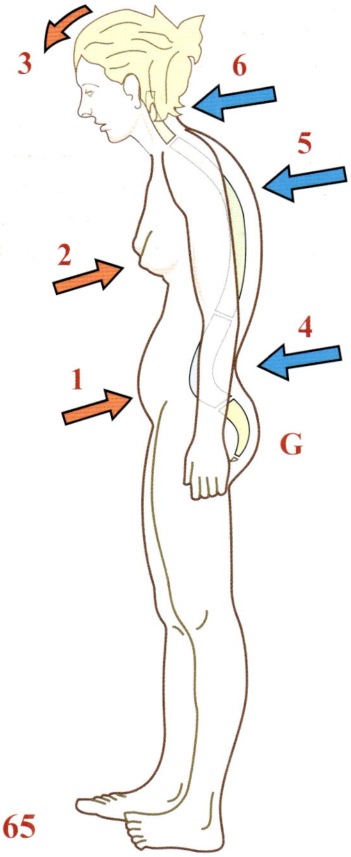

Fig. 65

Position assise et debout asymétrique : le rachis des musiciens

Dans la statuaire grecque, l'évolution est remarquable entre les **kouros** **(Fig. 66)**, debouts en position symétrique, sans souplesse, hérités des statues égyptiennes, et l'**Apollon de Praxitèle** **(Fig. 67)**, dont la souplesse rend le marbre ou le bronze plus vivant. C'est ce sculpteur génial, qui a inventé la **position praxitèlienne**, position hanchée, en appui asymétrique, qui a ensuite inspiré tout l'art de la sculpture. Avant nos militaires, les sculpteurs grecs avaient inventé le « garde à vous » et le « repos »… !

Cette position praxitélienne se retrouve dans beaucoup d'activités de la vie courante, en particulier chez les artisans et les musiciens. Pour les **violonistes** **(Fig. 68)**, la position du pelvis est la plupart du temps symétrique, mais la ceinture scapulaire doit adopter une position très asymétrique, entraînant ainsi une attitude tout à fait anormale du rachis cervical. Les troubles fonctionnels sont ainsi fréquents chez ces artistes, retentissant parfois gravement sur leur carrière, et nécessitant le recours à des rééducateurs très spécialisés.

Tous les instruments à corde imposent une position asymétrique. Les **guitaristes** **(Fig. 69)** travaillent non seulement en position asymétrique de la ceinture scapulaire, mais souvent aussi en asymétrie du pelvis, le pied gauche surélevé par une cale.

Les **pianistes** ont besoin d'une bonne assise du pelvis, et, pour eux, le réglage de leur siège est d'une grande importance :

- assis sur un **siège à bonne distance et à bonne hauteur** **(Fig. 70)**, le rachis ne présente pas de courbures anormales et la ceinture scapulaire est en position telle que les membres supérieurs peuvent atteindre le clavier *sans effort ni contorsion* ;
- si le siège est **trop distant** **(Fig. 71)**, le rachis travaille dans des conditions anormales, et pour que les mains atteignent le clavier, le rachis doit subir une *cyphose dorsale* et une *hyperlodose cervicale*. De plus, la distance trop importante des mains *fatigue la ceinture scapulaire.*

Même si le siège est bien réglé, le piano doit savoir contrôler la courbure de son rachis lombal **(Fig. 72)**, car une hyperlordose permanente finit par occasionner des lombalgies.

Au total, il est aisé de constater que **chez les musiciens**, surtout chez ceux qui jouent d'un **instrument à cordes**, **un bon contrôle de la statique rachidienne est fondamental**. En effet, bien des troubles dans l'exercice de leur profession et de leur art peuvent provenir de **mauvaises attitudes invétérées**, qu'il est souvent difficile de corriger par une rééducation de durée parfois longue, sous la conduite de **kinésithérapeutes spécialisés**. Le rachis est aussi d'une grande importance dans la **suspension de la ceinture scapulaire** qui travaille souvent dans des **conditions asymétriques**, dans lesquelles *une mauvaise attitude pérennisée peut aussi avoir des conséquences désastreuses*. Les musiciens doivent donc prendre *grand soin de leur rachis…*

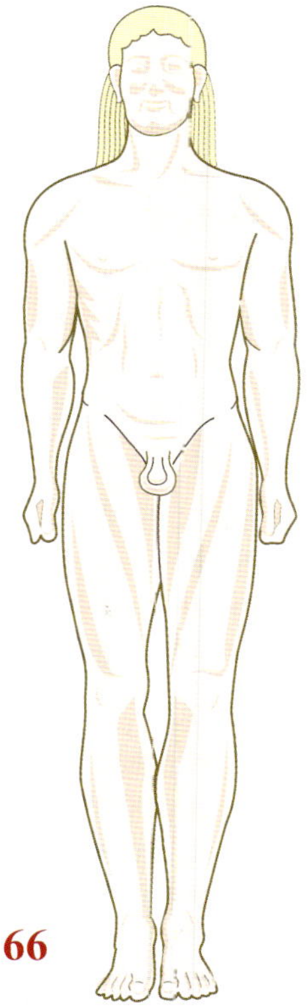

Fig. 66

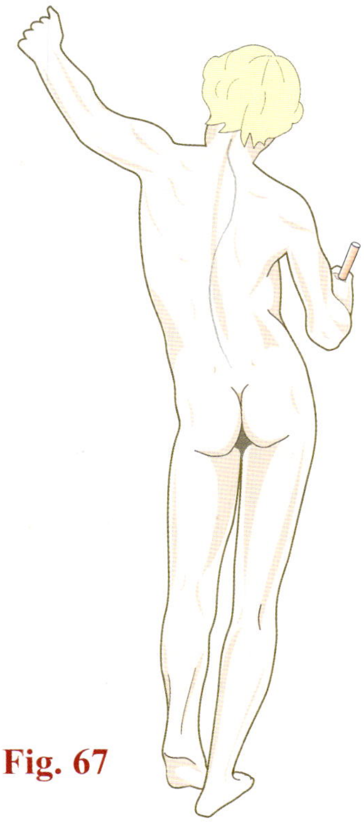

Fig. 67

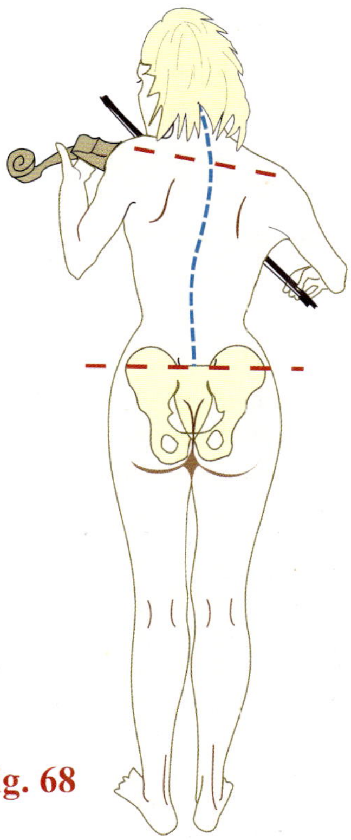

Fig. 68

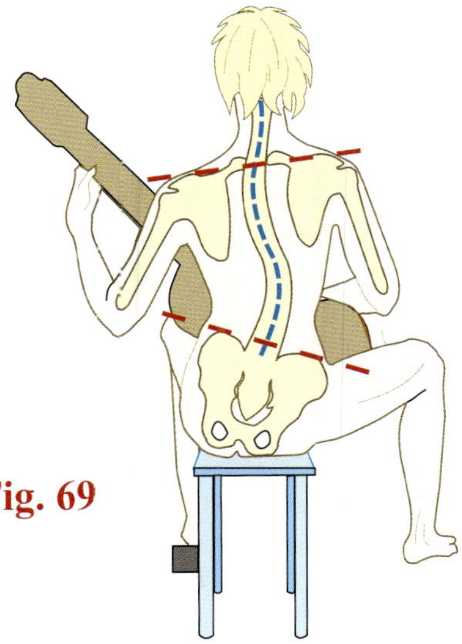

Fig. 69

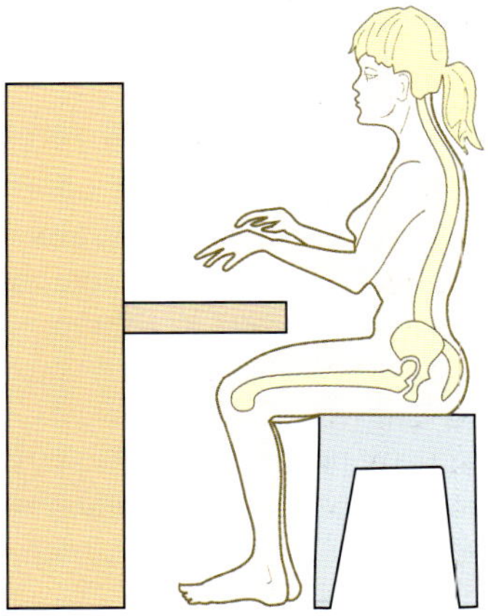

Fig. 70

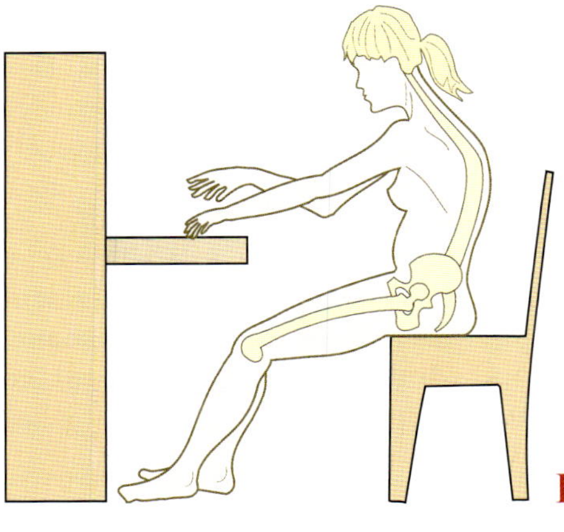

Fig. 71

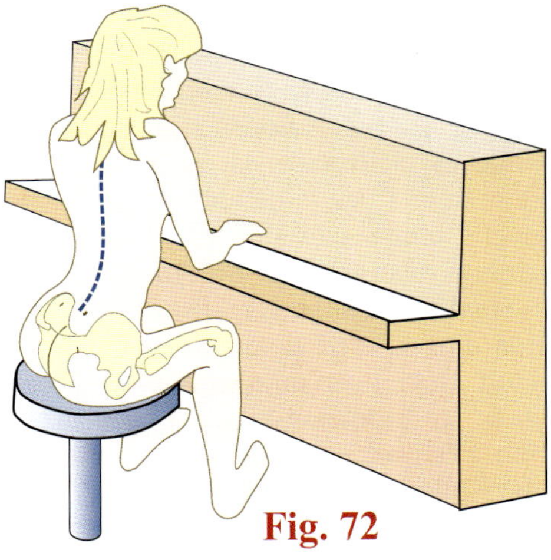

Fig. 72

Le rachis dans les positions assises et le décubitus

Les positions assises

Dans la **position assise en appui ischiatique** (Fig. 73), dans l'attitude dite *de la dactylo* sans appui sur le dossier, le poids du tronc repose uniquement sur les ischions et le pelvis est en équilibre instable, plutôt sollicité dans le sens de l'antéversion, d'où une *hyperlordose lombale* et une accentuation des courbures dorsales et cervicales. Les muscles de la ceinture scapulaire, et spécialement le muscle **trapèze** qui suspend la ceinture scapulaire et les membres supérieurs, sont *sollicités* pour maintenir la statique rachidienne. À longue échéance, cette attitude entraîne des **douleurs**, connues sous le nom de «**syndrome des dactylos**» ou de **syndrome des trapèzes**.

Dans la **position assise en appui ischio-fémoral** (Fig. 74), dite du *cocher de fiacre*, le tronc penché en avant reposant même parfois sur les genoux par l'intermédiaire des membres supérieurs, l'appui se fait sur les *tubérosités ischiatiques* et la *face postérieure des cuisses*. Le pelvis est en *antéversion* et l'exagération de la cyphose dorsale entraîne le *redressement de la lordose lombale*. Les membres supérieurs stabilisant le tronc avec le minimum d'effort musculaire, le sommeil est même possible (le cocher…). Position de repos des muscles des gouttières vertébrales, cette position est très souvent adoptée de façon instinctive par les malades **atteints de spondylolisthésis**, car elle *diminue l'effet de cisaillement sur le disque lombo-sacré* et permet le *relâchement des muscles du plan postérieur*.

Dans la **position en appui ischio-sacré** (Fig. 75), le tronc complètement *reporté en arrière* repose sur le dossier de la chaise et l'appui se fait par les *tubérosités ischiatiques* et la *face postérieure du sacrum et du coccyx*. **Le pelvis est en rétroversion, la lordose lombale est redressée**, la cyphose dorsale est exagérée et la tête peut s'incliner en avant sur le thorax, en même temps que s'inverse la lordose cervicale. C'est aussi une **position de repos** *pouvant entraîner le sommeil*, mais *la respiration est gênée* par la flexion du cou et le poids de la tête reposant sur le sternum. Cette position *réduisant le glissement antérieur* de la cinquième vertèbre lombale et relâchant les muscles postérieurs du rachis lombal **soulage les douleurs du spondylolisthésis**.

Le décubitus

Le **décubitus dorsal, membres inférieurs étendus** (Fig. 76), est la position la plus communément adoptée pour le repos : la traction sur les muscles psoas entraîne une hyperlordose lombale et creuse un vide sous les reins.

Dans le **décubitus dorsal, membres inférieurs fléchis** (Fig. 77), le **relâchement des psoas** entraîne une *rétroversion du pelvis* et une **diminution de la lordose lombale** : le *creux des reins* s'applique sur le plan d'appui, d'où un meilleur relâchement des muscles spinaux et des abdominaux.

Dans la **position dite de «relaxation»** (Fig. 78), obtenue grâce à des coussins ou à certains sièges spéciaux, le plan d'appui dorsal est *concave* d'où un *redressement de la lordose lombale* et de la *lordose cervicale*; un **appui sous les genoux** fléchit les hanches, relâchant les muscles psoas et ischio-jambiers.

Dans le **décubitus latéral** (Fig. 79), le rachis suit une *courbe sinueuse* : à partir d'une convexité lombale inférieure, la ligne des fossettes sacrées et la ligne des épaules se rejoignent au-dessus du sujet. Le rachis dorsal prend une courbure à convexité supérieure. Cette attitude *ne peut pas donner un relâchement musculaire général* et entraîne quelques *difficultés respiratoires lors des anesthésies*.

Quant au **décubitus ventral**, il présente tous les inconvénients du décubitus dorsal (hyperlordose lombale), aggravés par des difficultés respiratoires dues à l'appui sur la cage thoracique. L'abdomen refoulant la masse abdominale sur le diaphragme, il diminue ainsi sa course et entraîne enfin l'obstruction possible du carrefour respiratoire par le plan d'appui, les sécrétions ou les corps étrangers. De nombreuses personnes adoptent cependant cette position pour s'endormir, mais en changent ensuite. D'une manière générale, *une même position n'est jamais conservée très longtemps au cours du sommeil*, ceci pour permettre un **relâchement successif de tous les groupes musculaires** et surtout un **déplacement des points d'appui**, car on sait que **la permanence des points d'appui plus de trois heures peut entraîner des escarres** par manque de vascularisation des téguments.

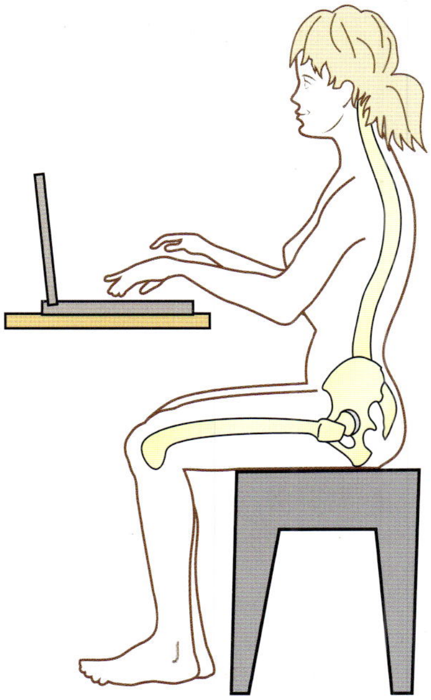

Fig. 73

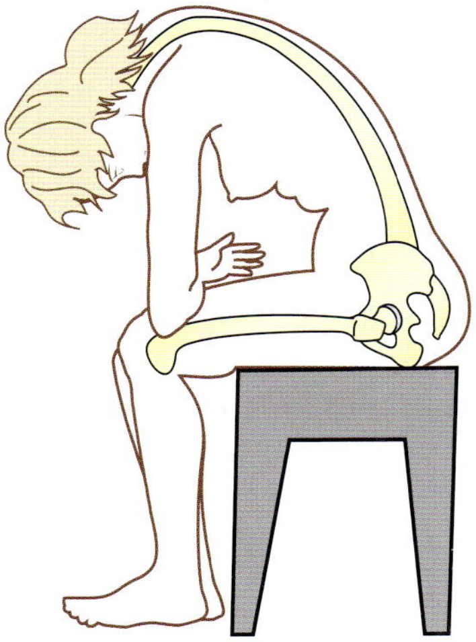

Fig. 74

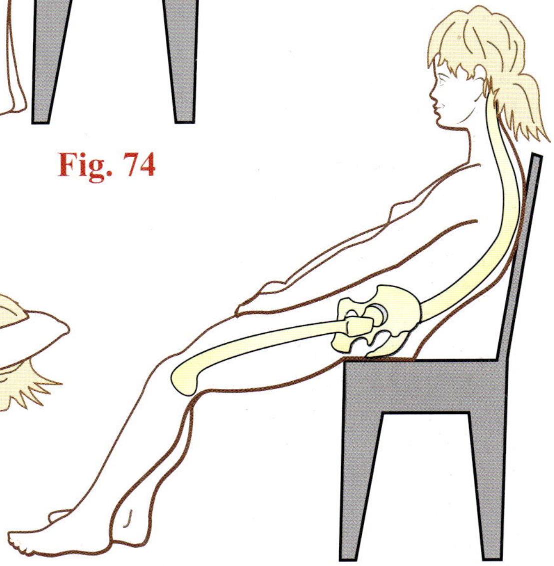

Fig. 75

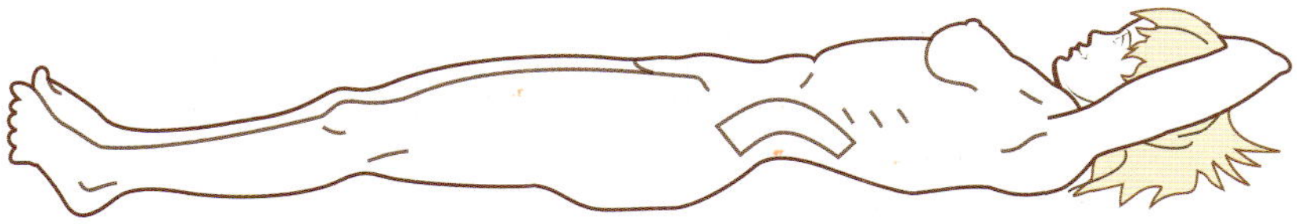

Fig. 76

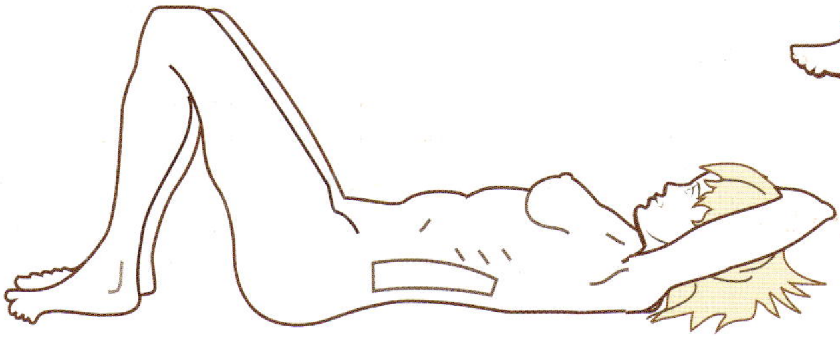

Fig. 77

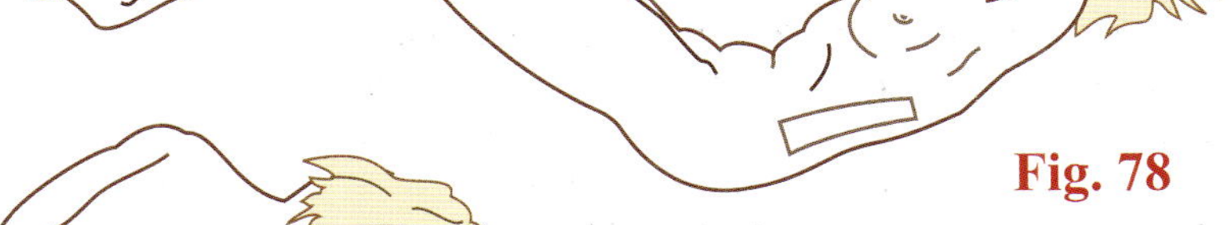

Fig. 78

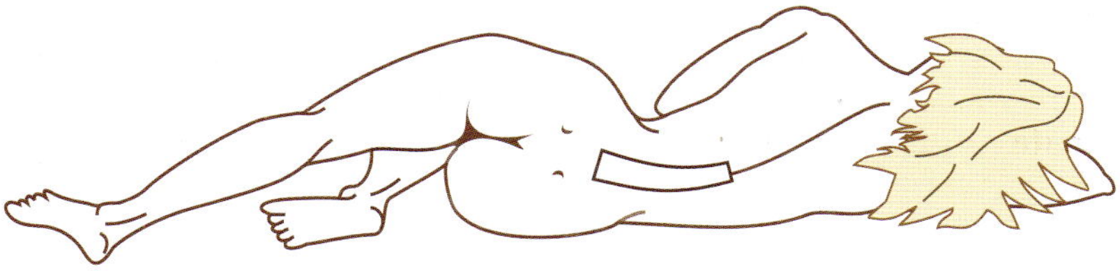

Fig. 79

Amplitude de flexion-extension du rachis lombal

Les amplitudes de flexion-extension du rachis lombal sont très variables suivant les individus et suivant l'âge. Tous les chiffres avancés sont donc des cas particuliers ou des moyennes. On peut cependant retenir **(Fig. 80)** que :

- l'**extension**, qui s'accompagne d'une *hyperlordose* lombale, a une amplitude de 30° ;
- la **flexion**, qui s'accompagne d'un *redressement de la lordose* lombale, a une amplitude de 40°.

Les travaux de David et Allbrook **(Fig. 81)** permettent de connaître l'amplitude individuelle de flexion-extension à chaque niveau **(colonne de droite)** et l'amplitude totale et cumulée de la flexion-extension **(colonne de gauche)** : 83°, c'est-à-dire assez voisine des 70° précédemment cités.

D'autre part, l'**amplitude maximum de flexion-extension** se situe **entre L4 et L5** : 24° puis, par ordre d'amplitude décroissante, viennent les interlignes L3-L4 et L5-S1 à égalité pour 18° et à presque égalité les interlignes L2-L3 pour 12° et L1-L2 pour 11°. Le rachis lombal inférieur apparaît ainsi pour ces auteurs comme *beaucoup plus mobile dans le plan de la flexion-extension que le rachis lombal supérieur*.

Comme il fallait s'y attendre, les amplitudes de la flexion sont très différentes suivant l'âge, comme le montre le **tableau (Fig. 82,** d'après Tanz). Il permet de constater que la mobilité du rachis lombal **décroît avec l'âge** et est *maximum entre deux et treize ans*. Le maximum de mobilité se situe à la *partie basse du segment lombal*, avec une prédilection pour l'espace L4-L5.

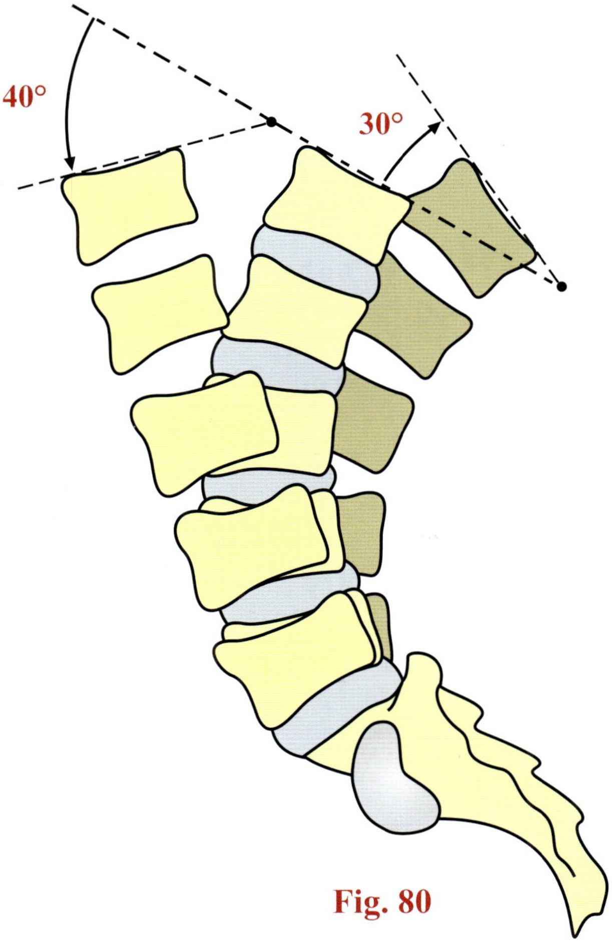

Fig. 80

2-13 ans	35-49 ans	50-64 ans	65-77 ans
	8°	4°	2°
10°	8°	5°	5°
13°	9°	8°	3°
17°	12°	8°	7°
24°	8°	8°	7°

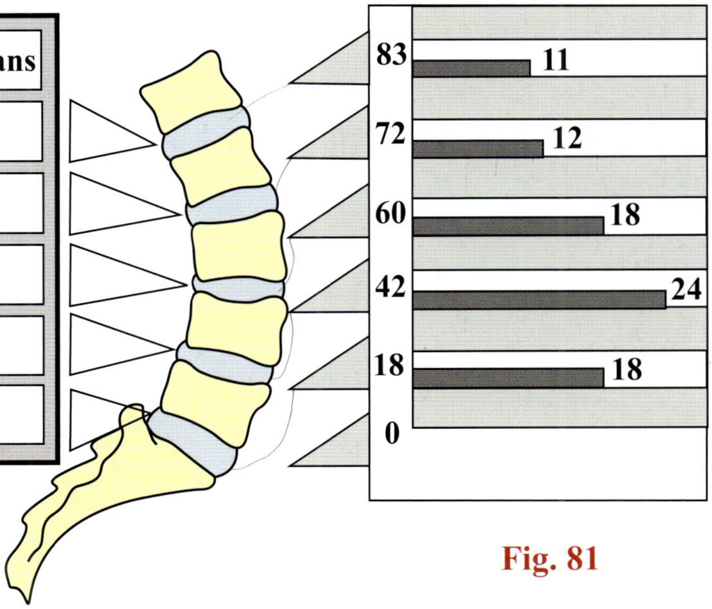

Fig. 82

Fig. 81

Amplitude d'inclinaison du rachis lombal

Comme pour la flexion-extension, l'**amplitude de l'inflexion latérale** (Fig. 83), ou encore de l'**inclinaison** du rachis lombal, est variable suivant l'âge et suivant les individus : en moyenne cependant, on peut dire que de chaque côté cette inclinaison est de 20 à 30°.

Les **amplitudes de l'inclinaison** (Fig. 84, d'après Tanz) ont été étudiées **niveau par niveau**. Elles diminuent notablement avec l'âge :

- elles sont **maximums entre 2 et 13 ans**, où elles atteignent l'amplitude de **62°** de part et d'autre de la position médiane ;
- entre 35 et 49 ans, l'amplitude de chaque côté n'est plus que de 31° ;
- elle tombe à 29° entre 50 et 64 ans ;
- et à 22° entre 65 et 77 ans.

Après avoir été très importante jusqu'à 13 ans, l'inflexion latérale reste donc *relativement stable aux alentours de 30° de 35 à 64 ans*, puis tombe à 20°. À l'âge moyen de la vie, l'amplitude totale de l'inflexion entre la droite et la gauche est donc de **60°**, ce qui est à peu près égal à l'amplitude totale de flexion-extension du rachis lombal.

Il est intéressant de noter que l'amplitude segmentaire de l'inclinaison au niveau du disque L5-S1 est très faible puisque, de 7° dans le jeune âge, elle tombe très rapidement à 2 et 1° et même 0° dans l'âge avancé. **L'amplitude maximum se situe entre L4 et L5 et surtout entre L3 et L4** où elle est de 16° dans le jeune âge, puis reste relativement stable à 8° entre 35 et 64 ans, pour tomber à 6° dans l'âge avancé.

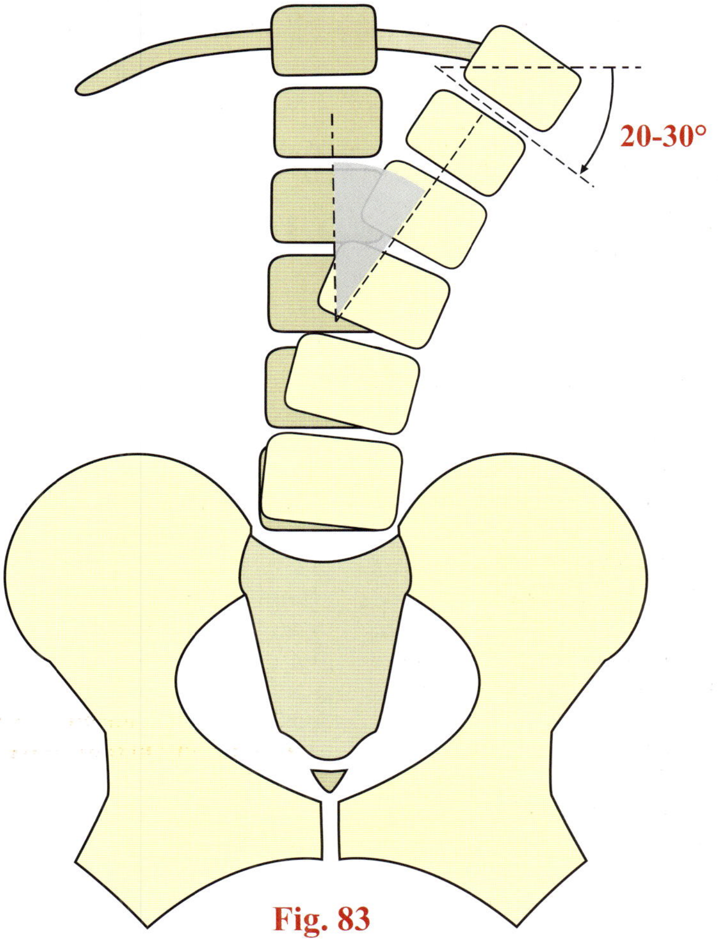

Fig. 83

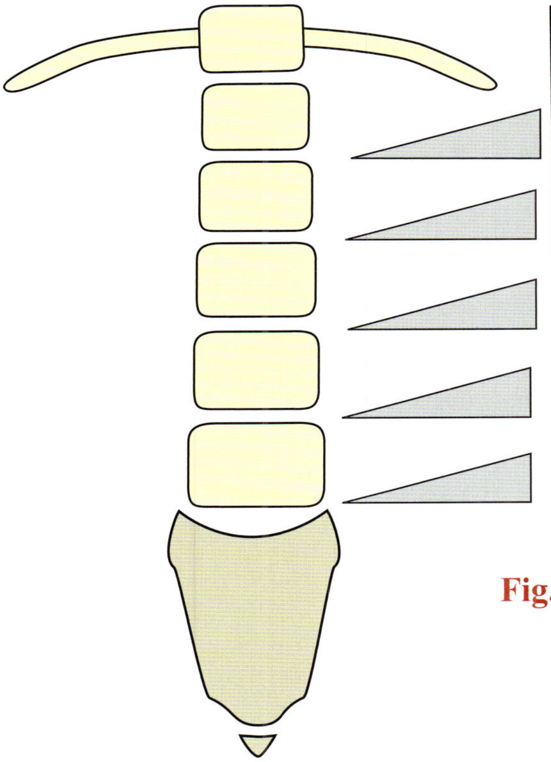

2-13 ans	35-49 ans	50-64 ans	65-77 ans
12°	5°	6°	4°
12°	8°	7°	7°
16°	8°	8°	6°
15°	8°	7°	5°
7°	2°	1°	0°

Fig. 84

Amplitude de rotation du rachis dorso-lombal

L'amplitude de **rotation segmentaire et totale au niveau du rachis lombal et du rachis dorsal** a été longtemps une grande inconnue. En effet, il est très difficile d'immobiliser le pelvis et d'apprécier la rotation à l'extrémité dorsale du rachis, car la ceinture scapulaire est très mobile sur le thorax et l'on peut ainsi très facilement commettre des erreurs considérables. Il a fallu attendre les travaux de Gregersen et Lucas pour disposer de chiffres sûrs. Ces auteurs n'ont pas hésité à *implanter des broches métalliques sous anesthésie locale*, dans chacune des épineuses des rachis dorsal et lombal et à mesurer leur déplacement angulaire grâce à des *capteurs électroniques très sensibles*. Ils ont pu ainsi mesurer la **rotation du rachis dorso-lombal lors de la marche** (Fig. 85) et en **amplitude totale en positions assise et debout** (Fig. 86).

Lors de la **marche** (Fig. 85), le côté gauche du graphique montre que le disque D7-D8 reste en place, tandis que la rotation est maximum entre les deux vertèbres adjacentes (côté droit du graphique). C'est donc autour de cet **étage-pivot** que les amplitudes de rotation sont les plus grandes, décroissant ensuite régulièrement vers le haut et vers le bas, pour devenir très faibles au niveau des rachis lombal 0,3° et dorsal supérieur 0,6°, comme cela apparaît sur la courbe D. **La rotation du rachis lombal est donc deux fois plus faible que dans les parties les moins mobiles du rachis dorsal**; nous avons vu précédemment les raisons anatomiques de cette limitation.

Étudiant ensuite la **rotation totale et maximum droite-gauche** (Fig. 87), Gregersen et Lucas mettent en évidence une légère différence selon que la mesure est effectuée en position assise A ou en position debout D. La **position assise** donne des amplitudes plus faibles, car *le pelvis est plus facilement immobilisé* lorsque les hanches sont en flexion, ce qui permet de fixer le plan frontal F de référence.

En ce qui concerne le **rachis lombal** seul, la **rotation totale droite-gauche** n'est que de **10°** ce qui correspond à 5° de chaque côté donc en moyenne 1° de rotation à chaque étage.

Dans le **rachis dorsal**, la rotation est notablement *plus importante* puisqu'elle atteint, entre la rotation droite et la rotation gauche, une amplitude totale de 85° – 10°, soit 75°, donc **37° de chaque côté,** ou encore en moyenne **34° de chaque côté et par étage**. Nous voyons donc que *malgré la présence de la cage thoracique*, la rotation est **quatre fois plus importante dans le rachis dorsal** pris dans son ensemble que dans le rachis lombal.

La comparaison des deux courbes permet de reconnaître que, soit dans la position assise, soit dans la position debout, l'amplitude totale de la *rotation droite gauche est identique*. Seules *les proportions varient* entre ces deux courbes; en effet, la courbe en position debout montre **quatre points d'inflexion** et en particulier un point d'inflexion à **la partie basse du rachis lombal, dont la rotation est plus ample en position debout**. Il semble en être de même dans la zone transitionnelle de la **charnière dorso-lombale**.

En pratique, comme il est impossible d'implanter des broches dans le processus épineux des sujets dont on veut mesurer la rotation du rachis dorso-lombal, il faut se contenter des **anciennes méthodes cliniques sur le sujet assis** (Fig. 87), en essayant de conserver stable la ligne des épaules par rapport au thorax. On demandera alors au sujet d'effectuer une rotation d'un côté puis de l'autre et l'on mesurera l'angle F formé par la ligne des épaules avec le plan frontal. Il est ici de 15 à 20°, mais ne représente pas l'amplitude maximum de rotation unilatérale qui, d'après Gregersen et Lucas, avoisine 45°. Un moyen pratique pour fixer la ceinture scapulaire par rapport au thorax consiste à poser les membres supérieurs à l'horizontale sur un *manche à balai passé dans le dos à la hauteur des omoplates*. Il matérialise alors la **ligne des épaules**.

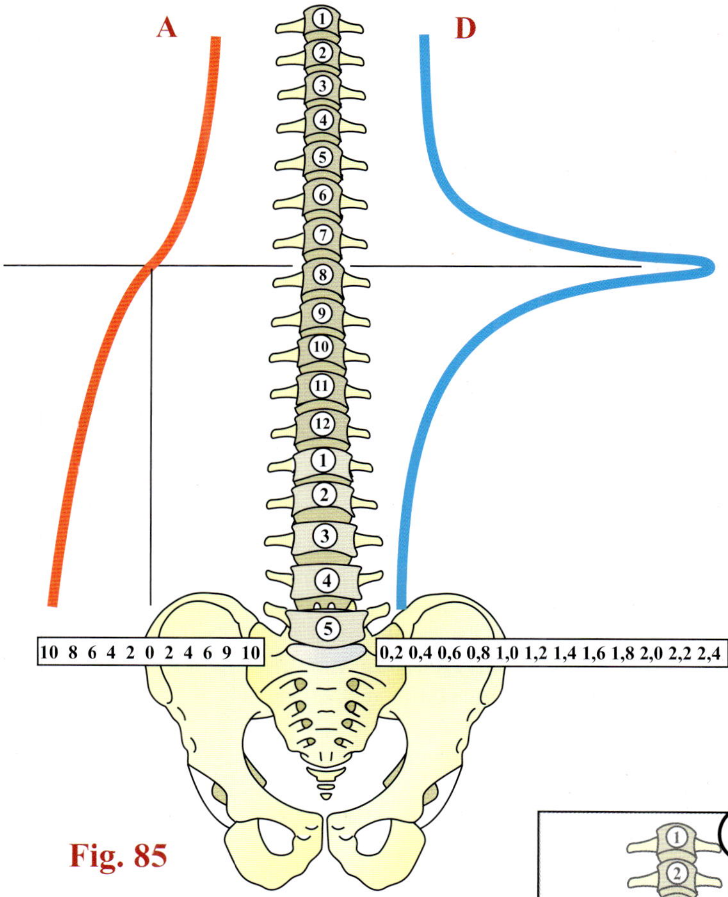

Fig. 85

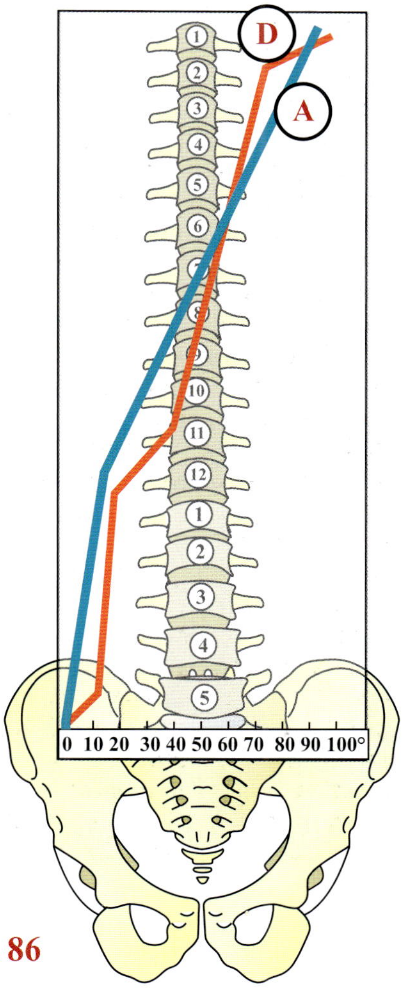

Fig. 86

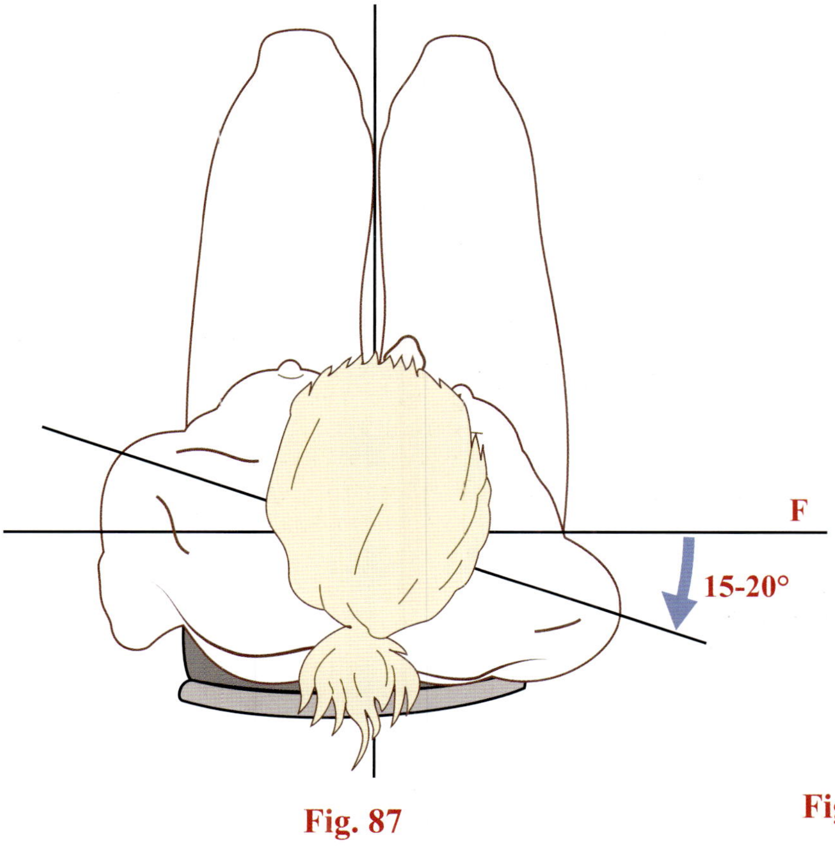

Fig. 87

Le foramen de conjugaison et le collet radiculaire

Il est impossible de terminer ce chapitre d'anatomie fonctionnelle du rachis lombal, sans donner quelques aperçus sur la physiopathologie radiculaire très riche dans ce segment rachidien.

Quelques notions d'anatomie sont indispensables pour comprendre le mécanisme des atteintes radiculaires. Chaque **nerf rachidien** NR sort du canal vertébral par un **foramen de conjugaison** (Fig. 88).

Ce **formamen de conjugaison** 2 est limité :

- en avant par le **pourtour postérieur du disque intervertébral** 1 et la partie adjacente des corps vertébraux ;
- au dessous par le **pédicule de la vertèbre sous-jacente** 10 ;
- au dessus par le **pédicule de la vertèbre sus-jacente** 11 ;
- en arrière par les **articulations interapophysaires** 9, doublées en avant par leur **capsule** 8 et le **bord externe du ligament jaune** 6 qui vient recouvrir la capsule et *empiéter légèrement* sur le foramen de conjugaison, visible sur la **figure 90**.

Dans l'aire du **foramen de conjugaison** 2, la racine rachidienne doit perforer le sac dural (Fig. 89) : cette vue en perspective externe montre comment la **racine rachidienne** 3, d'abord située à l'**intérieur du sac dural** 14, va se rapprocher de la paroi interne de ce **sac dural** 4 pour le perforer au niveau du **collet radiculaire** 5 qui représente un point fixe, point de passage obligé du nerf rachidien où il est *maintenu par le sac dural.*

Ce sac dural est une autre *appellation au niveau du canal rachidien* de la **dure-mère**, enveloppe la plus externe et la plus solide du système nerveux.

Sur une **vue supérieure** (Fig. 90), on retrouve tous ces rapports entre l'axe nerveux et le canal vertébral. La **moelle**, vue *en coupe* avec la **substance grise** au centre et la **substance blanche** à la périphérie, et entourée du **sac dural** 4, est contenue dans le **canal vertébral** tapissé :

- en avant par le **ligament longitudinal postérieur** 12 ;
- en arrière par le **ligament jaune** 7.

En avant du corps vertébral, le **ligament longitudinal antérieur** 13 est visible en coupe. La face antérieure des **articulations interapophysaires** 9 est recouverte par une capsule et est renforcée par un **ligament articulaire** 8, lui-même doublé par un **prolongement du ligament jaune** 6. Le **nerf rachidien** NR, reposant sur le **pédicule de la vertèbre inférieure** 10, passe ainsi dans un **défilé étroit** entre :

- le disque en avant, doublé du ligament longitudinal postérieur ;
- l'articulation interapophysaire en arrière, doublée d'un prolongement du ligament jaune.

C'est dans l'**aire de ce foramen de conjugaison**, formé d'éléments solides, donc inextensibles, que le nerf rachidien peut être menacé et comprimé par une **hernie discale**.

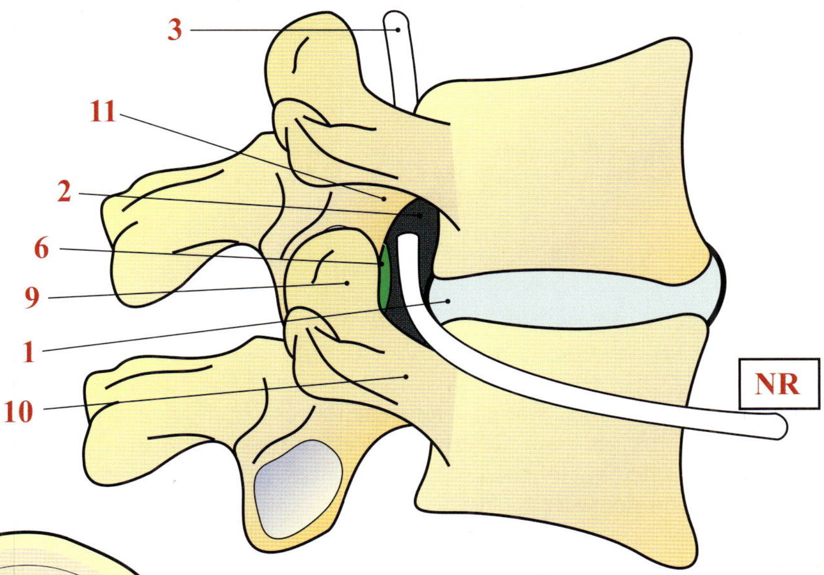

Fig. 88

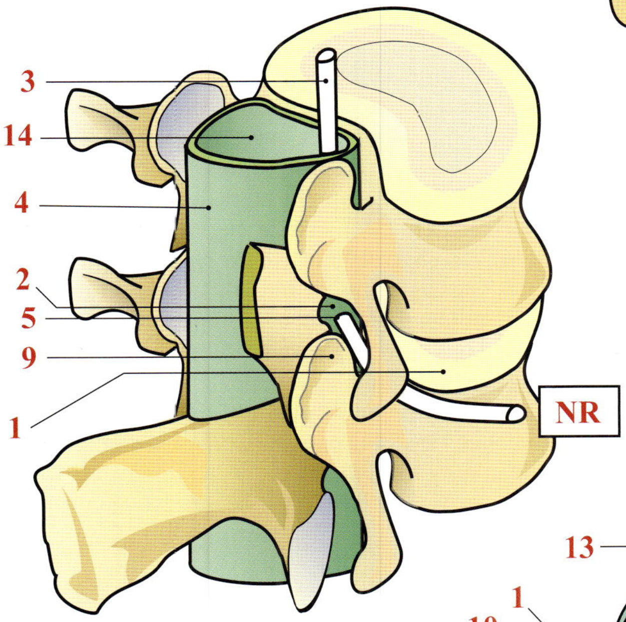

Fig. 89

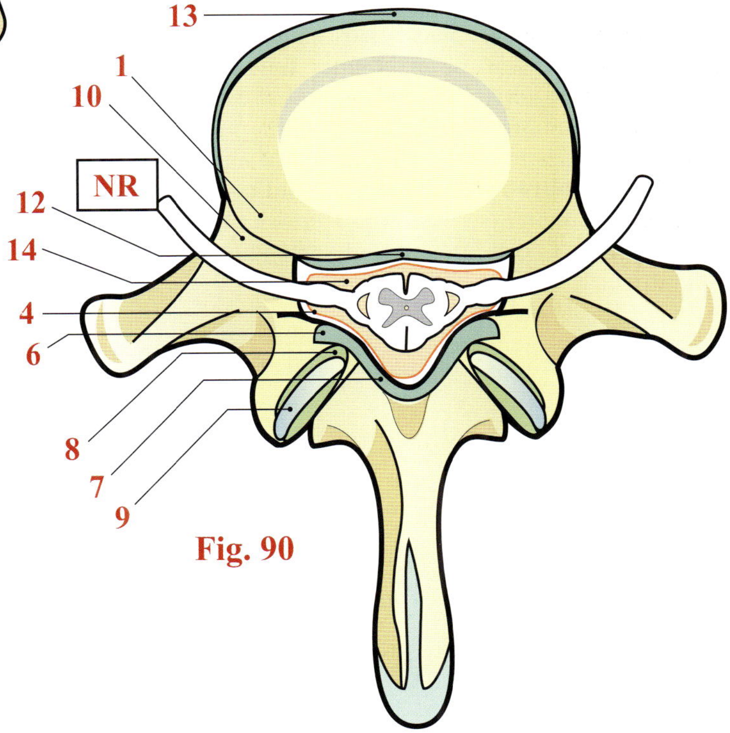

Fig. 90

Les légendes sont communes aux trois figures.

Différents types de hernie discale

Sous l'effet de la pression axiale, *la substance du nucleus pulposus peut fuser dans différentes directions*.

Si les fibres de l'annulus fibrosus sont encore résistantes, l'hyperpression peut déterminer l'**effondrement des plateaux vertébraux**. On parle alors de **hernie intraspongieuse** **(Fig. 91)**.

Cependant, des travaux récents ont montré qu'*à partir de 25 ans*, les fibres de l'annulus fibrosus commençaient à *dégénérer* et que des *déchirures intrafasciculaires* pouvaient se produire entre ses différentes couches. On peut alors voir, sous la pression axiale, la **substance du nucleus pulposus fuser à travers les fibres de l'annulus fibrosus** **(Fig. 92)**.

Ces fusées de substance nucléaire peuvent être **concentriques**, mais sont plus souvent **radiaires**. Les fusées antérieures sont les plus rares. Par contre, les fusées postérieures sont de règle, surtout dans le **sens postéro-latéral**.

Ainsi, lorsque le **disque s'écrase** **(Fig. 93)**, une partie de la substance nucléaire diffuse soit vers l'avant, soit plutôt vers l'arrière. Elle peut ainsi gagner le bord postérieur du disque et affleurer **sous le ligament longitudinal postérieur** **(Fig. 94)**.

À partir de la simple fissuration **A**, dans un premier temps, tout en restant rattachée au nucleus pulposus, cette substance nucléaire peut rester bloquée sous le ligament longitudinal postérieur **B**. Dans ce cas il est encore possible de lui faire réintégrer la logette du nucleus pulposus par des tractions vertébrales. Mais, très souvent, **elle effondre le ligament longitudinal postérieur** **C** et peut même **se libérer à l'intérieur du canal vertébral**. C'est la hernie discale dite libre **D**, migratrice.

Dans d'autres cas, elle reste **bloquée sous le ligament longitudinal postérieur** **E** alors que les fibres de l'annulus fibrosus se sont refermées derrière elle, lui interdisant toute possibilité de retour.

Enfin, dans d'autres cas, après avoir atteint la face profonde du ligament longitudinal postérieur, la hernie peut glisser soit vers le haut, soit vers le bas **F**. Il s'agit alors d'une hernie migratrice sous-ligamentaire.

C'est lorsque la hernie. discale atteint la face profonde du ligament longitudinal postérieur que la mise en tension de ses fibres nerveuses détermine des *douleurs lombales* ou **lombalgies**, qui sont désignées, dans le langage, sous le nom de *tour de rein*.

Ultérieurement, lorsque la hernie *comprime le nerf rachidien*, elle est la cause de **radiculalgies**, qui portent alors des noms différents suivant la topographie de la douleur. À titre d'exemple, des radiculalgies dans le territoire du nerf ischiatique se nomment des **sciatalgies**, nom médical de la **sciatique**. On parle aussi de **lombo-sciatique**, car très souvent, au moins au début, les douleurs radiculaires s'accompagnent de douleurs lombales.

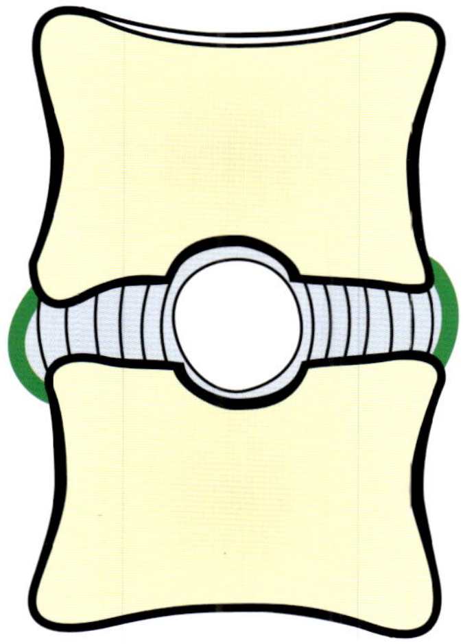

Fig. 91

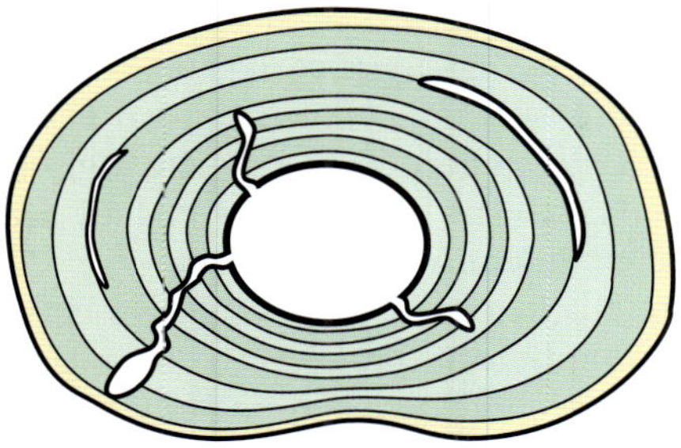

Fig. 92

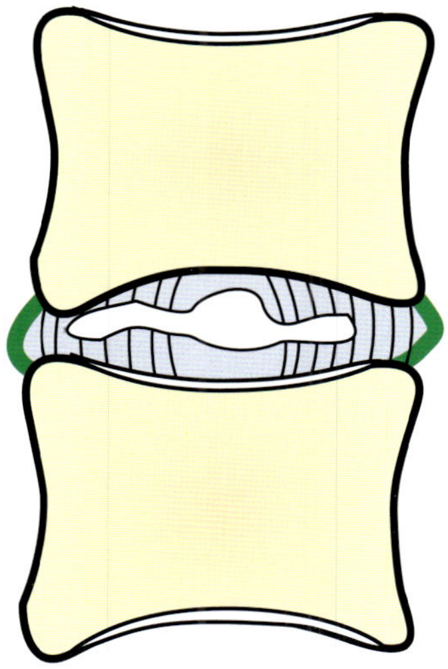

Fig. 93

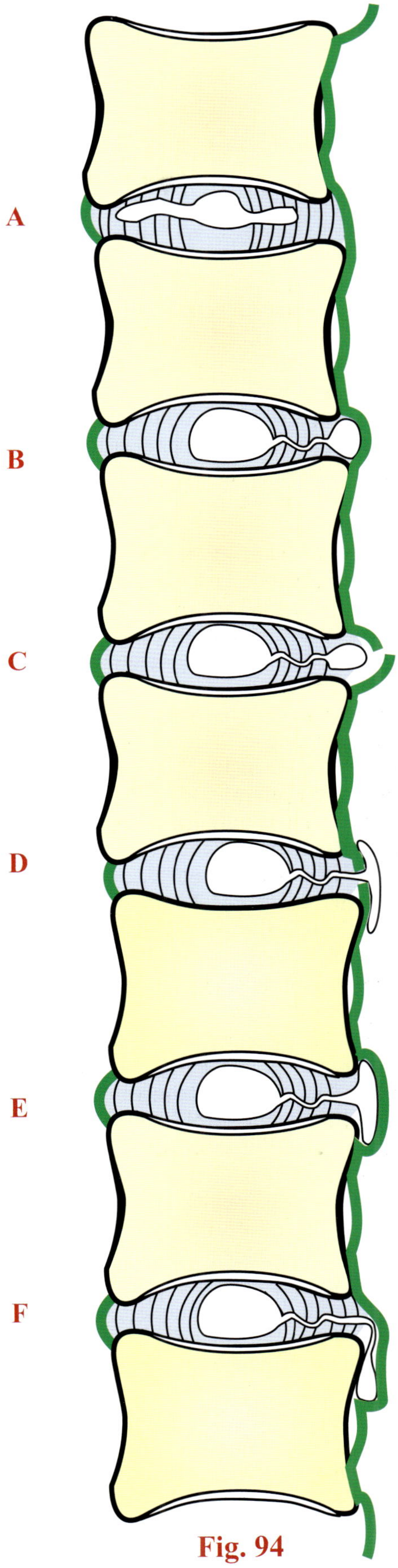

Fig. 94

Mécanisme de la compression radiculaire par hernie discale

Il semble maintenant acquis que **la hernie discale se produise en trois temps** (voir Fig. 80, p. 129). Cependant, son apparition n'est possible que si, au préalable, *le disque a été détérioré par des microtraumatismes répétés* et que si, d'autre part, les fibres de l'annulus fibrosus ont commencé à *dégénérer*.

L'apparition de la hernie discale succède en général à un effort de **soulèvement d'une charge**, le tronc étant *penché en avant*.

- Lors du **premier temps** (Fig. 95), la flexion du tronc en avant diminue la hauteur des disques en avant et fait *bâiller en arrière* l'espace intervertébral. La substance nucléaire est *chassée vers l'arrière*, à travers les déchirures préexistantes de l'annulus fibrosus.
- Lors du **deuxième temps** (Fig. 96), au début de l'effort de soulèvement, l'augmentation de la pression axiale écrase la totalité du disque intervertébral et **chasse violemment vers l'arrière la substance du nucleus pulposus**, qui atteint ainsi la face profonde du ligament longitudinal postérieur.
- Lors du **troisième temps** (Fig. 97), le redressement du tronc étant pratiquement terminé, le trajet en chicane par lequel est passé le pédicule de la hernie discale se referme sous la pression des plateaux vertébraux et **la masse herniaire est bloquée sous le ligament longitudinal postérieur**. C'est à ce moment-là que survient brutalement une **douleur violente** dans les reins, appelée communément **tour de reins** ou encore **lumbago**, et qui correspond au **premier temps de la lombo-sciatalgie**.

Ce lumbago aigu initial peut être *régressif spontanément*, ou *sous l'influence du traitement*, mais à l'occasion d'épisodes identiques et répétés, la hernie discale *va augmenter de volume* et se pousser de plus en plus vers le canal rachidien. C'est alors qu'**elle va entrer en conflit avec l'un des nerfs rachidiens,** l'une des racines du nerf ischiatique (Fig. 98).

En effet, la hernie discale apparaît en général sur la **partie postéro-latérale du disque**, à l'endroit où le ligament longitudinal postérieur est moins épais. Elle refoule alors progressivement la racine du nerf ischiatique à son contact, jusqu'au moment où sa fuite est *arrêtée par la paroi postérieure du foramen de conjugaison*, à savoir *l'articulation interapophysaire doublée de sa capsule, elle-même renforcée d'un ligament antérieur et de la partie externe du ligament jaune*. À partir de ce moment, la racine comprimée va manifester sa souffrance par des douleurs ressenties **dans le territoire de cette racine** et même ultérieurement par des troubles des réflexes, par exemple, l'*abolition du réflexe achilléen* pour la **compression de la racine S1** puis par des **troubles moteurs, dans la sciatique paralysante**.

Suivant le niveau où se produisent la hernie discale et la compression radiculaire, la symptomatologie clinique sera différente (Fig. 99) :

- lorsque la hernie discale fait saillie à l'étage L4-L5 1, elle comprime la cinquième racine lombale **L5** et la radiculalgie correspondante intéresse le territoire suivant : **face postéro-externe de la cuisse, du genou, face externe du mollet, face dorsale externe du cou-de-pied et face dorsale du pied jusqu'à l'hallux** ;
- lorsque la hernie discale bombe à l'étage L5-S1 2, elle comprime la première racine sacrée **S1** et la radiculalgie affectera la topographie suivante : **face postérieure de la cuisse, du genou et du mollet, talon, bord externe du pied jusqu'au cinquième orteil**.

Cependant, il faut apporter un correctif à cette systématisation, car une hernie discale L4-L5 siégeant plus près de la ligne médiane peut **comprimer simultanément L5 et S1** ou même **parfois seulement S1**. Si l'exploration chirurgicale se limite à l'espace L5-S1 en raison de la topographie S1 de la radiculalgie, *elle risque de méconnaître la lésion qui siège à l'étage au-dessus*.

La coupe sagittale (Fig. 99) montre qu'en réalité, **la moelle s'arrête au niveau du cône terminal** CT à la hauteur de la deuxième vertèbre lombale. Au-dessous du cône terminal, seules sont contenues dans le sac dural les racines qui forment la **queue-de-cheval** et sortent deux par deux par les foramens de conjugaison à chaque niveau. Le sac dural se termine en cul-de-sac D à la hauteur de la troisième vertèbre sacrée. Le plexus lombal PL, constitué de L3-L4-L5, forme le **nerf crural** C. Le plexus sacré PS, constitué du **tronc lombo-sacré** LS (L5 + une anastomose de L4) associé à S1-S2-S3, forme le grand et le petit nerfs sciatiques S.

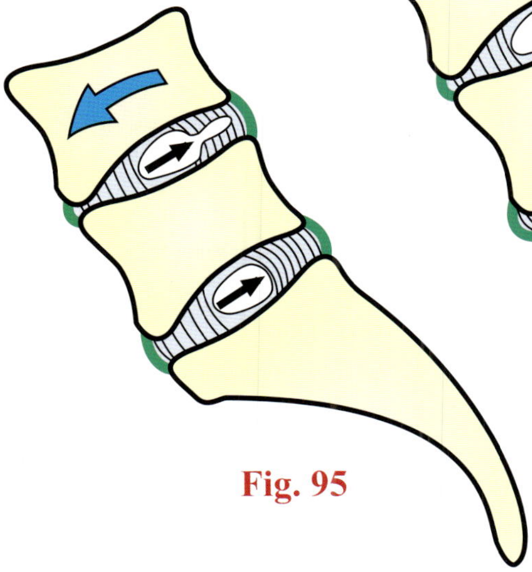
Fig. 95

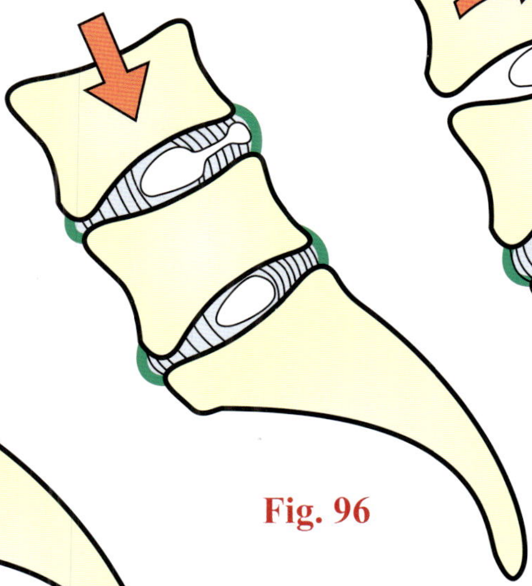
Fig. 96

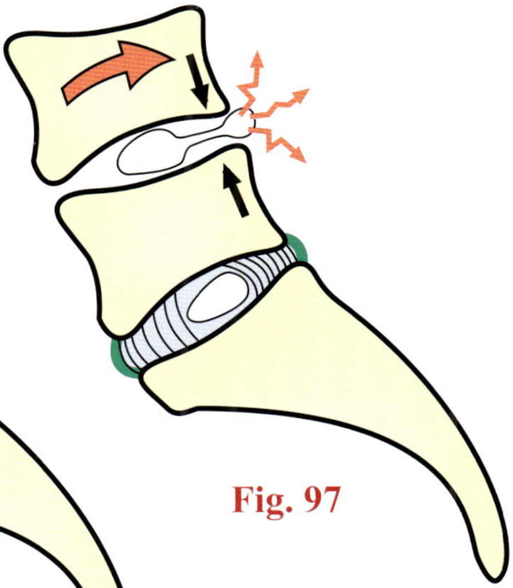
Fig. 97

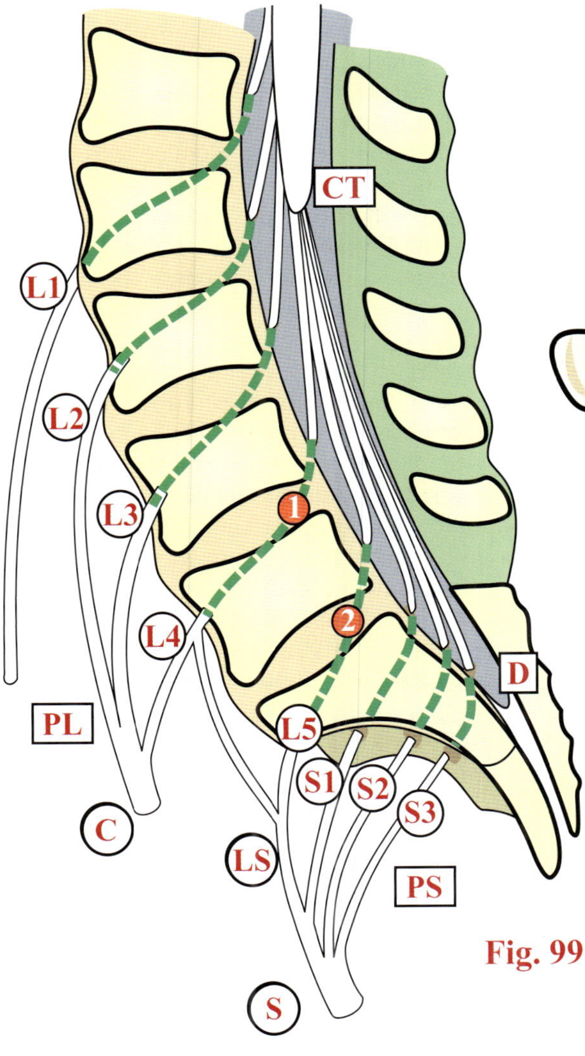

Fig. 99

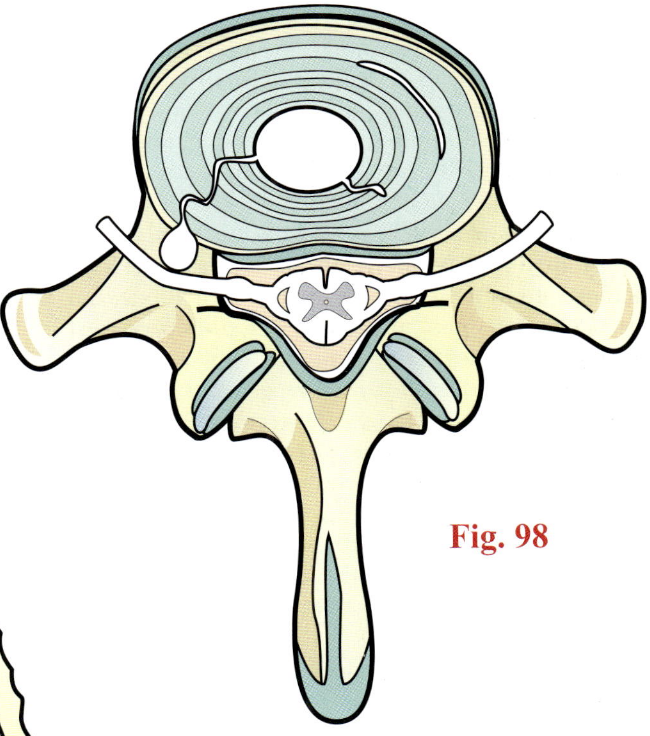
Fig. 98

Le signe de Lasègue

Le signe de Lasègue est une **douleur provoquée par la mise en tension du nerf ischiatique ou d'une de ses racines**. Il se recherche par élévation *progressive et lente* du *membre inférieur tendu* sur le sujet en *décubitus dorsal*. La douleur reproduit la douleur ischiatique éprouvée spontanément par le malade, c'est-à-dire *dans la topographie de la racine atteinte*.
Les travaux de Charnley ont montré que **les racines glissent librement à travers les foramens de conjugaison** et que lors de l'élévation du membre inférieur, genoux étendus, **les racines sont attirées hors du foramens de conjugaison** suivant une course qui peut atteindre **12 mm** au niveau de la cinquième racine lombale **(Fig. 100)**.
Voici donc comment on peut interpréter le signe de Lasègue :

- lorsque le sujet est en **décubitus dorsal, membres inférieurs reposant sur le plan d'appui**, **(Fig. 101)**, le nerf ischiatique et ses racines sont *parfaitement détendus*;
- lorsqu'on **élève le membre inférieur genoux fléchis (Fig. 102)**, le nerf ischiatique et ses racines sont *encore détendus*;
- mais si l'on étend alors le genou ou bien **si l'on élève progressivement le membre inférieur genoux étendus (Fig. 103)**, le nerf ischiatique, qui est obligé de parcourir un trajet plus long, est soumis à *une tension croissante*.

Chez le sujet normal, *les racines glissant librement à l'intérieur des foramens de conjugaison*, cette manœuvre n'est absolument pas douloureuse; seule apparaît en **fin d'élévation**, lorsque le membre inférieur avoisine la verticale **(Fig. 104)**, une **douleur à la face postérieure de la cuisse** due à la **tension des muscles ischio-jambiers** chez les sujets ayant perdu leur souplesse. Il s'agit là d'un *faux signe de Lasègue*.

Par contre, lorsqu'une des racines est bloquée dans le foramen de conjugaison, ou lorsqu'elle doit parcourir un trajet légèrement plus long sur la convexité d'une hernie discale, sa mise en tension va devenir **douloureuse pour une élévation modérée du membre inférieur**. C'est là le **véritable signe de Lasègue** qui apparaît en général au-dessous de 60° de flexion. En effet, au-dessus de 60°, il n'est plus question de signe de Lasègue, puisque la tension du nerf ischiatique atteint son **maximum à 60°**.
La douleur sciatique provoquée peut donc apparaître pour une élévation de 10°, 15° ou 20° du membre inférieur, ce qui caractérise un signe de Lasègue à 10, 15, 20 ou 30°, et permet ainsi de donner une **notion quantitative**.
Un point doit être particulièrement souligné : lors de l'élévation forcée, jambe tendue, du membre inférieur, la **force de traction sur les racines atteint 3 kg**. Or, la résistance à la traction de ces racines est de 3,2 kg. Si l'une d'elles est bloquée ou relativement raccourcie par une hernie discale, une **manœuvre brutale** peut entraîner une **rupture des axones à l'intérieur de la racine**, ce qui peut se traduire par une **paralysie**, la plupart du temps transitoire mais *parfois longue à régresser*. **Deux précautions** en découlent :

- d'une part, toujours exécuter la manœuvre de Lasègue **d'une façon très douce et très précautionneuse**, et *arrêter l'élévation du membre inférieur dès que la douleur commence*;
- d'autre part, **ne jamais effectuer cette manœuvre sous anesthésie générale**, car la douleur ne vient pas alors arrêter le mouvement. Ceci peut se produire **lors de l'installation du malade pour une opération** de hernie discale, lorsqu'en décubitus ventral, on fléchit les hanches **en laissant les genoux étendus**. Le chirurgien **doit toujours installer personnellement son malade** et veiller à ce que **la flexion des hanches s'accompagne simultanément d'une flexion des genoux**, ce qui détend le nerf ischiatique et préserve la racine bloquée.

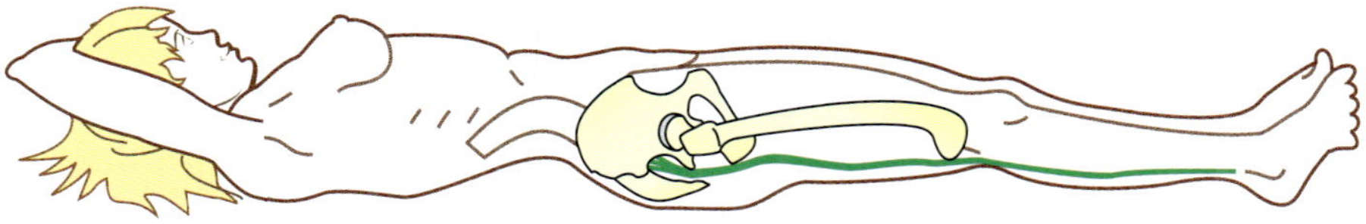

Fig. 101

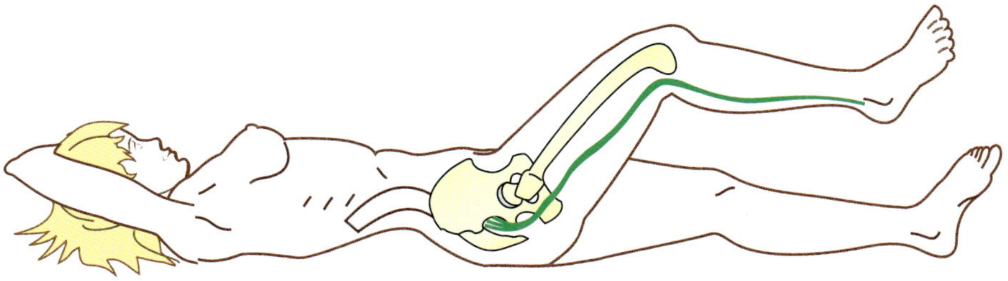

Fig. 102

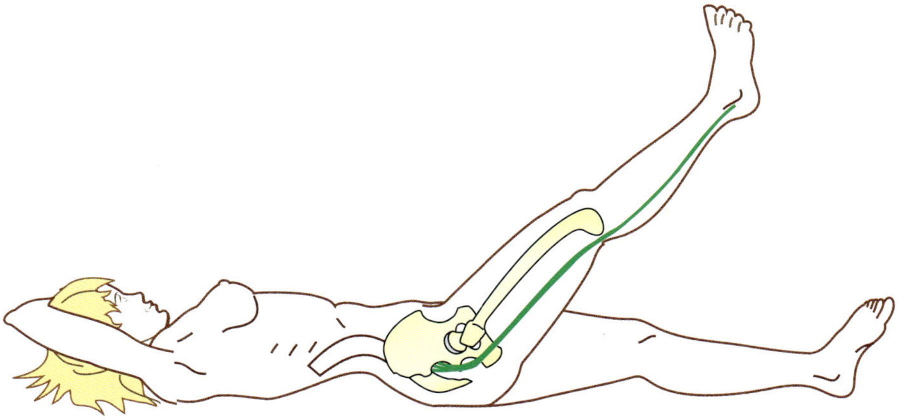

Fig. 103

Fig. 100

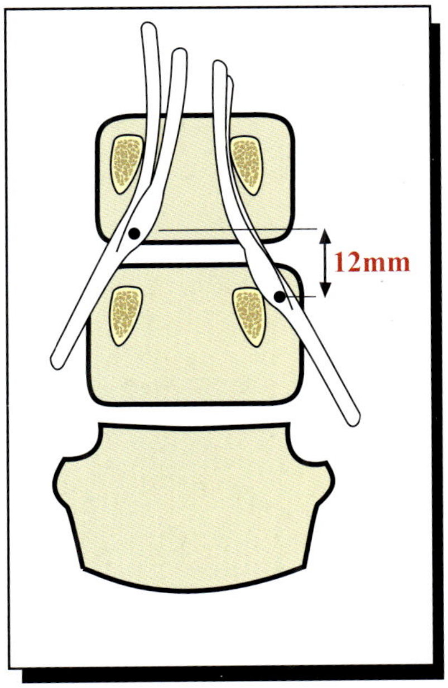

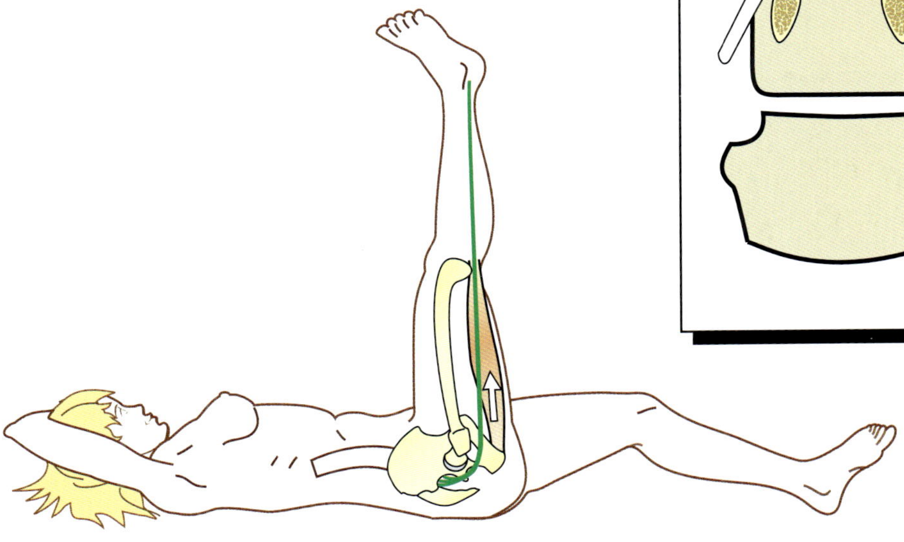

Fig. 104

Chapitre 4

LE RACHIS DORSAL ET LE THORAX

Le rachis dorsal est le segment rachidien situé entre le rachis lombal et le rachis cervical. Il représente l'**axe de la partie supérieure du tronc** et il est le **support du thorax**. Celui-ci, formé de douze paire de côtes articulées sur les vertèbres, et formant un *volume de capacité variable*, est dédié à la **respiration** et est occupé par l'**appareil cardio-respiratoire**. Par l'intermédiaire de la cage thoracique, le rachis dorsal supporte la **ceinture scapulaire**, sur laquelle s'articulent les **membres supérieurs**.

Contrairement aux apparences, le rachis dorsal est **plus mobile dans le sens de la rotation** que le rachis lombal. Il est **beaucoup moins affecté par les efforts** et sa pathologie relève essentiellement de déformations acquises.

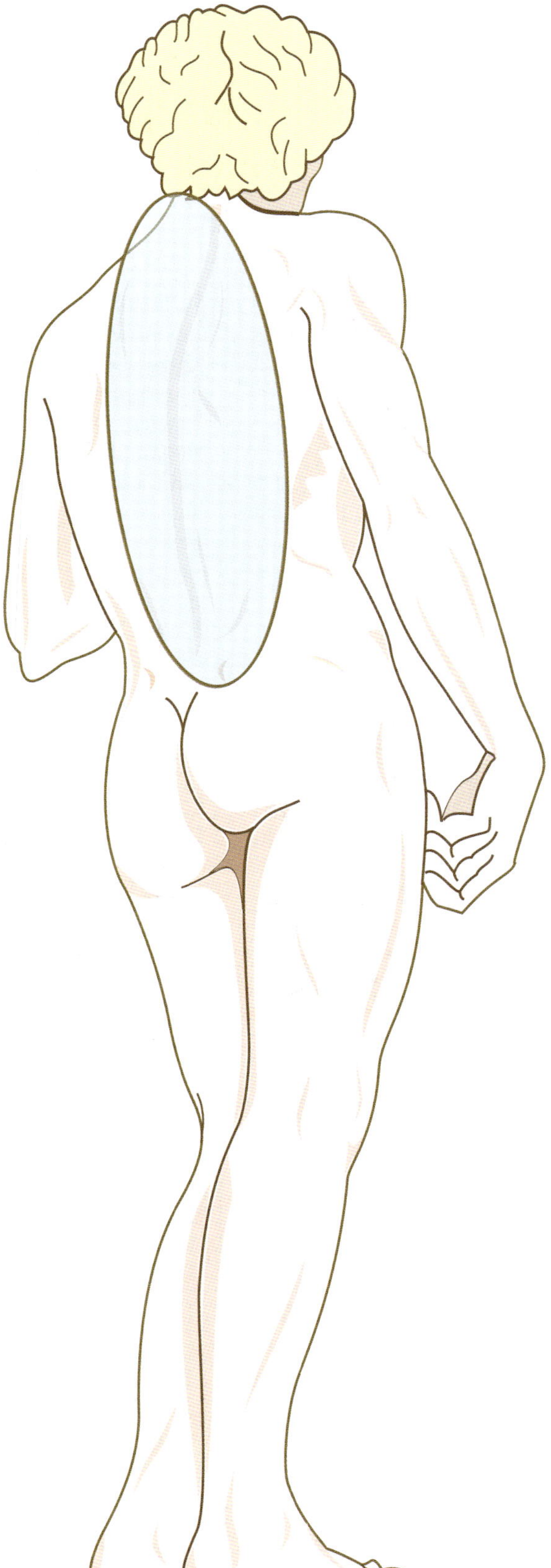

La vertèbre dorsale type et la douzième vertèbre dorsale

La vertèbre dorsale type

La **vertèbre dorsale type** est composée des mêmes parties que la vertèbre lombale. Il existe cependant d'*importantes différences morphologiques et fonctionnelles*.

Sur une **vue en «éclaté»** **(Fig. 1)**, on reconnaît le **corps vertébral** **1**, dont le diamètre transversal est à peu près égal au diamètre antéro-postérieur. Il est aussi *proportionnellement plus haut que le corps des vertèbres lombales*. Son pourtour antérieur et latéral est très excavé.

À la partie postéro-latérale des plateaux vertébraux, on reconnaît une **facette ovalaire** **13**, taillée obliquement et encroûtée de cartilages : c'est la facette articulaire costale, que nous retrouverons à propos des articulations costo-vertébrales (voir p. 150).

À la partie postéro-latérale du corps vertébral s'implantent les **deux pédicules** **2 et 3**, la facette articulaire costale supérieure débordant souvent sur la racine du pédicule.

En arrière du pédicule s'implantent les **lames vertébrales** **4 et 5**, qui forment la plus grande partie des arcs postérieurs. Ces lames sont *plus hautes que larges* et inclinées en *tuiles de toit*. Près du pédicule, leur bord supérieur donne insertion aux **processus articulaires supérieurs** **6 et 11**, taillés d'une facette articulaire ovalaire, plane ou légèrement convexe transversalement encroûtée de cartilage et qui regarde en arrière, légèrement en haut et en dehors.

À la partie inférieure des lames, près du pédicule toujours, s'implantent les **processus articulaires inférieurs**, dont on ne voit ici que le **processus droit** **8**. Ils présentent sur leur face antérieure une facette articulaire ovalaire **7**, plane ou légèrement concave transversalement, orientée en avant et légèrement en bas et en dedans.

Ces facettes s'articulent avec les facettes supérieures de la vertèbre sous-jacente pour former l'**articulation zygapophysaire**.

À la jonction des lames et des pédicules, au niveau des processus articulaires, s'implantent les **processus transverses** **9 et 11**. Ils se dirigent en dehors et légèrement en arrière, et présentent une extrémité libre renflée, qui porte sur sa face antérieure une petite facette articulaire, appelée **facette costale** **10**, répondant à la tubérosité costale. Les deux lames se réunissent sur la ligne médiane et donnent naissance à un **processus épineux** **12**, volumineux, long, et très incliné en bas et en arrière, dont le sommet n'est occupé que par *un seul tubercule*.

L'association de tous ces éléments réalise la **vertèbre dorsale type** **(Fig. 2)**. Sur cette figure, les deux flèches rouges indiquent l'orientation en arrière, en dehors et légèrement en haut des facettes articulaires des processus articulaires supérieurs.

La douzième vertèbre dorsale

La dernière vertèbre dorsale ou **douzième vertèbre dorsale** **(Fig. 3)**, est une vertèbre de transition avec le rachis lombal. Elle présente certaines particularités :

- il n'existe sur son corps vertébral **que deux facettes costales** situées sur la partie postéro-latérale du *plateau supérieur* pour la *tête de la douzième côte*;
- si les processus articulaires supérieurs sont orientés **(flèches rouges)** comme ceux de toutes les vertèbres dorsales, en arrière et légèrement en haut et en dehors, les facettes articulaires inférieures, elles, doivent correspondre aux facettes supérieures de la première vertèbre lombale. Elles sont donc dirigées comme les facettes inférieures de toutes les vertèbres lombales **(flèches bleues)**, c'est-à-dire qu'elles regardent *en dehors et en avant* et qu'elles présentent une courbure transversale s'inscrivant sur *une même surface cylindrique*, dont l'axe est situé approximativement *au niveau de l'origine du processus épineux*.

Concavité postérieure

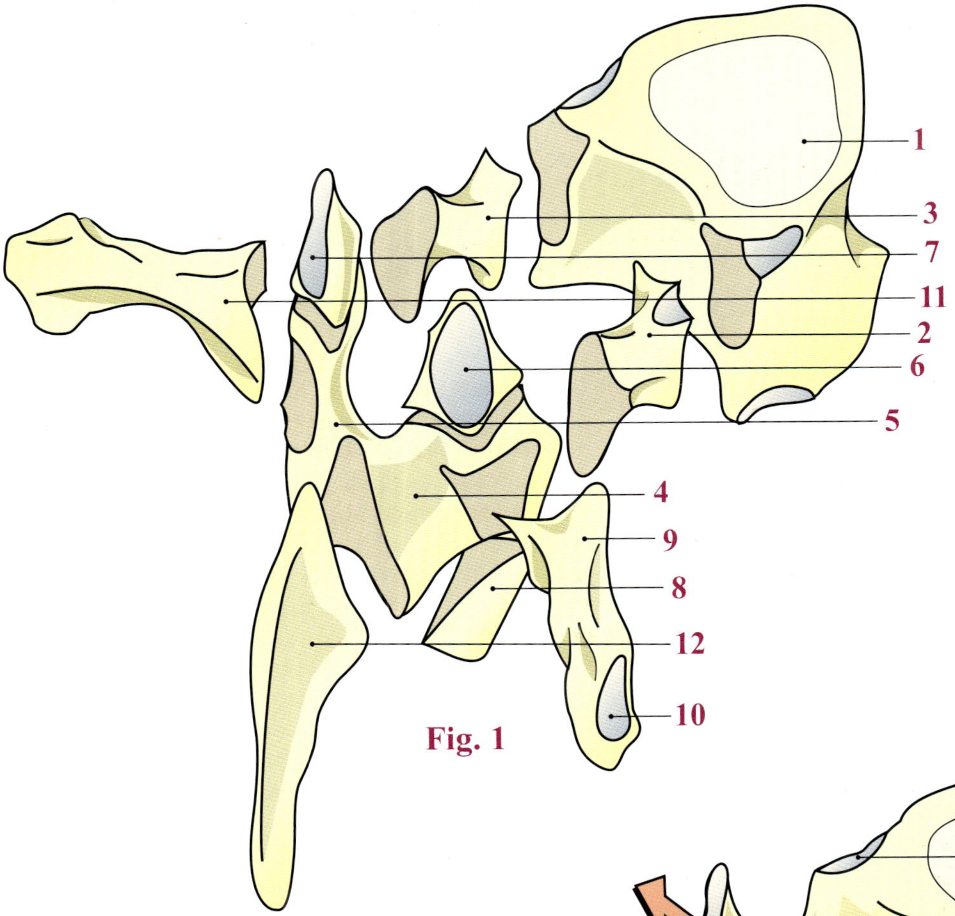

Fig. 1

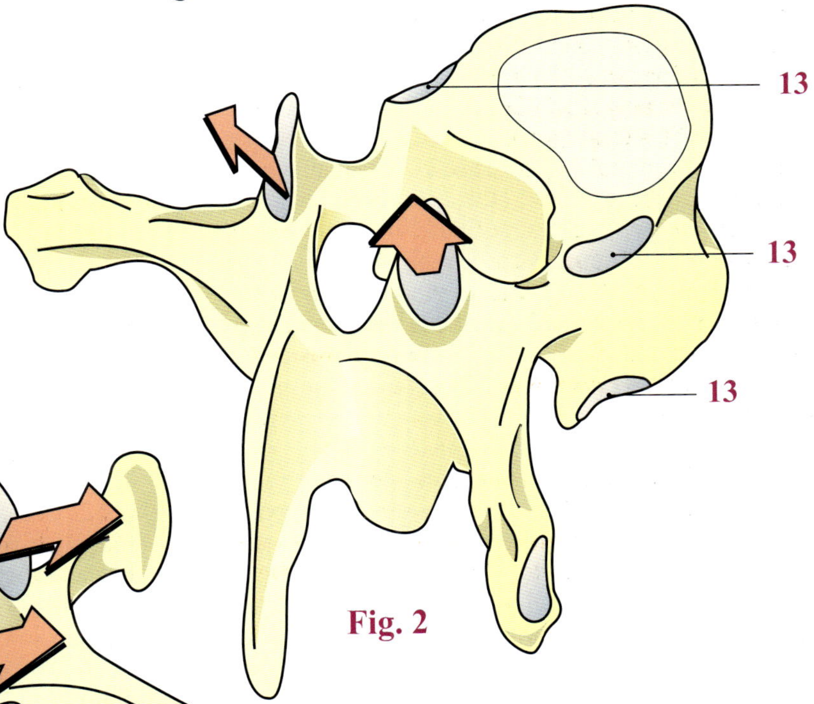

Fig. 2

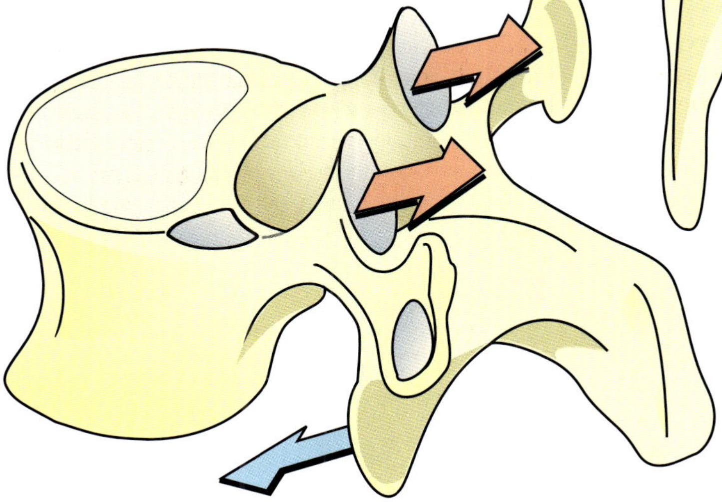

Fig. 3

Flexion-extension et inflexion latérale du rachis dorsal

Le mouvement d'**extension entre deux vertèbres dorsales** **(Fig. 4)** s'accompagne d'une inclinaison vers l'arrière du corps vertébral de la vertèbre sus-jacente. Simultanément, le disque intervertébral *s'écrase en arrière* et *s'élargit en avant* ce qui, comme au niveau du rachis lombal, chasse le nucleus pulposus *vers l'avant*. La limitation du mouvement d'extension est déterminée par la **butée des processus articulaires 1** et des **processus épineux 2** qui, très inclinés en bas et en arrière, sont déjà presque au contact. Par ailleurs, on voit se tendre le **ligament longitudinal antérieur 3** pendant que se détendent le **ligament longitudinal postérieur**, les **ligaments jaunes** et les **ligaments interépineux**.

À l'inverse, le mouvement de **flexion entre deux vertèbres dorsales** **(Fig. 5)** s'accompagne d'une *ouverture de l'espace intervertébral en arrière*, avec déplacement du nucleus pulposus *vers l'arrière*. Les surfaces articulaires des processus articulaires glissent cette fois-ci **vers le haut**, et les processus inférieurs de la vertèbre supérieure ont tendance à **déborder vers le haut** les processus supérieurs de la vertèbre inférieure. Le mouvement de flexion est limité par la **tension du ligament interépineux 4**, des **ligaments jaunes** et de la **capsule des articulations zygapophysaires 5**, du **ligament longitudinal postérieur 6**. Par contre, *le ligament longitudinal antérieur se trouve détendu.*

Le mouvement d'**inclinaison** de deux vertèbres dorsales **(Fig. 6, vue postérieure)** s'accompagne d'un **glissement différentiel** au niveau des articulations zygapophysaires :

- du côté de la convexité, les facettes glissent comme dans la flexion, c'est-à-dire vers le haut **(flèche rouge)** ;
- du côté de la concavité, les facettes glissent comme dans l'extension, c'est-à-dire vers le bas **(flèche bleue)**.

La ligne des processus transverses **mm'** forme avec la ligne des processus transverses **nn'** de la vertèbre sous-jacente un **angle égal à l'angle d'inclinaison i**.

La limitation du mouvement est réalisée :

- d'une part, par la **butée osseuse des processus articulaires** du côté de la concavité ;
- d'autre part, par la **tension des ligaments jaune et intertransversaire** du côté de la convexité.

Il serait cependant erroné de ne considérer les mouvements du rachis dorsal qu'au niveau des vertèbres elles-mêmes. En effet, le rachis dorsal est articulé avec la cage thoracique, ou **thorax** **(Fig. 7)**, et tous les éléments osseux cartilagineux et articulaires de cette cage osseuse interviennent pour diriger et limiter les mouvements isolés du rachis. En effet, sur un cadavre, on constate une bien **plus grande mobilité du rachis dorsal isolé** que du rachis dorsal, qui reste solidaire de la cage thoracique. Il est donc nécessaire d'étudier les **répercussions au niveau du thorax** des mouvements survenant dans le rachis dorsal :

- lors de l'**inflexion latérale du rachis dorsal** **(Fig. 8)**. Du côté de la convexité rachidienne, le thorax **s'élève 1**, les espaces intercostaux **s'élargissent 3**, le thorax **se dilate 5** et l'**angle chondro-costal** de la dixième côte a tendance à **s'ouvrir 7**. Du côté de la concavité de la courbure rachidienne, les phénomènes inverses s'observent : le thorax **s'abaisse 2** et **se rétracte 6**, tandis que **les espaces intercostaux diminuent 4** et que **l'angle chondro-costal se ferme 8** ;
- lors du mouvement de **flexion du rachis dorsal** **(Fig. 9)**. On voit s'ouvrir tous les angles articulant les différents segments du thorax entre eux et avec le rachis : **angle costo-rachidien 1**, **angles sterno-costaux supérieur 2** et **inférieur 3** et **angle chondro-costal 4**. Inversement, lors du mouvement d'extension, tous *ces angles se ferment.*

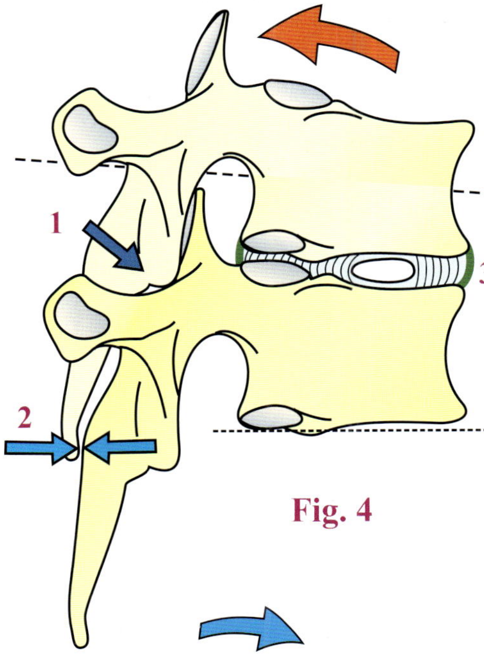

Fig. 4

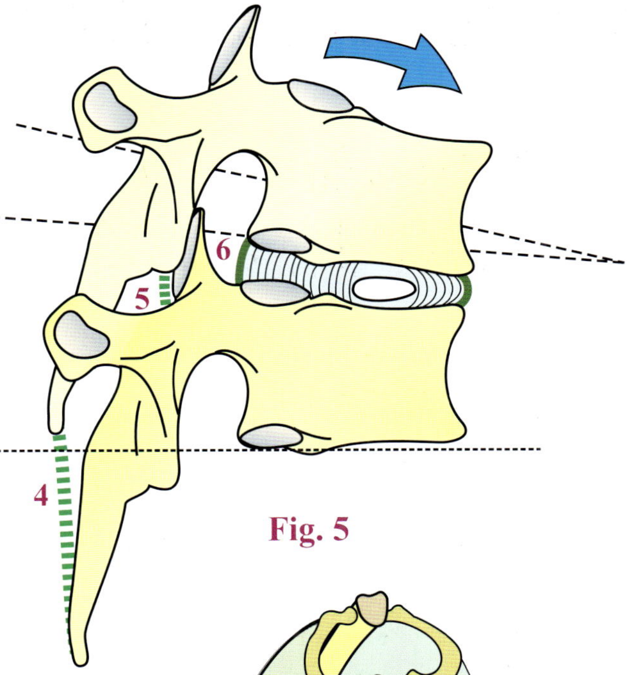

Fig. 5

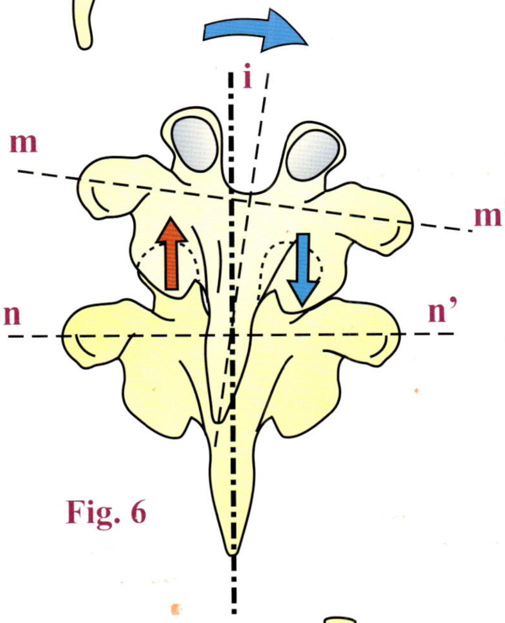

Fig. 6

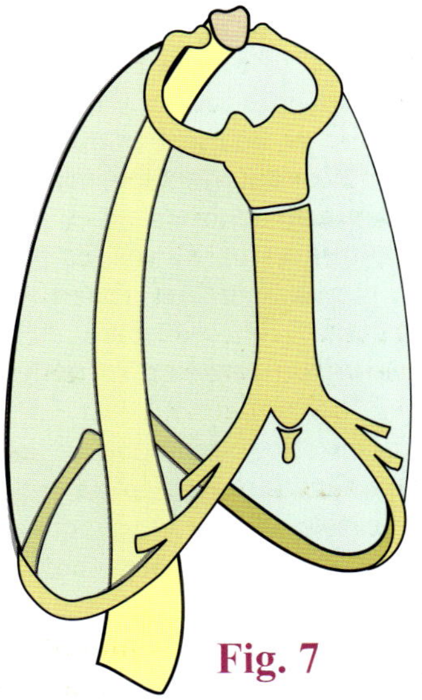
Fig. 7

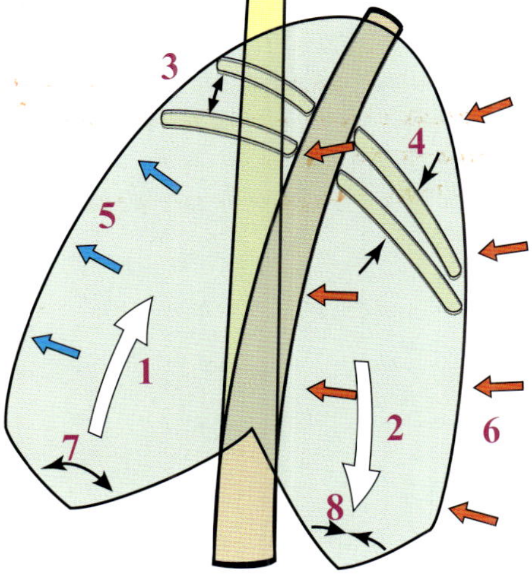

Fig. 8

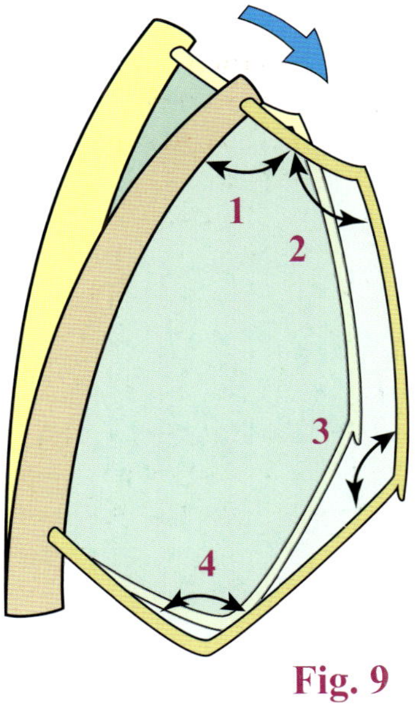

Fig. 9

Rotation axiale du rachis dorsal

Comment s'effectue la rotation élémentaire d'une vertèbre sur l'autre au niveau du rachis dorsal ? Elle est bien différente de la rotation dans le rachis lombal. En effet, sur une **vue supérieure (Fig. 10)**, les articulations interapophysaires ont une orientation totalement différente. L'interligne est lui aussi contenu sur une *surface cylindrique* **(cercle pointillé)**, mais l'axe de ce cylindre se situe à peu près **au centre des corps vertébraux O**.

Lors de la rotation d'une vertèbre sur l'autre, le glissement des surfaces au niveau des processus articulaires va s'accompagner de la rotation d'un corps vertébral sur l'autre sur leur axe commun, donc d'une **rotation-torsion du disque intervertébral** et *non plus d'un cisaillement*, comme au niveau du rachis lombal. La rotation-torsion du disque peut avoir une amplitude plus grande que son cisaillement : la rotation élémentaire entre deux vertèbres dorsales est **au moins trois fois plus grande** qu'entre deux vertèbres lombales.

Cependant, cette rotation serait encore *plus grande si la colonne dorsale n'était pas étroitement connectée avec le thorax osseux*. En effet, chaque étage vertébral entraîne la **paire de côtes correspondante (Fig. 11)**, mais le glissement d'une paire de côtes sur la paire sous-jacente est lui-même limité par la **présence du sternum**, auquel s'articulent toutes les côtes par l'intermédiaire des *cartilages costaux*, qui sont néanmoins souples.

La rotation d'une vertèbre va donc s'accompagner d'une déformation de la paire de côtes qui lui est associée **grâce à l'élasticité des côtes, et surtout des cartilages**. Ces déformations sont les suivantes :

- **exagération de la concavité costale du côté de la rotation 1** et **diminution** de la concavité costale **du côté opposé 2** ;
- **augmentation de la concavité chondro-costale du côté opposé** à la rotation **3** et **diminution** de la concavité chondro-costale **du côté de la rotation 4**.

Au cours de ce mouvement, **le sternum subit donc des efforts de cisaillement** et il a tendance à prendre une direction oblique de haut en bas pour suivre la rotation des corps vertébraux. Cette obliquité doit cependant *rester très faible et pratiquement inapparente* avec des moyens d'observation cliniques. Radiologiquement elle doit aussi être très difficile à mettre en évidence en raison des superpositions.

La résistance mécanique du thorax intervient donc pour limiter notablement l'amplitude des mouvements du rachis dorsal. Lorsque ce thorax reste encore très souple, comme chez *les sujets jeunes*, les mouvements du rachis dorsal sont très amples. Par contre, chez *les sujets âgés, les cartilages costaux s'ossifient* et l'élasticité chondro-costale diminue, le **thorax forme un bloc presque rigide** et les **amplitudes diminuent d'autant**.

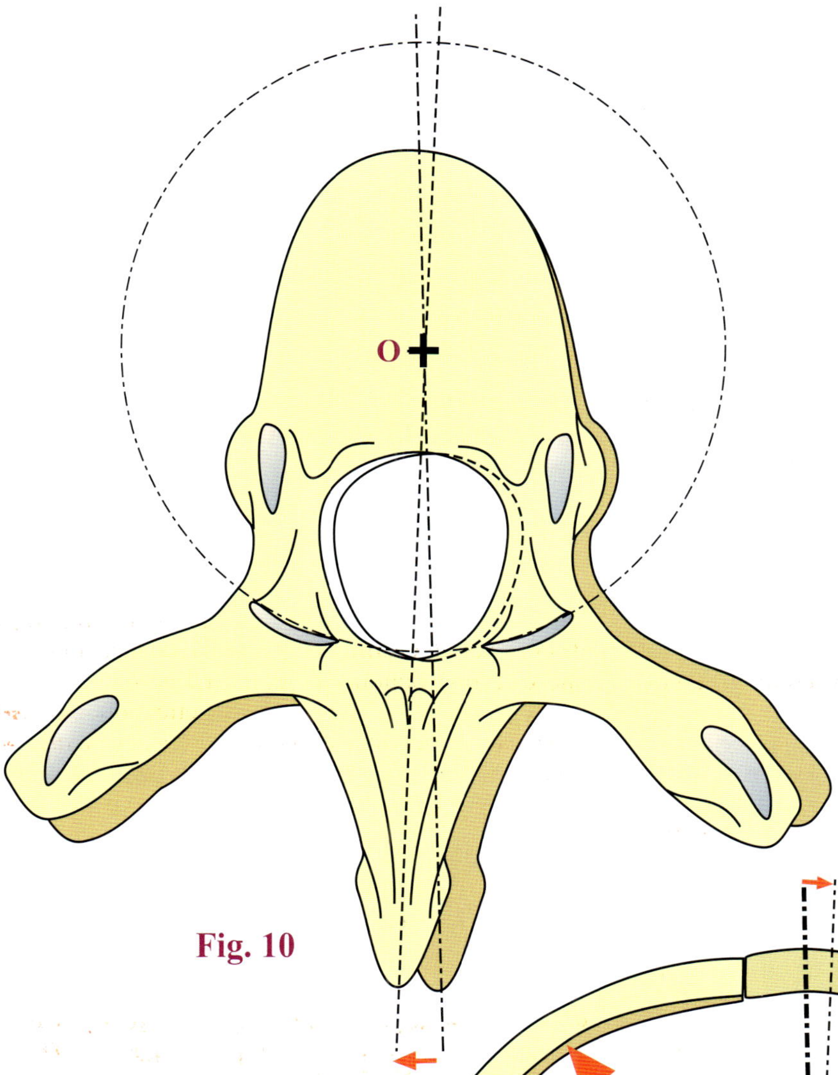

Fig. 10

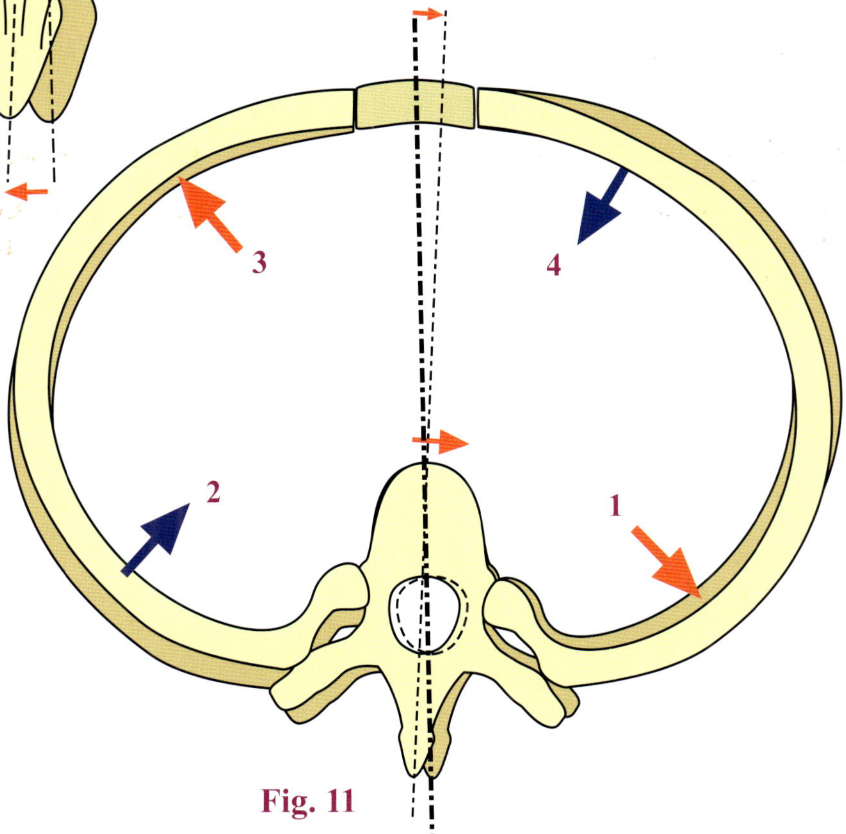

Fig. 11

Les articulations costo-vertébrales

À chaque étage du rachis dorsal, une paire de côtes s'articule avec les vertèbres grâce à **deux articulations par côte** :

- l'articulation **costo-vertébrale**, entre la *tête costale* et le *disque intervertébral* et les *corps vertébraux* ;
- l'articulation **costo-transversaire**, entre la *tubérosité costale* et le *processus transverse* de la vertèbre sous-jacente.

Sur une **vue de profil (Fig. 12)**, une des côtes a été enlevée après section des différents ligaments, ce qui permet de voir les surfaces articulaires du côté vertébral. À l'étage inférieur la côte a été laissée en place avec ses ligaments.

Sur une **vue supérieure (Fig. 13)**, la côte a été laissée en place du côté droit mais les articulations ont été ouvertes ; du côté gauche, la côte a été enlevée après section des ligaments.

Une **coupe vertico-frontale (Fig. 14)** passe par l'articulation entre la tête costale et les corps vertébraux. Du côté opposé, la côte a été enlevée après section des ligaments. Les éléments sont décrits simultanément sur les trois figures.

L'**articulation costo-vertébrale** est une *double arthrodie*. Elle est constituée du côté vertébral par **deux facettes costales**, l'une au *bord supérieur* de la vertèbre inférieure **5**, l'autre au *bord inférieur* de la vertèbre supérieure **6**. Elles forment entre elles un *angle dièdre* **(ligne de tirets rouges)**, bien visible sur la coupe **(Fig. 14)**, dont le *fond* est occupé par l'annulus fibrosus **2** du *disque intervertébral*. Les surfaces correspondantes **11 et 12** de la **tête costale 10** sont légèrement convexes et forment entre elles le même angle dièdre qui vient *s'encastrer exactement* dans celui des facettes vertébrales.

Un **ligament interosseux 8**, partant du sommet de la tête costale entre les deux facettes articulaires, *se fixe sur le disque intervertébral* et sépare cette articulation, enveloppée par une **capsule articulaire unique 9** en *deux cavités articulaires distinctes*, une supérieure et une inférieure **13**.

L'articulation costo-vertébrale est renforcée par un **ligament rayonné** dans lequel on distingue trois faisceaux :

- un **faisceau supérieur 14** et un **faisceau inférieur 15** qui s'insèrent sur le corps des vertèbres adjacentes ;
- un **faisceau moyen 16** qui s'insère **sur l'annulus fibrosus 2** du disque intervertébral.

L'**articulation costo-transversaire** est aussi une arthrodie constituée de *deux facettes ovalaires*, l'une sur le **sommet du processus transverse 18**, l'autre sur la **tubérosité costale 19**. L'articulation costo-transversaire est complétée par une **capsule 20**, mais elle est surtout renforcée par **trois ligaments costo-transversaires** :

- le ligament **costo-transversaire interosseux 23**, très court et très résistant, qui s'étend du processus transverse à la face postérieure du col de la côte ;
- le ligament **costo-transversaire postérieur 21**, bandelette rectangulaire, longue de 1,5 cm et large de 1 cm, s'étendant du sommet **22** du processus transverse à la partie externe de la tubérosité costale ;
- le ligament **costo-transversaire supérieur 24**, très épais, très résistant, aplati, quadrilatère, large de 8 mm et long de 10 mm, s'étendant du bord inférieur du processus transverse au bord supérieur du col de la côte sous-jacente.

On décrit encore un **ligament costo-transversaire inférieur** occupant la face inférieure de l'articulation costo-transversaire (non figuré).

Sur ces figures, on distingue encore les détails du *disque intervertébral* avec le **nucleus pulposus 1** et l'**annulus fibrosus 2**, le **canal vertébral C**, le **foramen de conjugaison F**, le **pédicule vertébral P**, les **articulations zygapophysaires** avec leurs **facettes articulaires 3** et leur **capsule 4**, et le **processus épineux 7**.

Au total, la côte est articulée avec le rachis par deux arthrodies :

- une **arthrodie simple**, l'articulation costo-transversaire ;
- une **arthrodie double** plus solidement encastrée, l'articulation costo-vertébrale.

Ces deux articulations sont assorties de puissants ligaments et ne peuvent fonctionner l'un sans l'autre : elles sont **mécaniquement liées**.

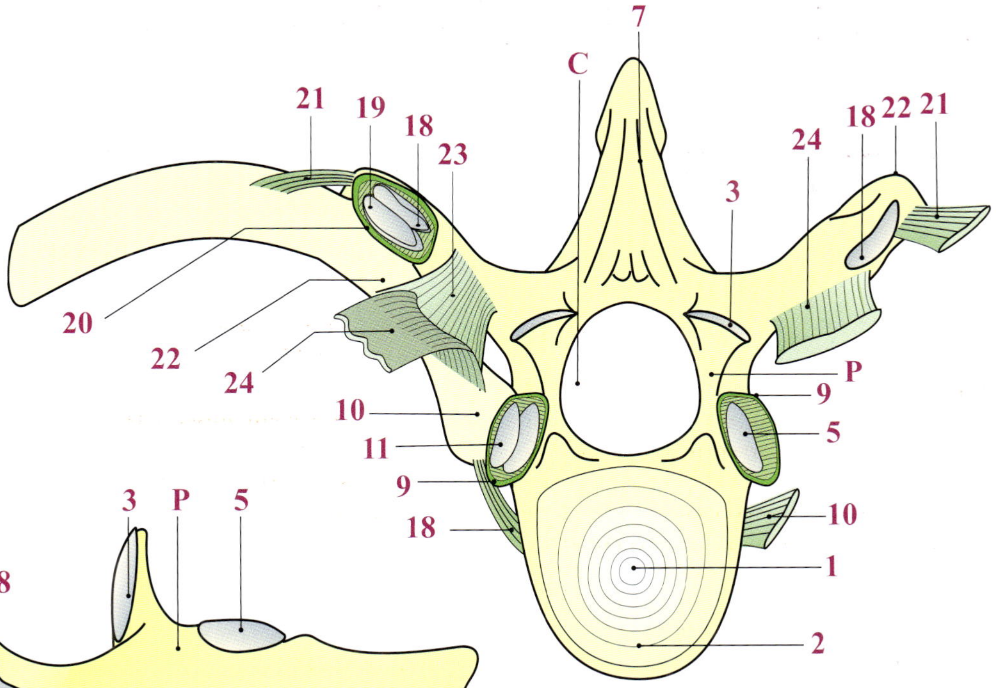

Fig. 13

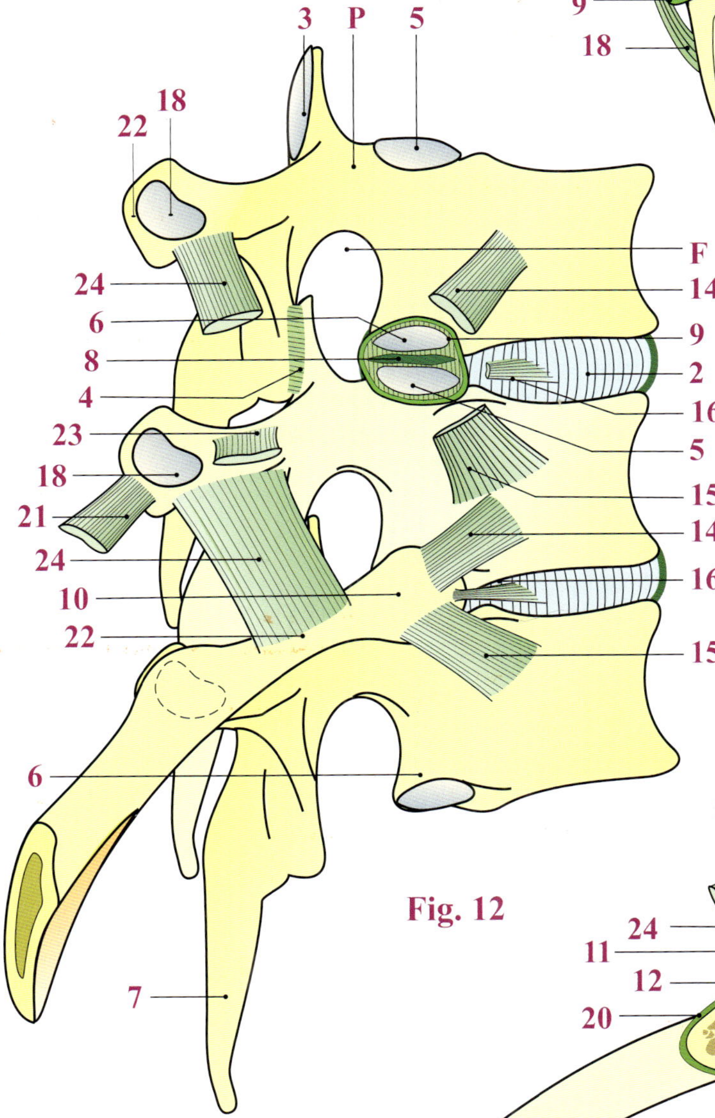

Fig. 12

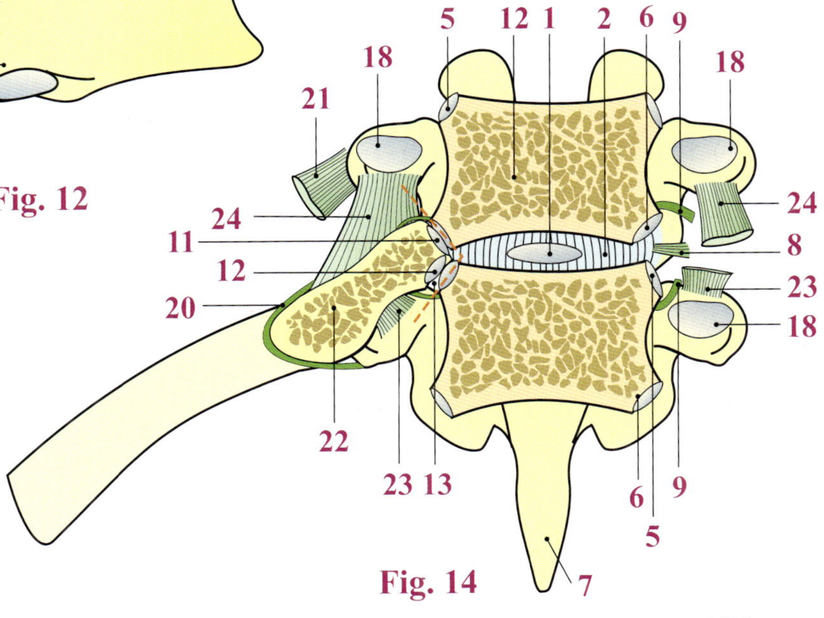

Fig. 14

Les légendes sont communes aux trois figures.

Mouvements des côtes autour des articulations costo-vertébrales

L'articulation costo-vertébrale, d'une part, et l'articulation costo-transversaire, d'autre part, forment un **couple d'arthrodies mécaniquement liées** **(Fig. 15)**, dont le mouvement commun ne peut être qu'une **rotation** autour d'un axe commun passant par le centre de chacune de ces deux arthrodies.

On peut ainsi décrire un axe **xx'** joignant le centre **o'** de l'articulation costo-transversaire au centre **o** de l'articulation costo-vertébrale. Il sert de **charnière** à la côte, qui est ainsi **littéralement suspendue** au rachis par deux points **o et o'**.

L'orientation de cet axe par rapport au plan sagittal *détermine la direction du mouvement* de la côte. Au niveau des côtes basses **(partie gauche inférieure)**, l'axe **xx'** *se rapproche du plan sagittal*; par conséquent, le mouvement d'élévation de la côte entraînera surtout une **augmentation du diamètre transversal** du thorax **t**. En effet, lorsque la côte tourne autour de cet axe **o' (Fig. 16)**, son bord externe décrit un arc de cercle de centre **o'**. Son obliquité diminue, et, *devenant plus transversale*, son point le plus externe est projeté **en dehors** d'une longueur **t**, qui représente l'**augmentation du demi-diamètre transversal** de la base du thorax.

Au contraire, les côtes supérieures **(Fig. 15, partie droite supérieure)** s'articulent sur un axe **yy'** situé presque dans un *plan frontal*. Le mouvement d'élévation de la côte entraîne surtout alors une **augmentation marquée du diamètre antéro-postérieur** du thorax **a**. En effet, lorsque **l'extrémité antérieure de la côte s'élève** **(Fig. 17)** d'une **hauteur h**, elle décrit un arc de cercle qui l'amène à se déplacer vers l'avant d'une **longueur a**.

La **conclusion** qui s'impose est donc que lors de l'élévation des côtes il se produit une **augmentation du diamètre transversal du thorax inférieur** associée à une **augmentation du diamètre antéro-postérieur du thorax supérieur**. À la partie moyenne du thorax où l'axe des articulations costo-vertébrales est situé approximativement dans une **direction oblique à 45°**, l'augmentation de diamètre porte **également dans le sens transversal et dans le sens antéro-postérieur**.

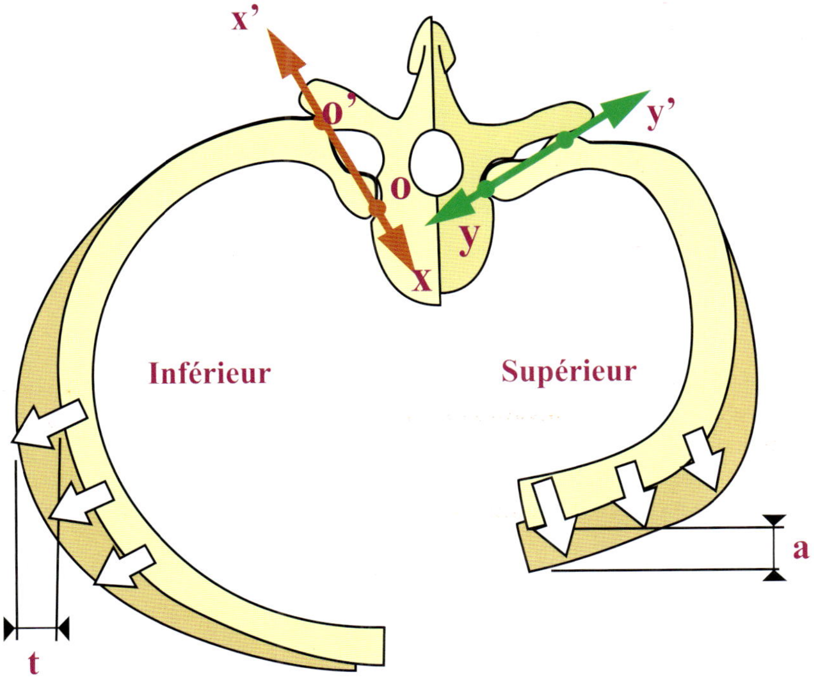

Fig. 15

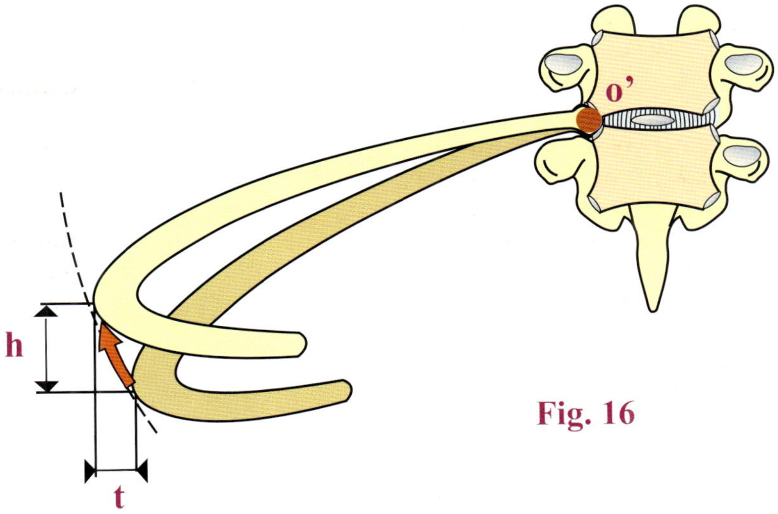

Fig. 16

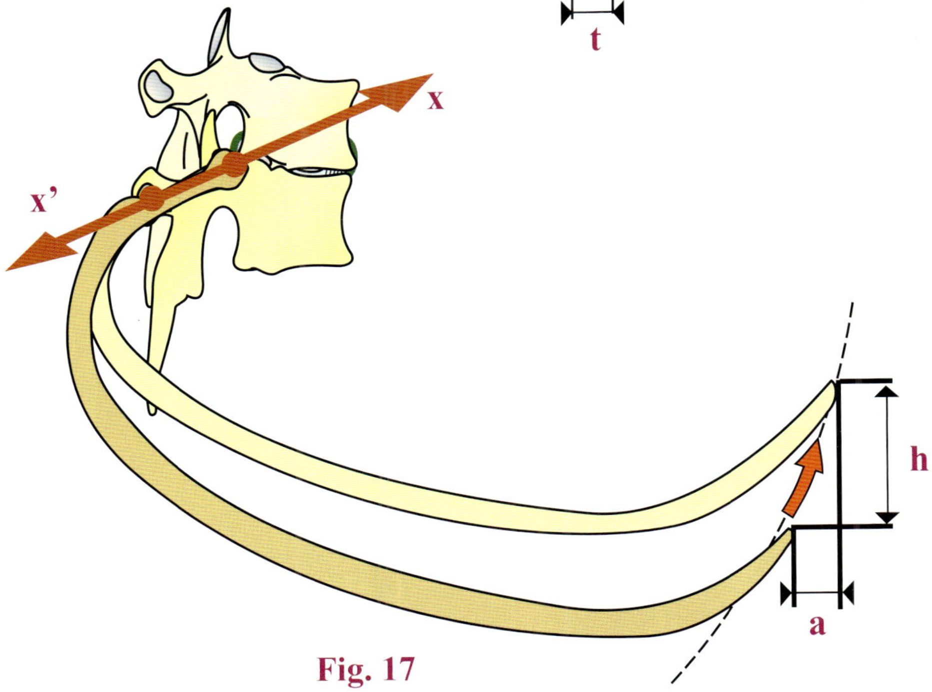

Fig. 17

Mouvements des cartilages costaux et du sternum

Jusqu'à maintenant, nous avons considéré uniquement le mouvement des côtes autour des articulations costo-vertébrale et costo-transversaire, mais il faut aussi tenir compte des **mouvements des côtes par rapport au sternum et aux cartilages costaux**.

Si l'on compare une **vue supérieure** du mouvement des côtes **(Fig. 18)** et une **vue antérieure** de ce même mouvement **(Fig. 19)**, on constate que, tandis que la partie la plus externe de la côte **s'élève d'une hauteur h'** et s'écarte de l'axe du corps d'une longueur **t**, l'extrémité antérieure de la côte s'élève **d'une hauteur h** et s'écarte du plan de symétrie d'une longueur **t'**, ces deux dernières longueurs étant légèrement plus grandes que les deux premières. Simultanément le sternum s'élève et le **cartilage costal** prend une **direction plus horizontale**, faisant un **angle a** avec sa direction initiale.

Ce mouvement angulaire du cartilage costal par rapport au sternum s'effectue **dans l'articulation chondro-sternale**. Simultanément, un autre mouvement angulaire de rotation sur l'axe du cartilage dans l'articulation chondro-costale s'effectue. Nous en reparlerons plus loin (voir p. 178).

Lors de l'**élévation de la côte (Fig. 18, côté droit de la figure)**, le point **m**, où se produit la plus grande augmentation du diamètre thoracique, est le point le plus éloigné de l'axe **yy'**. Cette constatation géométrique explique le déplacement de ce point sur la côte lorsque l'obliquité de l'axe **xx'** varie.

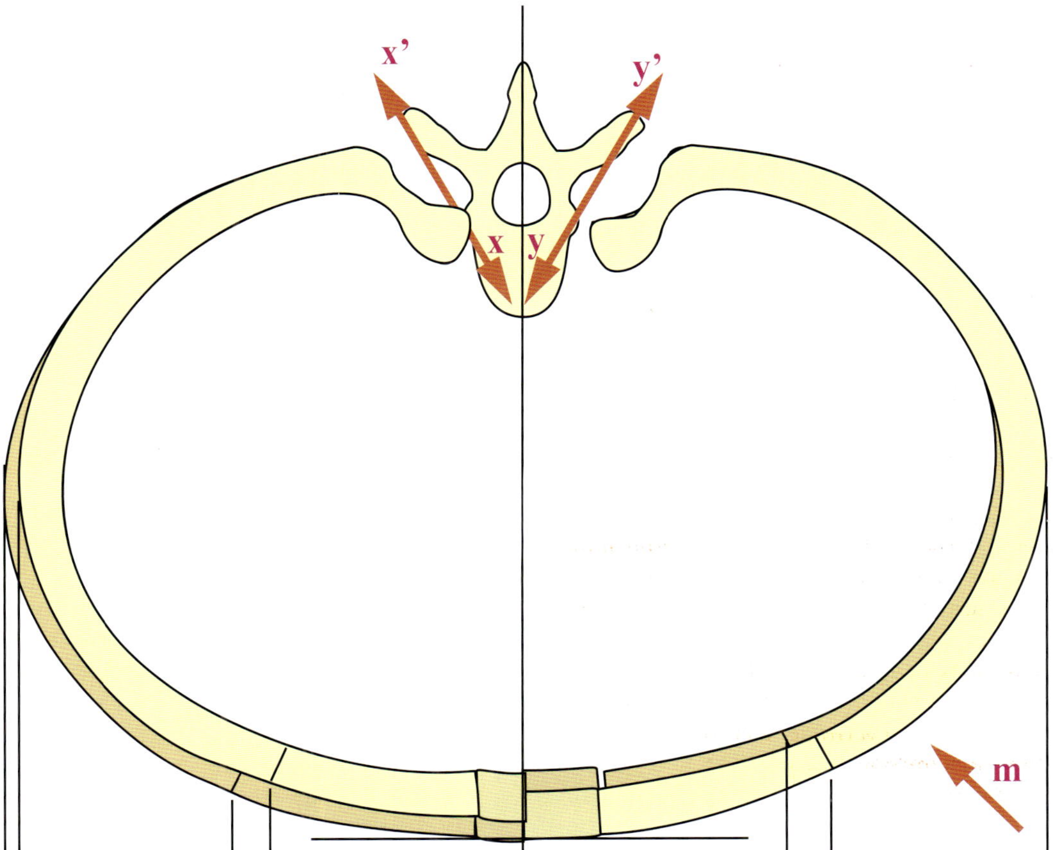

Fig. 18

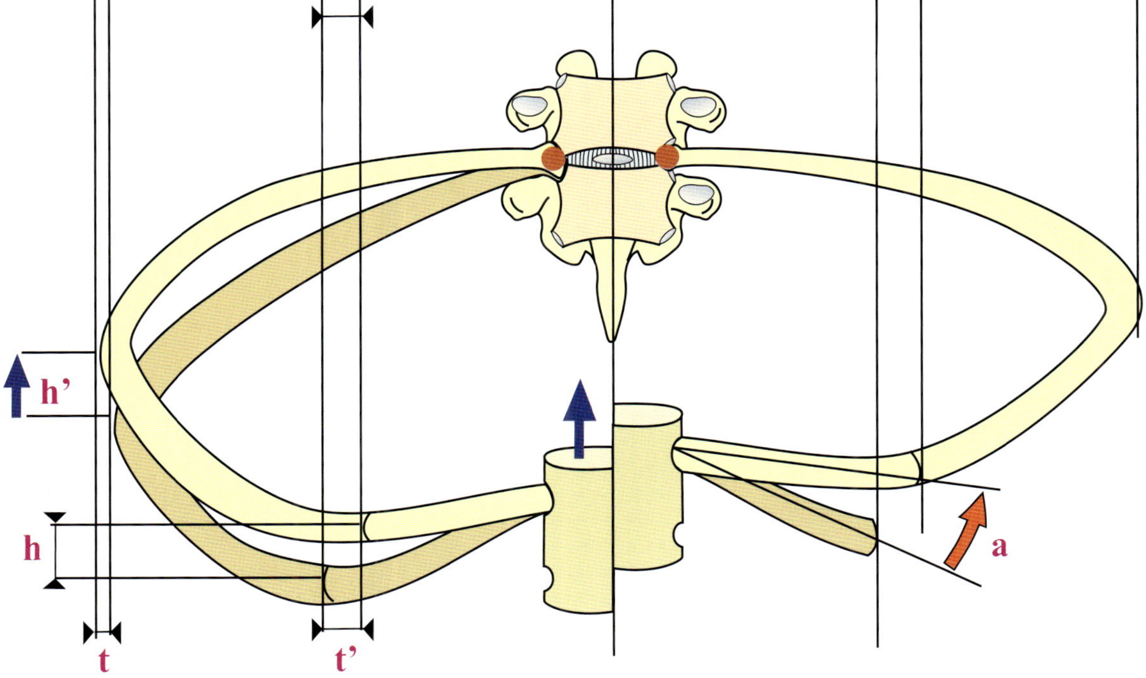

Fig. 19

Les déformations du thorax dans le plan sagittal lors de l'inspiration

En supposant le rachis immuable, sans aucune déformation, pendant le mouvement d'inspiration, et en considérant que le **pentagone déformable** est formé par le **rachis (Fig. 20)** d'une part, et d'autre part par la *première côte*, le *sternum*, la *dixième côte* et son *cartilage costal*, le mouvement d'inspiration détermine les déformations suivantes :

- la **première côte**, mobile autour de son articulation costo-vertébrale **O**, subit une **élévation (flèche bleue)** qui fait décrire à son extrémité antérieure un **arc de cercle AA'** ;
- cette élévation de la première côte entraîne l'**élévation du sternum,** qui passe **de la position AB à la position A'B'** ;
- dans ce mouvement, *le sternum ne reste pas exactement parallèle à lui-même*. En effet, nous avons vu qu'à la partie supérieure du thorax, le diamètre antéro-postérieur augmentait plus qu'à la partie inférieure. Il en découle que l'**angle a** qu'il formait avec la verticale **se ferme** légèrement; simultanément on voit aussi se fermer légèrement l'angle **OA'B'** *entre la première côte et le sternum*. Cette fermeture de l'angle sterno-costal s'accompagne donc obligatoirement d'une rotation longitudinale, d'une **torsion du cartilage costal** (voir p. 178);
- quant à la **dixième côte**, elle effectue elle aussi un mouvement d'*élévation autour de son centre* **Q** et son extrémité antérieure décrit un **arc de cercle CC'** ;
- enfin, dans ce mouvement de la dixième côte et du sternum, le **dixième cartilage costal passe de la position CB à la position C'B'**, en restant approximativement *parallèle à lui-même*. Il s'ensuit d'une part une **augmentation de l'angle en C** d'une valeur égale à l'**angle c**, lui -même égal à l'angle d'élévation de la dixième côte **(secteur vert)**. D'autre part, il se produit une légère ouverture de l'angle entre le dixième cartilage costal et le sternum **(angle C'B'A')**. Là encore, cette augmentation de l'angle s'effectue grâce à une rotation du cartilage sur son axe longitudinal, c'est-à-dire une **torsion**. **Une torsion identique a lieu au niveau de chaque cartilage costal.** Nous en verrons plus loin l'utilité à propos de l'élasticité du thorax (voir p. 178).

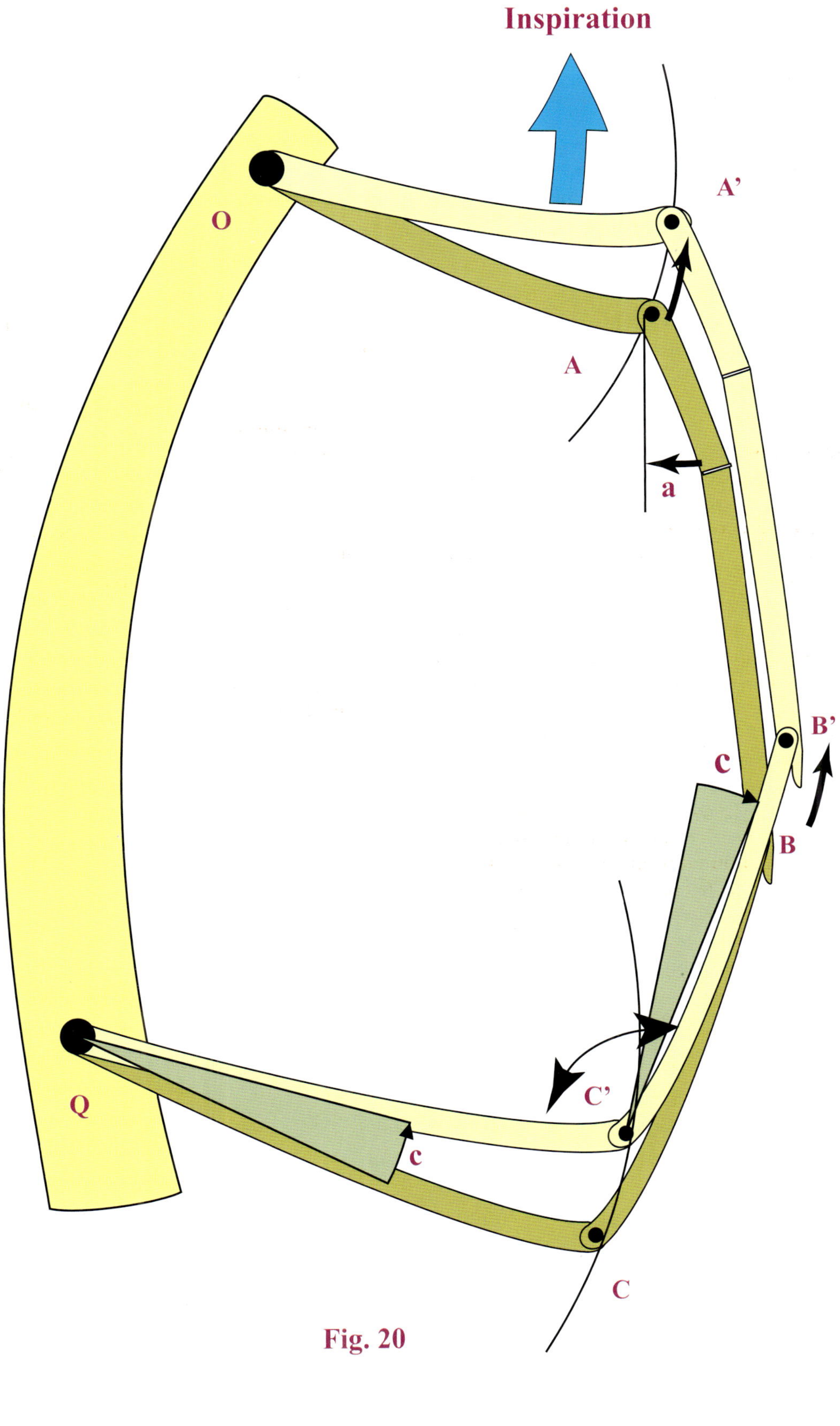

Fig. 20

Mécanisme des muscles intercostaux et du muscle transverse du thorax

Les muscles intercostaux

Sur une **vue postérieure du thorax, limitée au rachis et à trois côtes droites (Fig. 21)**, on remarque l'existence de **trois types de fibres musculaires** :

- les petits **muscles élévateurs des côtes EC** qui, partant du sommet du processus transverse, viennent se terminer sur le bord supérieur de la côte sous-jacente. Lorsqu'ils se contractent, ils élèvent cette côte, d'où leur nom ;
- les **muscles intercostaux externes E**, dont les fibres *obliques en haut et en dedans* ont une *direction parallèle à celle des fibres du muscle élévateur des côtes*. Ces muscles intercostaux externes sont, comme le muscle élévateur des côtes, *élévateur des côtes*, donc **inspirateurs** ;
- les **muscles intercostaux internes I**, dont les fibres sont *obliques en haut et en dehors*, et qui entraînent l'*abaissement des côtes*, donc l'**expiration**.

Le **mécanisme d'action des muscles intercostaux** est bien expliqué par le **schéma d'Hamberger (Fig. 22 et 23)** :

- l'action des muscles **intercostaux externes (Fig. 22)** se comprend si l'on remarque que la direction de leurs fibres est celle de la *grande diagonale du parallélogramme* **$OO'B_1A_1$** que forment les côtes articulées avec le rachis et le sternum. Lorsque le muscle intercostal externe **E** se contracte, cette diagonale diminue d'une longueur **r**, ce qui déforme le parallélogramme et, en supposant que **OO'** reste fixe, entraîne la rotation de **A_1** en **A_2** et de **B_1** en **B_2** : la contraction du muscle intercostal externe entraîne une *élévation des côtes*, il est donc **inspirateur** ;
- l'action des muscles **intercostaux internes (Fig. 23)** se comprend d'une façon analogue, mais, cette fois-ci, le muscle a une direction parallèle à la petite diagonale du parallélogramme. Lorsque le muscle **intercostal interne I** se contracte, cette diagonale **$O'A_1$** va diminuer d'une longueur **r'**, ce qui va amener **A_1** en **A_2** et **B_1** en **B_2**, en supposant toujours que le côté **OO'** reste immuable. La contraction du muscle intercostal interne détermine l'*abaissement des côtes*, il est donc **expirateur**.

Après avoir été contredit par les expériences d'excitation électrique de Duchenne de Boulogne, il semble que ce schéma de Hamberger soit actuellement **considéré comme valable** *grâce aux travaux électromyographiques.*

Le muscle transverse du thorax

Le muscle **transverse du thorax** est un muscle en général peu étudié et qu'on a tendance à oublier en raison de sa **situation rétro-sternale (Fig. 24)**. En effet, il est situé tout entier *à la face postérieure du sternum* et ses fibres, qui s'insèrent sur les cartilages de la deuxième à la sixième côte, sont *obliques en bas et en dedans*. La contraction de ses cinq faisceaux détermine l'abaissement *par rapport au sternum* des cartilages costaux correspondants. Or, nous avons vu que, lors de l'inspiration, le cartilage costal s'élève et que, inversement, lors de l'expiration, il s'abaisse **(voir Fig. 19, p. 155)**. Nous en déduirons donc que **le muscle transverse du thorax est un muscle expirateur**.

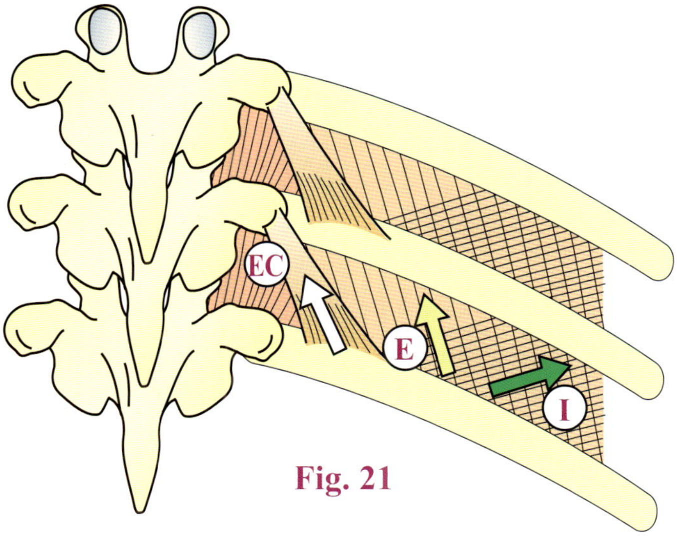

Fig. 21

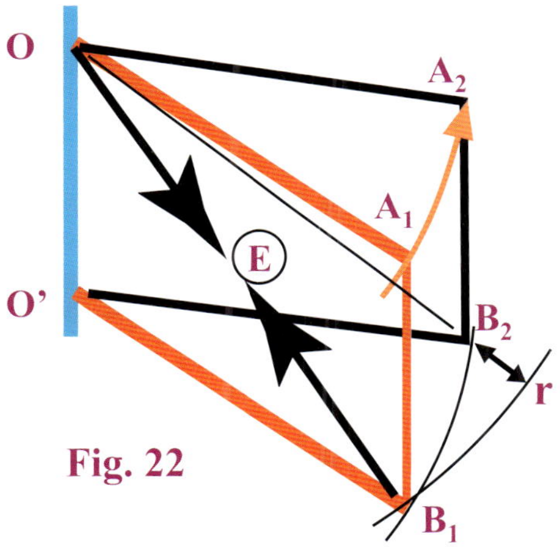

Fig. 22

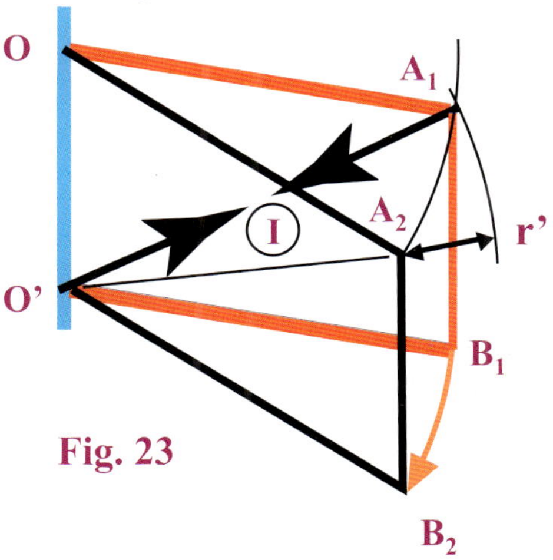

Fig. 23

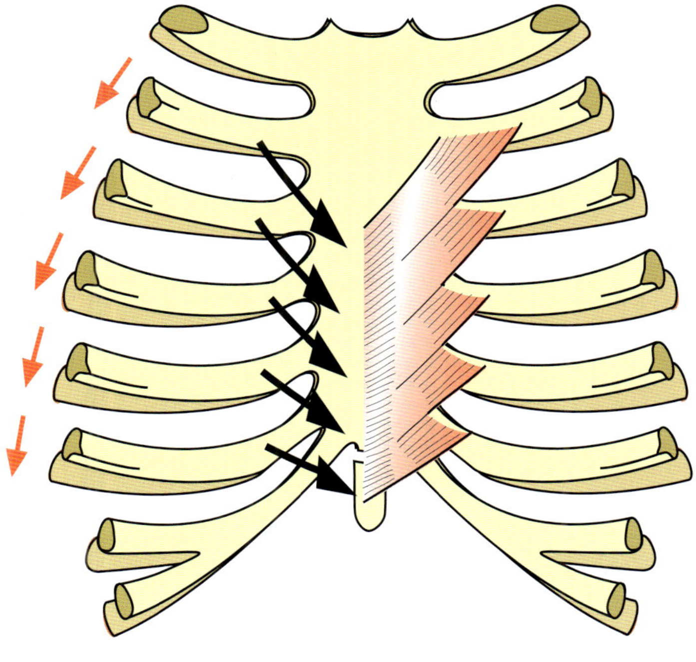

Fig. 24

Le diaphragme et son mécanisme

Le diaphragme forme une **coupole musculo-aponévrotique** fermant l'orifice inférieur du thorax et *séparant le thorax de l'abdomen*.
Sur une **vue de profil** **(Fig. 25)**, cette coupole descend plus bas en arrière qu'en avant ; son point culminant est constitué par le **centre phrénique** 1. Partant de ce centre, des **faisceaux de fibres musculaires** 2 rayonnent vers le pourtour de l'orifice inférieur du thorax et s'insèrent à la *face interne des cartilages costaux*, sur les *extrémités des onzième et douzième côtes*, sur les *arcades qui réunissent les extrémités des trois dernières côtes*, et enfin sur le *rachis au niveau des corps vertébraux* par des **piliers** : **pilier gauche** 3 et **pilier droit** 4, sur les **arcades du muscle psoas** 7 et les **arcades du muscle carré des lombes** 8.
Ceci est plus visible sur une **vue antérieure** **(Fig. 26)**, où l'on distingue à la fois la *face convexe du diaphragme* à la partie haute de la figure et sa *face concave* au niveau des piliers. On y distingue les **orifices** par où passent l'**œsophage** 6 en haut et l'**aorte** 5 en bas. L'orifice de la veine cave inférieure n'a pas été figuré par souci de simplification.
Lorsque les fibres musculaires du diaphragme se contractent, elles *abaissent le centre phrénique*. Ainsi *le diamètre vertical du thorax* se trouve *agrandi* et l'on peut grossièrement comparer le diaphragme à un *piston* qui glisse à l'intérieur d'un corps de pompe.

Cependant, cet abaissement du centre phrénique est rapidement **limité par la mise en tension des éléments du médiastin**, essentiellement à cause de la présence de la **masse des viscères abdominaux**. À partir de ce moment **(Fig. 27)**, le centre phrénique devient le **point fixe** **(grande flèche blanche)** et les fibres musculaires qui agissent à partir de la périphérie du centre phrénique **(petite double flèche blanche)** vont devenir **élévatrices des côtes inférieures**. En effet, si l'on considère le **point P comme fixe** et la **côte tournant autour du centre O**, son extrémité va décrire un **arc de cercle AB** tandis que la fibre musculaire correspondante va se raccourcir de la distance **A'B**. En élevant les côtes inférieures, le diaphragme *agrandit le diamètre transversal du thorax inférieur*, mais, simultanément, par l'intermédiaire du sternum, il *élève aussi les côtes supérieures* et par là même il *agrandit le diamètre antéro-postérieur*.
On peut donc dire que le diaphragme est un **muscle essentiel de la respiration** *car, à lui seul, il agrandit les trois diamètres du volume thoracique* :

- **agrandissement du diamètre vertical**, par abaissement du centre phrénique ;
- **agrandissement du diamètre transversal**, par élévation des côtes inférieures ;
- **agrandissement du diamètre antéro-postérieur**, par élévation des côtes supérieures par l'intermédiaire du sternum.

On comprend donc l'**importance du diaphragme dans la physiologie de la respiration**.
Le **hoquet** est une *contraction spasmodique, rythmée et répétée du diaphragme*. On ne connaît pas bien son déterminisme, mais on sait qu'il peut avoir deux origines :

- soit *centrale*, par irritation du nerf phrénique ;
- soit par irritation de la coupole diaphragmatique.

Ce trouble est en général passager, et disparaît au bout d'un temps plus ou moins long. Lorsqu'il se prolonge, il pose un difficile problème thérapeutique.

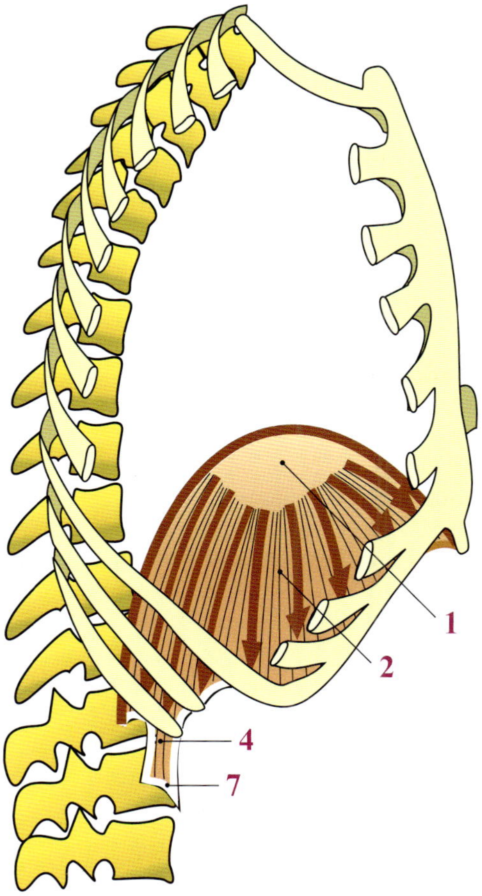

Fig. 25

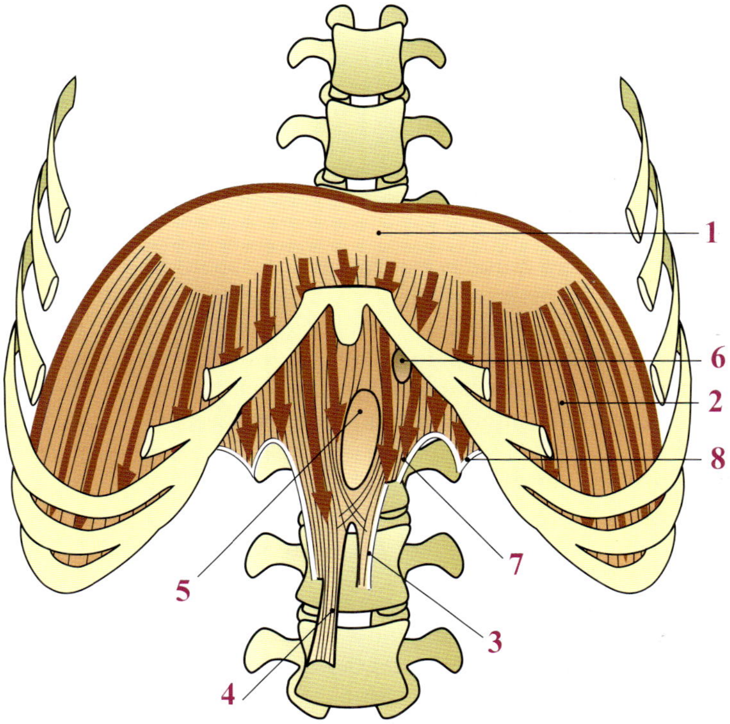

Fig. 26

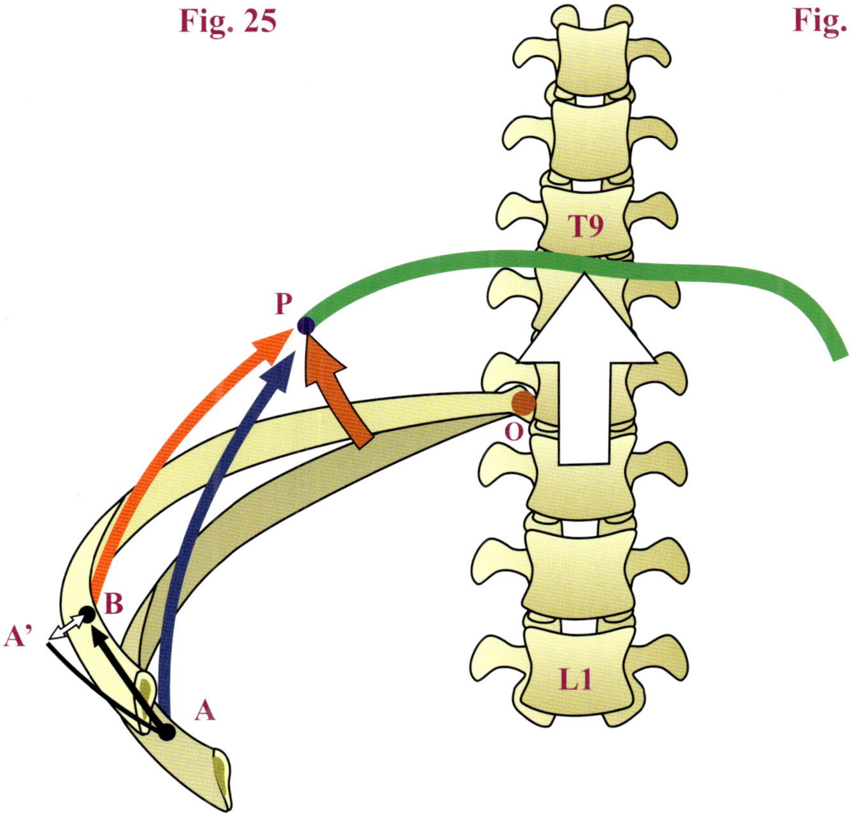

Fig. 27

Les muscles de la respiration

Nous avons vu précédemment que les muscles de la respiration peuvent se classer en **deux catégories** :

- d'une part les **muscles inspirateurs**, qui élèvent les côtes et le sternum ;
- d'autre part les **muscles expirateurs**, qui abaissent les côtes et le sternum.

Dans ces deux catégories, on distingue en outre **deux groupes**, les **muscles principaux** et les **muscles accessoires**, ces derniers n'étant mis en jeu que lors des **mouvements anormalement amples ou puissants**.

On peut alors répartir les muscles de la respiration en **quatre groupes**.

Premier groupe

Le premier groupe est celui des muscles **inspirateurs principaux.** Ce sont les muscles **intercostaux externes** et les muscles **élévateurs des côtes**, et surtout le **diaphragme**.

Deuxième groupe

Le deuxième groupe est celui des muscles **inspirateurs accessoires** **(Fig. 28, 29 et 30)**. Il est constitué :

- des muscles sterno-cléido-mastoïdiens **1** et des muscles scalènes antérieurs **2**, moyens **3** et postérieurs **4**. Tous ces muscles ne sont inspirateurs *que lorsqu'ils prennent appui sur le rachis cervical*, rendu rigide par l'action d'autres muscles **(Fig. 28)** ;
- des muscles grand pectoral **4** et petit pectoral **5**, lorsque ces deux muscles **(Fig. 30** ; inspirée de *L'Âge d'airain* de Rodin**)** *prennent appui sur la ceinture scapulaire et les membres supérieurs en abduction* ;
- des faisceaux inférieurs du muscle dentelé antérieur **6** et du muscle grand dorsal **10** lorsque celui-ci prend appui **(Fig. 29)** sur les *membres supérieurs, mis au préalable en abduction* ;
- le muscle dentelé postérieur et supérieur **11** ;
- les fibres supérieures du muscle sacro-lombal **12**, qui prennent appui en haut sur les *cinq derniers processus transverses cervicaux* et s'insèrent en bas sur les *six premiers arcs costaux*. Elles ont ainsi une disposition à peu près semblable à celle de *muscles élévateurs de côtes de grande longueur*.

Troisième groupe

Le troisième groupe est celui des muscles **expirateurs principaux**. Ce groupe n'est représenté que par les **muscles intercostaux internes**. En effet, *l'expiration normale est un phénomène purement passif de retour du thorax sur lui-même par simple élasticité* des éléments *ostéo-cartilagineux* et du *parenchyme pulmonaire*. L'énergie nécessitée par l'expiration est donc en réalité une **restitution d'énergie** développée à l'inspiration par les muscles inspirateurs et *emmagasinée au niveau des éléments élastiques du thorax et du poumon*. Nous verrons plus loin le rôle essentiel joué dans ce mécanisme par les **cartilages costaux** (voir p. 178). Remarquons aussi qu'en position verticale, *la pesanteur intervient de façon non négligeable* pour abaisser les côtés du fait de leur propre poids.

Quatrième groupe

Le quatrième groupe est celui des muscles **expirateurs accessoires**. Pour être accessoires, ces muscles n'en sont pas moins importants et extrêmement puissants car ils conditionnent l'**expiration forcée** et l'**effort abdominal**.

Les **muscles abdominaux** **(Fig. 30)**, le muscle droit de l'abdomen **7**, le muscle oblique externe de l'abdomen **8** et le muscle oblique interne de l'abdomen **9** *abaissent puissamment l'orifice inférieur du thorax*.

Dans la région dorso-lombale **(Fig. 29)**, nous trouverons d'**autres muscles expirateurs accessoires** : la partie basse du muscle sacro-lombal **13**, le muscle longissimus **14**, le muscle dentelé postérieur et inférieur **15** et le muscle carré des lombes (non figuré ici).

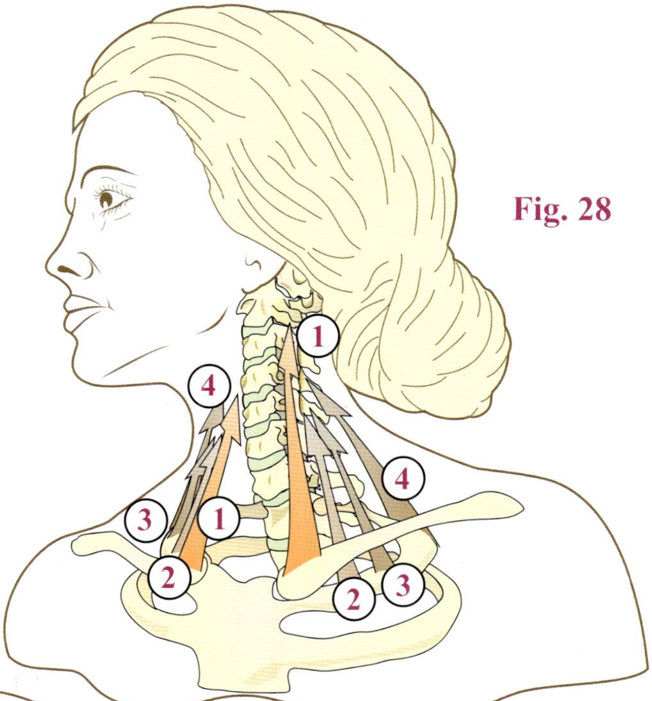

Fig. 28

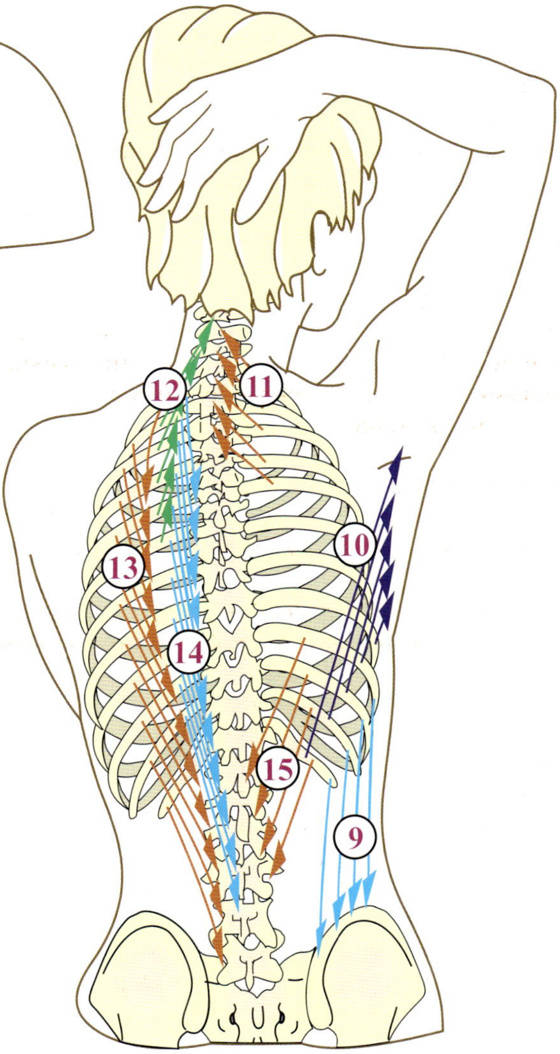

Fig. 29

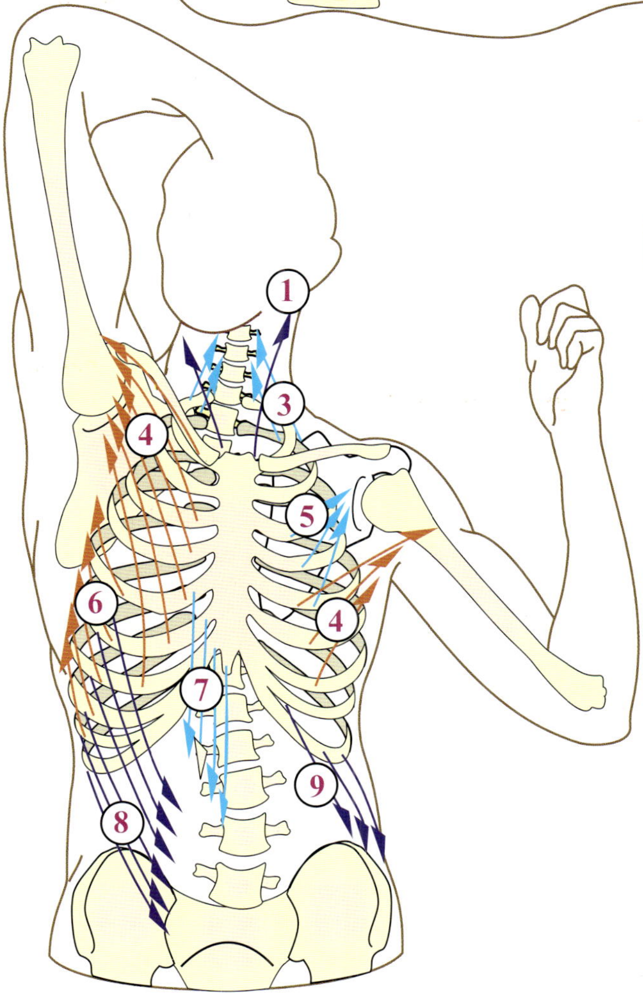

Fig. 30

Relation d'antagonisme-synergie entre le diaphragme et les muscles abdominaux

Le diaphragme est le muscle inspirateur principal. Les muscles abdominaux sont des muscles expirateurs accessoires extrêmement puissants, indispensables pour l'expiration forcée et les efforts abdominaux. *Or, ces muscles qui semblent être antagonistes sont en même temps synergiques*. Ceci peut sembler paradoxal, et même illogique, mais, en pratique, *ils ne peuvent fonctionner indépendamment les uns des autres*. C'est ce qui caractérise la **relation d'antagonisme-synergie**.
Quelle est donc la relation fonctionnelle entre le diaphragme et les muscles abdominaux au cours des deux temps de la respiration ?

Lors de l'inspiration

Lors de l'**inspiration (Fig. 31, vue de profil et Fig. 32, vue de face)**, la contraction du diaphragme *abaisse le centre phrénique* **(flèches rouges)**, ce qui *augmente le diamètre vertical du thorax*. Mais bientôt intervient la *résistance à l'élongation des éléments verticaux du médiastin* **M** et surtout la *résistance de la masse des viscères abdominaux* **D**. Cette masse est en effet contenue par la **sangle abdominale** formée par les **puissants muscles abdominaux** : les muscles **droits de l'abdomen D**, mais aussi les muscles **transverses T**, obliques internes **OI** et obliques externes **OE** de l'abdomen. Sans eux, le contenu abdominal se laisserait refouler vers le bas et l'avant, et *le centre phrénique ne pourrait pas prendre un appui solide* permettant ainsi au diaphragme d'**élever les côtes inférieures**. L'**action antagoniste-synergique** des muscles abdominaux est donc indispensable à l'efficacité du diaphrame. Cette notion est confirmée d'ailleurs en pathologie, lors des *paralysies poliomyélitiques des muscles abdominaux*, où l'efficacité ventilatoire du diaphragme est diminuée. Sur la vue de profil **(Fig. 31)**, les directions des fibres des muscles larges schématisent une *étoile à six branches*, qui schématise bien le « tissage » de la sangle abdominale.

Lors de l'expiration

Lors de l'**expiration (Fig. 33, vue de profil et Fig. 34, vue de face)**, le diaphragme se relâche, et la contraction des muscles abdominaux abaisse l'orifice inférieur du thorax, donc *diminue simultanément les diamètres transversal et antéro-postérieur du thorax*.
Par ailleurs, en augmentant la pression intra-abdominale, *ils refoulent la masse des viscères vers le haut*, faisant remonter le centre phrénique, ce qui **diminue le diamètre vertical** du thorax, tout en fermant les sinus costo-diaphragmatiques (on appelle ainsi les culs-de-sac pleuraux). Les muscles abdominaux constituent donc les **antagonistes parfaits du diaphragme** puisqu'*ils diminuent simultanément les trois diamètres du thorax*.
Le rôle respectif du diaphragme et des muscles abdominaux peut donc se concevoir de la façon suivante **sur un graphique (Fig. 35)** : chacun de ces groupes musculaires se contracte de façon permanente mais **son tonus évolue de façon inverse**.
Lors de l'**inspiration**, *l'état de tension du diaphragme augmente tandis que le tonus des muscles abdominaux décroît*.
Par contre, lors de l'**expiration**, *la tension des muscles abdominaux augmente tandis que le tonus du diaphragme diminue*.
Il existe ainsi entre ces deux groupes musculaires un **équilibre dynamique** *perpétuellement déplacé dans un sens ou dans l'autre* et qui *illustre bien la notion d'antagonisme-synergie*.

Inspiration

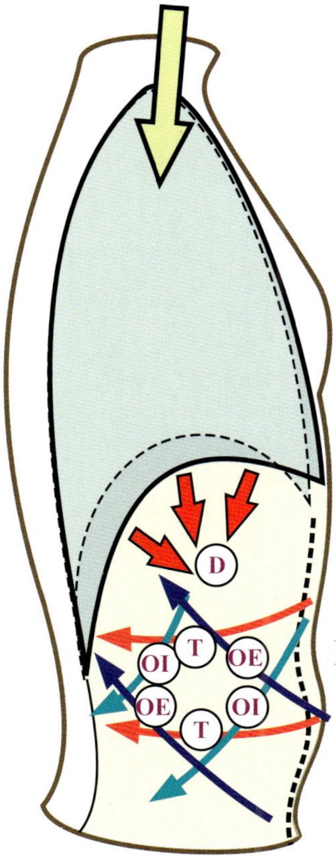

Fig. 31

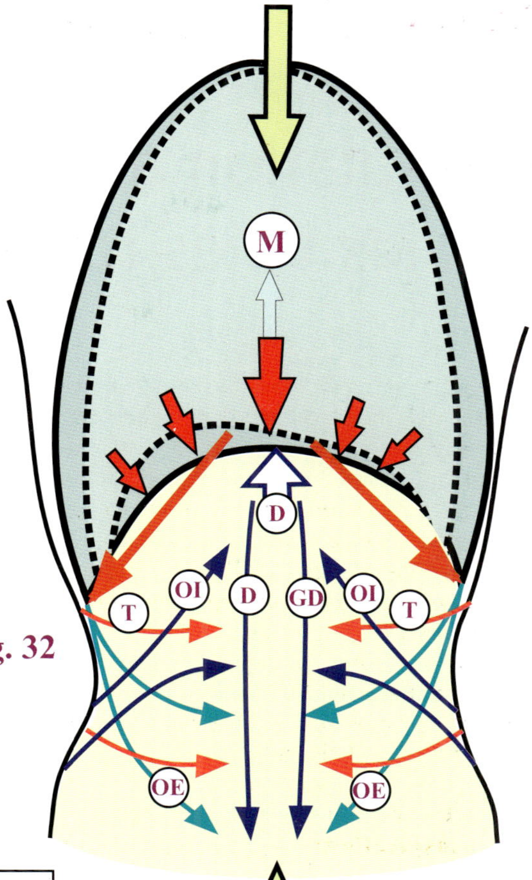

Fig. 32

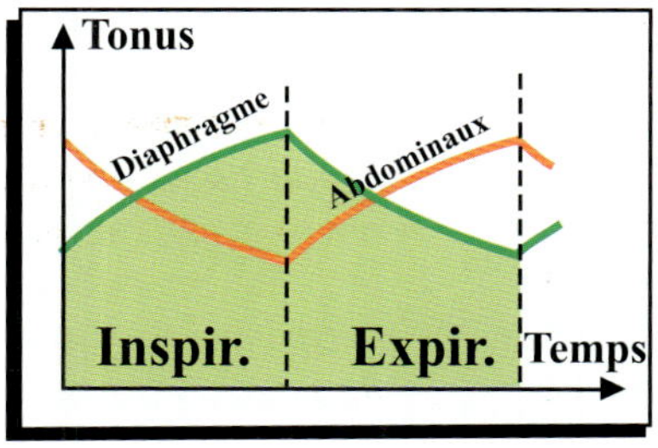

Fig. 35

Expiration

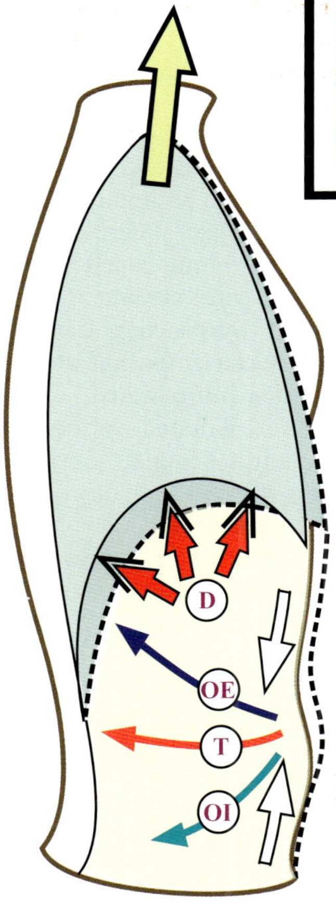

Fig. 33

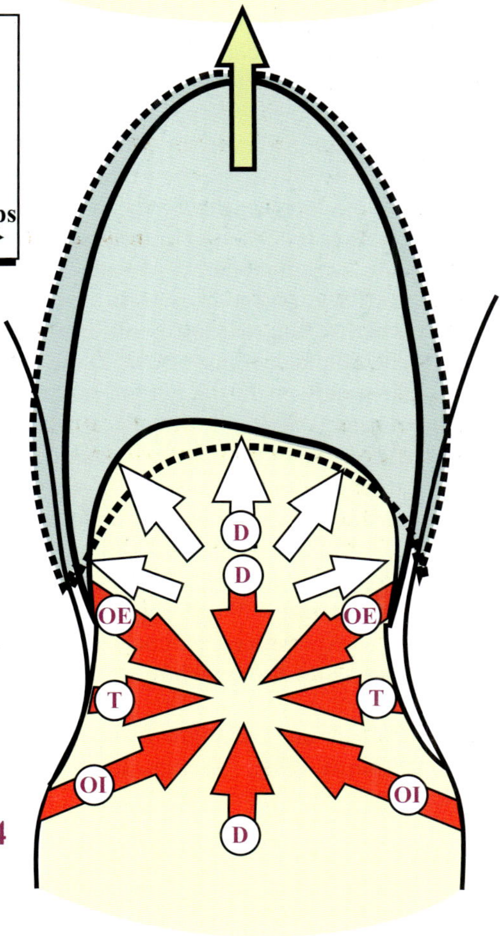

Fig. 34

La circulation aérienne dans les voies respiratoires

La circulation aérienne dans les voies respiratoires est illustrée par la classique **expérience de Funck** (Fig. 36 et 37) : si l'on remplace le fonds d'un flacon par une membrane élastique étanche et si, d'autre part, on fait communiquer un ballon de baudruche avec l'extérieur, par l'intermédiaire d'un tube traversant le bouchon, on peut réaliser le gonflement ou l'affaissement de ce ballon *rien qu'en mobilisant le fond élastique*. En effet, si l'on *tire sur la membrane élastique* (Fig. 37), on augmente la capacité totale du flacon d'un volume supplémentaire égal à V, tout en diminuant la pression à l'intérieur de cette enceinte. *La pression atmosphérique devient alors supérieure à la pression intérieure* et une quantité d'air, dont le volume est **exactement égal au volume** V, pénètre par le tube et *gonfle le ballon* de baudruche, ce qui réalise le **mécanisme de l'inspiration**.

Inversement, si l'on *relâche la membrane élastique* (Fig. 36), elle revient sur elle-même et la capacité totale du flacon diminue de la *même valeur V*, ce qui augmente la pression à l'intérieur de l'enceinte. L'air qui se trouvait dans le ballon va en être chassé à travers le tube. C'est le **mécanisme de l'expiration**.

Ainsi, la respiration repose sur l'**augmentation** ou la **diminution** du volume de la cavité thoracique (Fig. 38). En effet, à partir de la position de départ, où le thorax réalise un **volume ovoïde tronqué** de base ACBD, de diamètre transversal CD, de diamètre antéro-postérieur AB et de diamètre vertical SP, on peut considérer que l'action des muscles respiratoires et, en particulier *celle du diaphragme*, augmente tous les diamètres et le transforme en un *ovoïde tronqué plus grand* contenant le précédent, de base A'C'B'D', de diamètre antéro-postérieur A'B' plus grand que AB, de diamètre transversal C'D' plus grand que CD et de diamètre vertical SP' plus grand que SP. La différence avec l'expérience de Funck tient en ce que *toutes les dimensions du récipient ont augmenté simultanément*.

Il existe cependant une **analogie frappante avec la réalité anatomique** (Fig. 39), puisqu'on retrouve le *tube vertical* par où pénètre l'air : c'est la trachée ; le *ballon de baudruche* qui se gonfle : ce sont les *poumons* ; et la *membrane élastique* qui réalise le fond du flacon : ici, c'est le *diaphragme*, mais il augmente aussi les autres diamètres.

Deux points doivent cependant être soulignés :

- d'une part, les poumons occupent la **totalité du volume intérieur du thorax** et la liaison entre les parois thoraciques et le poumon lui-même est assurée par la **plèvre**, dont la cavité reste virtuelle. En effet, à l'état normal, ses deux feuillets restent accolés et glissent librement l'un sur l'autre, ce qui est un élément important d'une bonne solidarité mécanique entre les poumons et la paroi thoracique, sans limiter les mouvements respiratoires, car, en se dilatant, *les poumons glissent par rapport à la paroi thoracique* ;
- d'autre part, lors de l'inspiration, la pression intrathoracique diminue et *devient négative*, non seulement par rapport à l'air extérieur, *mais aussi par rapport à la cavité abdominale*. Ceci a deux conséquences : la première est la pénétration de l'air par la trachée jusqu'aux alvéoles pulmonaires, la deuxième est l'**accélération de la circulation veineuse de retour** vers l'oreillette droite OD. L'inspiration est donc un élément important du **bon remplissage du cœur** et, par l'intermédiaire de la petite circulation, d'une **bonne arrivée du sang veineux** jusque dans la paroi alvéolaire au contact de l'air frais qui vient d'y pénétrer. **L'inspiration assure donc à la fois la circulation aérienne et la circulation sanguine pulmonaire.**

À propos de la circulation aérienne, parlons du **ronflement**, qui est parfois très pénible pour le compagnon de lit : *à peu près tous les humains ronflent* (et même certains animaux), mais il y a des *types morphologiques* et des *positions* qui favorisent cette véritable infirmité. Le ronflement est produit par la *vibration du voile du palais* sur le dormeur couché sur le dos, dans le sommeil profond. Il existe maintenant des traitements médicaux, plus ou moins efficaces ; parfois, seule la plastie chirurgicale du voile est efficace.

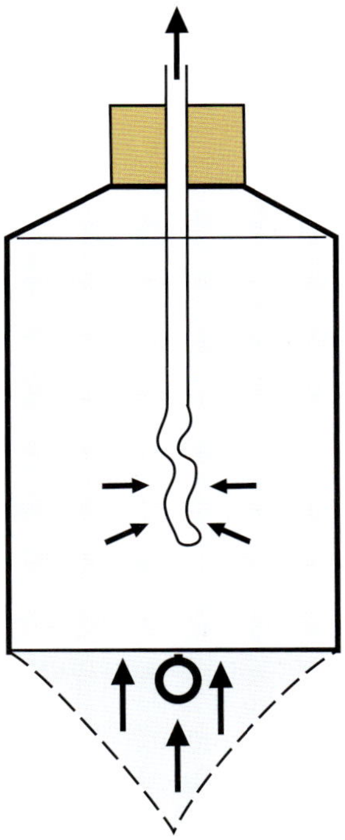

Fig. 36

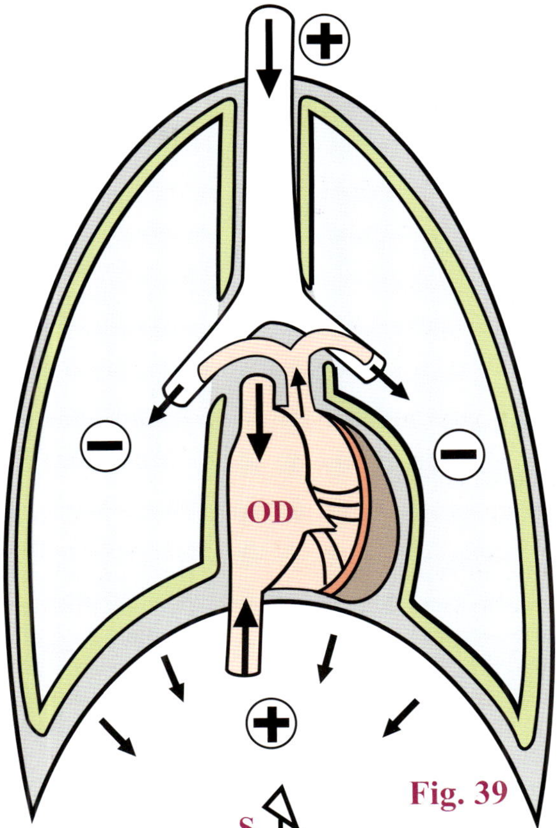

Fig. 39

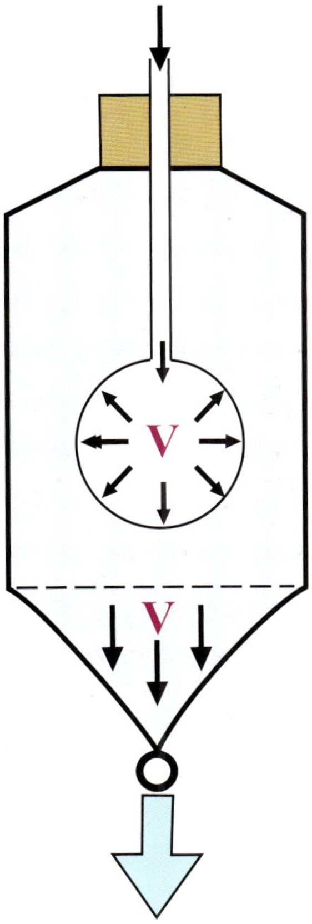

Fig. 37

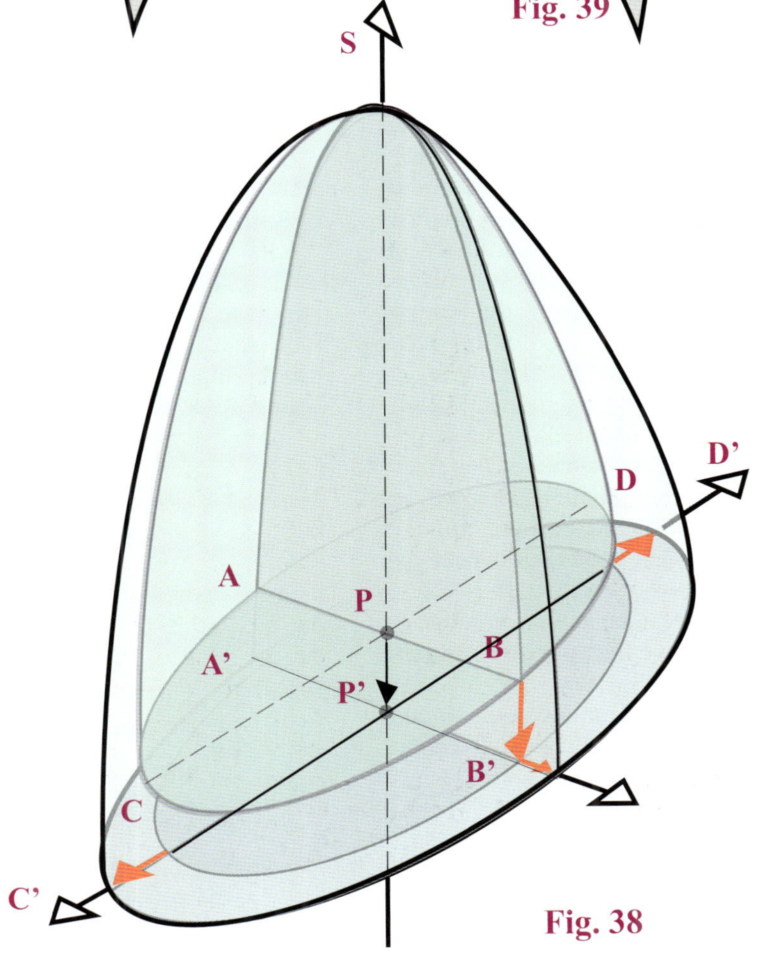

Fig. 38

Les volumes respiratoires

On appelle volumes respiratoires, ou volumes pulmonaires, *les quantités d'air qui sont mises en jeu lors des différents temps de respiration* et des différents types respiratoires.

Comparaison des différentes volumes respiratoires

Nous avons trouvé commode de schématiser ces différents volumes par les plis d'un accordéon, ce qui permet de les comparer entre eux.

- Lors de la **respiration calme**, **au repos** (Fig. 40), les volumes respiratoires se définissent de la façon suivante : l'air mis en mouvement entre une expiration normale et une inspiration normale représente le **volume courant** VC : 0,5 l. Sur le graphique, cette amplitude de la respiration au repos est schématisée par la bande bleutée **2** à l'intérieur de laquelle sont contenues les *oscillations du spirogramme.*
- Si l'on prolonge une inspiration normale par une inspiration forcée, une quantité d'air supplémentaire va pénétrer dans les poumons. Elle représente le **volume de réserve inspiratoire** VRI : 1,5 l.
- La somme de ce volume de réserve inspiratoire et du volume courant constitue la **capacité inspiratoire** CI : 2 l. Si après une expiration normale, on poursuit l'expiration forcée jusqu'à son ultime limite, on expulse alors le **volume de réserve expiratoire** VRE : 1,5 l.
- La somme du volume de réserve inspiratoire, du volume courant et du volume de réserve expiratoire constitue la **capacité vitale** CV : 3,5 l.
- Ayant effectué une expiration forcée et complète, il subsiste encore dans les poumons et dans les bronches une certaine quantité d'air appelée **volume résiduel** VR : 0,5 l, qu'on ne peut pas expulser.
- La somme du volume résiduel et du volume de réserve expiratoire constitue la **capacité résiduelle fonctionnelle** CRF : 2 l.
- Enfin, la somme de la capacité vitale et du volume résiduel constitue la **capacité pulmonaire totale** : 4 l.

Au cours de l'effort

Au cours de l'effort (Fig. 41), les différents volumes *se répartissent différemment* dans la capacité pulmonaire totale.

- *Seul le volume résiduel ne change pas* puisqu'il s'agit là d'un air impossible à expulser, quelle que soit la force de l'intensité des mouvements respiratoires.
- Par contre, à mesure que s'accélère la fréquence respiratoire, on assiste d'abord à l'**augmentation du volume courant** VC jusqu'à un maximum, puis, la fréquence respiratoire continuant d'augmenter, *le volume courant à tendance à baisser légèrement.* On appelle **débit ventilatoire** le produit de la fréquence respiratoire par le volume courant. De ce qui précède, on déduit que *le débit ventilatoire finit par atteindre un maximum.*
- Le volume de réserve expiratoire augmente de façon notable, ce qui veut dire que l'*amplitude de la respiration rapide se situe plus près de la dilatation maximum du thorax* que lors de la respiration au repos.
- La conséquence de l'augmentation du volume courant et du volume de réserve expiratoire est la **diminution du volume de réserve inspiratoire** VRI.

Sur le graphique d'effort, le spirogramme de repos a été ajouté à titre de comparaison.

Tout cela est très logique, facile à retenir, et d'une grande importance dans les efforts de la vie quotidienne et les activités sportives.

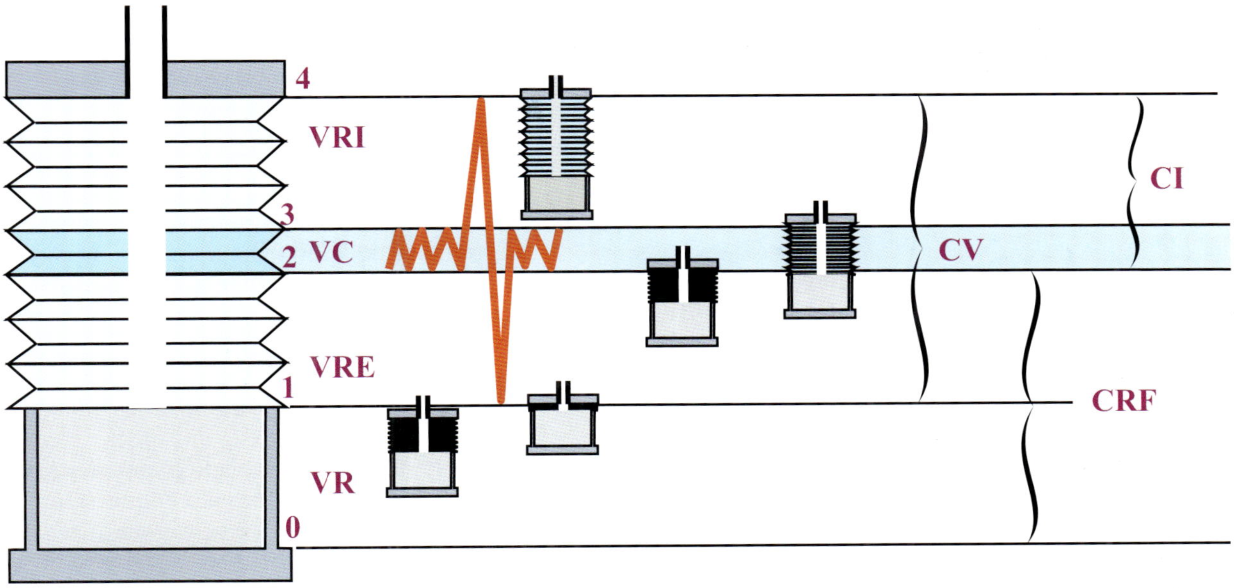

Fig. 40

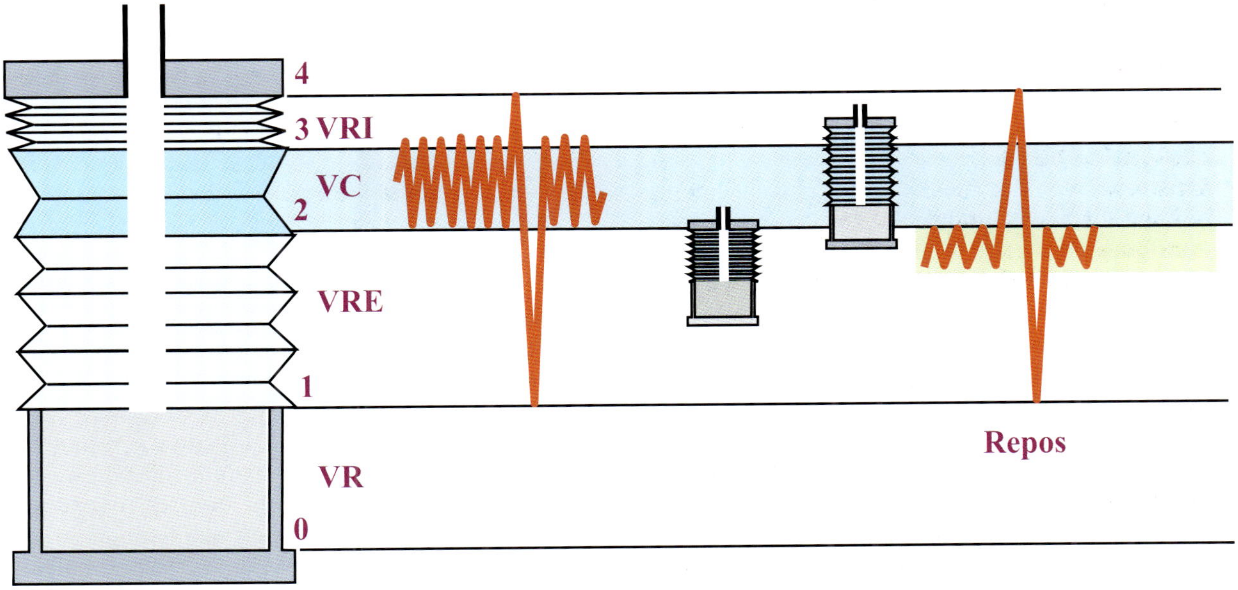

Fig. 41

Physiopathologie respiratoire

Bien des facteurs peuvent *perturber l'efficacité de la ventilation*.

Les troubles entraînés par un **volet costal** peuvent être illustrés par l'**expérience de Funck modifiée** (Fig. 42) : une partie de la paroi du flacon est *remplacée par une autre membrane élastique*. Lorsqu'on effectue une traction sur la membrane du fond, cette membrane pariétale se **déprime d'un volume v qui se soustrait au volume V**. Le ballon se gonfle d'un volume moindre égal à **V – v**.

En pathologie, lorsqu'il existe, un **volet costal** est causé par un *violent traumatisme du thorax* : une surface plus ou moins grande de paroi thoracique **ne suit plus les mouvements et se déprime lors de l'inspiration**, c'est la **respiration paradoxale**. Le *rendement de la ventilation diminue*, ce qui crée un état de **détresse respiratoire** caractérisée par une diminution catastrophique de l'hématose : ce terme désigne le mécanisme de *recharge du sang en oxygène au niveau des alvéoles pulmonaires*.

Il y a bien d'autres circonstances qui vont déterminer une diminution de l'efficacité respiratoire, pouvant aller jusqu'à l'état de *détresse respiratoire*. Elles sont résumées sur la **figure 43**. Pour la plupart, ces facteurs sont **ventilatoires**.

- Un **pneumothorax** 1, épanchement gazeux dans la cavité pleurale. Le poumon se rétracte sur lui-même, par sa propre élasticité 2. L'irruption de l'air dans la plèvre peut être causée par une **plaie pleuro-pulmonaire** (flèche noire) et à chaque inspiration, l'air pénètre dans la plaie : c'est la **traumatopnée**, cause de grande détresse respiratoire. La pénétration de l'air peut provenir de la **rupture d'une bronche** ou d'une **bulle d'emphysème** ; on appelle ainsi la dilatation monstrueuse d'une alvéole pulmonaire. Lorsque la plèvre n'entraîne plus le poumon, celui-ci perd toute valeur fonctionnelle 2, et la cavité pleurale se remplit de sang (c'est un **hémothorax**) ou de liquide inflammatoire créant un **hydrothorax**, ou encore une **pleurésie** 3. Le liquide se rassemble à la base thoracique.
- Un **volet costal** 4 cause une perte fonctionnelle plus ou moins grande suivant son importance.
- Une **obstruction bronchique** crée une **atélectasie** 5 : le territoire de la bronche ne respire plus, et le tissu pulmonaire, ou parenchyme, se rétracte. Sur la figure, le lobe supérieur gauche est **atélectasié** par l'obstruction de la bronche lobaire supérieure gauche.
- À la suite d'une inflammation, après pleurésie, pyothorax ou hémothorax, un épaississement considérable de la plèvre, appelé **pachypleurite** 6, peut survenir. Elle constitue une **coque scléreuse** qui enserre le poumon et *empêche son expansion inspiratoire*.
- Une **dilatation aiguë de l'estomac** 7 *entrave la course diaphragmatique*.
- Un **météorisme abdominal important** 8, dilatation de l'intestin par occlusion, qui refoule le diaphragme vers le haut, est une **cause abdominale** de détresse respiratoire.
- Une **paralysie du nerf phrénique** (Fig. 44) peut perturber la respiration. Sur la figure, l'interruption du nerf phrénique *gauche* paralyse la **moitié gauche du diaphragme**, qui subit des mouvements dits de *respiration paradoxale* : lors de l'inspiration, au lieu de s'abaisser, la coupole gauche s'élève.

La mécanique ventilatoire peut être grandement modifiée par la **position du corps** :

- en **décubitus dorsal** (Fig. 45), la masse des viscères abdominaux refoule le diaphragme vers le haut, *l'inspiration est plus difficile*, le volume courant moindre et déplacé vers le haut du graphique, au détriment du volume de réserve inspiratoire. Cette situation est réalisée **lors des anesthésies générales**, et même aggravée par les drogues anesthésiques et les curarisants qui diminuent l'efficacité des muscles respiratoires. Il en est de même dans le **coma** ;
- dans le **décubitus latéral** (Fig. 46), le refoulement du diaphragme est plus marqué du côté déclive. Le **poumon inférieur du côté déclive respire donc beaucoup moins bien** que le poumon supérieur, situation aggravée par la stase circulatoire. Cette position est particulièrement redoutée des anesthésistes.

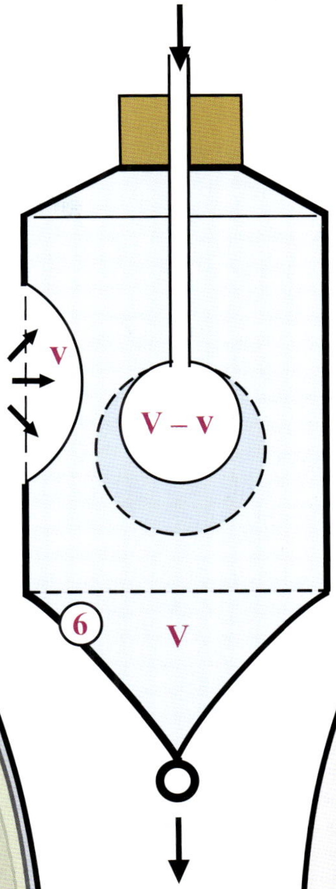

Fig. 42

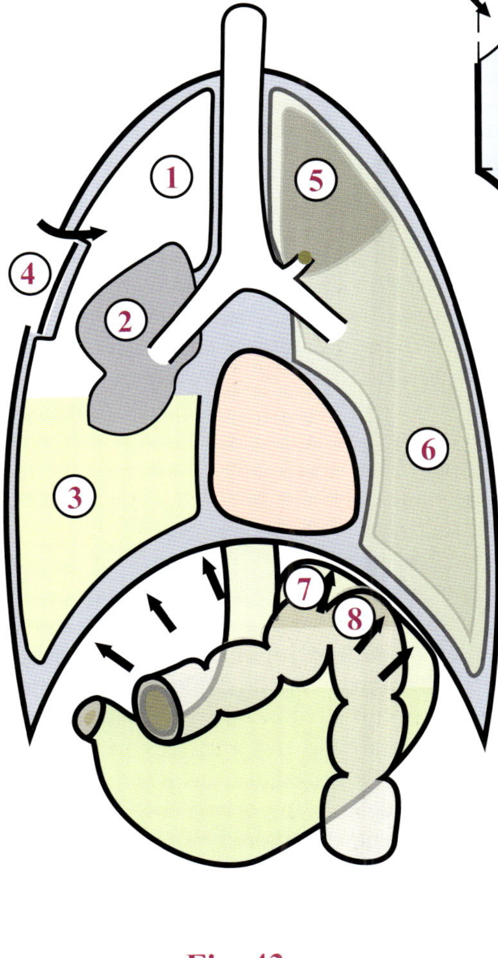

Fig. 43

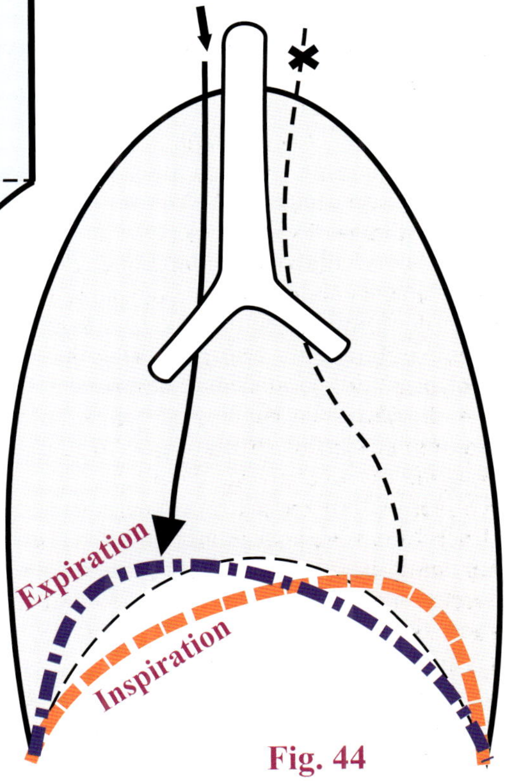

Fig. 44

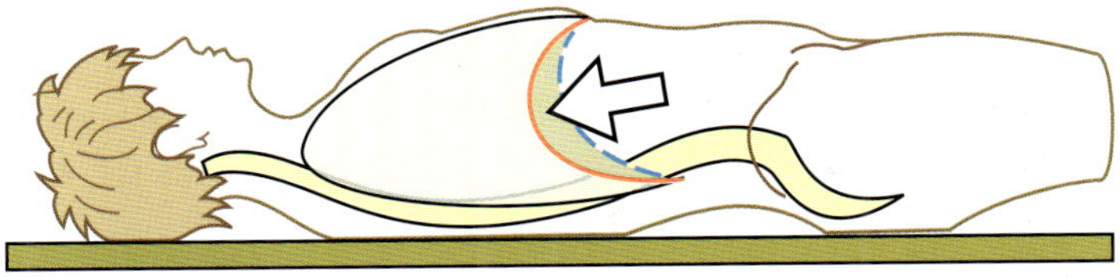

Fig. 45

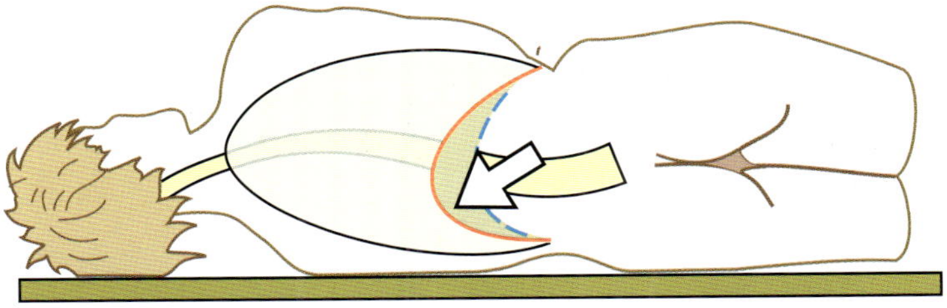

Fig. 46

Types respiratoires : les sportifs, les musiciens et les autres...

Suivant l'âge et le sexe, la mécanique ventilatoire est bien différente **(Fig. 47)** :

- **chez la femme**, la respiration est de **type costal supérieur** et le maximum d'amplitude se situe à la partie haute du thorax, par augmentation du diamètre antéro-postérieur ;
- **chez l'homme**, la respiration est de **type mixte, costal supérieur et inférieur** ;
- **chez l'enfant**, elle est de **type abdominal** ;
- **chez le vieillard**, les conditions respiratoires sont fortement modifiées par la cyphose.

Pour comprendre cette **physiopathologie**, il faut prendre l'**image du lampion (Fig. 48)** :

- dans cette expérience dite *de pensée*, on représente le thorax par un lampion, suspendu sur un côté par une tige rigide et rectiligne, qui représente le *rachis dorsal* ;
- l'**inspiration** est réalisée par la **traction sur le cercle supérieur** du lampion. Elle est effectuée par les muscles scalènes et les muscles sterno-cléido-mastoïdiens. Simultanément, le fond du lampion est tiré vers le bas : c'est la **contraction du diaphragme D** ;
- sous ces deux actions, **le volume du lampion s'accroît** et l'air pénètre à l'intérieur ;
- si l'on relâche la traction sur le cercle supérieur et sur le fond **(Fig. 49)**, **le lampion s'affaisse** le long de la tige rigide représentant le rachis. Le volume du lampion diminue : c'est l'**expiration** ;
- supposons maintenant qu'*au lieu d'être rectiligne*, la tige dorsale soit **courbée (Fig. 50)**, comme un *rachis dorsal atteint de cyphose* ; le lampion reste en permanence en position affaissée, dégonflée, et il est beaucoup plus difficile de tirer le cercle supérieur vers le haut.

Ceci illustre les **difficultés ventilatoires consécutives à une cyphose dorsale accentuée**.

C'est exactement le cas chez les **sujets âgés (Fig. 51)** : l'augmentation de la courbure du rachis dorsal supérieur entraîne la convergence des côtes supérieures et la diminution d'amplitude de leurs mouvements. Ainsi, les lobes supérieurs des poumons ne sont pratiquement plus ventilés, la respiration prend le type costal inférieur ou même abdominal, situation encore aggravée par l'hypotonie musculaire.

Dans la physiologie de la respiration, il ne faut pas oublier le **soupir,** qui correspond à une *ample inspiration*, suivie d'une *expiration prolongée*. Son rôle physiologie consiste dans le *renouvellement de l'air de l'espace mort et du volume de réserve*. Sur le plan psychologique, cet acte quasi inconscient correspond à la *libération d'une tension affective*, en particulier l'anxiété, dont le «*soupir de soulagement*» marque en général la fin.

Il est des professions où la respiration joue un grand rôle : les **sportifs**, bien évidemment et parmi eux, les **nageurs**, mais aussi les **musiciens**. Ce rôle est évident chez les **musiciens jouant d'un instrument à vent et les chanteurs**, où la **capacité respiratoire** doit être maximum et aussi le **contrôle du flux aérien**, par la **maîtrise des muscles expirateurs**. Cependant, chez les musiciens en général, la respiration joue un rôle très important, en dehors de sa fonction ventilatoire, car *c'est sur son rythme que se modèle le jeu même du musicien* : la respiration transparaît dans certains adagios, si bien que l'on peut dire que *la respiration est comme un métronome interne pour le musicien*.

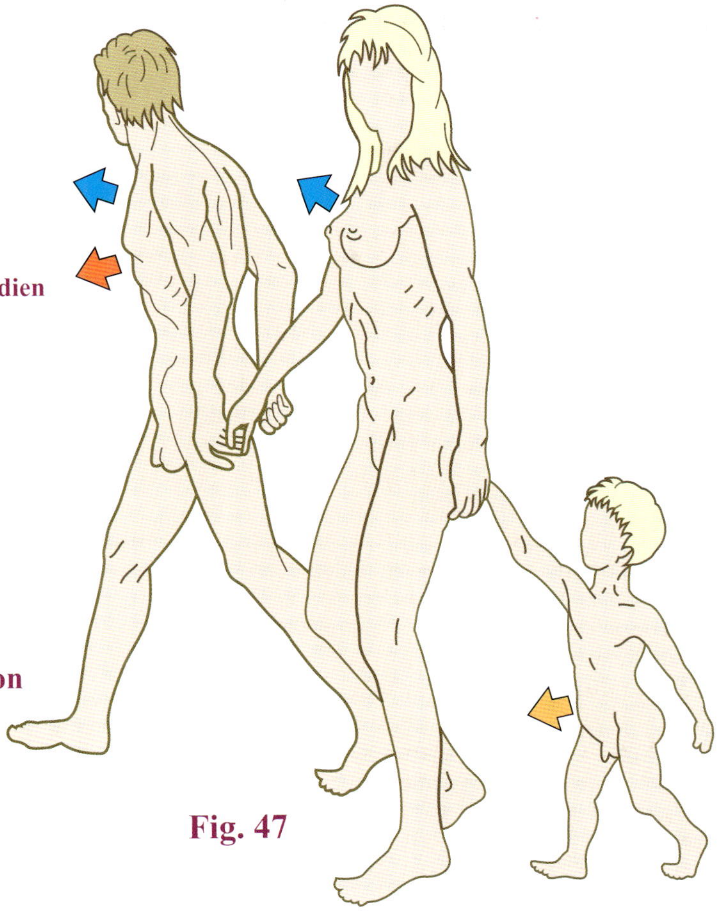

Fig. 47

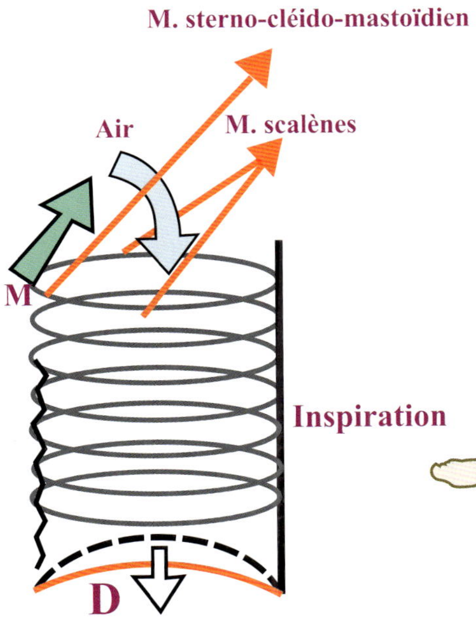

Fig. 48

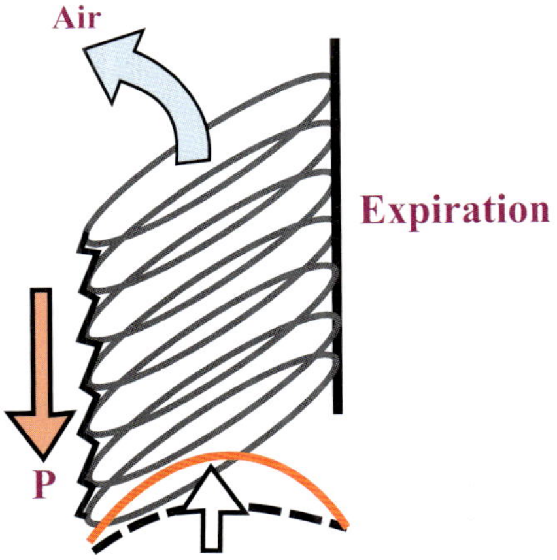

Fig. 49

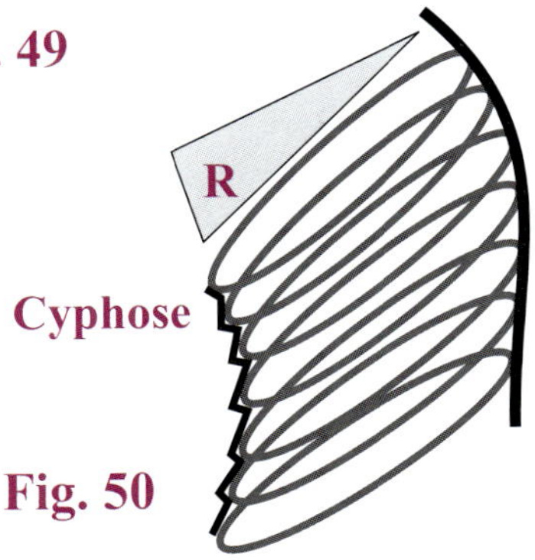

Fig. 50

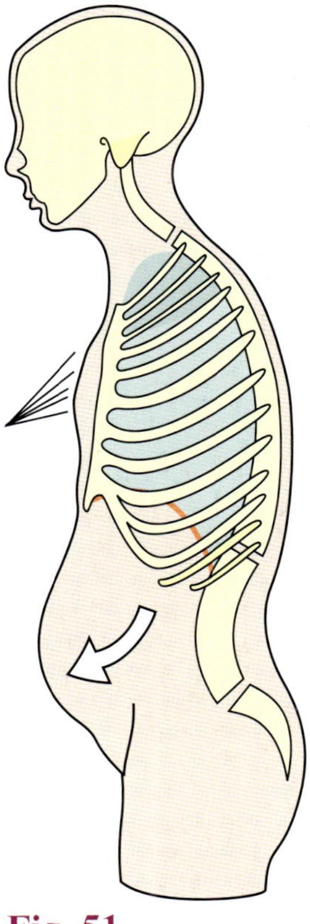

Fig. 51

L'espace mort

On appelle **espace mort** un volume d'air *ne participant pas aux échanges respiratoires*. Dans la figuration des volumes respiratoires par l'accordéon (Fig. 52), si l'on prolonge le tube d'échappement de l'air par un **récipient de volume important** EM, *on augmente artificiellement l'espace mort*. En effet, si l'on met en jeu seulement le volume courant de 0,5 l et si le volume du tube et du récipient surajouté est de 0,5 l, la ventilation n'aboutira qu'à déplacer l'air à l'intérieur de l'espace mort et *aucun volume d'air frais ne pénétrera à l'intérieur de l'accordéon*.

L'**exemple du scaphandrier** (Fig. 53) est encore plus facile à comprendre. Imaginons un scaphandrier qui ne soit relié à la surface que par un tube dans lequel il inspire et expire l'air. Si le volume du tube est égal à sa capacité vitale, à aucun moment, malgré ses efforts les plus énergiques, il ne pourra inspirer de l'air frais. *À chaque mouvement respiratoire, il inspirera l'air vicié* qu'il a rejeté dans le tube à l'expiration précédente. Ainsi **il mourra rapidement d'asphyxie**, ce qui est d'ailleurs arrivé lors des *premiers essais de plongée* en scaphandre. La solution consiste à lui apporter un air frais par le tube et à rejeter l'air expiré par une **soupape fixée sur le casque**, comme en témoignent *les bulles*.

L'**espace mort anatomique** (Fig. 54) représente le **volume de l'arbre respiratoire**, c'est-à-dire des **voies aériennes supérieures**, bouche, fosses nasales comprises, de la trachée, des bronches et des bronchioles. Le volume de l'espace mort est de **150 ml**, ce qui veut dire qu'en respiration normale, *lorsque seul le volume courant est mobilisé*, seuls **350 ml d'air frais** parviennent jusqu'aux parois alvéolaires et *participent à l'hématose*. Pour augmenter le rendement, il faut :

- soit augmenter le volume ventilé par mise en jeu du volume de réserve inspiratoire ou expiratoire ;
- soit diminuer le volume de l'espace mort : c'est ce qui peut être réalisé par la **trachéotomie** T, qui établit une communication directe entre la trachée et l'extérieur et diminue l'espace mort de près de la moitié.

Cependant la trachéotomie n'est pas un acte anodin, car *elle prive l'arbre respiratoire de ses défenses naturelles*, à savoir la filtration et le réchauffement de l'air inspiré par les fosses nasales, et surtout la fermeture de la glotte aux corps étrangers, et l'expose aux **infections broncho-pulmonaires graves**. Elle ne doit donc être utilisée qu'en cas de danger grave.

Dans le schéma des **volumes respiratoires symbolisé par l'accordéon** (Fig. 55), la trachéotomie est représentée par un orifice situé à la base du tube (voir aussi fig. 40 et 41, p. 169).

Il existe cependant un **autre type d'espace mort** (fig. 56), l'**espace mort physiologique** EM' : il correspond à l'**exclusion sanguine d'un territoire pulmonaire** du fait d'une **embolie pulmonaire** EP. Ce territoire non irrigué sera le siège d'une **ventilation aérienne en pure perte**, ce qui *augmentera d'autant l'espace mort anatomique*.

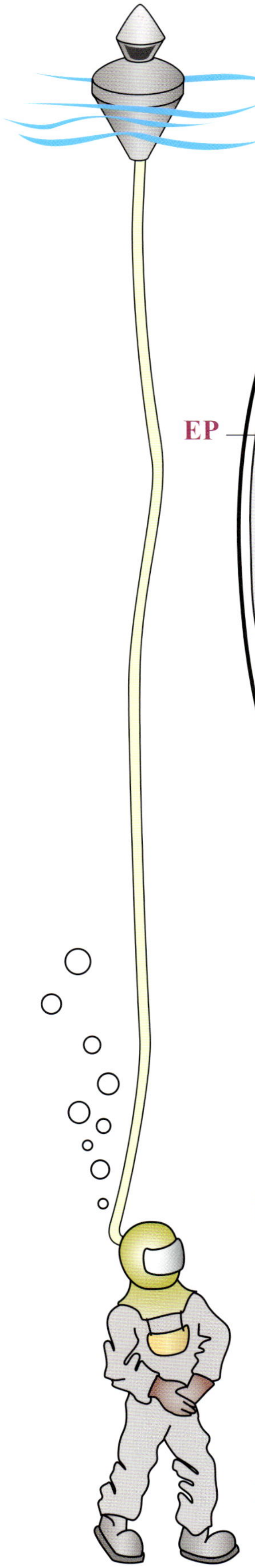

Fig. 53

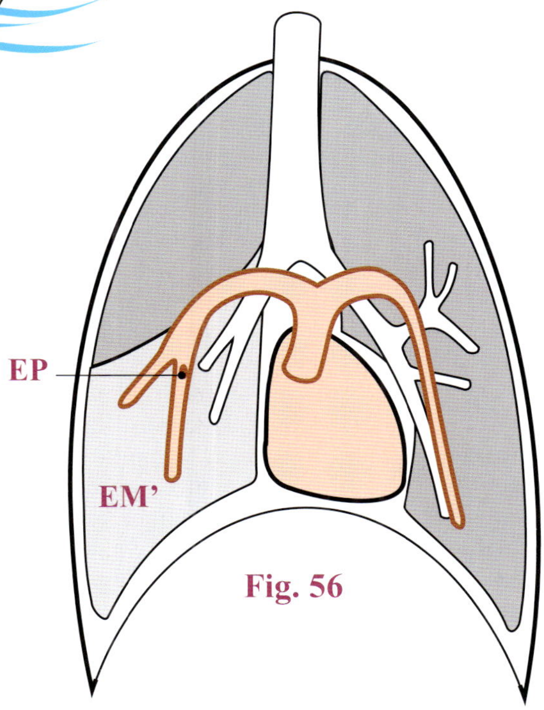

Fig. 56

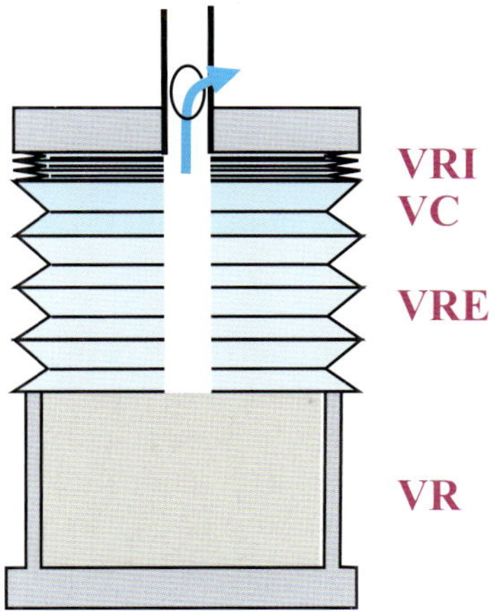

Fig. 55

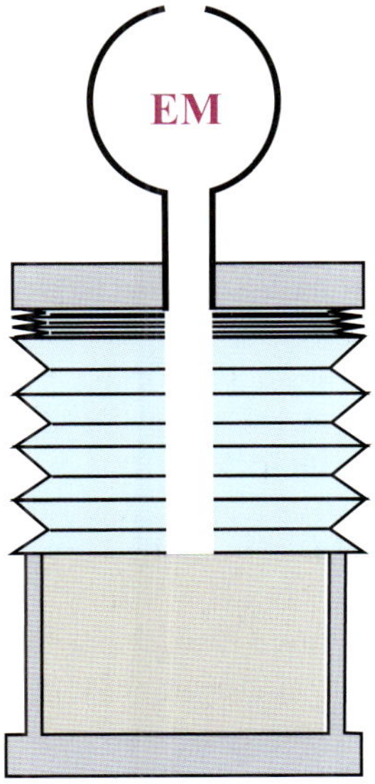

Fig. 52

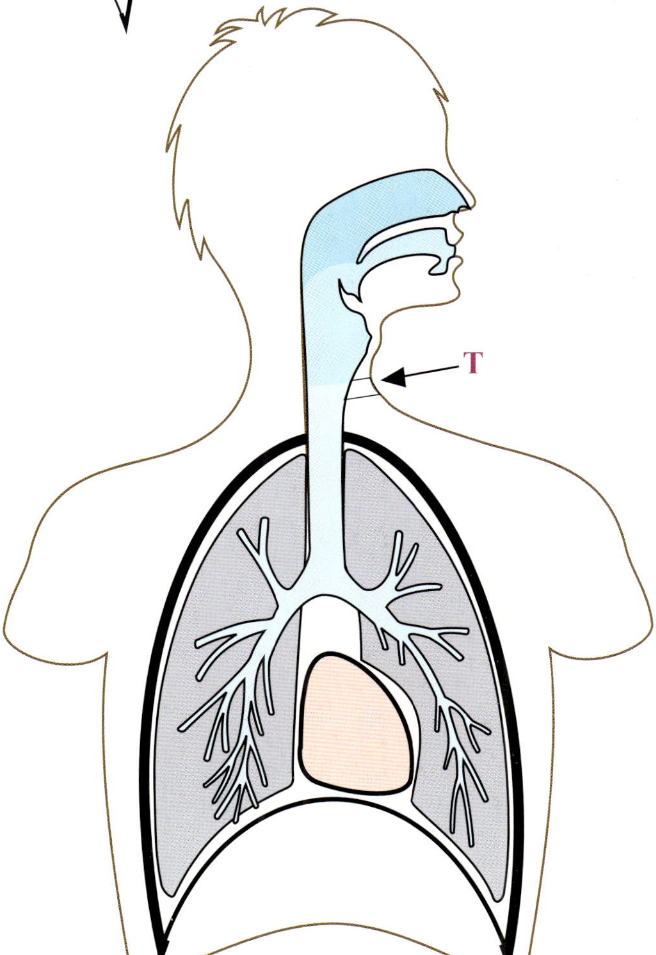

Fig. 54

La compliance thoracique

La notion de **compliance** est directement liée à l'*élasticité des éléments anatomiques* du thorax et des poumons.

En **expiration normale** **(Fig. 57)**, le thorax et les poumons prennent une position d'équilibre comparable à celle d'un ressort qui n'est ni comprimé ni étiré. Il existe alors un équilibre de pression entre l'air intra-alvéolaire et l'air atmosphérique.

Par un effort musculaire d'**expiration forcée** **(Fig. 58)**, *on comprime les éléments élastiques du thorax*. Si, pour prendre une image, *on comprime le ressort* représentant le thorax à une **pression positive** intrathoracique, par exemple, de + 20 cm d'eau, la pression intrapulmonaire va être plus forte que la pression atmosphérique et l'air va s'échapper par la trachée. Cependant, *le thorax aura tendance à reprendre sa position initiale*, comme le ressort aura tendance à reprendre la **position 0**.

Inversement, si l'on effectue maintenant un **effort d'inspiration** **(Fig. 59)**, ce qui pourrait se comparer à l'*étirement du ressort*, cela se traduit par une **pression négative** intrathoracique de – 20 cm d'eau, par rapport à l'air atmosphérique. Ceci entraîne la pénétration de l'air dans la trachée, mais, *du fait de son élasticité, le thorax a tendance à revenir à la position initiale*.

Ces phénomènes peuvent être représentés par des **courbes de compliance** **(Fig. 60)** représentant les *variations de la pression intrathoracique en abscisse*, en fonction des *variations du volume thoracique en ordonnées*.

Trois courbes peuvent être tracées.

- La **courbe de relaxation thoracique totale** **T**, pour laquelle la *pression nulle* correspond au volume de relaxation **VR**. Cette courbe est la résultante de la courbe volume/pression des poumons seuls **P** et de la courbe de volume/pression de la paroi thoracique seule **S**. Il est remarquable que le volume de relaxation corresponde à une égalité de force entre l'élasticité pariétale qui développe une pression **Ps** et l'élasticité pulmonaire qui développe une pression de signe opposé **Pp**.
- **Au volume** **V3**, c'est-à-dire à 70 % de la capacité pulmonaire totale, la *pression d'origine pariétale* est nulle et la pression de relaxation thoracique totale est entièrement due à l'élasticité des poumons (les deux courbes **P** et **T** se coupent en ce point).
- Pour un **volume intermédiaire** **VR**, la pression de relaxation de la paroi thoracique seule est exactement égale à la moitié de la pression de relaxation pulmonaire, si bien que la pression de relaxation thoracique totale est égale à la moitié de la pression de relaxation pulmonaire.

Un dernier point doit être souligné : *en expiration maximum, les poumons n'ont pas encore perdu toute leur élasticité* puisque la courbe **P** est encore à droite du zéro des pressions. C'est ce qui explique que si on laisse pénétrer de l'air dans les plèvres, les poumons puissent encore se rétracter jusqu'à un volume minimum **Vp** où ils ont perdu toute force de rétraction, donc toute pression sur l'air qu'ils contiennent.

L'élasticité totale du thorax **(Fig. 61)** peut donc être considérée comme l'**association de deux ressorts** **A** : un grand ressort **S**, représentant la paroi thoracique, et un petit ressort **P**, représentant les poumons. L'assujettissement fonctionnel des poumons avec la paroi thoracique grâce à la plèvre revient à associer les deux ressorts ensemble **B**, ce qui nécessite de *comprimer le grand ressort* **S** et d'*étirer le petit ressort* **P**. L'association de ces deux ressorts équivaut à un ressort unique **C**, qui représente l'élasticité thoracique totale **T**. Mais si l'on détruit la liaison fonctionnelle entre le poumon et la paroi thoracique, chacun des deux ressort reprend sa position d'équilibre propre **A**.

Pour en revenir à la notion de compliance, elle représente le *rapport entre un volume d'air et la pression pariétale nécessaire pour le mobiliser*. Sur le graphique **(Fig. 60)**, la compliance représente la pente de la partie moyenne de la courbe et l'on voit alors que la compliance du poumon seule est plus forte que la compliance de la paroi thoracique seule, la compliance thoracique totale étant la somme algébrique de ces deux compliances.

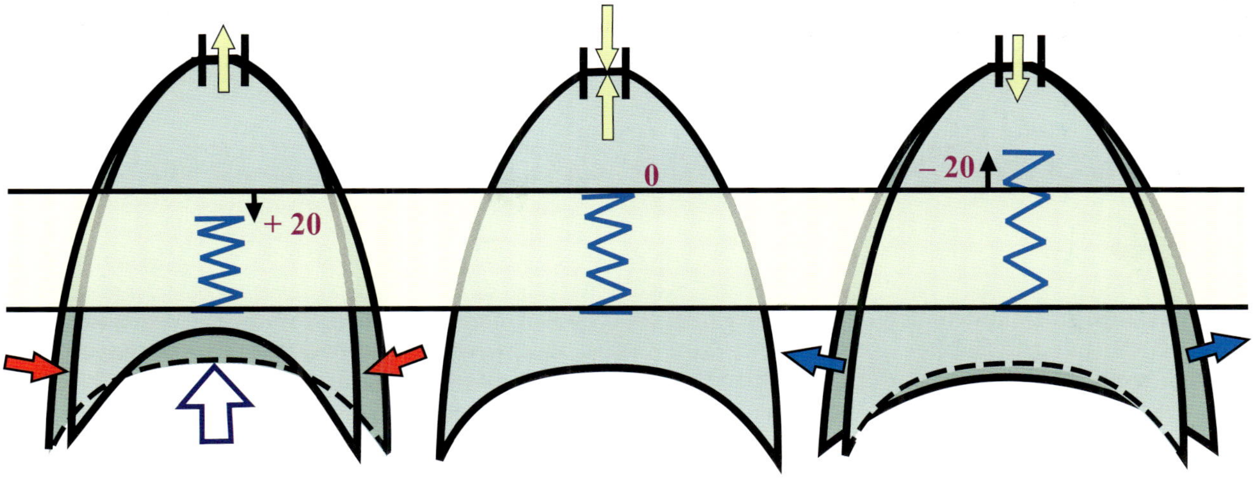

Fig. 58 Fig. 57 Fig. 59

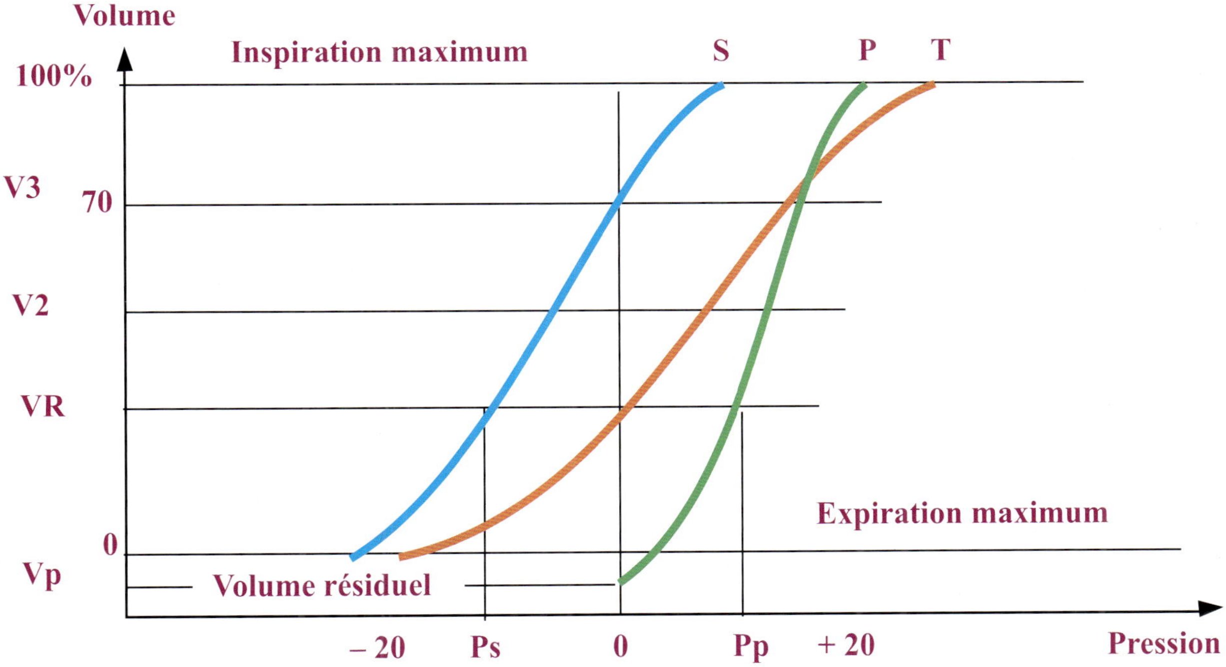

Fig. 60

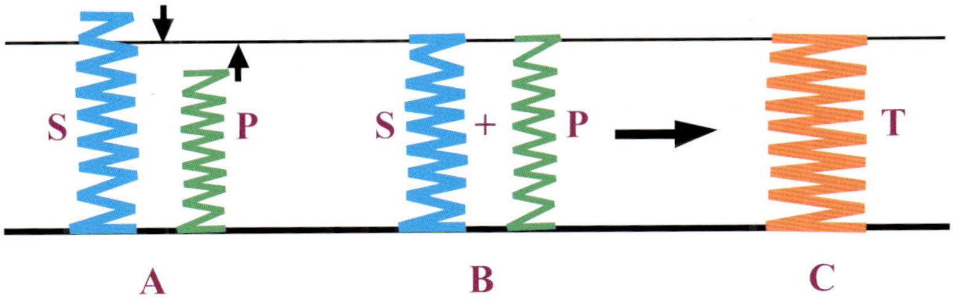

Fig. 61

Le jeu élastique des cartilages costaux

Nous avons vu précédemment **(voir Fig. 19 et 20, p. 155 et 157)** que, *lors de l'inspiration, les cartilages costaux subissaient un déplacement angulaire et une torsion autour de leur axe longitudinal.* Cette torsion joue un rôle très important dans le **mécanisme de l'expiration**. En effet, lorsqu'à l'inspiration **I** le sternum s'élève, l'extrémité postérieure des côtes restant rattachée au rachis par les articulations costo-vertébrales **(Fig. 62)**, les cartilages costaux subissent une **rotation** indiquée par les **flèches t et t' sur leur axe longitudinal**.

Simultanément, il existe des **angulations a** au niveau des **articulations chondro-costales et sterno-chondrales**. (Pour une meilleure compréhension, on a supposé sur cette figure le sternum fixe et le rachis mobile, ce qui mécaniquement, revient au même.)

Schématiquement, ces articulations chondro-costales et sterno-chondrales **(Fig. 63)** sont des **encastrements** de chacune des extrémités du cartilage costal :

- l'**extrémité interne du cartilage 3** est *encastrée* sur le **bord du sternum 1**, dans un **angle dièdre 2** qui reçoit très exactement l'extrémité du cartilage **4**, permettant quelques mouvements dans le sens vertical mais **aucun mouvement de torsion** ;
- son **extrémité externe 5** est taillée en **cône aplati** d'avant en arrière. Ce cône *vient s'encastrer dans l'extrémité antérieure de la côte* **6**, elle-même *creusée en un cône inversement conformé*. Là encore, cette articulation permet des déplacements latéraux et verticaux **mais aucun mouvement de torsion**.

L'inverse se reproduit lors de l'expiration **E**.

Quand, lors de l'**inspiration (Fig. 64)**, la côte effectue des mouvements d'abaissement par rapport au sternum (qui monte), *le cartilage costal se tord sur son axe d'un angle* **t** et se comporte alors comme une **barre de torsion**. Les barres de torsion sont des *ressorts qui travaillent non pas en raccourcissement-allongement, mais, comme leur nom l'indique, en torsion*. Ce dispositif, bien connu des ingénieurs, est utilisé comme ressort amortisseur dans les automobiles : si l'on tord une barre sur son axe longitudinal, son élasticité emmagasine l'énergie de la torsion et la restitue lorsque l'on relâche la barre. De la même manière, l'énergie des muscles inspirateurs est **emmagasinée dans les barres de torsion des cartilages costaux** pendant l'inspiration. Au moment du *relâchement des muscles inspirateurs*, par la seule élasticité de ces cartilages, **le squelette thoracique revient à sa position de départ**. Les cartilages sont d'autant plus souples et élastiques que le sujet est jeune. Avec l'âge, ils ont tendance à s'ossifier, ce qui explique la **perte de souplesse thoracique et respiratoire** des sujets âgés.

Cette analyse mécanique fait comprendre l'*intérêt de la liaison des côtes rigides avec le sternum mobile, par l'intermédiaire du système élastique des cartilages costaux.*

↓ moins d'effort expiratoire

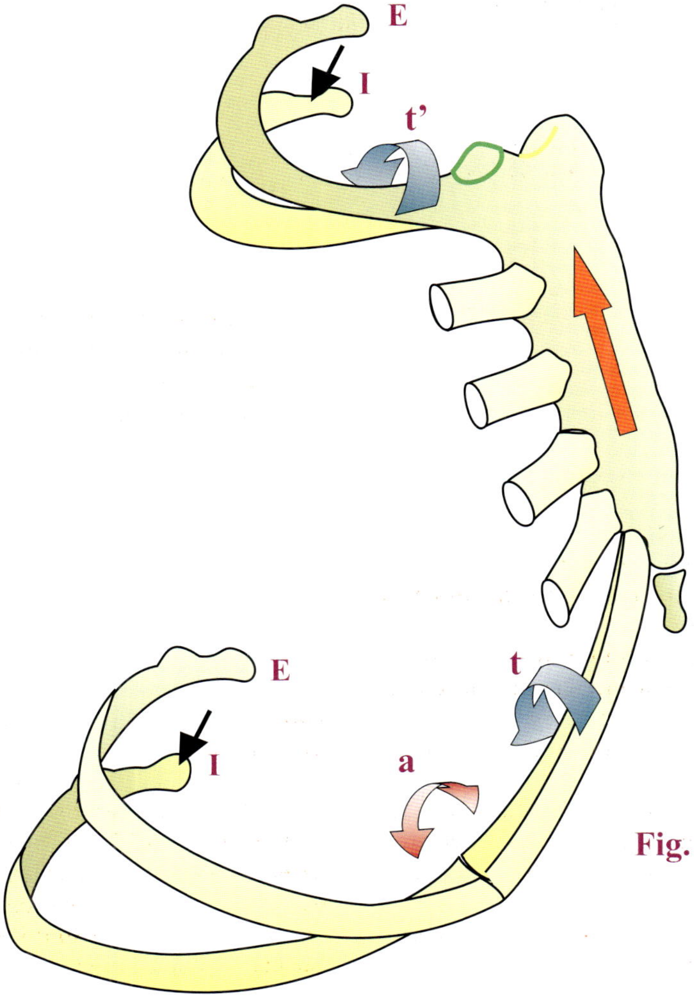

Fig. 62

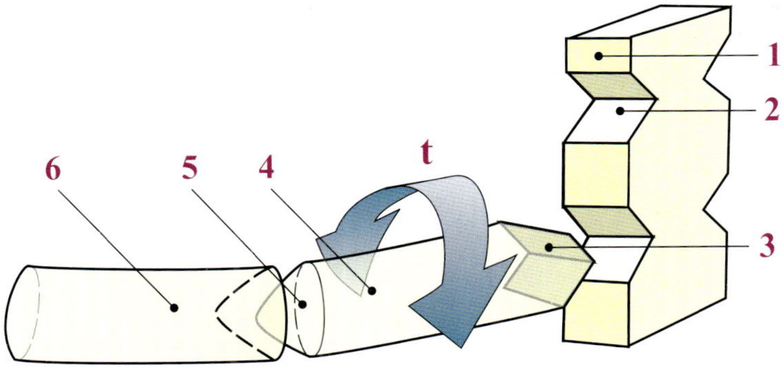

Fig. 63

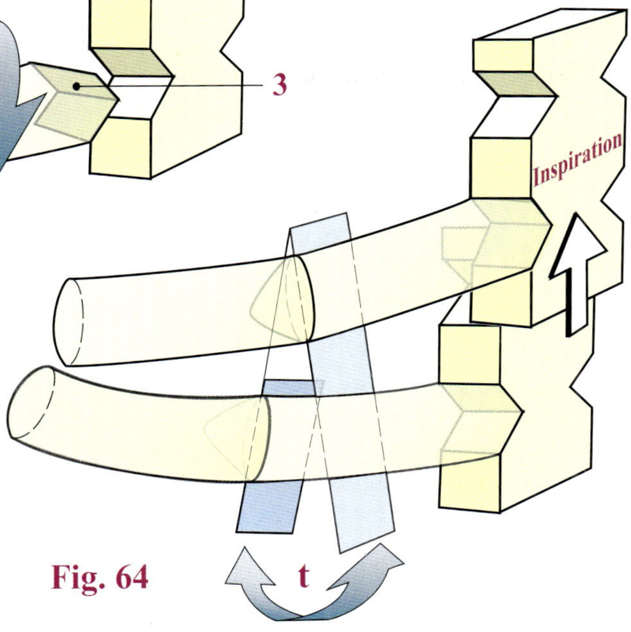

Fig. 64

Mécanisme de la toux Manœuvre d'Heimlich

Mécanisme de la toux

L'air qui pénètre dans les voies respiratoires est **filtré, humidifié et réchauffé** par les fosses nasales. En principe, il ne comporte plus **aucune particule en suspension** lorsqu'il arrive dans la trachée ou dans les bronches. Cependant, si par inadvertance, des **particules étrangères** étaient introduites dans l'arbre bronchique, un mécanisme très efficace viendrait l'en expulser : la **toux**. De la même manière, la toux est chargée d'expulser les **paquets de mucus sécrétés par les bronches**, qui englobent les fines particules étrangères et sont ensuite repoussés vers l'orifice glottique par le **mouvement incessant de l'épithélium cilié bronchique**, *activité compromise par la fumée du tabac*.

Le mécanisme de la toux comporte trois temps.

- **Premier temps** (Fig. 65) : une **inspiration profonde**, dite préparatoire, fait entrer dans l'arbre bronchique et les alvéoles la plus grande partie du volume de **réserve inspiratoire**. L'inconvénient de cette inspiration profonde est qu'elle peut entraîner plus avant vers les bronchioles les corps étrangers qui ont franchi la glotte.
- **Deuxième temps** (Fig. 66) : la **mise en tension** Elle comporte deux facteurs : d'une part, la **fermeture de la glotte**, d'autre part, la **contraction violente des muscles intercostaux** et de tous les muscles *expirateurs accessoires*, en particulier des **muscles abdominaux**. Pendant ce deuxième temps, la pression intrathoracique *augmente de façon considérable*.
- **Troisième temps** (Fig. 67) : l'**expulsion**. Tandis que les muscles expirateurs accessoires restent sous tension, **la glotte s'ouvre brusquement** et libère un **violent flux d'air bronchique**, qui entraîne les particules étrangères et les paquets de mucus. Elle leur fait **franchir l'orifice glottique**, vers le **pharynx**, d'où ils vont être **expectorés**, c'est-à-dire **crachés hors de l'oropharynx**.

Il apparaît donc que, pour **être efficace**, la **toux** doit pouvoir mettre en jeu :

- d'une part des **muscles abdominaux** efficaces, et l'on sait que chez les **poliomyélitiques**, dont les abdominaux sont paralysés, ou même chez les **opérés de l'abdomen**, où toute mise en tension des abdominaux est douloureuse, donc redoutée, *la toux est inefficace* ou bien encore *impossible*;
- d'autre part, la **fermeture de la glotte**, ce qui suppose l'**intégrité de l'appareil laryngé et de sa commande nerveuse**.

La toux est un **acte réflexe**, déclenché par des zones sensitives au niveau de la **bifurcation trachéale**, appelée aussi la carène, et de la **plèvre**, dont la voie sensitive centripète est constituée par les **nerfs pneumogastriques**. Ses centres sont **bulbaires** et ses voies effectrices intéressent non seulement les **nerfs laryngés**, branches des pneumogastriques, mais encore les **nerfs intercostaux et abdominaux**. Son mécanisme très délicat peut être facilement perturbé.

Manœuvre d'Heimlich

Il est des cas où **la toux est inadaptée**, par exemple quand **un corps étranger de volume important a été inhalé** : il arrive ainsi qu'un adulte, en essayant d'avaler un morceau de viande mal mâché l'inhale lors d'une *fausse route*. La bouchée prend par surprise les mécanismes de protection des voies respiratoires et pénètre dans la trachée. Des enfants peuvent aussi inhaler un bonbon.

La situation est dramatique car le sujet, en essayant de prendre une inspiration profonde pour tousser, **fait pénétrer le corps étranger plus avant dans sa trachée**, ce qui aggrave la **détresse respiratoire**. Sans aide extérieure immédiate, il peut **mourir d'asphyxie aiguë**. Il faut donc connaître les **gestes qui sauvent** dans les cas d'inhalation intempestive :

- suspendre l'enfant par les pieds, quand il n'est pas trop grand, et le secouer, fait en général sortir le bonbon… ;
- donner des tapes vigoureuses dans le dos de l'adulte; mais, si au bout de cinq tapes, le résultat est nul, il faut passer à des secours plus sérieux;
- la **manœuvre d'Heimlich** (Fig. 68), bien connue des secouristes, consiste à comprimer violemment l'épigastre du sujet en détresse, en se plaçant derrière lui;
- cette manœuvre pourrait être exécutée par le sujet lui-même, s'il est seul, en comprimant son épigastre sur le dossier d'une chaise…

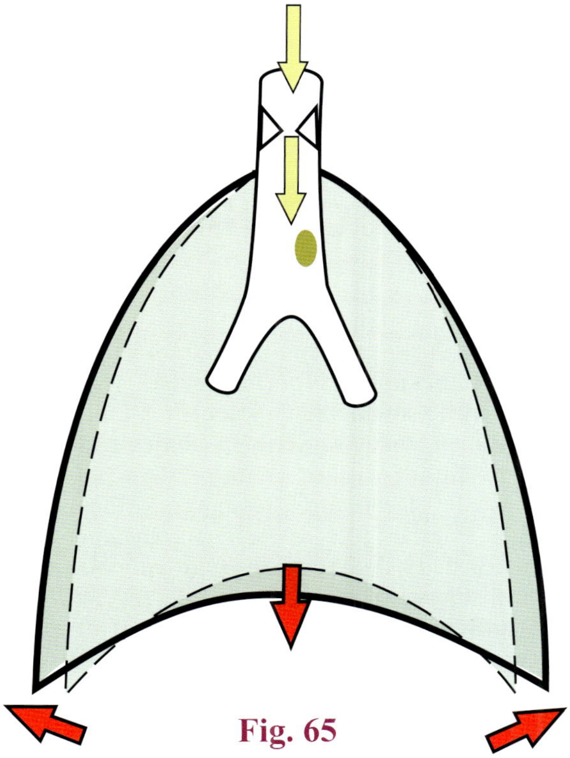

Fig. 65

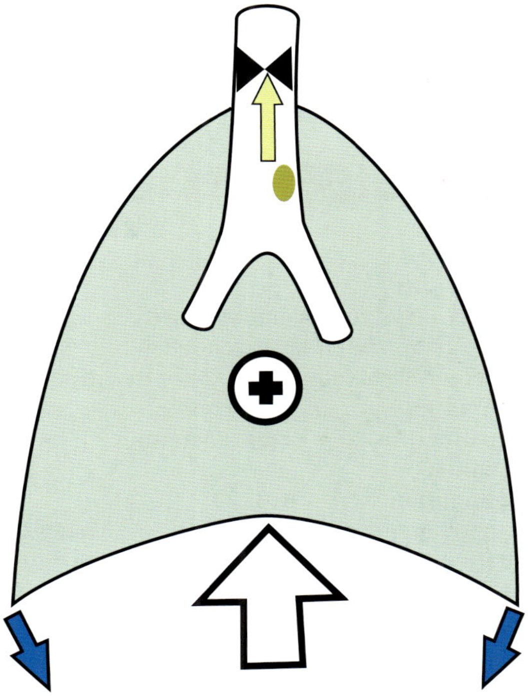

Fig. 66

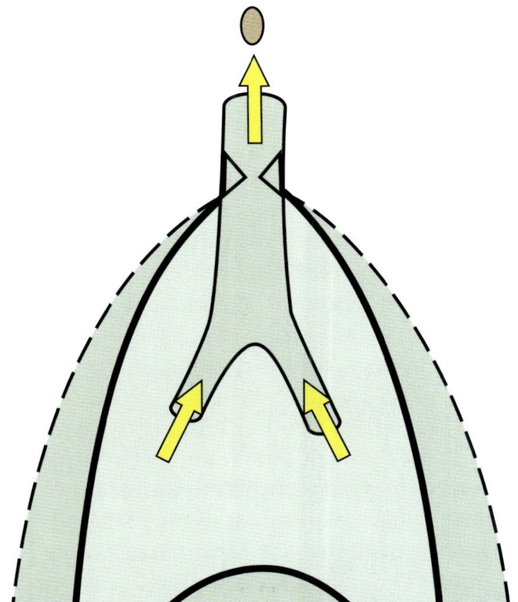

Fig. 67

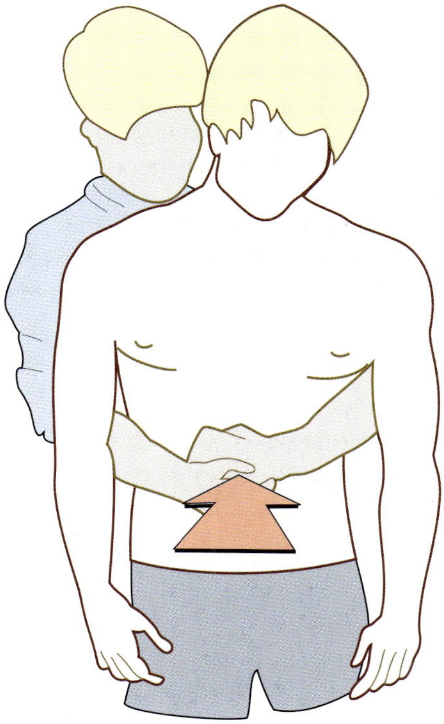

Fig. 68

Muscles du larynx et protection des voies aériennes dans la déglutition

L'**appareil laryngé**, organe très perfectionné, intervient dans trois fonctions essentielles :

- la **fermeture de la glotte**, au cours des **efforts abdominaux** et lors de la **toux** ;
- la **protection des voies aériennes**, lors de la déglutition ;
- la **phonation**.

Un rappel anatomique est nécessaire pour comprendre son fonctionnement. Une **vue de trois quarts arrière** **(Fig. 69)** montre l'articulation des **pièces cartilagineuses** entre elles :

- le **cartilage cricoïde** 6, a la forme d'une bague **(voir Fig. 75, p. 185)** dont le **chaton** 7, situé en arrière, supporte de chaque côté **deux facettes articulaires** : la **facette thyroïdienne** ou facette inférieure 22, qui s'articule avec la petite corne du cartilage thyroïde 5 et la **facette aryténoïdienne,** ou facette supérieure 21, qui reçoit le cartilage aryténoïdien 8 ;
- le **cartilage thyroïde**, dont on voit la **face interne** 2 et la **crête oblique** 3, qui barre sa face externe, comporte aussi à la *partie supérieure de son bord postérieur* les **grandes cornes** 4 reliées à l'**os hyoïde** (non figuré) par le **ligament thyro-hyoïdien**. Ce cartilage thyroïde est constitué de **deux plaques** formant un angle dièdre à sommet antérieur. À la partie basse de sa face postérieure **(Fig. 76)**, se situe sur le **point d'insertion antérieur** 26 des cordes vocales inférieures 15.

Dressés de part et d'autre du chaton thyroïdien, les **cartilages aryténoïdes** 8 ont une forme grossièrement *pyramidale* avec des processus :

- un **processus supérieur**, encore appelée cartilage corniculé 23 **(voir Fig. 75 et 76, p. 185)** ;
- un processus interne ou **processus vocal** 25, sur lequel s'insère la corde vocale inférieure 15 ;
- un processus externe ou **processus musculaire** 24, sur lequel s'insère le muscle crico-aryténoïdien postérieur 13 et 14.

Entre le cartilage corniculé et le bord supérieur du chaton cricoïdien est étendu un **ligament en Y**, le ligament **crico-cornieulé** 12, qui comporte au point de jonction des trois branches de l'Y un **petit nodule cartilagineux**, le **cartilage interaryténoidien** 11, séparant le ligament en une **branche inférieure** 12 et **deux branches supérieures** 10.

À la partie supérieure de l'angle rentrant du cartilage thyroïdien, vient se fixer le **pédicule du cartilage épiglottique** 1, qui a la forme d'*un pétale d'iris* à concavité postérieure, dressé vers le haut. Ses deux bords externes sont *rattachés au cartilage corniculé* par les **deux ligaments aryténo-épiglottiques** 9.

On distingue en outre **(Fig. 69, p. 183 et 73, p. 185)** le **muscle crico-aryténoïdien latéral droit** 16, qui réunit le *processus musculaire de l'aryténoïde à la partie antérieure de l'anneau du* cricoïde. On voit aussi le **muscle crico-thyroïdien droit** 17, qui joint le *bord inférieur du cartilage thyroïde au bord antérieur de l'anneau cricoïdien.*

Dans l'**orifice épiglottique** s'engage la grande flèche blanche **(Fig. 70)**. Cet orifice est constitué :

- en haut, par le **cartilage épiglottique** 1 ;
- latéralement, par les **ligaments aryténo-épiglottiques** 9 doublés par les fibres des **muscles aryténo-épiglottiques** 19 ;
- en bas, par les **cartilages corniculés** 23 réunis par les **ligaments crico-corniculés** 10, doublés en arrière par les **fibres transversales du muscle interaryténoïdien transverse** 18.

Les parois latérales de cet orifice épiglottique sont complétées par les **muscles thyro-aryténoïdiens inférieurs** dans leur couche externe 20. L'orifice épiglottique est ici ouvert, comme pendant la respiration normale.

Lors de la **déglutition**, la glotte se ferme, mais simultanément, l'épiglotte bascule en bas et en arrière **(Fig. 71)**, attirée vers les cartilages corniculés par la traction des **muscles aryténo-épiglottiques** 19 et des **muscles thyro-aryténoïdiens inférieurs** 20. Les aliments solides et liquides glissent ainsi sur la **face antéro-supérieure de l'épiglotte**, vers le pharynx inférieur et la **bouche œsophagienne** (non figurée) qui se trouve en arrière du cartilage cricoïde.

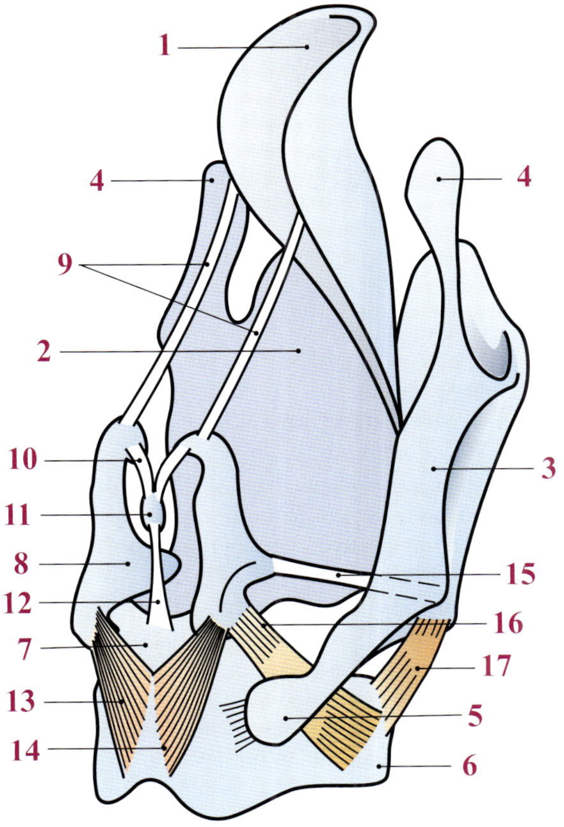

Fig. 69

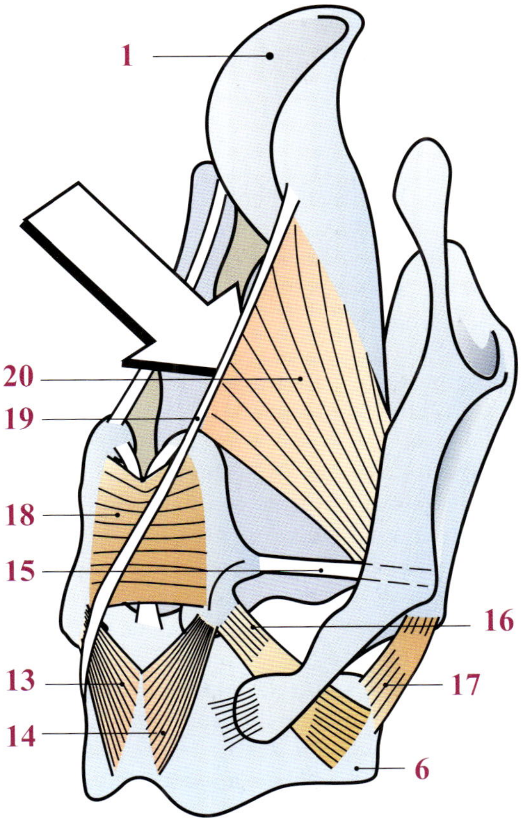

Fig. 70

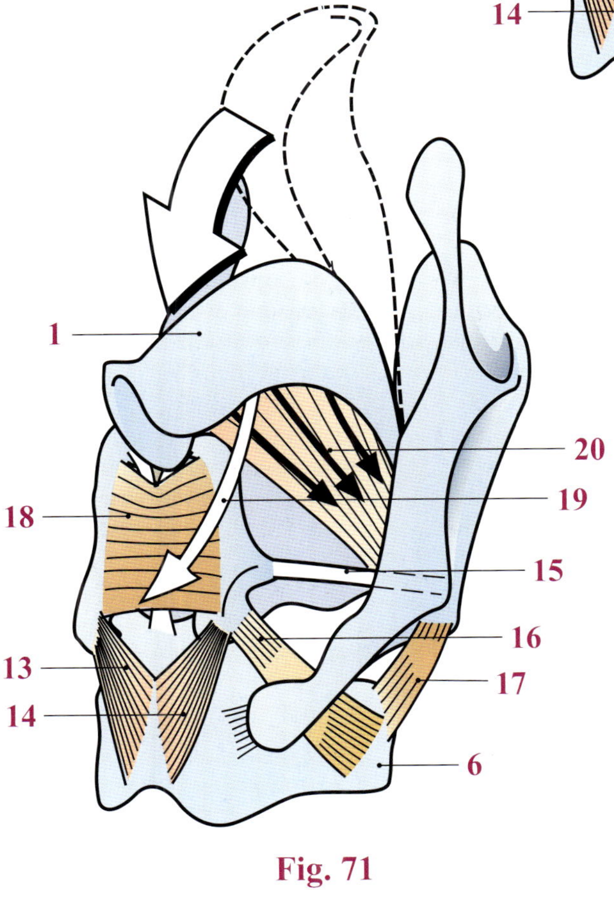

Fig. 71

La glotte et les cordes vocales La phonation

La glotte est l'orifice de contrôle du passage de l'air au niveau du larynx. Comment la glotte fonctionne-t-elle ? Deux **vues schématiques supérieures** **(Fig. 72 et 73)** permettent de comprendre son mécanisme.

L'orifice glottique vu du pharynx, c'est-à-dire d'en haut, se présente comme une **fente triangulaire à sommet antérieur** **(Fig. 72)**. Ses deux bords sont constitués par :

- les **cordes vocales inférieures** **15**, tendues entre la **face postérieure du cartilage thyroïde** **3** et le processus antérieur ou **processus vocal** **25** ;
- des **cartilages aryténoïdes** **24**, qui reposent eux-mêmes sur le **cartilage cricoïde** **7**, par l'intermédiaire de deux articulations dont les axes sont verticaux en **O** et **O'**.

La contraction des **muscles crico-aryténoïdiens postérieurs** **13** fait tourner les cartilages aryténoïdiens sur leur axe **O** et **O'** et les processus vocaux **25** s'écartent, *ce qui ouvre la glotte*.

Inversement **(Fig. 73)**, lorsque les **muscles crico-aryténoïdiens latéraux** **16** se contractent, les cartilages aryténoïdes pivotent dans l'autre sens. Les **processus vocaux** **25** se rapprochent de la ligne médiane et les **cordes vocales** **15'** viennent au contact l'une de l'autre, réalisant la **fermeture de l'orifice glottique**.

Le **schéma partiel des cordes vocales** **(Fig. 74)** montre qu'en passant de l'ouverture **15** à la fermeture **15'**, la corde vocale subit un étirement **d** dû au déplacement **(flèche rouge)** du processus vocal **25**, par rotation du cartilage aryténoïde **24**. Cette **plus grande tension** de la corde produit, **lors de la phonation, un son plus aigu**.

Les deux derniers schémas illustrent la **fermeture de la glotte** **(Fig. 75)** et la **mise en tension des cordes vocales** **(Fig. 76)** lors de la phonation.

Une **vue antéro-gauche** **(Fig. 75)** du **cartilage cricoïde** **6** et du **cartilage aryténoïde** **8** montre ce dernier en équilibre sur le **chaton cricoïdien** **7** avec lequel il s'articule par la **facette aryténoïdienne** **21**. L'axe de cette **articulation crico-aryténoidienne** de type **arthrodie** est oblique : de bas en haut, de dedans en dehors et d'arrière en avant (non figuré).

Lorsque le muscle **interaryténoïdien** **18** et le **muscle crico-aryténoïdien postérieur** **14** se contractent **(Fig. 71)**, l'aryténoïde *tourne en dehors* **(dans sa position bleu foncé, Fig. 75)** et son **processus vocal** **25** est *écartée de la ligne médiane*. La **corde vocale** **15** forme avec son opposée un *orifice triangulaire à sommet antérieur* **(Fig. 72)**. Inversement, la **contraction du muscle crico-aryténoidien latéral** **16** fait tourner l'aryténoïde *en dedans*, ce qui *rapproche le processus vocal de la ligne médiane* ainsi que la **corde vocale** **15' (Fig. 73)**.

Lors de la phonation, les cordes vocales sont soumises à des tensions variables. Le mécanisme est facile à comprendre : sur le schéma **(Fig. 74)**, on voit que la fermeture de la glotte entraîne un étirement de la corde vocale, mais de plus **(Fig. 76)**, en supposant le cartilage cricoïde **6** fixe, la **contraction du muscle crico-thyroïdien** **17** fait tourner le cartilage thyroïdien autour de l'**articulation de sa petite corne avec le cricoïde** **5**, si bien que sa partie antérieure s'abaisse. L'insertion antérieure de la corde vocale **passe de la position** **26** à la **position** **26'**, ce qui fait apparaître un allongement de la corde vocale, donc un étirement et sa **mise en tension** par le muscle **crico-thyroïdien contracté** **17'**. Ce muscle, innervé par le **nerf laryngé inférieur**, ou *nerf récurrent*, est donc le **muscle le plus important dans la phonation**, puisque *c'est lui qui règle la tension des cordes vocales et par conséquent la hauteur du son*.

Il y a donc deux mécanismes qui règlent la tension des cordes vocales :

- la fermeture de l'orifice glottique par contraction du muscle crico-aryténoïdien latéral ;
- la bascule antérieure du cartilage thyroïde par contraction du muscle crico-thyroïdien.

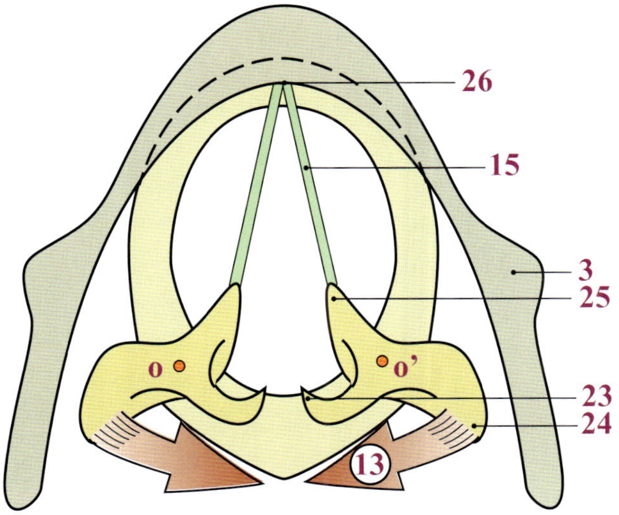

Fig. 72

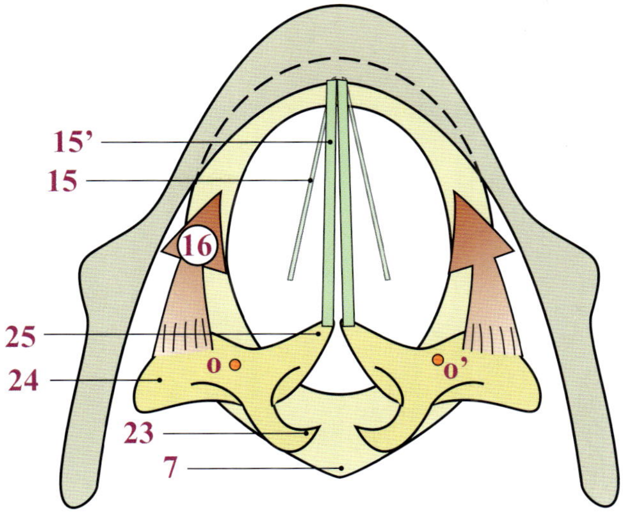

Fig. 73

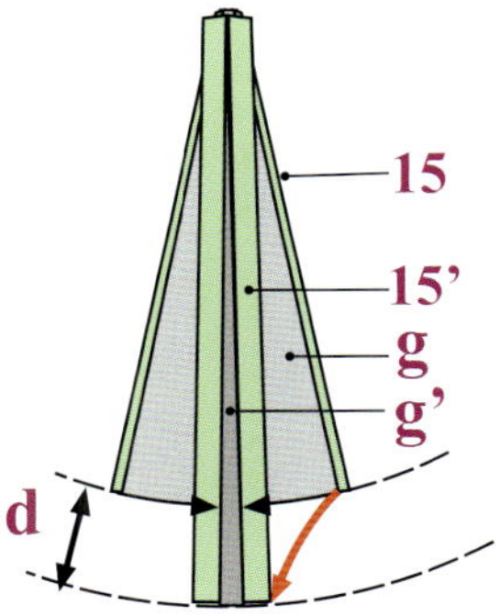

Fig. 74

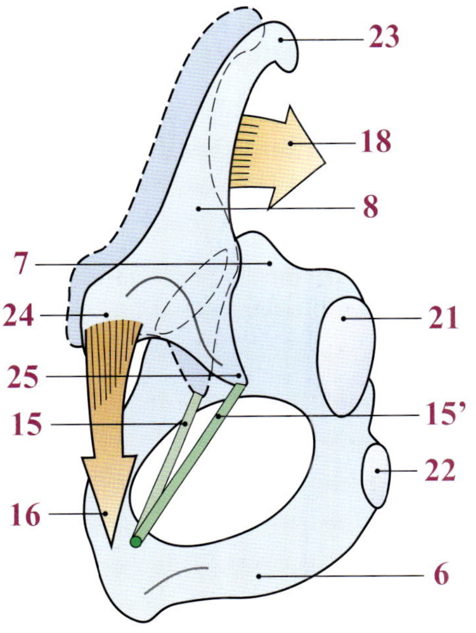

Fig. 75

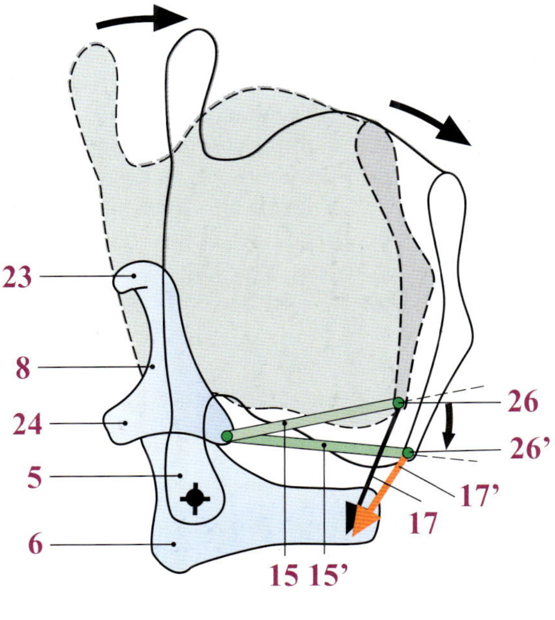

Fig. 76

Chapitre 5

LE RACHIS CERVICAL

Le rachis cervical est le segment supérieur du rachis : faisant suite au rachis dorsal, il supporte la tête et constitue le **squelette du cou**.

C'est la partie **la plus mobile** du rachis. Il a pour fonction d'**orienter la tête** dans un secteur d'espace de près de 180°, aussi bien dans le sens vertical que dans le sens transversal. Il faut remarquer que **cette mobilité s'ajoute à celle des globes oculaires**. En effet, la tête étant le support des *principaux capteurs sensoriels* que sont la **vue**, l'**ouïe** et l'**odorat**, elle doit pouvoir localiser les menaces potentielles contre l'individu et aussi ses points d'intérêts pour sa subsistance.

Le **plan sagittal de la tête** définit **deux hémi-espaces**, le droit et le gauche, dont les stimuli doivent être séparés pour pouvoir établir la **stéréo-vision** et la **stéréo-audition**, fournissant des renseignements indispensables à la localisation des menaces ou des points d'intérêt. Le cou est donc l'équivalent de ces *supports de radar* qui balayent l'espace par rotation continue. La seule différence est que le cou ne peut effectuer une rotation de plus de 170-180°, ce qui est déjà fort appréciable par rapport aux animaux privés de cou, comme les poissons par exemple, qui sont obligés, malgré la grande mobilité de leurs yeux, de faire tourner leur corps entier pour orienter leurs capteurs.

Le rachis cervical étant le plus mobile segment du rachis, il est aussi **le plus fragile**, non seulement du fait de sa mobilité, mais aussi de la légèreté de ses structures, car il n'a à supporter que la tête, de poids relativement faible, sauf lorsqu'elle sert elle-même de support à de lourdes charges, comme c'est le cas chez certaines populations.

La gracilité du cou, fort esthétique chez les femmes, en fait **la partie la plus exposée du corps humain**, tout à fait favorable aux manœuvres homicides par torsion ou section. On doit donc manipuler le rachis cervical avec de grandes précautions **après un accident**. Ceci s'applique aussi à *toutes les thérapeutiques s'adressant à ce segment du rachis…*

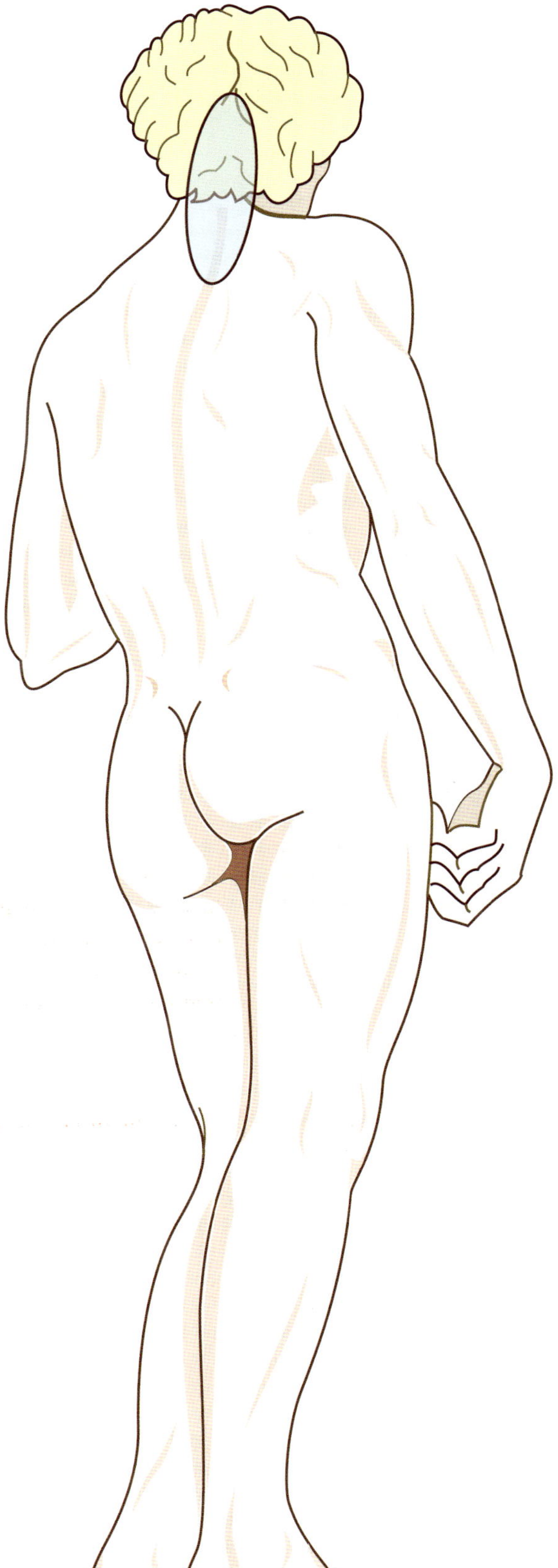

Le rachis cervical dans son ensemble

Le rachis cervical, considéré dans son ensemble (Fig. 1), est constitué de **deux parties anatomiquement et fonctionnellement distinctes** :

- le **rachis cervical supérieur** 1 ou encore **rachis suboccipital**, comportant la première vertèbre cervicale ou **atlas**, et la deuxième vertèbre cervicale ou **axis**. Ces pièces squelettiques sont réunies entre elles et avec l'os **occipital** par une *chaîne articulaire complexe* à **trois axes et trois degrés de liberté** ;
- le **rachis cervical inférieur** 2, s'étendant du plateau inférieur de l'**axis** au plateau supérieur de la **première vertèbre dorsale**.

Les vertèbres cervicales sont toutes du même type à l'exception de l'atlas et de l'axis, très dissemblables entre elles et avec les autres vertèbres cervicales. Les articulations du rachis cervical inférieur possèdent **deux types de mouvements** :

- d'une part, des mouvements de **flexion-extension** ;
- d'autre part, des **mouvements mixtes d'inclinaison-rotation** mais *pas de mouvements purs d'inclinaison, ni de rotation*.

Fonctionnellement ces deux segments du rachis cervical **se complètent mutuellement** pour réaliser des **mouvements purs de rotation, d'inclinaison ou de flexion-extension** de la tête.

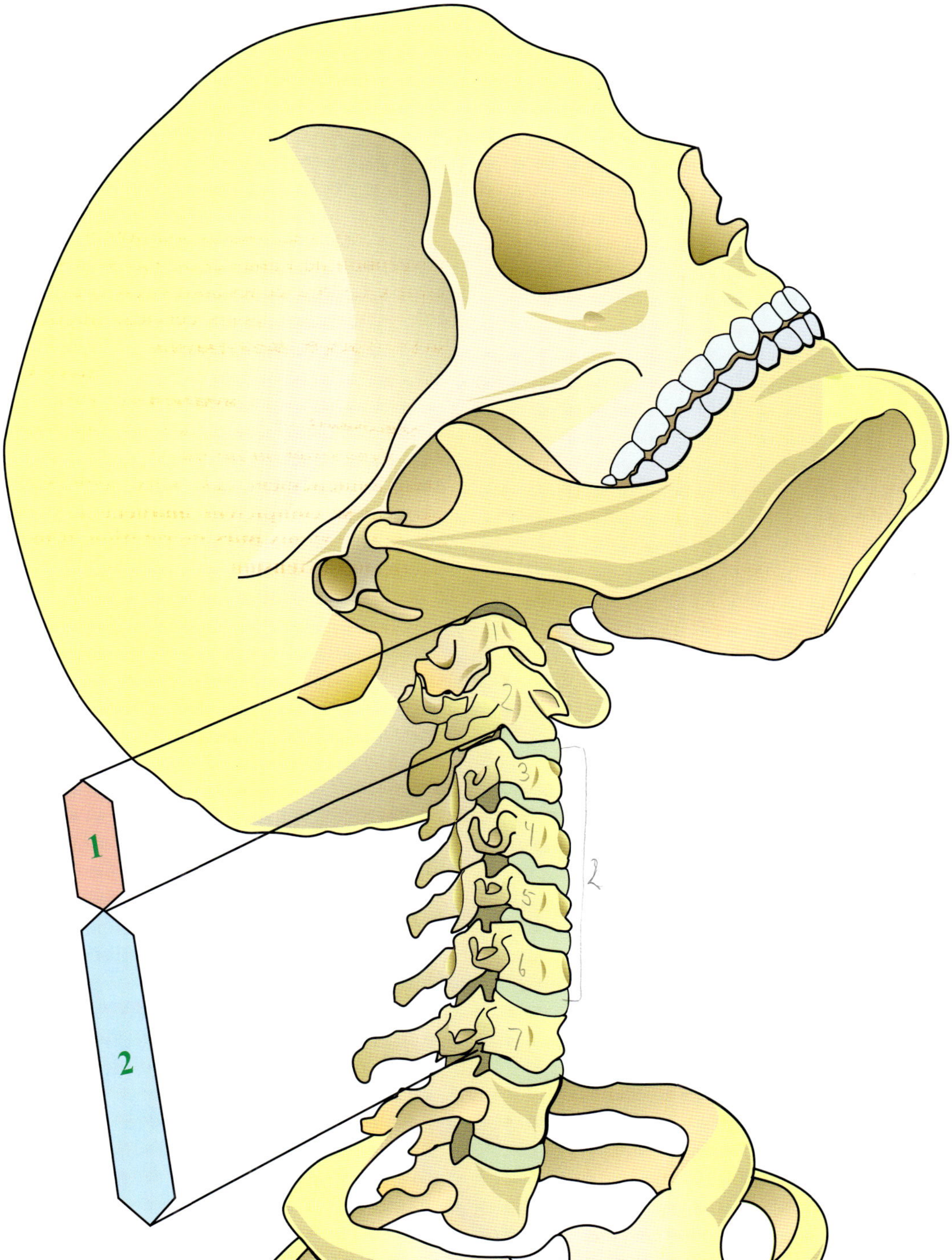

Fig. 1

Constitution schématique des trois premières vertèbres cervicales

Sur ces figures, nous avons figuré l'un au-dessous de l'autre, sur le même axe vertical et de manière *très schématisée* :

- l'atlas **(Fig. 2)** ;
- l'axis **(Fig. 3)** ;
- la troisième vertèbre cervicale **(Fig. 4)**.

L'atlas

L'**atlas** **(Fig. 2)**, en **forme d'anneau** plus large transversalement que sagittalement, comprend **deux masses latérales** **1 et 1'**, ovalaires, et à grand axe oblique en avant et en dedans, portant :

- une **facette articulaire supérieure** **2 et 2'**, regardant en haut et en dedans, **concave dans les deux sens** et articulée avec les condyles de l'occipital ;
- une **facette articulaire inférieure**, regardant en bas et en dedans, **convexe d'avant en arrière** et articulée avec la facette supérieure de l'axis **12 et 12'**.

L'**arc antérieur de l'atlas** **3** porte sur sa face postérieure une **petite facette cartilagineuse ovalaire** **4** s'articulant avec le **processus odontoïde de l'axis** **11**.
L'**arc postérieur** **5**, d'abord aplati de haut en bas, s'élargit en arrière sur la ligne médiane où n'existe pas de *processus épineux* mais une simple **crête verticale** **6**. Les **processus transverses** **7 et 7'** sont troués par le **passage de l'artère vertébrale** **8** qui imprime une **profonde gouttière** **8'** *en arrière des masses latérales*.

L'axis

L'**axis** **(Fig. 3)** comporte un **corps vertébral** **9** dont la **face supérieure** **10** reçoit en son centre le **processus odontoïde** **11** encore appelé *dent* de l'axis et qui sert de *pivot à l'articulation atlanto-axoïdienne*.
Cette face supérieure supporte aussi **deux facettes articulaires** **12 et 12'** *à la manière d'épaulettes*, débordant latéralement *en dehors du corps vertébral* et regardant en haut et en dehors ; elles sont **convexes d'avant en arrière** et **planes transversalement**.
L'**arc postérieur** **16** est constitué de **deux lames** **15 et 15'**, étroites, et *obliques en arrière et en dedans*.
Le **processus épineux** **18** comporte **deux tubercules** comme toutes les processus épineux cervicaux. Au-dessous du **pédicule** **16** s'implantent les **processus articulaires inférieurs** **17 et 17'**, qui portent des **facettes cartilagineuses** orientées en bas et en avant. Celles-ci s'articulent avec les **facettes supérieures** de la troisième vertèbre cervicale **24 et 24'**. Les **processus transverses** **13 et 13'** sont percées d'un **orifice vertical** **14** par où monte l'**artère vertébrale**.

La troisième vertèbre cervicale

La **troisième vertèbre cervicale** **(Fig. 4)** est semblable aux quatre dernières vertèbres cervicales ; c'est donc une **vertèbre cervicale type.** Elle comporte un **corps vertébral** **18**, en forme de *parallélépipède rectangle* allongé transversalement. Sa face supérieure comporte un **plateau vertébral supérieur** **20** limité latéralement par les **processus uncinatus** **22 et 22'** dont la facette regarde *en haut et en dedans* et s'articule avec des *méplats situés de part et d'autre du plateau inférieur de l'axis.*
Le bord antérieur du plateau vertébral supérieur omporte lui aussi un **méplat** **21**, orienté *en haut et en avant*, et qui s'articule à la face postérieure d'un *bec prolongeant le bord antérieur de la vertèbre sus-jacente*, en l'occurrence ici l'axis.
Le **plateau vertébral inférieur** est bordé de chaque côté par deux **facettes de l'articulation unco-vertébrale**, regardant *en bas et en dehors* ; il est prolongé en avant et en bas par un *bec saillant.*
L'**arc postérieur** de cette vertèbre cervicale type comprend les **processus articulaires** **23 et 23'**, qui portent chacun :

- une **facette supérieure** **24 et 24'** regardant en haut et en arrière et s'articulant avec la **facette inférieure de la vertèbre sus-jacente**, ici la facette inférieure de l'axis **17** ;
- une **facette inférieure**, non visible sur la figure, orientée en bas et en avant et s'articulant avec la **facette supérieure** de la quatrième vertèbre cervicale.

Ces processus articulaires sont reliées au corps vertébral par le **pédicule** **25**, supportant lui-même en partie la **base du processus transverse** **26 et 26'** qui se fixe aussi sur la **face latérale du corps vertébral**. Celle-ci a la forme d'une **gouttière à concavité supérieure**, dont le fond, près du corps vertébral, est percé d'un **orifice arrondi** par où monte l'**artère vertébrale.** Enfin elle se termine par **deux tubercules**, un antérieur et un postérieur. Les **deux lames vertébrales** **27 et 27'**, dont le plan est oblique en bas et en dehors, se réunissent sur la ligne médiane pour donner origine au **processus épineux** **28** comportant *deux tubercules.*

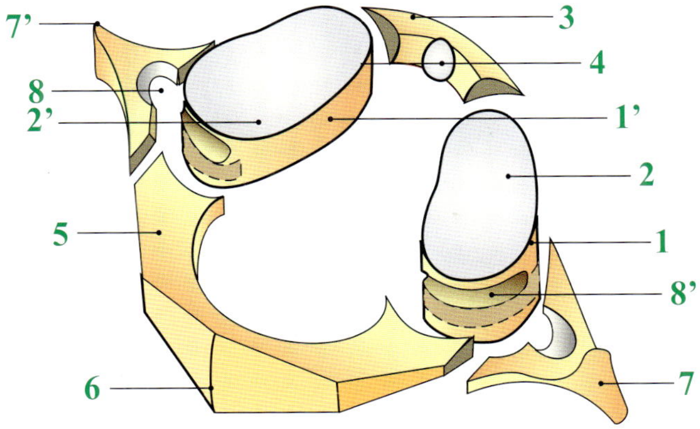

Fig. 2

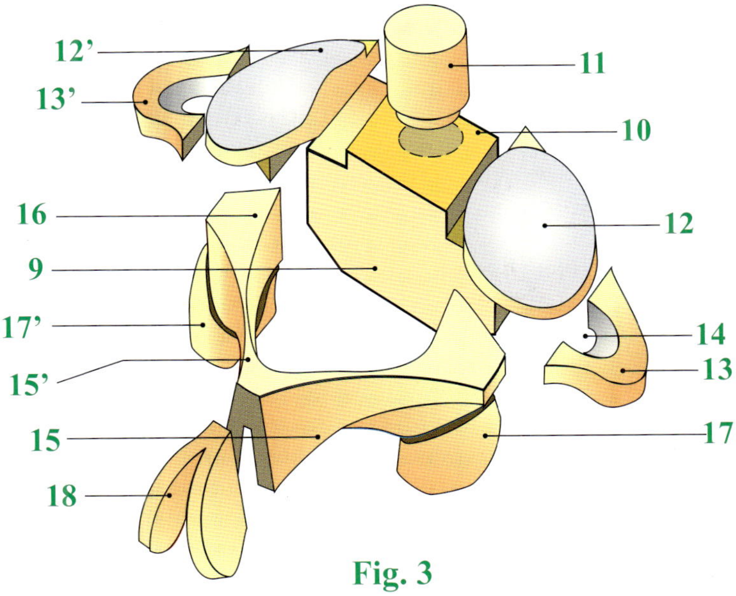

Fig. 3

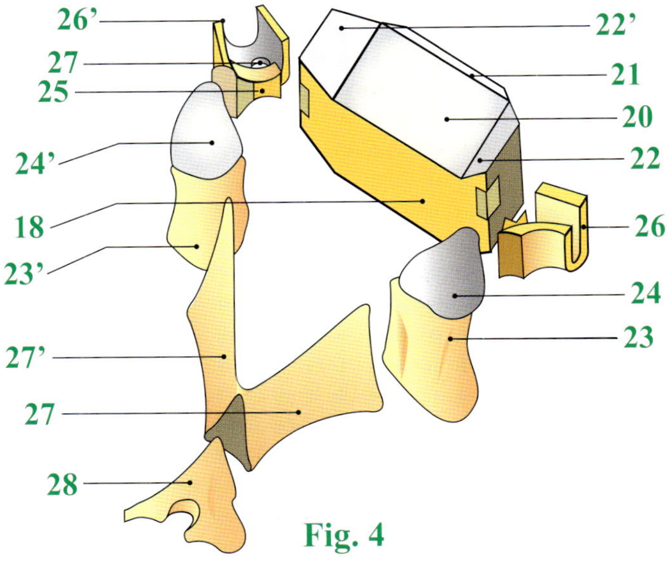

Fig. 4

Les articulations atlanto-axoïdiennes

La liaison mécanique entre l'atlas et l'axis est assurée par **trois articulations mécaniquement liées** :

- une *articulation axiale*, l'articulation **atlanto-axoïdienne médiane**, dont le **processus odontoïde** sert de **pivot** (voir p. 190);
- deux *articulations latérales et symétriques*, les articulations **atlanto-axoïdiennes latérales**, qui mettent en rapport la **face inférieure des masses latérales de l'atlas** avec les **surfaces articulaires supérieures de l'axis**.

Sur une **vue en perspective de l'axis** **(Fig. 5)** et sur une vue de profil **(Fig. 6)**, on apprécie la forme et l'orientation de cette **facette articulaire supérieure** 5. *Ovalaire* à grand axe antéro-postérieur, *convexe* d'avant en arrière suivant une *courbure* **xx'**, mais *rectiligne dans le sens transversal*, on peut la considérer comme taillée sur la **surface d'un cylindre** **C** dont l'**axe** **Z** serait dirigé en dehors et *légèrement en bas*, de telle sorte que la facette regarde en haut et légèrement en dehors. Le cylindre, aux dépens duquel les deux facettes sont taillées, a été *figuré ici transparent*, englobant la partie latérale de l'axis; il en dépasse simplement l'**extrême pointe du processus transverse.**

Sur ces deux figures, on observe aussi la *forme très particulière* du **processus odontoïde** approximativement *cylindrique* mais *déjetée vers l'arrière* et comportant :

- en avant, une **facette articulaire** 1 *en forme d'écusson, légèrement* **convexe dans les deux sens** *et s'articulant avec la facette de l'***arc antérieur de l'atlas**;
- en arrière, une **gouttière** 7 concave de haut en bas et convexe transversalement encroûtée de cartilages, s'articulant avec le **ligament transverse** (voir p. 194 et 196) de *grande importance fonctionnelle.*

Une **coupe parasagittale** au niveau des **masses latérales de l'atlas** **(Fig. 7)** permet d'apprécier **les courbures et les orientations** des différentes surfaces articulaires :

- la courbure de l'**articulation atlanto-axoïdienne médiane**, avec sa **facette odontoïdienne** 1 et la **facette de l'arc antérieur de l'atlas** 2 (il a été sectionné dans le plan sagittal médian). Elle est située sur un **cercle de centre** **Q**, lui-même situé en arrière de l'odontoïde;
- la **facette supérieure des masses latérales de l'atlas** 3, qui est *concave d'avant en arrière*, regardant *directement en haut*. Elle s'articule avec les **condyles de l'occipital**;
- la **facette inférieure des masses latérales de l'atlas** 4, qui est convexe d'avant en arrière sur un **cercle de centre** **O** et de rayon de courbure relativement court *par rapport à celui du cercle Q*;
- la **facette supérieure de l'axis** 5, qui est convexe d'avant en arrière sur une **courbure de centre** **P** suivant un rayon à peu près égal au cercle **O**. Les deux surfaces **4 et 5** reposent donc comme **deux roues, l'une sur l'autre**; l'étoile représente le centre du mouvement de flexion-extension de l'atlas sur l'axis (voir p. 194);
- enfin la **facette inférieure de l'axis** 6, qui regarde *en bas et en avant*. Elle est presque plane, mais elle présente cependant une légère courbure à **grand rayon, dont le centre** **R** est situé en bas et en avant. Elle s'articule *avec la facette supérieure des processus articulaires de la troisième vertèbre cervicale.*

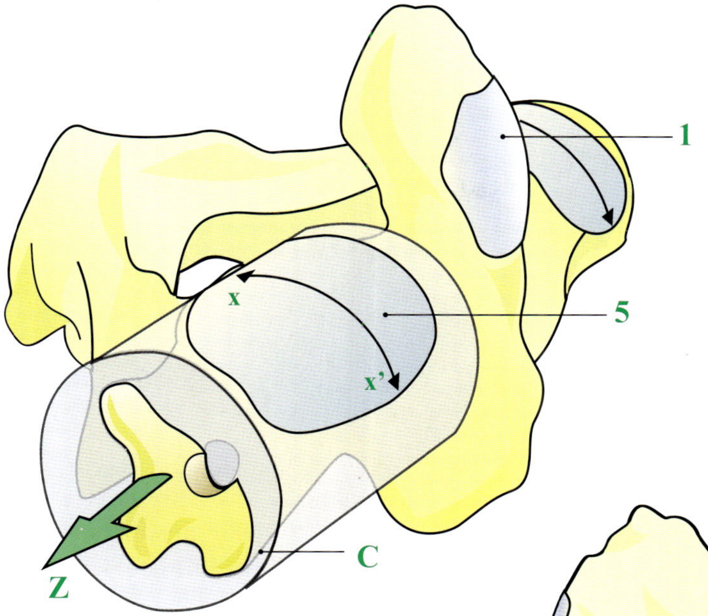

Fig. 5

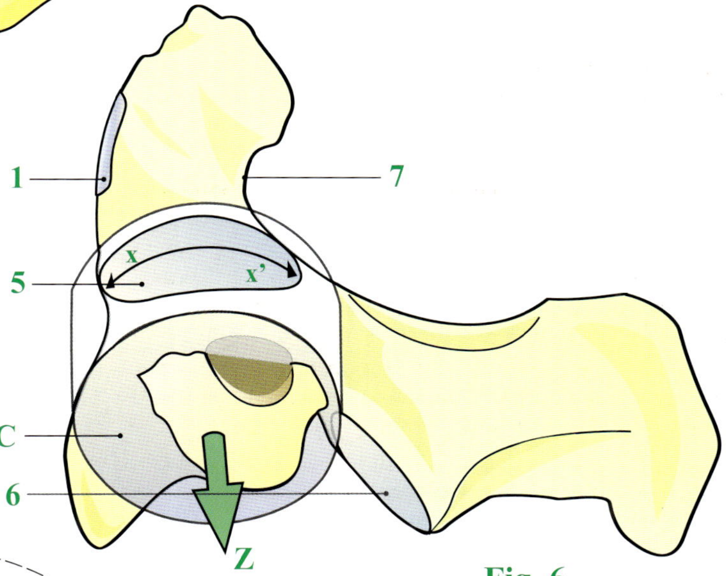

Fig. 6

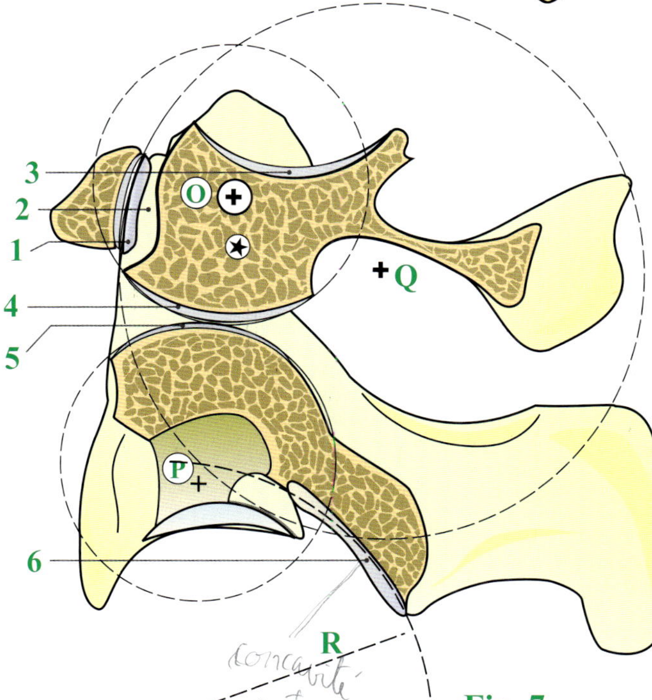

Fig. 7

Flexion-extension dans les articulations atlanto-axoïdiennes latérales et médiane

En supposant que les masses latérales de l'atlas roulent sans glisser sur les surfaces supérieures de l'axis, lors de la **flexion** **(Fig. 8)**, le **point de contact** entre ces deux surfaces convexes se déplacerait **vers l'avant** et la ligne joignant le centre de courbure **P** au point de contact de ces deux surfaces se déplacerait de **PA** en **PA'**. Simultanément, on devrait voir apparaître un **bâillement b** vers le haut dans l'articulation entre l'arc antérieur de l'atlas et la facette antérieure de l'odontoïde.

De la même manière, lors de l'**extension** **(Fig. 9)**, si les masses latérales de l'atlas roulaient sans glisser sur les surfaces supérieures de l'axis, le point de contact entre ces deux surfaces convexes devrait se déplacer **vers l'arrière** et la ligne joignant le centre de courbure **P** au point de contact devrait se déplacer de **PB** en **PB'**. En même temps, là aussi, on devrait voir apparaître un **bâillement** inférieur **b** dans l'articulation entre l'arc antérieur de l'atlas et la surface antérieure de l'odontoïde.

En réalité, l'**examen attentif de radiographies de profil** montre que **ce bâillement n'existe pas** **(Fig. 10)**. Ceci est dû à la présence du **ligament transverse T**, qui maintient étroitement l'arc antérieur de l'atlas au contact de l'odontoïde (voir p. 196).

Le centre réel du mouvement de flexion-extension de l'atlas sur l'axis **(voir Fig. 7, p. 193)** n'est donc ni le point **P**, centre de courbure de la surface supérieure de l'axis, ni le point **Q**, centre de la courbure de la facette antérieure de l'odontoïde, **mais un troisième point**, figuré ici par une **étoile**, et se projetant à peu près au centre du processus odontoïde vu de profil. La conséquence en est que lors du mouvement de flexion-extension, la facette inférieure des masses latérales de l'atlas **roule et glisse en même temps** sur la surface supérieure de l'axis, *de façon analogue* au glissement-roulement des condyles fémoraux dans les cavités glénoïdes des tibias.

Il faut remarquer cependant que l'existence d'un élément déformable, en l'occurrence le ligament transverse, **formant la partie postérieure de l'articulation atlanto-odontoïdienne**, permet une certaine souplesse dans le fonctionnement de cette articulation : ce ligament encastré dans la gouttière postérieure de l'odontoïde peut s'incurver *soit vers le haut dans l'extension, soit vers le bas dans la flexion*, à la manière de la corde d'un arc. On comprend aussi pourquoi la cavité de réception de l'articulation atlanto-odontoïdienne n'est pas totalement osseuse.

Des raisons semblables se retrouvent pour le ligament annulaire de l'articulation radio-ulnaire supérieure qui est aussi une articulation trochoïde (voir Volume 1).

Quoi qu'il en soit, ce ligament transverse joue un **rôle vital**, car c'est lui *qui empêche le glissement vers l'avant de l'atlas sur l'axis*. Cette luxation, qui ne peut être que traumatique, est **immédiatement mortelle** par compression du tronc cérébral et du bulbe par le processus odontoïde **(Fig. 11)** : du fait du déplacement vers l'avant de l'atlas **(flèche rouge)**, l'odontoïde vient littéralement s'enfoncer **(flèche noire)** dans l'axe nerveux figuré en bleu clair.

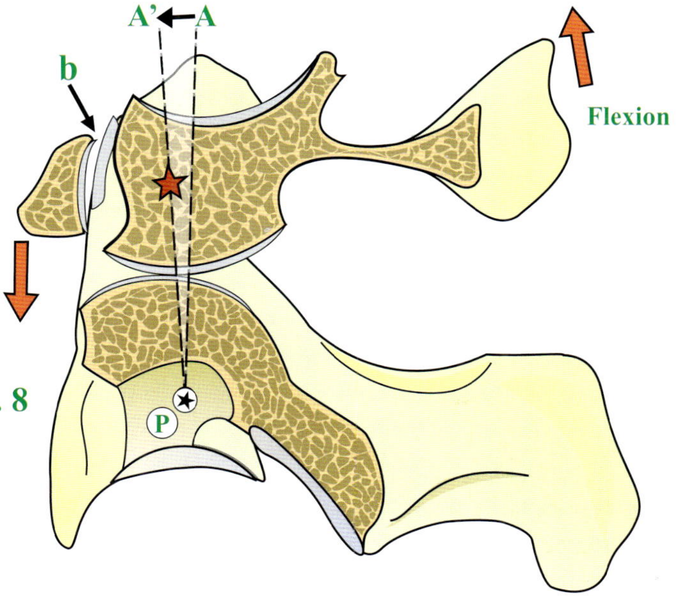

Fig. 8

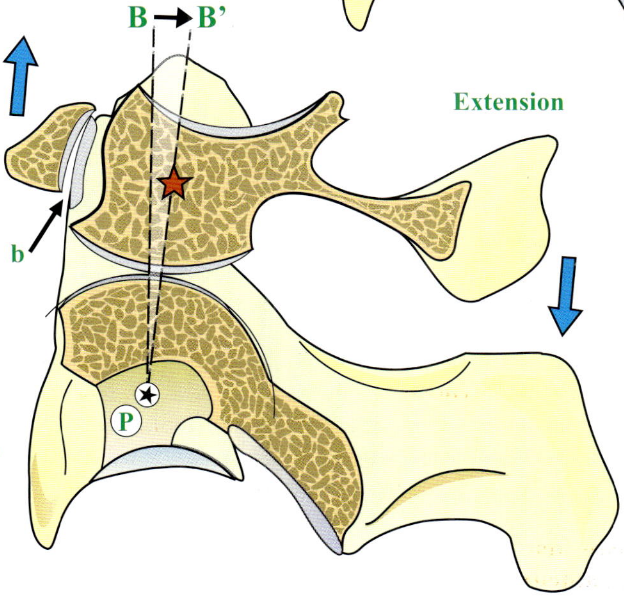

Fig. 9

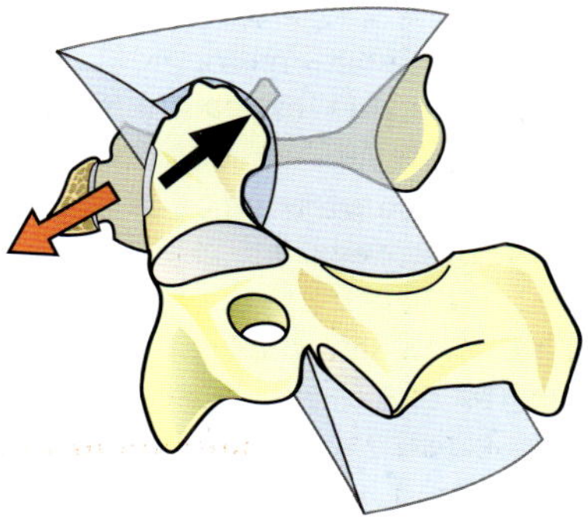

Fig. 11

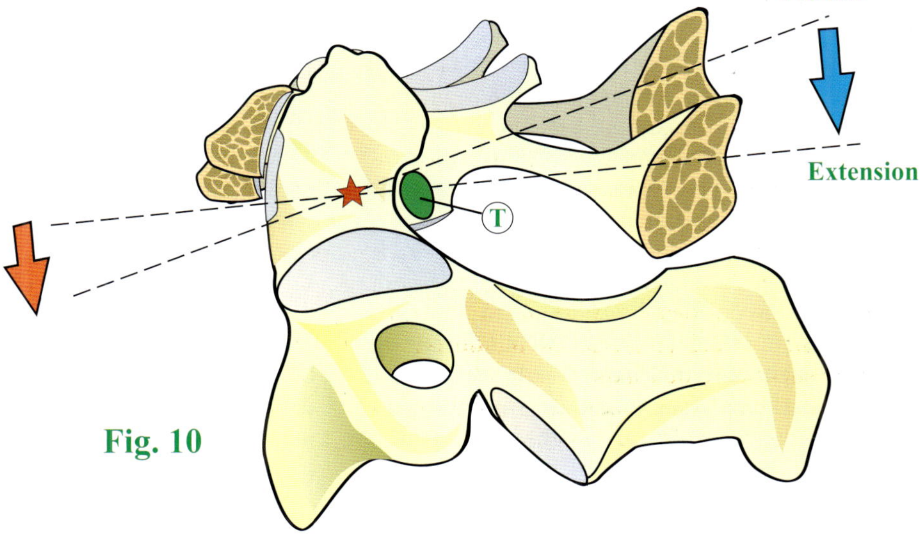

Fig. 10

Rotation dans les articulations atlanto-axoïdiennes latérales et médiane

Nous venons d'étudier l'articulation atlanto-axoïdienne médiane sur une coupe de profil. Une **vue supérieure avec l'ensemble de l'atlas** (Fig. 12) et en **gros plan** (Fig. 13) permet de comprendre sa structure et son fonctionnement lors de la rotation.

L'**articulation atlanto-axoïdienne médiane** est une articulation **trochoïde** comportant **deux surfaces cylindriques** emboîtées l'une dans l'autre :

- une surface cylindrique pleine, le **processus odontoïde** 1, dont la forme n'est d'ailleurs pas tout à fait cylindrique, ceci pour lui permettre de s'adapter à un deuxième degré de liberté, les **mouvements de flexion-extension**. Ce processus odontoïde présente sur sa face antérieure une **facette articulaire** 4 et sur sa face postérieure une **autre facette articulaire** 11 ;
- la cavité recevant ce cylindre plein est un **cylindre creux** qui entoure totalement le processus odontoïde et qui est formée *en avant* par l'**arc antérieur de l'atlas** 2, et sur les côtés par les **masses latérales de l'atlas**, comportant sur leur face interne un **tubercule** toujours très bien marqué 7 et 7' sur lequel se fixe un *puissant ligament* étendu transversalement en arrière de l'odontoïde : le **ligament transverse de l'atlas** 6.

L'odontoïde est donc encastré à l'intérieur d'un **anneau ostéo-ligamentaire**, avec lequel il entre en contact par **deux articulations** de type différent :

- **en avant**, une articulation **de type synovial** avec une **cavité articulaire** 5 et une **capsule synoviale** avec deux replis, un à *gauche* 8 et un à *droite* 9. Elle met en contact **la facette antérieure du processus odontoïde** 4 et la **facette postérieure de l'arc antérieur de l'atlas** 3 ;
- **en arrière**, une articulation ne comportant *pas de capsule* est située à l'intérieur d'un *tissu cellulo-adipeux* **10** qui comble l'espace entre l'anneau ostéo-ligamentaire et l'odontoïde. Elle met en contact deux **surfaces fibro-cartilagineuses**, l'une à la **face postérieure du processus odontoïde** 11 et l'autre à la **face antérieure du ligament transverse de l'atlas** 12.

Lors du **mouvement de rotation**, à gauche par exemple (**Fig. 13**), le processus **odontoïde** 1 reste fixe et l'**anneau ostéo-ligamentaire** formé par l'axis et le ligament transverse **tourne dans le sens inverse des aiguilles d'une montre** autour d'un centre correspondant à l'**axe du processus odontoïde**, marqué ici par une croix blanche ; la capsule articulaire **se détend à gauche** 9 et **se tend à droite** 8.

Simultanément, il existe un **déplacement dans les deux articulations atlanto-axoïdiennes droite et gauche**, qui sont mécaniquement liées : dans la rotation de la gauche vers la droite (**Fig. 14**), la masse latérale gauche de l'atlas avance (**flèches**), tandis que la masse latérale droite recule. Lors de la rotation de la droite vers la gauche (**Fig. 15**), c'est l'inverse (**flèche bleue D-G et rouge G-D**).

Mais les *surfaces supérieures de l'axis* sont **convexes d'avant en arrière** (Fig. 16). Le trajet décrit par les masses latérales de l'atlas n'est donc pas rectiligne sur un plan horizontal mais **curviligne à convexité supérieure** (Fig. 17) : lorsque l'atlas tourne autour de l'**axe vertical** W, les masses latérales de l'atlas décrivent le **trajet** XX' ou YY'.

Si l'on fait figurer uniquement le cercle qui contient la **courbure de la facette inférieure des masses latérales de l'atlas** (Fig. 16), on voit que, dans sa position moyenne, qui correspond à la rotation nulle, le cercle de centre O occupe sa **situation la plus élevée** sur la surface supérieure de l'axis. Lorsqu'il se déplace vers l'avant, ce cercle descend sur le **versant antérieur de la surface supérieure de l'axis** d'une hauteur e de 2 à 3 mm. Son centre descend lui d'une hauteur moitié moindre (e divisé par 2). *Le même phénomène se reproduit lors du déplacement vers l'arrière.*

Lors de sa rotation sur l'axis, l'atlas subit donc un déplacement vertical **vers le bas de 2 à 3 mm**, si bien que son mouvement est **hélicoïdal**. Mais le **pas** de cette hélice est très faible et, d'autre part, il existe deux hélices : une dans la rotation vers la droite et une autre de **pas inverse** dans la rotation vers la gauche.

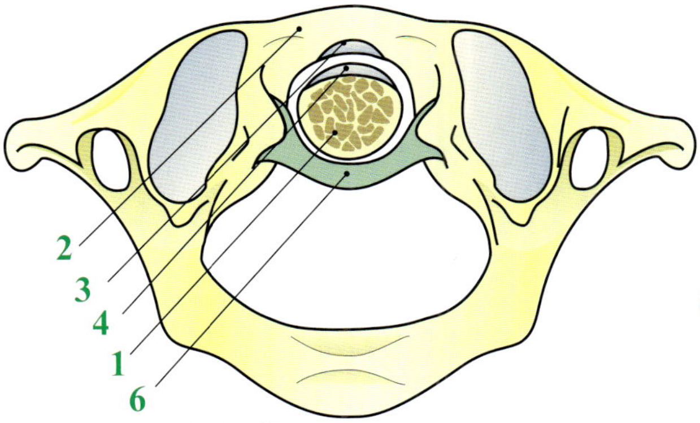

Fig. 12

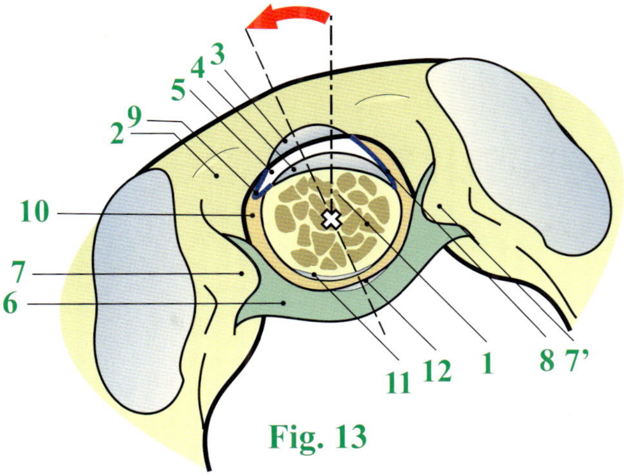

Fig. 13

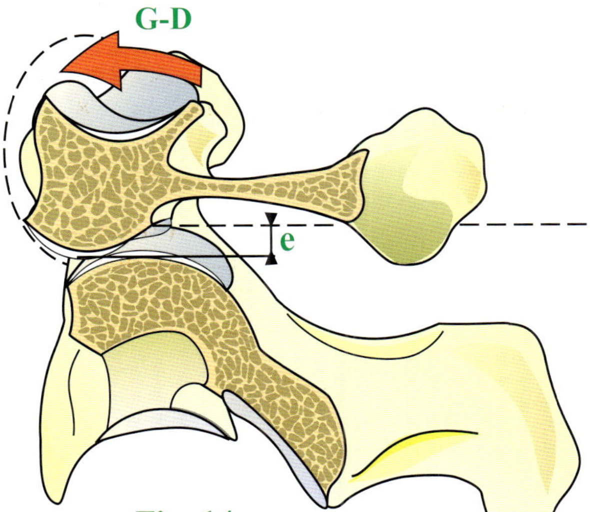

Fig. 14

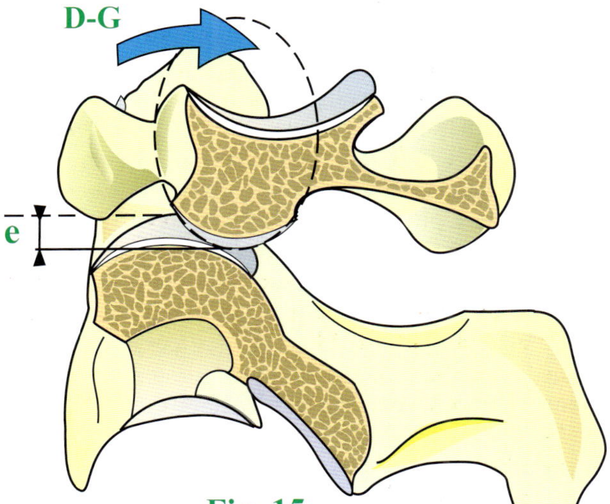

Fig. 15

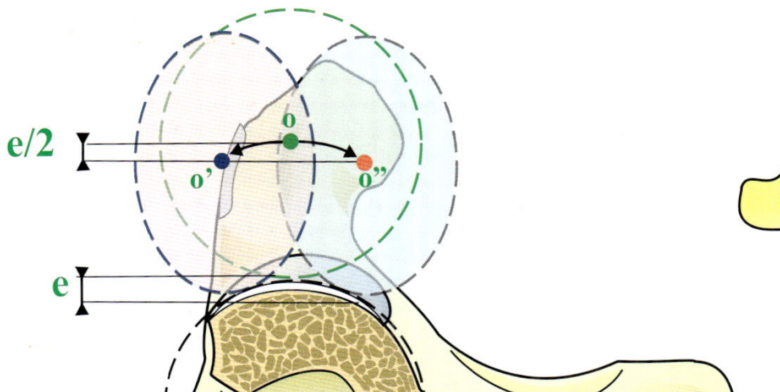

Fig. 16

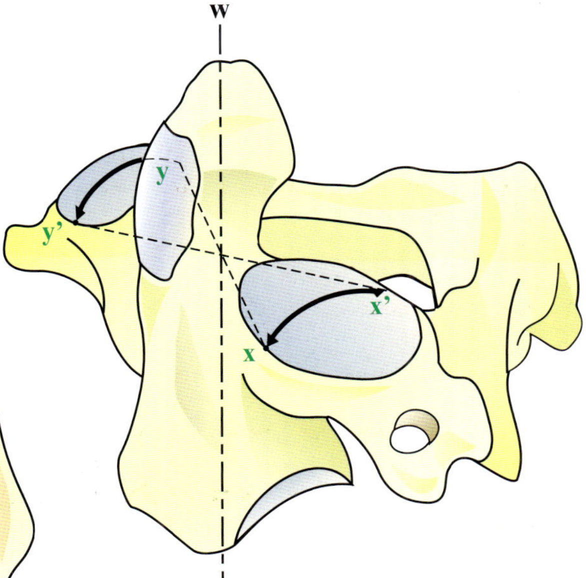

Fig. 17

Les surfaces de l'articulation atlanto-occipitale

Il existe en réalité **deux articulations atlanto-occipitales**, *mécaniquement liées*, paires et symétriques, mettant en rapport les **facettes supérieures des masses latérales de l'atlas** avec les **surfaces des condyles de l'occipital**.

Sur une **vue supérieure de l'atlas** **(Fig. 18)**, ces facettes atlantoïdes apparaissent **ovalaires à grand axe oblique en avant et en dedans**, convergeant vers un point **N** situé sur la ligne médiane, un peu en avant de l'arc antérieur de l'atlas. Elles sont quelquefois rétrécies en leur milieu et peuvent même être séparées chacune en deux facettes distinctes. Encroûtées de cartilages, elles sont **concaves dans les deux sens** et la courbure est **à peu près identique dans un sens comme dans l'autre**. On peut donc considérer qu'elles sont comprises sur la **surface d'une sphère** **(Fig. 19)** dont le **centre O** serait situé au-dessus du plan des surfaces articulaires et qui se projetterait à l'intersection de l'axe de symétrie et de la ligne joignant le bord postérieur des deux facettes articulaires. Le **point Q** représente d'ailleurs le **centre de courbure des facettes articulaires dans le plan sécant horizontal** ; le **point P** est le **centre de courbure des facettes articulaires dans le plan sécant vertical**. La figure montre alors la sphère **(tirets verts)**, supposée transparente, s'appuyant très exactement sur les surfaces articulaires supérieures des masses latérales de l'atlas.

Une **vue postérieure des articulations atlanto-occipitales** **(Fig. 20)** confirme que la courbure des surfaces condylaires occipitales est située sur la même surface sphérique, dont le **centre O** siège à l'intérieur du crâne, *au-dessus du foramen occipital*. L'articulation atlanto-occipitale peut donc être considérée comme l'**équivalent d'une énarthrose**, c'est-à-dire une articulation à **surface sphérique** **(Fig. 19)** possédant **trois axes**, mais avec des amplitudes faibles :

- une **rotation axiale**, autour d'un axe vertical **QO** ;
- une **flexion-extension**, autour d'un axe transversal **zz'** passant par le centre **O** ;
- une **inclinaison latérale**, autour d'un axe antéro-postérieur **PO**.

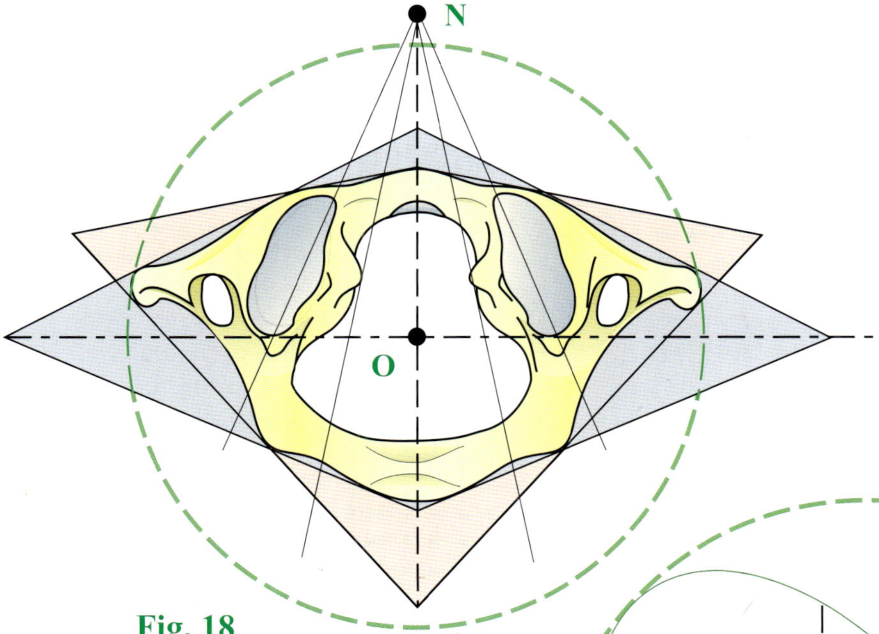

Fig. 18

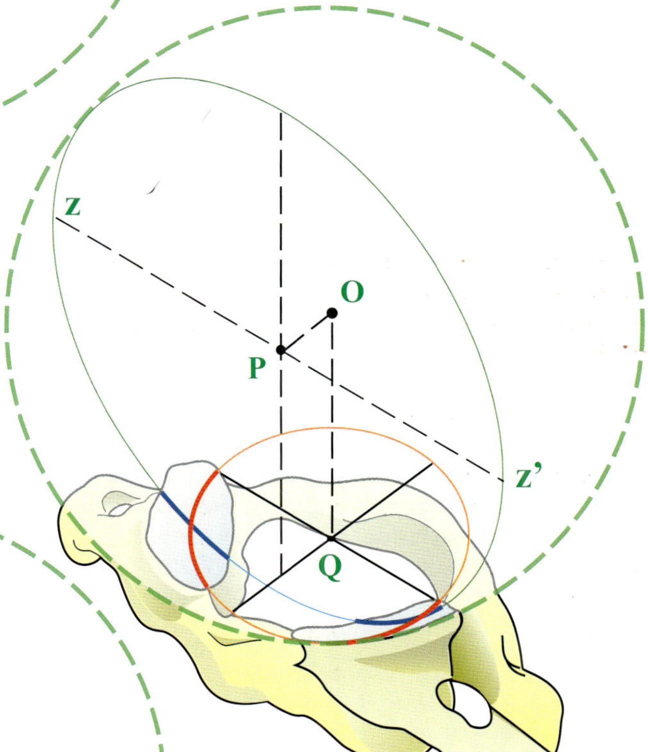

Fig. 19

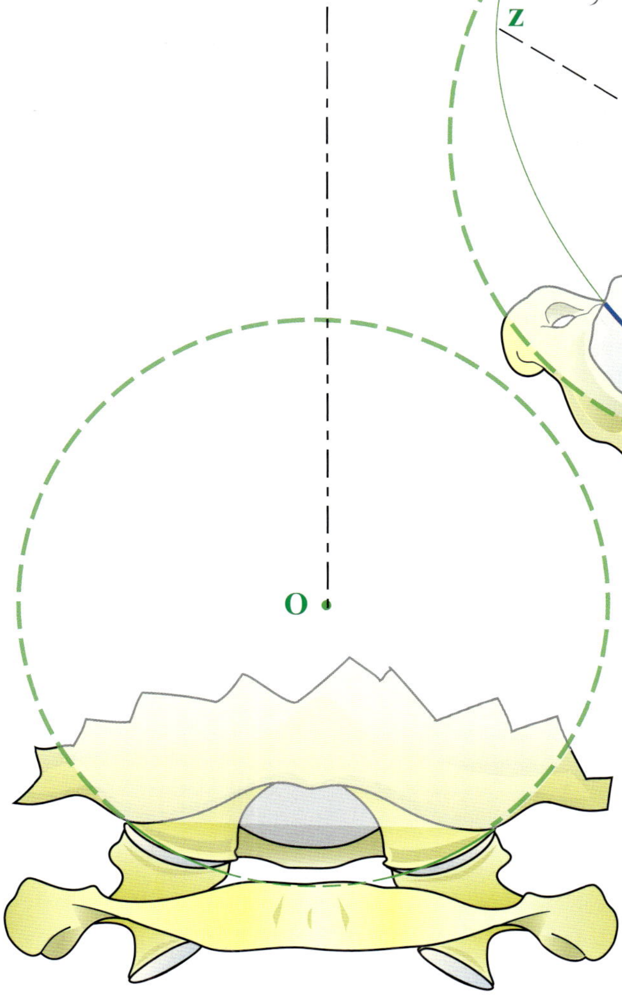

Fig. 20

Rotation dans les articulations atlanto-occipitales

Lorsque **l'occipital tourne sur l'atlas** **(Fig. 21)**, il participe à un mouvement général de rotation de l'atlas sur l'axis, qui s'effectue autour de l'axe vertical passant par le centre du processus odontoïde. Cependant, cette rotation n'est pas un phénomène simple car elle fait intervenir **la tension des ligaments**, en particulier la tension du **ligament alaire L (flèche verte)** : sur cette figure, où l'on a sectionné par une coupe vertico-frontale l'**occipital A** et les **masses latérales de l'atlas B**, on a figuré une *rotation vers la gauche* de l'occipital sur l'atlas. Ce mouvement se traduit par le *glissement vers l'avant du condyle droit de l'occipital sur la masse latérale droite de l'atlas* **(flèche rouge 1)**. Mais, simultanément, **le ligament alaire L s'enroule** autour de l'odontoïde **et se tend**. Cette tension va **tirer vers la gauche le condyle droit de l'occipital (flèche blanche 2)**.

La rotation vers la gauche **(flèche bleue)** s'accompagne donc en même temps d'un **déplacement vers la gauche de 2 à 3 mm** et d'une **inclinaison de l'occipital vers la droite (flèche rouge)**. Par conséquent, il n'existe pas une rotation pure mais une **rotation associée à une translation et à une inclinaison** au niveau de cette articulation atlanto-occipitale.

Or, on apprend en cinématique qu'**une rotation associée et une translation équivaut à une autre rotation** de même angle mais de centre différent et facile à construire. Sur une **vue supérieure (Fig. 22)**, nous avons figuré l'atlas en clair, l'axis, vu à travers le foramen occipital, en plus foncé, et sur les **facettes latérales de l'atlas at**, les **facettes des condyles de l'occipital oc**, supposées transparentes. Lors de mouvements de rotation vers la gauche, d'un angle **a** autour du **centre de l'odontoïde O**, nous assistons à un déplacement latéral vers la gauche de l'occipital de 2 à 3 mm en suivant le **vecteur V**. On peut alors construire le centre réel de la rotation en un point **P** situé **légèrement à gauche** du plan de symétrie et sur la ligne **z** *joignant le bord postérieur des masses latérales de l'atlas*. Le **centre réel** de la rotation occipito-atloïdienne se déplace donc entre deux points extrêmes, le **point P** pour la rotation vers la gauche et **son symétrique P'** lors de la rotation vers la droite. Ce mécanisme fait reculer vers le centre du foramen occipital le centre réel de la rotation, si bien que l'axe réel du mouvement de rotation correspond à l'axe anatomique du bulbe rachidien, *meilleure position possible pour la torsion de l'axe nerveux*.

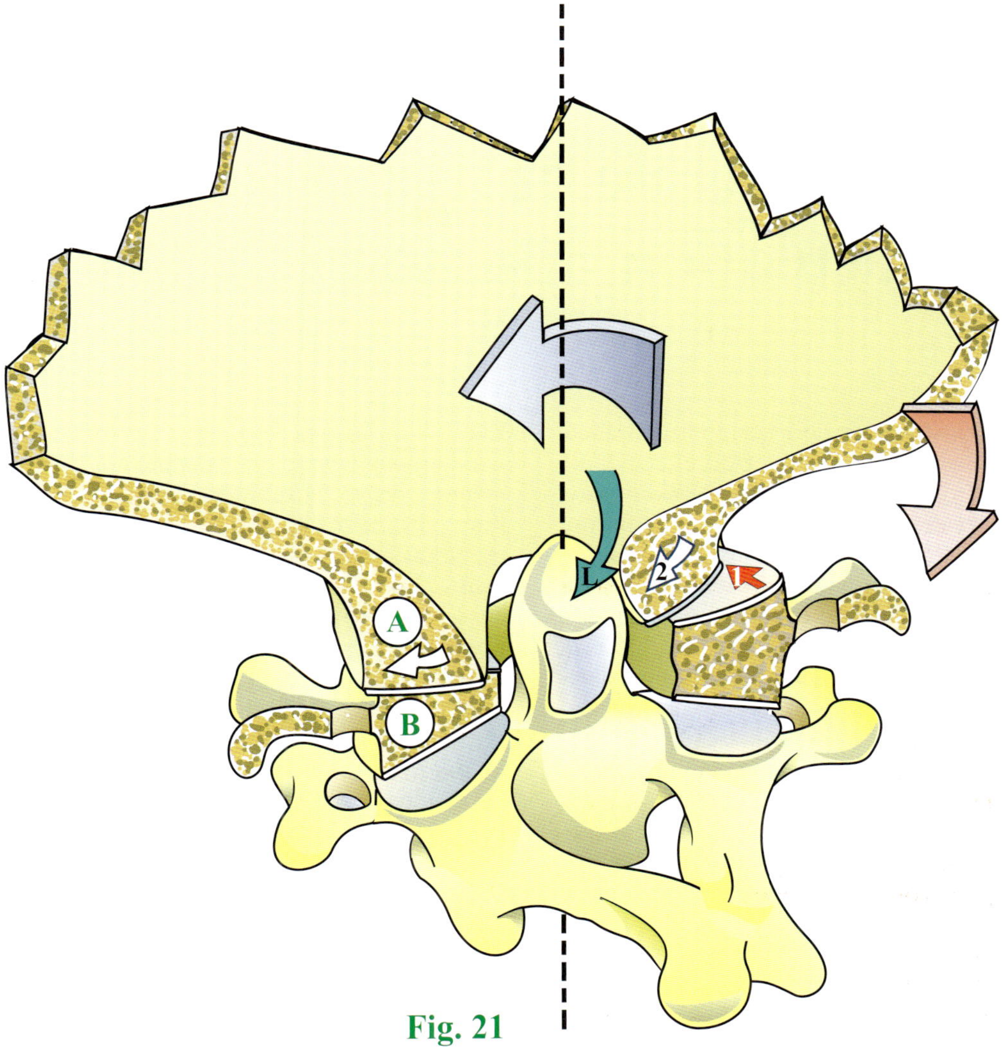

Fig. 21

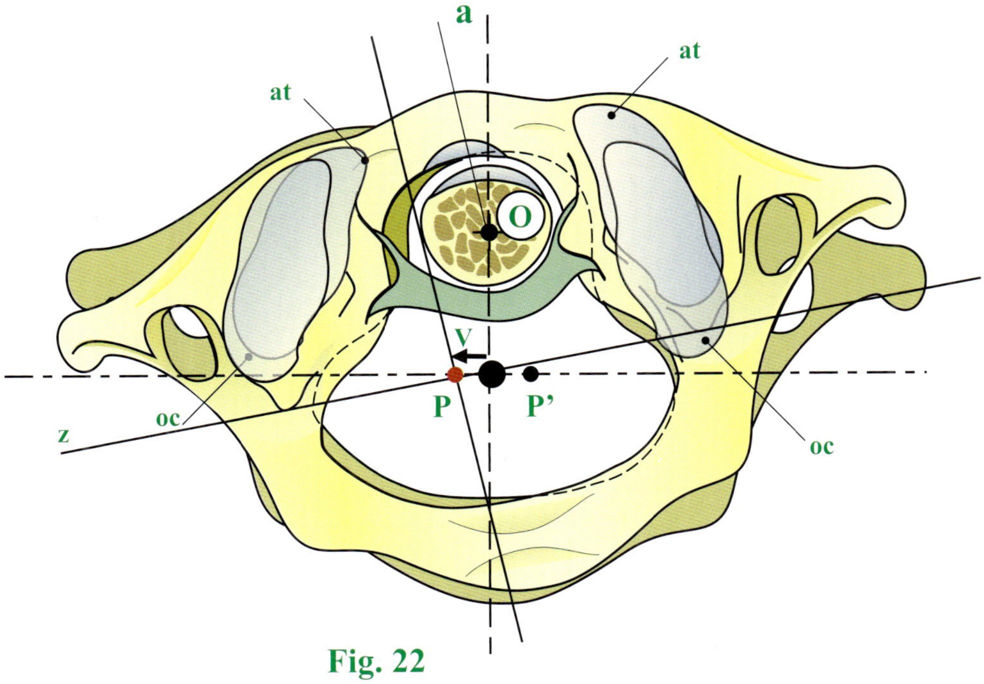

Fig. 22

Inclinaison latérale et flexion-extension dans l'articulation atlanto-occipitale

Une **coupe vertico-frontale** de l'occipital de l'atlas, de l'axis et de la troisième vertèbre cervicale **(Fig. 23)** montre que lors de l'**inclinaison latérale**, il n'existe **aucun déplacement dans l'articulation atlanto-axoïdienne**. L'inclinaison s'effectue **uniquement entre l'axis et la troisième vertèbre cervicale** d'une part et **entre l'occipital et l'atlas** d'autre part. Entre l'occipital et l'atlas, l'amplitude est **faible** et se traduit par un **glissement des condyles de l'occipital** vers la droite dans l'inclinaison gauche et vice-versa. Nous avons figuré ici une inclinaison vers la gauche qui montre que le condyle gauche de l'occipital **se rapproche du processus odontoïde** mais ne vient pas à son contact, car le mouvement est **limité par la tension de la capsule des articulations atlanto-occipitales** et surtout par le **ligament alaire** droit. L'**inclinaison totale** entre l'occipital et la troisième vertèbre cervicale est de **8°**, se répartissant en **5°** entre l'axis et la troisième vertèbre cervicale, et **3°** entre l'occipital et l'atlas.

Les **mouvements de flexion-extension de l'occipital sur l'atlas** s'effectuent par glissement des condyles occipitaux sur les masses latérales de l'atlas.

Lors de la **flexion (Fig. 24)**, les condyles occipitaux reculent sur les masses latérales de l'atlas. Simultanément, on voit **s'écarter l'écaille de l'occipital** de l'arc postérieur de l'atlas **(flèches rouges)** et, comme ce mouvement s'accompagne toujours d'une **flexion dans l'articulation atlanto-axoïdienne**, on voit aussi **l'arc postérieur de l'atlas s'écarter de l'arc postérieur de l'axis** tandis que l'arc antérieur de l'atlas glisse vers le bas sur la face antérieure du processus odontoïde **(flèche rouge)**. La flexion est limitée par la **mise en tension des capsules** et des **ligaments postérieurs** (membrane atlanto-occipitale et ligament nuchal).

Lors de l'**extension (Fig. 25)**, les condyles occipitaux glissent vers l'avant sur les masses latérales de l'atlas. Simultanément, l'écaille de l'occipital vient **à la rencontre de l'arc postérieur de l'atlas (flèche bleue)** et comme il existe aussi une **extension dans l'articulation atlanto-axoïdienne**, l'arc postérieur de l'atlas **se rapproche de l'arc postérieur de l'axis (flèche bleue)**. L'extension est limitée par le **contact de ces trois éléments osseux**. Lors des **mouvements violents d'extension forcée**, l'arc postérieur de l'atlas pris comme dans un casse-noisette peut être **brisé entre l'occipital et l'arc postérieur de l'axis**. L'amplitude totale de la **flexion-extension dans l'articulation atlanto-occipitale** est de **15°**.

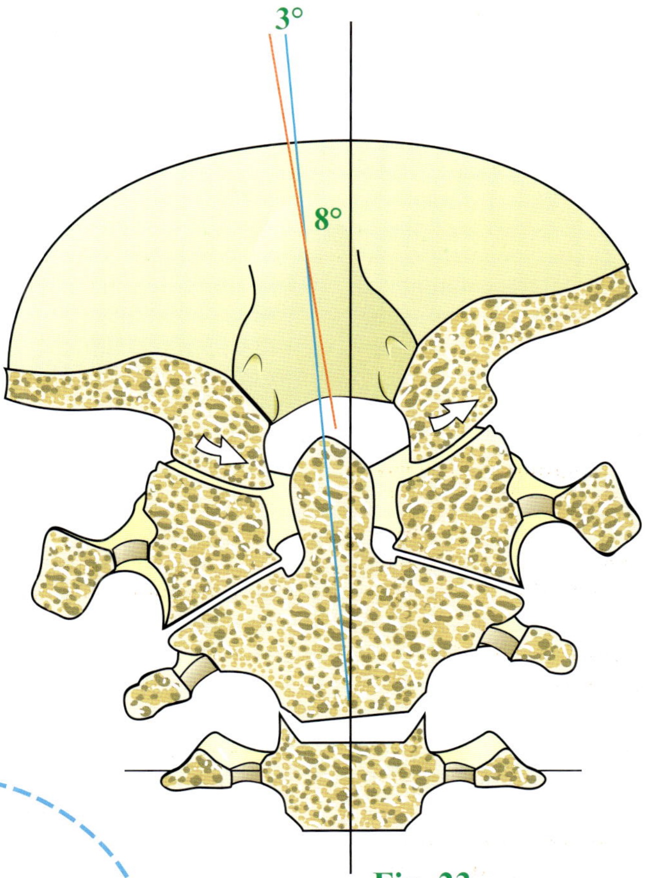

Fig. 23

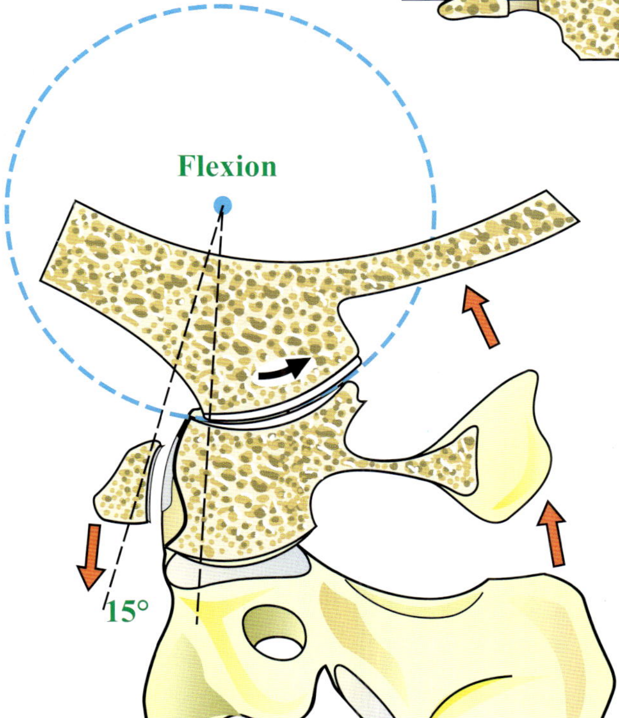

Fig. 24

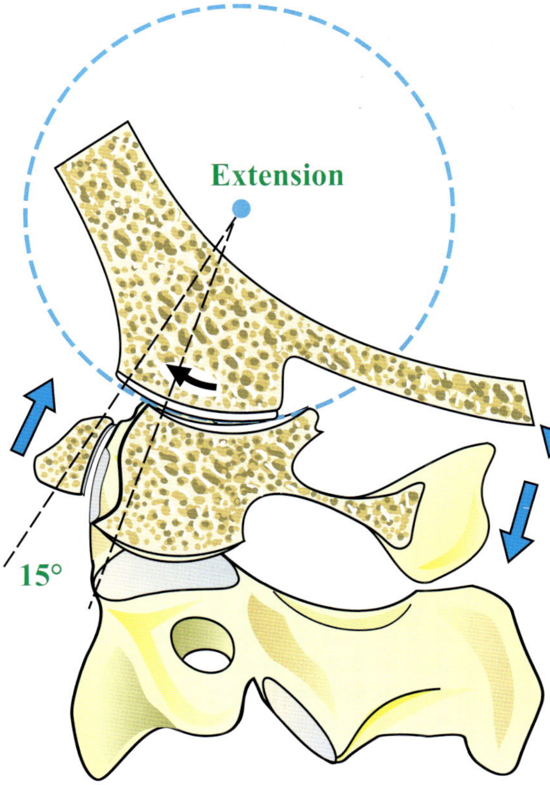

Fig. 25

Les ligaments du rachis suboccipital

Les ligaments du rachis suboccipital, très nombreux et très puissants, sont visibles sur une coupe sagittale **(Fig. 26)** où l'axe nerveux a été figuré en transparence : tronc cérébral et bulbe **T**, moelle épinière **M**. Les numéros de légende sont communs jusqu'à la figure 34 incluse.

Plaçons d'abord les éléments osseux, de haut en bas :

- la coupe du **processus basilaire de l'occipital a** et de l'**écaille de l'occipital b** ;
- la coupe de l'arc antérieur **e** de l'atlas et de son arc postérieur **f** ;
- la coupe sagittale du **processus odontoïde g** et de l'axis **k**.
- sur le processus odontoïde, la facette articulaire antérieure **h** au contact de la facette articulaire postérieure **i** de l'arc antérieur de l'atlas ;
- le reste de l'**axis** est figuré par son processus épineux **n** et la coupe de sa lame gauche **o** ;
- au-dessous de l'axis, la troisième vertèbre cervicale avec son corps vertébral **q**, son processus épineux **s** et sa lame gauche **r** ;
- en perspective, la fosse cérébelleuse, occupée par le tronc cérébral et le bulbe **T**, au-dessus du **foramen occipital**.

Plaçons maintenant les ligaments :

- le **ligament de l'apex de l'axis 1**, court, épais et vertical entre le processus basilaire de l'occipital et le sommet du processus odontoïde ;
- le **ligament transverse 3** vu en coupe, au contact de la facette articulaire postérieure de l'odontoïde ;
- le **ligament transverso-occipital 4**, entre le bord supérieur du ligament transverse et le processus basilaire de l'occipital ;
- le **ligament transverso-axoïdien 5**, entre le bord inférieur du ligament transverse et la face postérieure du corps de l'axis.
  Ces trois derniers ligaments forment le **ligament cruciforme** ;
- le **ligament occipito-axoïdien** médian **7**, en arrière du ligament cruciforme, s'étend du processus basilaire à la face postérieure du corps de l'axis. Il est prolongé latéralement par les **ligaments occipito-axoïdiens** latéraux non visibles sur cette coupe ;
- la **capsule** de l'articulation atlanto-occipitale **9** ;
- le **ligament longitudinal postérieur 12**, situé en arrière des ligaments occipito-axoïdiens médians et latéraux, s'insère dans la gouttière du processus basilaire et sur le bord inférieur de l'axis. Il se prolonge *sur toute la longueur du rachis, jusqu'au canal sacré* ;
- la **membrane atlanto-occipitale antérieure**, située en avant du ligament de l'apex de l'axis, est formé d'une lame profonde **13** et d'une lame superficielle **14**. Elle s'étend du processus basilaire à l'arc antérieur de l'atlas ;
- le **ligament atlanto-axoïdien antérieur 16** prolonge vers le bas le ligament occipito-atloïdien antérieur du bord inférieur de l'arc de l'atlas au corps de l'axis. En avant du processus odontoïde et du ligament de l'apex de l'axis, en arrière du ligament occipito-atloïdien médian et atloïdo-axoïdien médian se situe un espace cellulo-adipeux qui contient l'articulation atlanto-axoïdienne médiane et sa capsule **17** ;
- le **ligament longitudinal antérieur 18** recouvre le tout en avant et s'insère sur le processus basilaire de l'occipital, et passe en pont en avant de l'arc antérieur de l'atlas, puis vient se fixer sur le corps de l'axis **18'**. Il se prolonge sur toute la face antérieure du rachis jusqu'au sacrum, prenant insertion à chaque niveau sur le bord antérieur des disques intervertébraux **d** et sur les corps vertébraux **v**.

Les arcs postérieurs sont réunis par les ligaments suivants :

- le **ligament atlanto-occipital postérieur 19**, qui réunit le bord postérieur du foramen occipital à l'arc postérieur de l'atlas. Équivalent d'un **ligament jaune 19'** il est percé juste en arrière des masses latérales de l'atlas d'un orifice **C1** par où pénètre l'*artère occipitale* et par où sort le *premier nerf cervical* ;
- le **ligament atlanto-axoïdien postérieur 21**, qui réunit les arc postérieurs de l'atlas et de l'axis *comme un ligament jaune*. Un orifice **C2** situé en arrière de l'articulation atlanto-axoïdienne laisse sortir le *deuxième nerf cervical* ;
- un **ligament interépineux 22**, qui réunit l'arc postérieur de l'atlas au processus épineux de l'axis, puis au-dessous les processus épineux des vertèbres cervicales entre eux ;
- le **ligament nuchal 23**, cloison fibreuse très épaisse, équivalent d'un ligament supra-épineux, qui s'insère sur la ligne médiane de l'occipital et sépare les muscles de la nuque en moitiés droite et gauche ;
- la **capsule** de l'articulation interapophysaire **24** entre l'axis et la troisième vertèbre cervicale, qui limite en arrière le foramen de conjugaison **C3** par où sort le troisième nerf cervical ;
- un **ligament jaune 29**, qui réunit l'arc postérieur de l'axis à l'arc postérieur de la troisième vertèbre cervicale.

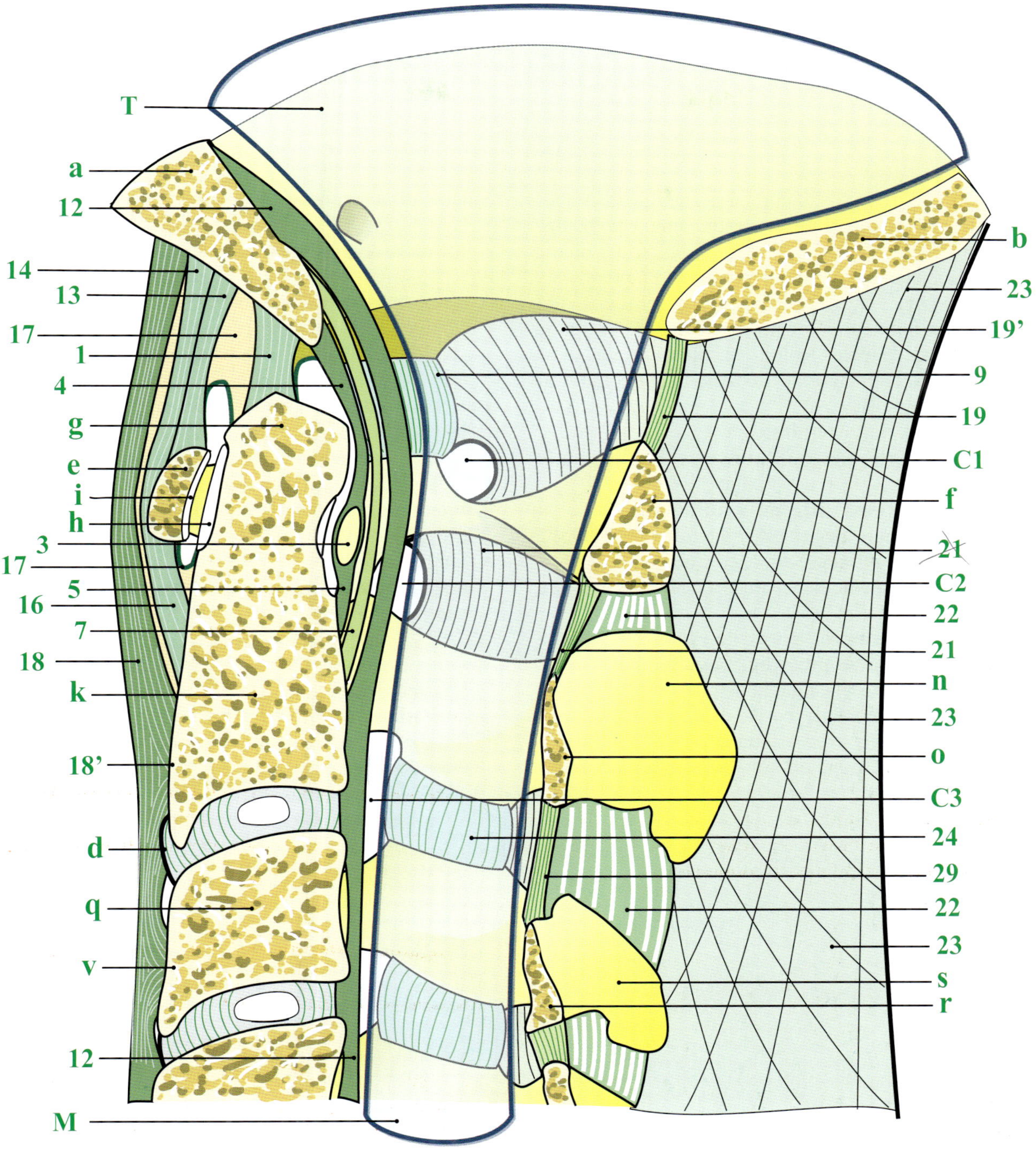
T
a
12
14
13
17
1
4
g
e
i
h
3
17
5
16
7
18
k
18'
d
q
v
12
M
b
23
19'
9
19
C1
f
21
C2
22
21
n
23
o
C3
24
29
22
23
s
r

Fig. 26

Les ligaments suboccipitaux

Pour comprendre la disposition des ligaments suboccipitaux, nous avons d'abord figuré une **vue postérieure** du rachis cervical **(Fig. 27)**, après avoir effectué une *section vertico-frontale à la hauteur des arcs postérieurs* **f**, **t**, **r**, qui ont été enlevés. On retrouve les mêmes éléments que ceux de la coupe de la page précédente. Notons en plus :

- la face intracrânienne de l'écaille de l'occipital **a**, avec sa coupe **b**.
- les **condyles de l'occipital** **c** ;
- les **masses latérales de l'atlas** **d** et son arc antérieur **e** ;
- les **articulations atlanto-axoïdiennes** avec la facette inférieure des masses latérales de l'atlas **1** et la facette supérieure de l'axis **m** ;
- la section du pédicule et du processus articulaire de l'axis **t** ;
- la face postérieure du corps de l'axis avec, sur la face postérieure du processus odontoïde, la facette articulaire **h** avec le ligament transverse ;
- la face postérieure de corps de la troisième vertèbre cervicale **q** avec la coupe de ses lames **r**.

Sur ce plan squelettique on voit se fixer les ligaments suivants.

Sur un **plan profond** **(Fig. 28)** :

- le ligament de l'apex del'axis **1** ;
- les deux **ligaments alaires** **2** ;
- le **ligament transverse** **3**, étendu horizontalement d'une masse latérale de l'atlas à l'autre ;
- le **ligament occipito-transversaire** **4**, qui a été sectionné au ras du bord supérieur du ligament transverse et rabattu vers le haut ;
- le **ligament transverso-axoïdien** **5**, qui a été sectionné de même et rabattu vers le bas.

Sur un **plan moyen** **(Fig. 29)**, on distingue :

- le **ligament cruciforme** intact **6**, constitué des ligaments transverse, occipito-transversaire et transverso-axoïdien ;
- latéralement, on reconnaît la capsule de l'**articulation atlanto-occipitale** **9** renforcée en dehors par :
  - le **ligament alaire** **10** ;
  - à l'étage sous-jacent, la capsule de l'articulation atlanto-axoïdienne **11**.

Sur un **plan superficiel** **(Fig. 30)**, on distingue :

- le **ligament occipito-axoïdien médian** **7**, prolongé latéralement par :
  - les ligaments alaires **8**,
  - le **ligament longitudinal postérieur** **12**.

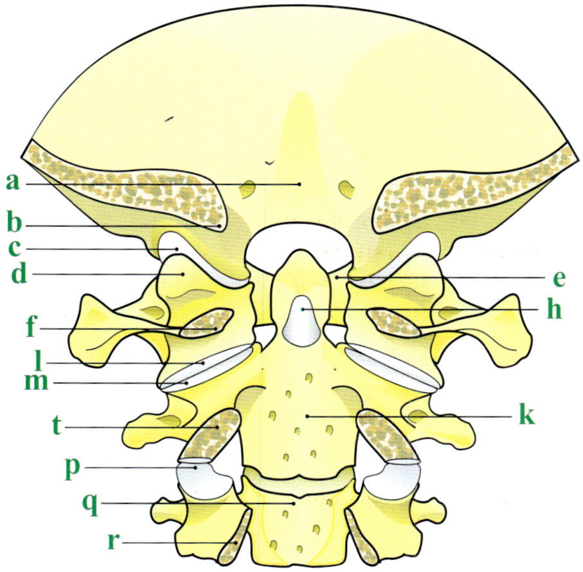

Fig. 27

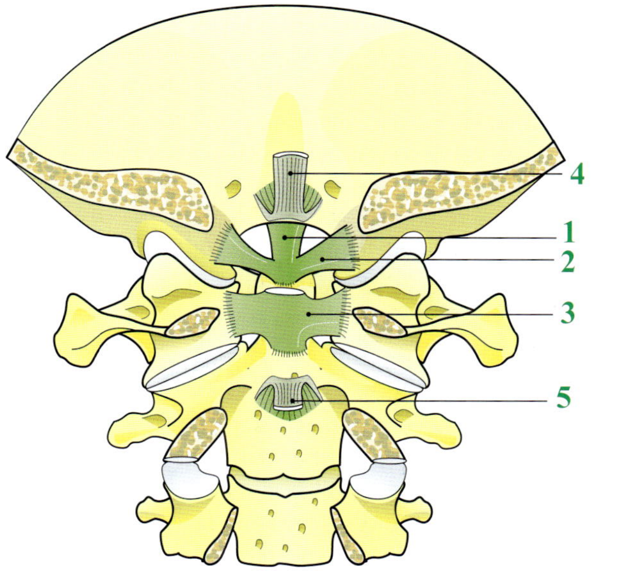

Fig. 28

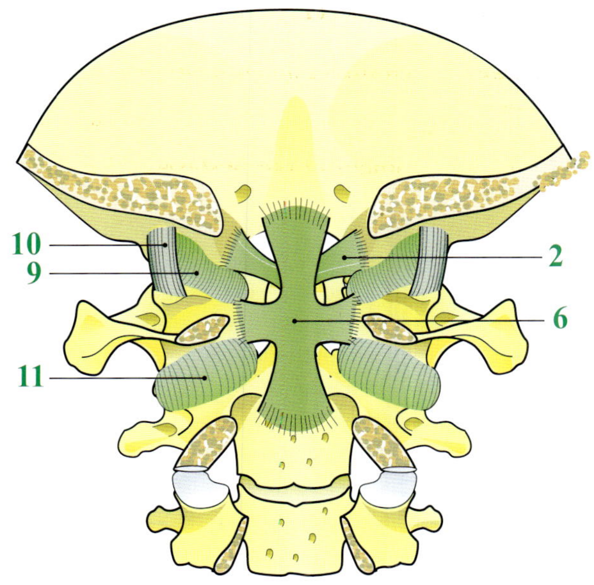

Fig. 29

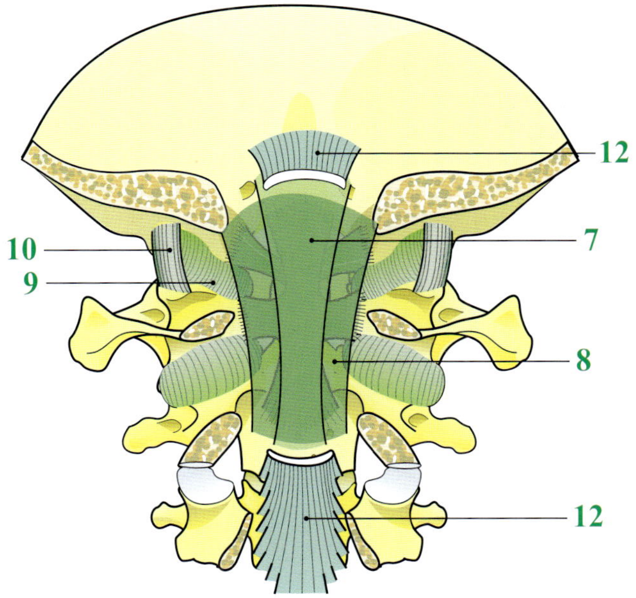

Fig. 30

Les ligaments suboccipitaux (suite)

Les figures 31 et 33 représentent les vues squelettiques tandis que sur les figures 32 et 34 les ligaments ont été ajoutés.

Sur une **vue squelettique antérieure** (Fig. 31), on reconnaît tous les éléments déjà décrits.

Les **ligaments antérieurs** (Fig. 32) comprennent :

- la **membrane atlanto-occipitale antérieure** avec son faisceau profond 13 et son faisceau superficiel 14, lequel vient recouvrir partiellement la capsule de l'articulation atlanto-occipitale 9 ;
- la **membrane atlanto-occipitale antéro-latérale** 15, qui le double en avant ; elle est étendu obliquement du processus basilaire de l'occipital au processus transverse de l'atlas ;
- le **ligament atlanto-axoïdien antérieur** 16, qui est en continuité latéralement avec la capsule de l'articulation atlanto-axoïdienne 11 ;
- le **ligament longitudinal antérieur** 18, qui n'a été figuré ici que dans sa moitié gauche ;
- la **capsule** de l'articulation entre l'axis et la troisième vertèbre cervicale 23.

Une **vue postérieure des éléments squelettiques** (Fig. 33) fait apparaître cette fois-ci les arcs postérieurs de l'atlas, de l'axis et de la troisième vertèbre cervicale. Ils laissent voir entre eux le canal rachidien, et entre l'écaille de l'occipital et de l'atlas, le foramen occipital.

Sur la **vue postérieure des ligaments** (Fig. 34), du **côté droit**, on a figuré les ligaments tapissant la face antérieure du canal rachidien (déjà figurés sur la fig. 29) :

- les ligaments alaire 7 et occipito-axoïdien latéral 8 ;
- la **capsule** de l'articulation atlanto-occipiale 9, renforcée par la **membrane atlanto-occipitale latérale** 10.

Enfin on voit monter l'**artère vertébrale** dans les foramens des processus transverses, et se recourber en arrière puis en dedans pour contourner par en arrière la masse latérale de l'atlas 25.

Du **côté gauche**, on a figuré les ligaments postérieurs :

- la **membrane atlanto-occipitale postérieure** 19, doublée par le ligament atlanto-occipital 20 s'étendant de l'écaille de l'occipital au processus transverse de l'atlas ;
- le **ligament atlanto-axoïdien postérieur** 21 ;
- les **ligaments interépineux** 22 doublés du ligament nuchal qui n'ont été figurés que dans leur moitié gauche ;
- enfin, la **capsule** de l'articulation entre l'axis et la troisième vertèbre cervicale 24.

On voit aussi sortir le **premier nerf cervical** 26 par l'orifice de pénétration de l'**artère vertébrale** et le **deuxième nerf cervical** 27 dont la branche postérieure constitue le grand nerf occipital d'Arnold.

La **branche postérieure du troisième nerf cervical** 28 sort par le foramen de conjugaison, c'est-à-dire en avant de l'articulation 24.

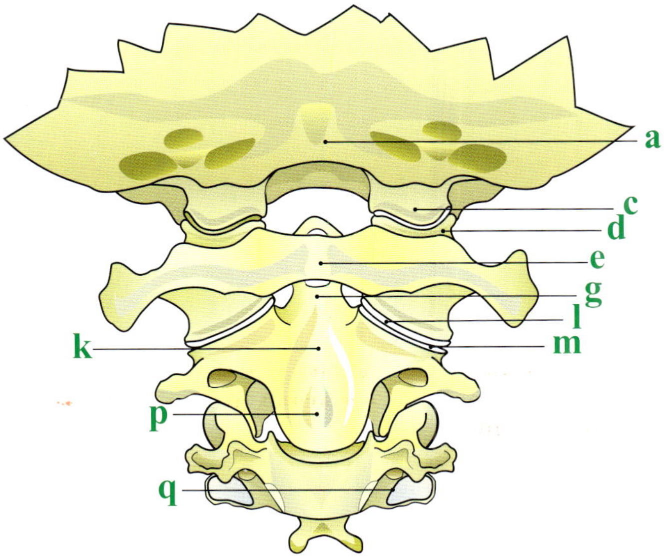

Fig. 31

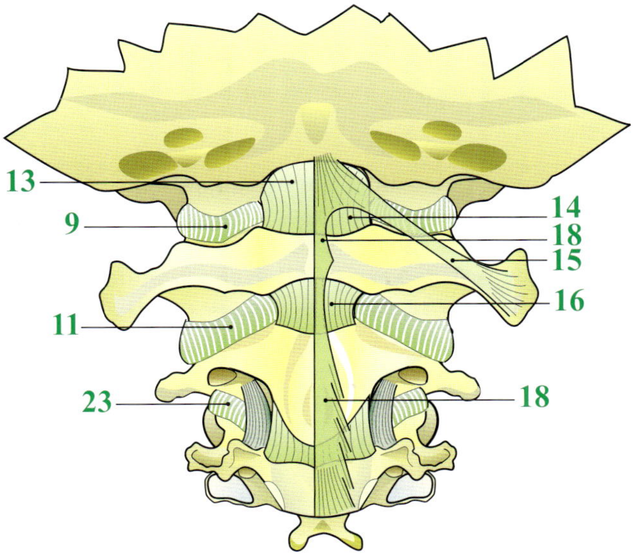

Fig. 32

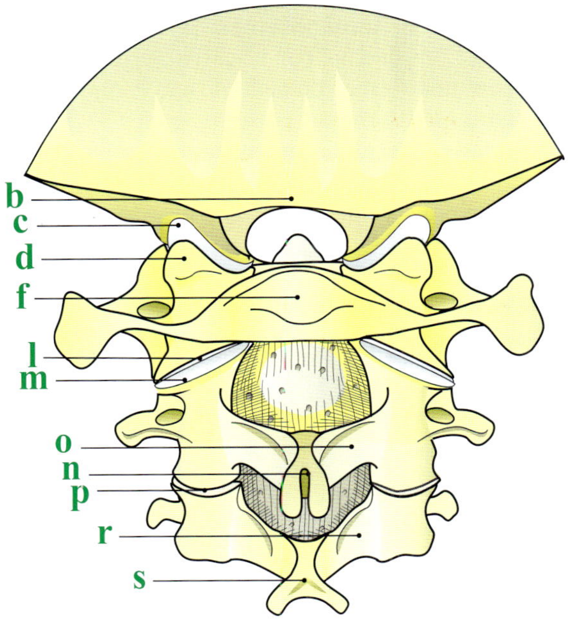

Fig. 33

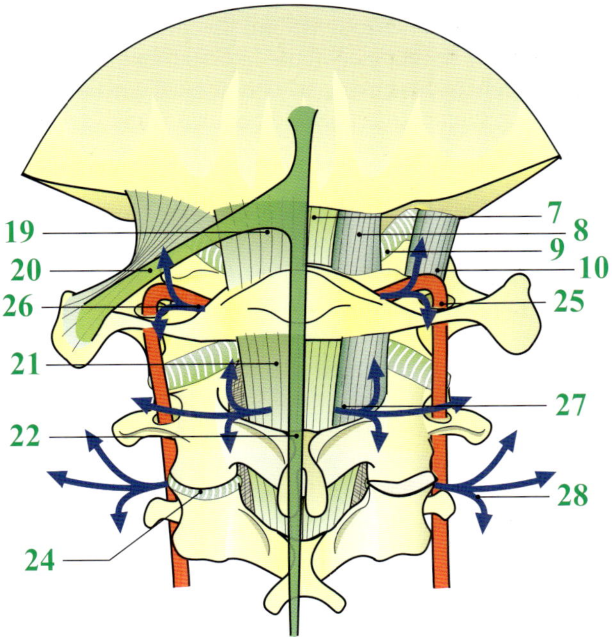

Fig. 34

Constitution d'une vertèbre cervicale

Une **vue postéro-supérieure** d'une vertèbre cervicale **(Fig. 35)** montre ses différentes parties constitutives qu'on retrouve sur une vue « en éclaté » **(Fig. 36)**.

- Le **corps de la vertèbre** 1, avec son **plateau supérieur** 2, se relevant de part et d'autre en deux saillies aplaties transversalement, les processus uncinatus ou uncus **3 et 3'**, entre lesquels s'encastrent les **facettes articulaires** correspondantes du plateau inférieur de la vertèbre sus-jacente. On voit aussi le **méplat** 4 du rebord antérieur du plateau supérieur, ainsi que le bec 5 qui prolonge en bas et en avant le bord antérieur du plateau inférieur.

Dans son ensemble, le plateau supérieur est *concave transversalement* et *convexe d'avant en arrière*, un peu à la manière d'une **selle**. Par l'intermédiaire du disque intervertébral (non figuré), il s'articule avec le plateau inférieur de la vertèbre sus-jacente, qui est lui-même conformé de façon semblable. Cet ensemble articulaire, qui rappelle les articulations sellaires, permet surtout des mouvements de flexion-extension, les déplacements latéraux étant limités par la présence des processus uncinatus qui conduisent les déplacements antéro-postérieurs dans la flexion-extension.

- À la partie postérieure de la face latérale du corps vertébral s'implantent, d'une part les **pédicules vertébraux 6 et 6'**, point d'origine de l'arc postérieur, d'autre part la **racine antérieure du processus transverse 7 et 7'**.

Les **processus transverses cervicaux** sont bien *particuliers* par leur forme et leur orientation **(Fig. 37)** : creusés en *gouttière* à concavité supérieure, ils sont dirigés en avant et en dehors, dans un plan formant un angle de 60° avec le plan sagittal. Ils sont, de plus, légèrement obliques en bas suivant une pente de 15°. L'extrémité postéro-interne de la gouttière commence au niveau du foramen de conjugaison ; son extrémité antéro-externe est flanquée de **deux tubercules**, antérieur et postérieur, qui donnent insertion aux muscles scalènes. Quant à son fond, il est perforé par le **foramen transversaire** par où monte l'**artère vertébrale**. Le **nerf cervical**, sorti du canal rachidien par le foramen de conjugaison, parcourt la gouttière du processus transverse et croise ainsi perpendiculairement l'artère vertébrale pour déboucher entre les deux tubercules du processus transverse.

- La perforation du fond du processus transverse fait qu'il semble naître par **deux racines**, l'une s'implantant directement sur le corps vertébral et l'autre se fixant sur le processus articulaire.
- Les **processus articulaires 9 et 9'** sont situés en arrière et en dehors du corps vertébral avec lequel ils sont reliés par les **pédicules 6 et 6'**. Ils supportent les **facettes articulaires** dont on voit ici les facettes supérieures **10 et 10'**, qui s'articulent avec les facettes inférieures de la vertèbre sus-jacente.
- L'**arc postérieur** est complété par les **lames vertébrales 11 et 11'**, qui se réunissent sur la ligne médiane au niveau de la base du **processus épineux 12** qui est bifide (deux tubercules).
- L'**arc postérieur** est ainsi constitué successivement par les pédicules, les processus articulaires, les lames et le processus épineux.
- Le **foramen de conjugaison** est limité en bas par le pédicule, en dedans par le corps vertébral et le processus unciforme, en dehors par le processus articulaire.
- Le **canal vertébral** C, de forme triangulaire, est limité par le corps vertébral en avant et l'arc postérieur en arrière.

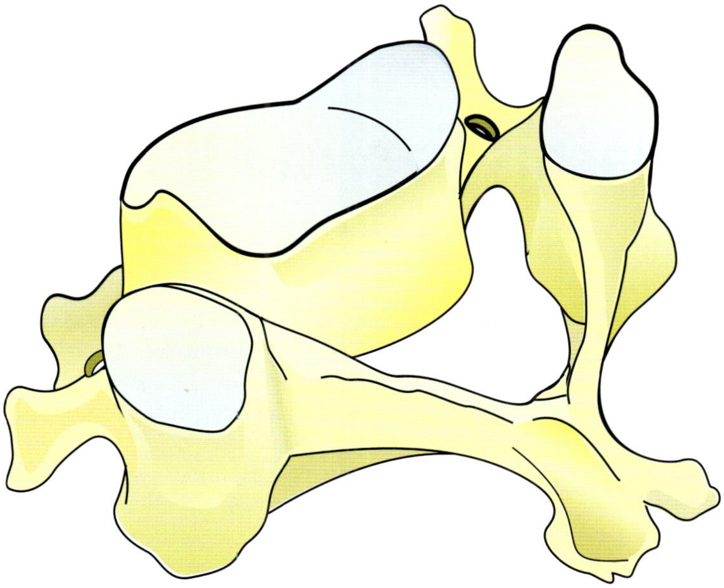

Fig. 35

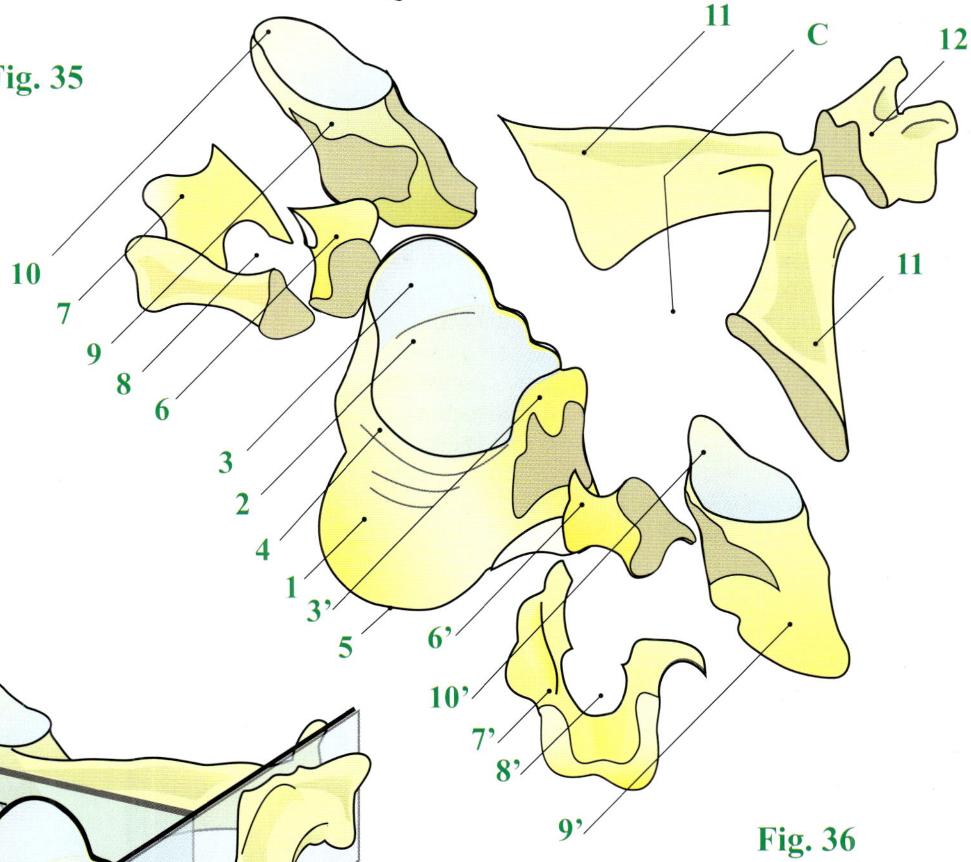

Fig. 36

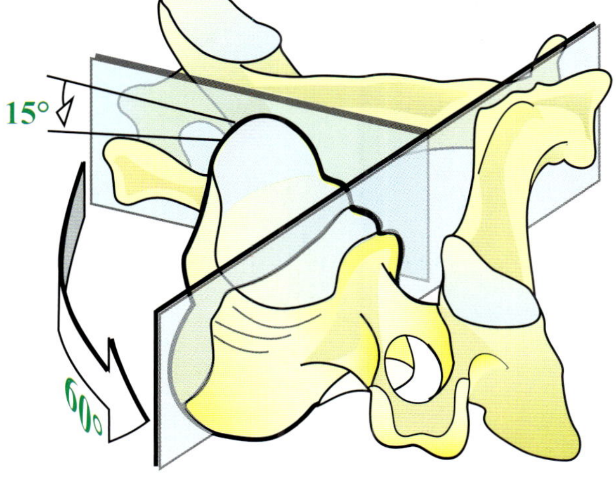

Fig. 37

Les ligaments du rachis cervical inférieur

Nous avons vu les ligaments très particuliers qui unissent entre elles les vertèbres du rachis subocci-pital. Certains de ces ligaments se poursuivent au niveau du rachis cervical inférieur.

Les éléments fibro-ligamentaires qui unissent entre elles les vertèbres cervicales inférieures peuvent être détaillés sur une **coupe en perspective postéro-gauche (Fig. 38)** où l'on retrouve une vertèbre cervicale coupée suivant le plan sagittal, avec son **plateau supérieur** **a** se relevant en processus uncinatus **b**. Cette vertèbre est reliée à la vertèbre sous-jacente par le **disque intervertébral** qui comprend deux parties bien visibles sur la coupe : l'annulus fibrosus **1** et le nucleus pulposus **2**.

En avant des corps vertébraux s'étend le **ligament longitudinal antérieur** **3**, et en arrière le **ligament longitudinal postérieur** **4**. Sur les côtés, les **articulations unco-vertébrales** sont complétées par une capsule **5**.

Les **articulations zygapophysaires** mettent en contact les facettes articulaires **d** réunies par une capsule **6**, qui est aussi figurée ouverte **6'**. Entre les **lames vertébrales** sont tendus, de chaque côté, des ligaments jaunes **7**, dont l'un d'eux est figuré en coupe **7'**.

Les **processus épineux** **j** sont reliés entre eux par les ligaments interépineux **8** prolongés en arrière par un ligament supra-épineux, très bien individualisé au niveau du rachis cervical en un **ligament nuchal** **9** et donnant insertion par ses deux faces au **muscle trapèze** et au **muscle splénius**.

Les **processus transverses**, avec leur tubercule antérieur **e** et postérieur **f** sont reliés entre eux par des **ligaments intertransversaires** **10**.

On peut apercevoir au niveau du processus transverse le **foramen vertébral** ou transversaire **g** et les foramens de conjugaison **i** limités :

- au-dessus par le **pédicule vertébral** **h** ;
- en arrière et en dehors par les **processus articulaires** et l'**articulation zygapophysaire** ;
- en avant et en dedans par le **corps vertébral**, le **disque intervertébral** **1** et le **processus uncinatus** **b**.

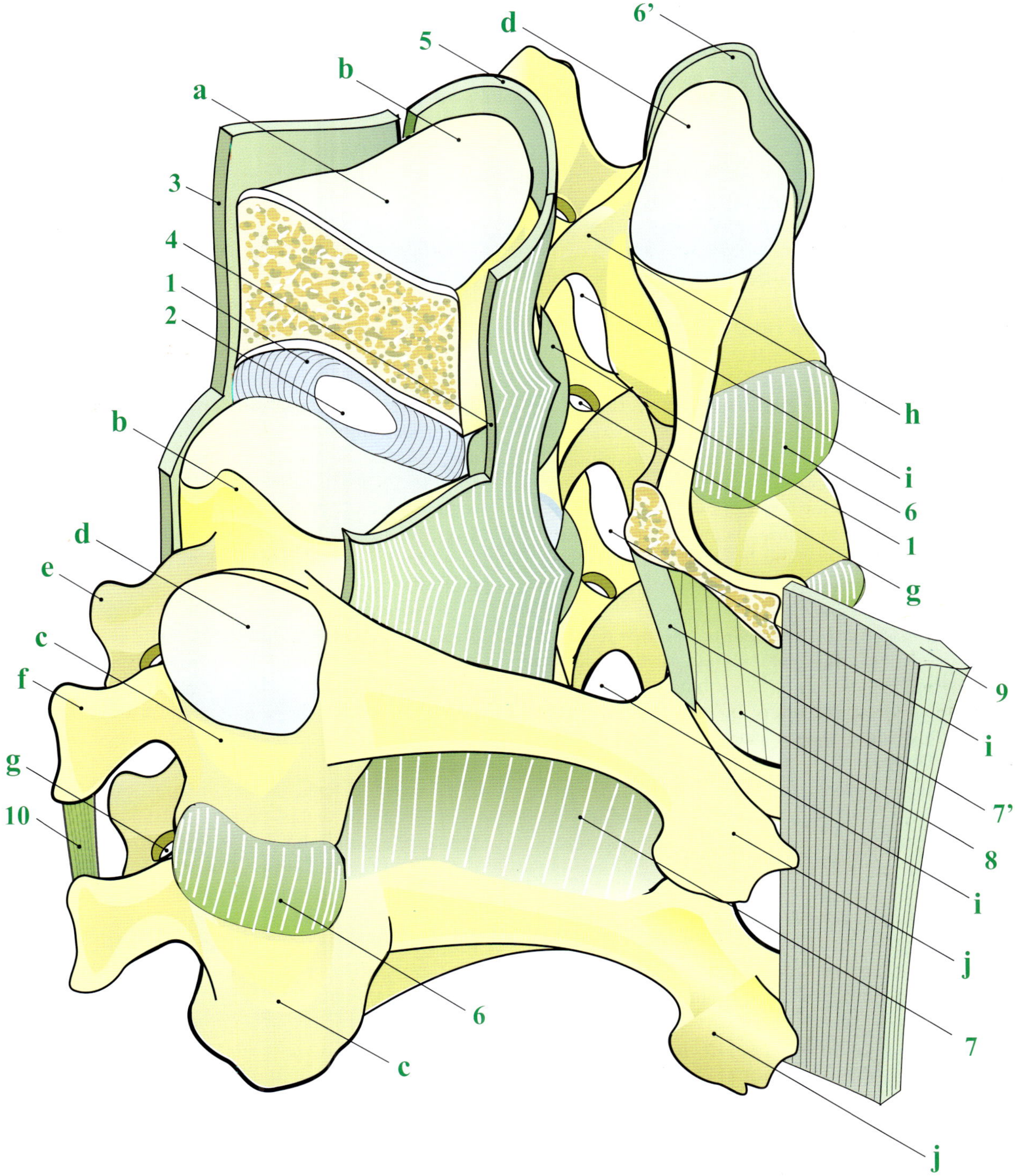

Fig. 38

Flexion-extension dans le rachis cervical inférieur

Dans la **position neutre**, les corps vertébraux **(Fig. 39, vue de profil)** sont unis par un disque intervertébral dont le nucleus pulposus est en position stable et dont les lamelles de l'annulus fibrosus sont toutes sous égale tension.

Les **vertèbres cervicales (Fig. 40)** entrent en contact, en outre, par leurs processus articulaires dont les facettes sont comprises dans un plan oblique en bas et en arrière. À la partie basse du rachis cervical inférieur, ces facettes possèdent dans le plan parasagittal une légère courbure concave en avant, correspondant à un centre de courbure situé assez loin en bas et en avant. Du fait de la lordose cervicale, les centres de courbure sont séparés d'une distance légèrement plus grande que celle qui sépare le plan des surfaces articulaires. Nous verrons p. 218 la signification de la convergence de ces axes.

Lors du **mouvement d'extension**, le corps de la vertèbre sus-jacente **(Fig. 41)** s'incline et glisse **vers l'arrière**. L'espace entre les plateaux vertébraux devient plus étroit en arrière qu'en avant, le nucleus pulposus est chassé légèrement vers l'avant et les fibres antérieures de l'annulus fibrosus sont ainsi plus tendues. Ce mouvement de glissement vers l'arrière du corps vertébral ne s'effectue pas autour du centre de courbure des facettes articulaires. Il s'ensuit **(Fig. 42)** un **bâillement** dans l'articulation interapophysaire : en effet, non seulement la facette supérieure glisse en bas et en arrière par rapport à la facette inférieure, mais, en outre, elle forme avec elle un angle **x'** égal à l'angle d'extension **x** qu'on retrouve d'ailleurs en **x''** dans l'angle formé par les médiatrices des facettes articulaires.

Le mouvement d'extension **(flèche bleue E)** est limité par la **tension du ligament longitudinal antérieur** et surtout par des **butées osseuses** : butée du processus articulaire supérieur de la vertèbre inférieure sur le processus transverse de la vertèbre supérieure et surtout **contact des arcs postérieurs** par l'intermédiaire des ligaments.

Dans le **mouvement de flexion**, le corps de la vertèbre sus-jacente **(Fig. 43)** s'incline et glisse **vers l'avant**, ce qui diminue en avant l'épaisseur du disque intervertébral et chasse le nucleus pulposus vers l'arrière, mettant ainsi sous tension les fibres postérieures de l'annulus fibrosus. Ce mouvement d'inclinaison vers l'avant de la vertèbre sus-jacente est favorisé par le méplat du plateau supérieur de la vertèbre sous-jacente, qui laisse passer le bec du plateau inférieur de la vertèbre sus-jacente.

De la même manière que pour l'extension, la flexion de la vertèbre sus-jacente **(Fig. 44)** ne s'effectue pas autour du centre de courbure des facettes articulaires, ce qui entraîne automatiquement un **bâillement entre ces facettes** : la facette inférieure de la vertèbre sus-jacente se déplace en haut et en avant et en même temps avec un bâillement en bas et en arrière d'un angle **y'**, d'ailleurs égal à l'angle **y** de flexion et à l'angle **y''** formé par les médiatrices des facettes articulaires.

Le mouvement de flexion **(flèche rouge F)** n'est pas limité par les butées osseuses, mais *uniquement par des tensions ligamentaires* : tension du ligament longitudinal postérieur, de la capsule de l'articulation interapophysaire, des ligaments jaunes, des ligaments interépineux et du ligament supra-épineux ou ligament nuchal.

Lors des accidents de voiture **par choc arrière** ou choc avant, le rachis cervical est souvent très fortement sollicité, d'abord en extension, puis en flexion : c'est le **traumatisme « en coup de fouet »**, qui entraîne une élongation et même des déchirures dans les différents ligaments, et à un point extrême la **luxation antérieure des processus articulaires** : les processus articulaires inférieurs de la vertèbres sus-jacente viennent s'accrocher sur le bec antéro-supérieur des processus articulaires de la vertèbre sous-jacente. Une telle luxation avec accrochage des processus articulaires est très difficile à réduire et met en danger le bulbe et la moelle cervicale avec un **risque de mort subite, de quadri- ou de paraplégie**. C'est dire avec quelles précautions il faut manipuler ces blessés.

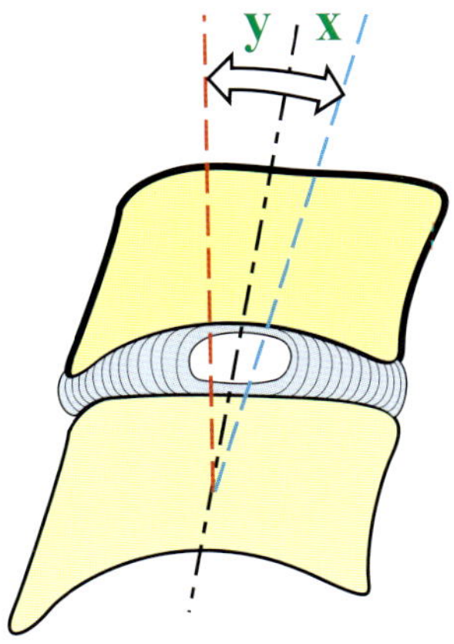

Fig. 39

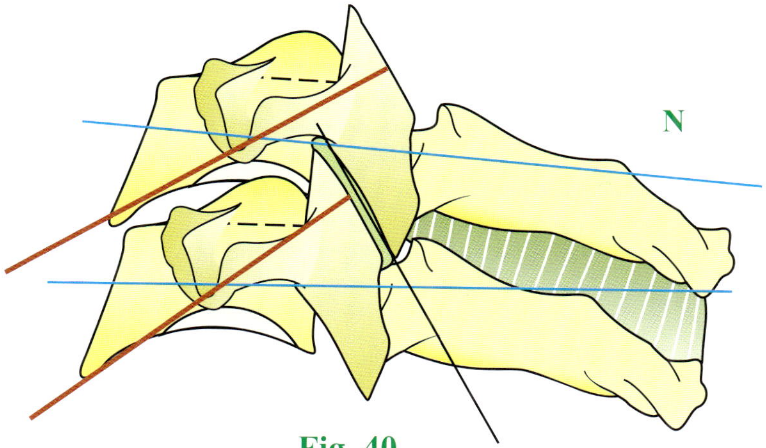

Fig. 40

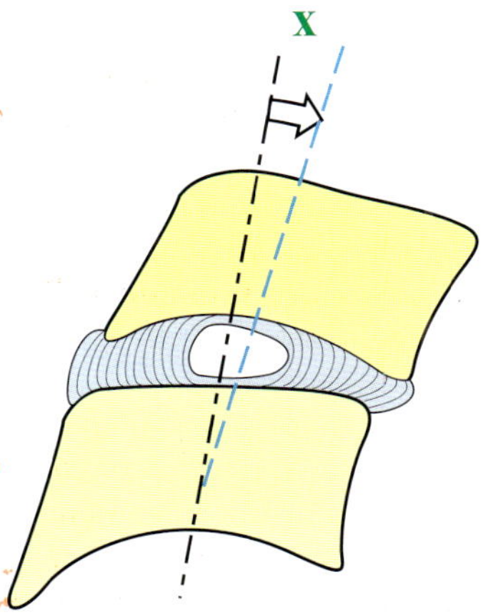

Fig. 41

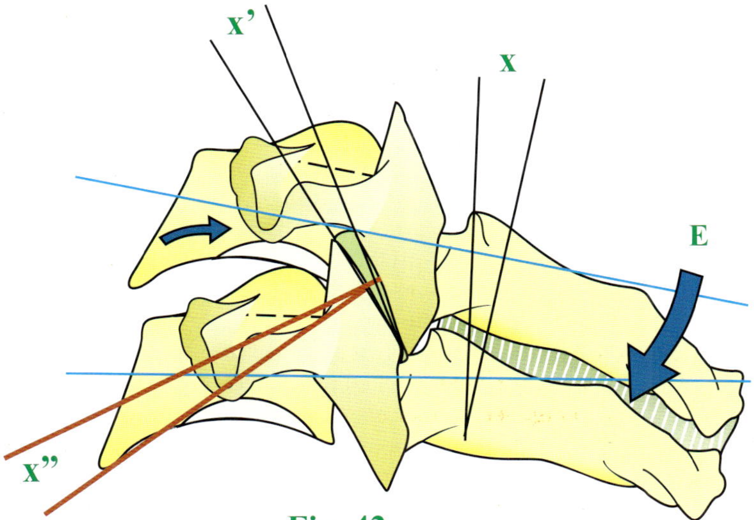

Fig. 42

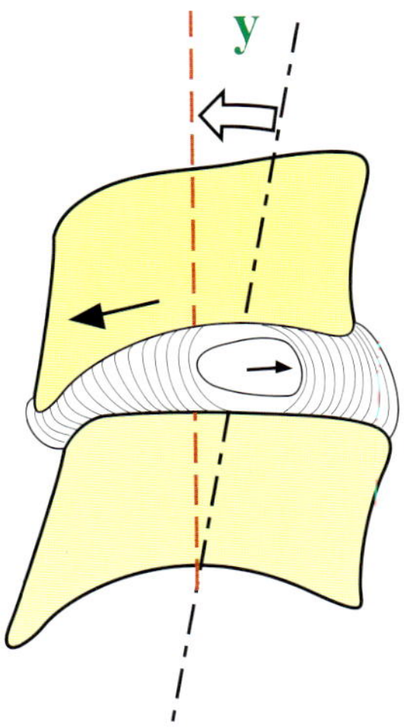

Fig. 43

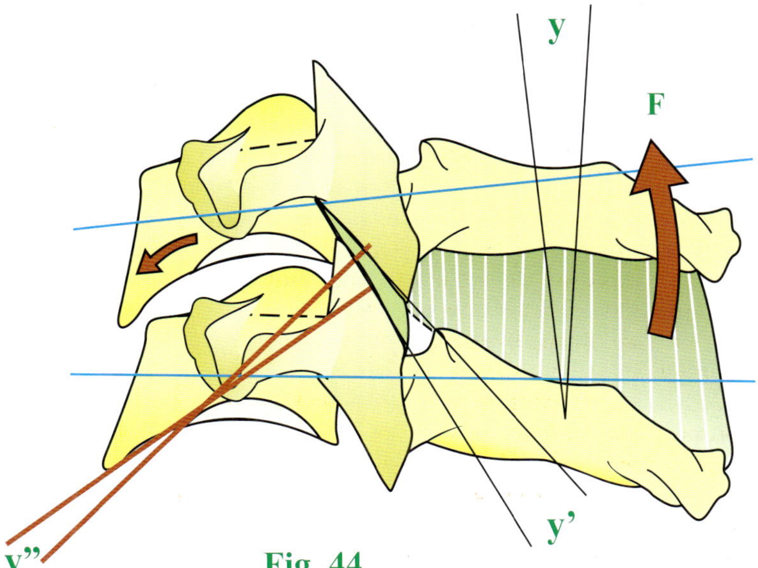

Fig. 44

Les mouvements dans les articulations unco-vertébrales

Outre les mouvements dans les articulations inter-apophysaires et les disques intervertébraux, il existe au niveau du rachis cervical, à chaque étage, deux petits processus articulaires supplémentaires : les articulations unco-vertébrales.

Sur une **coupe frontale** (Fig. 45), on reconnaît, entre les deux plateaux vertébraux, le disque avec le nucleus pulposus et l'annulus fibrosus, mais ce disque ne va pas jusqu'au bord de la vertèbre. En effet, le plateau supérieur se relève en deux saillies situées dans un plan sagittal, les processus uncinatus, dont la facette interne regardant **en haut et en dedans** est recouverte de cartilage et correspond sur le bord inféro-latéral du corps vertébral sus-jacent à une facette articulaire semi-lunaire regardant **en bas et en dehors**, elle aussi recouverte de cartilage. Cette petite articulation est enclose dans une **capsule articulaire** confondue en dedans avec le disque intervertébral ; c'est donc une **arthrodie**, de type synovial.

Dans les **mouvements de flexion-extension**, lorsque le corps vertébral sus-jacent glisse vers l'avant ou vers l'arrière, il se produit un **glissement simultané** entre les facettes dans les articulations unco-vertébrales. Les processus uncinatus conduisent le corps vertébral dans ce mouvement.

Dirige le glissement

Lors des **mouvements d'inclinaison** (Fig. 46), il se produit dans ces articulations unco-vertébrales des **mouvements de bâillement** dont les angles **a'** et **a''** sont égaux à l'angle d'inclinaison **a**, qu'on retrouve encore dans l'angle formé par les deux transversales **nn'** et **mm'**, qui passant par les processus transverses. Sur ce schéma, on note, en outre, le déplacement du nucleus pulposus **vers la convexité** de la courbure et la mise en tension de la capsule de l'articulation unco-vertébrale de même côté.

En réalité, les mouvements dans l'articulation unco-vertébrale sont beaucoup plus complexes : nous verrons en effet plus loin (voir p. 218) qu'il n'existe pas de mouvement d'inclinaison, mais toujours des mouvements d'**inclinaison combinés à des mouvements de rotation et d'extension**. Il existe donc dans les articulations unco-vertébrales, non seulement des bâillements vers le haut ou vers le bas mais encore des glissements vers l'arrière et des bâillements vers l'avant. C'est ce que les deux **figures en perspective transparente** (Fig. 47 et 48) sur des vertèbres schématisées à l'extrême tentent de faire comprendre. Il serait bon de les revoir après avoir assimilé le mécanisme des mouvements d'inclinaison-rotation.

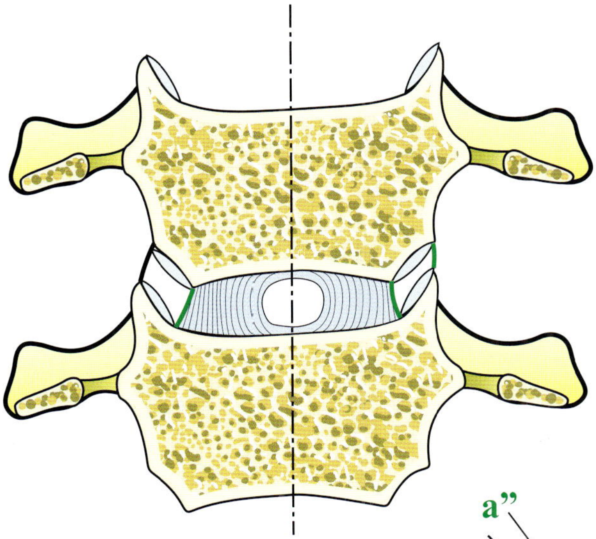

Fig. 45

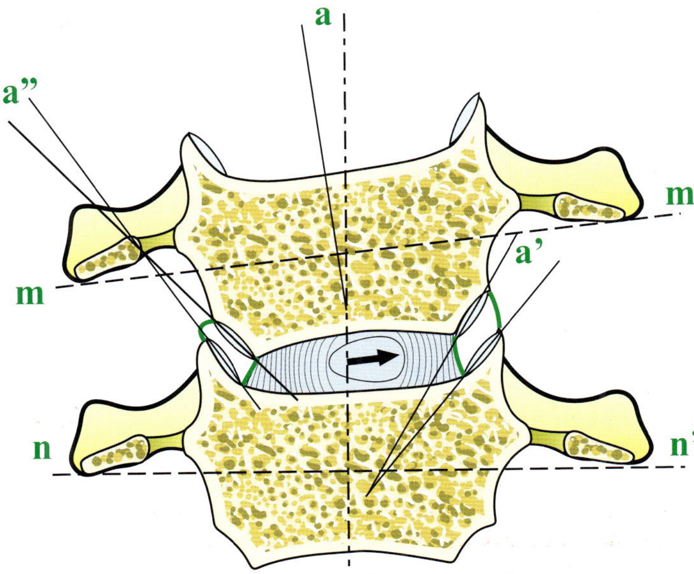

Fig. 46

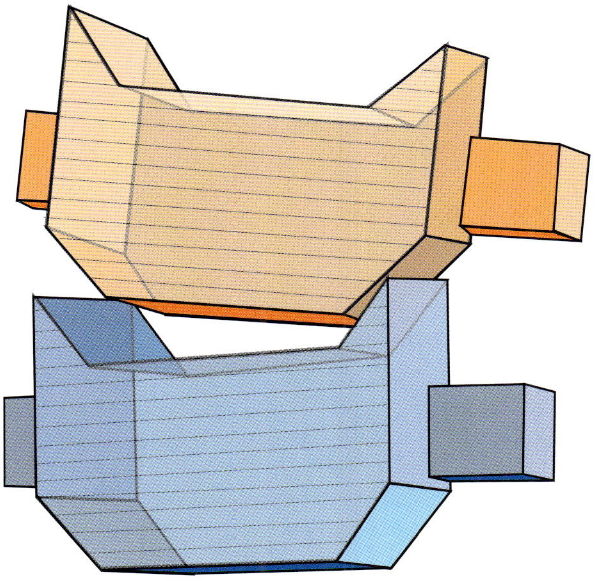

Fig. 47

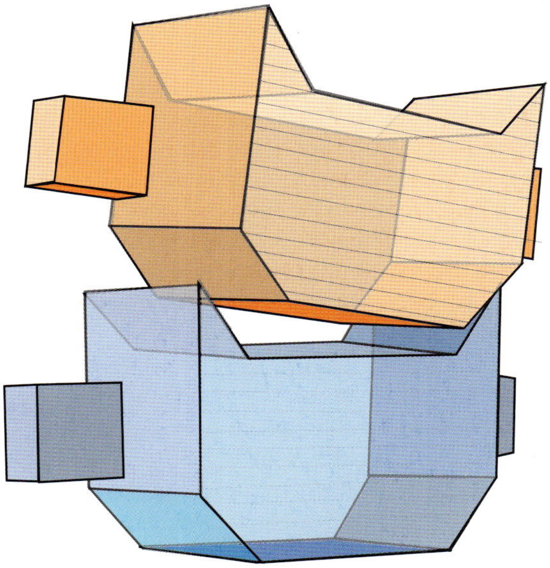

Fig. 48

Orientation des facettes articulaires L'axe mixte d'inclinaison-rotation

Les mouvements d'inclinaison et de rotation dans le rachis cervical inférieur sont déterminés par l'*orientation des facettes* des processus articulaires, qui ne permet ni un mouvement de rotation pure, ni un mouvement d'inclinaison pure.

Si l'on considère en effet une vertèbre de situation moyenne, par exemple la **cinquième vertèbre cervicale** **(Fig. 49)**, on constate que ses facettes articulaires supérieures sont planes et contenues dans un même plan **P**, oblique en bas et en arrière. Par conséquent, tout glissement de la quatrième vertèbre cervicale qui la surplombe ne peut être que de deux types :

- soit un **glissement global vers le haut**, il s'agit alors d'une **flexion** ou glissement global vers le bas pour l'**extension** ;
- soit d'un **glissement différentiel**. L'une des facettes de la quatrième vertèbre cervicale, par exemple la gauche, s'élève en haut et en avant **(flèche a)**, tandis que la facette droite s'abaisse en bas et en arrière **(flèche b)**. Ce glissement différentiel dans le plan **P** est donc une rotation autour d'un axe **A** perpendiculaire au plan **P**, axe situé dans le plan sagittal. La rotation de la quatrième vertèbre cervicale autour de l'axe **A**, oblique en bas et en avant, lui fait effectuer un mouvement mixte de rotation-inclinaison qui dépend de l'obliquité de l'axe **A**.

Des **coupes horizontales** pratiquées au niveau des articulations interapophysaires révèlent que les facettes, à la partie supérieure et à la partie inférieure, ne sont pas rigoureusement planes mais présentent :

- une **légère convexité vers l'arrière** au niveau des sixième et septième vertèbres cervicales **(Fig. 50)** ;
- ou une **légère concavité vers l'arrière** au niveau des troisième et quatrième vertèbres cervicales **(Fig. 51)**.

Ceci ne contredit pas du tout la démonstration précédente, car on peut alors considérer que le plan **P** **(Fig. 49)** peut être remplacé par une surface sphérique de grand rayon, dont le centre serait situé sur l'axe **A**, soit au-dessous de la vertèbre pour les sixième et septième vertèbre cervicales **(Fig. 52)**, soit au-dessus de la vertèbre pour les troisième et quatrième vertèbres cervicales **(Fig. 53)** : l'axe mixte de inclinaison-rotation reste donc bien encore l'axe **A** de la figure 49.

Sur une **radiographie de profil du rachis cervical** **(Fig. 54)**, il est facile de tracer la direction du plan des **facettes articulaires** :

- ces plans **a, b, c, d, e et f** sont obliques par rapport à la verticale ;
- en outre, leur obliquité est croissante en allant de bas en haut. Le plan **f**, qui correspond à l'interligne C7-D1, est seulement incliné de 10° sur l'horizontale. Par contre le plan **a** de l'interligne C2-C3 est incliné de 40 à 45° sur l'horizontale. Il existe donc un angle de 30 à 35° entre le plan de l'interligne inférieur **f** et celui du supérieur **a**.

Cependant, ces plans ne sont pas exactement convergents en un même point : il existe certaines irrégularités dans la progression de l'obliquité de bas en haut, les trois derniers plans **d, e et f** étant presque parallèles alors que les trois premiers **a, b et c** sont très fortement convergents.

Si l'on trace alors une médiatrice au niveau de chaque facette articulaire, l'obliquité de ces axes **1, 2, 3, 4, 5 et 6** est donc aussi régulièrement croissante et s'inscrit dans un angle de 30 à 35°. Mais, fait important, l'axe le plus bas **6** est presque vertical, ce qui implique une rotation presque pure, tandis que l'axe le plus élevé **1** est incliné à 40-45° sur la verticale, ce qui entraîne une égalité entre l'inclinaison et la rotation.

Sur la **figure 54**, on a aussi figuré **sous forme de petites croix** la situation des centres moteurs selon le **diagramme de Penning** : il correspond à la situation de l'axe transversal de flexion-extension de chacune des vertèbres sus-jacentes. Plus on descend vers la base du rachis cervical, plus le centre moteur se déplace vers le haut et l'avant du corps vertébral, ce qui ne correspond pas exactement à la position des centres théoriques figurés par les **petites étoiles** déduite de calques de radiographies de profil, prises en position extrême de flexion et d'extension.

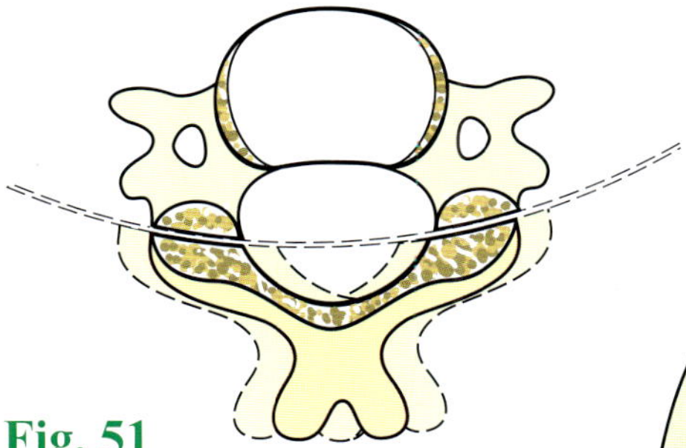

Fig. 51

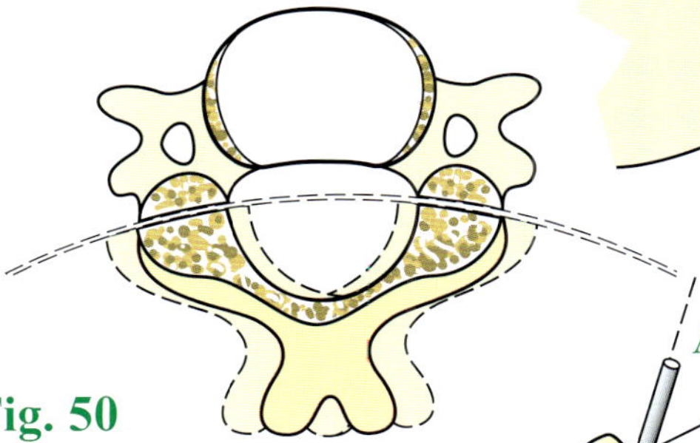

Fig. 50

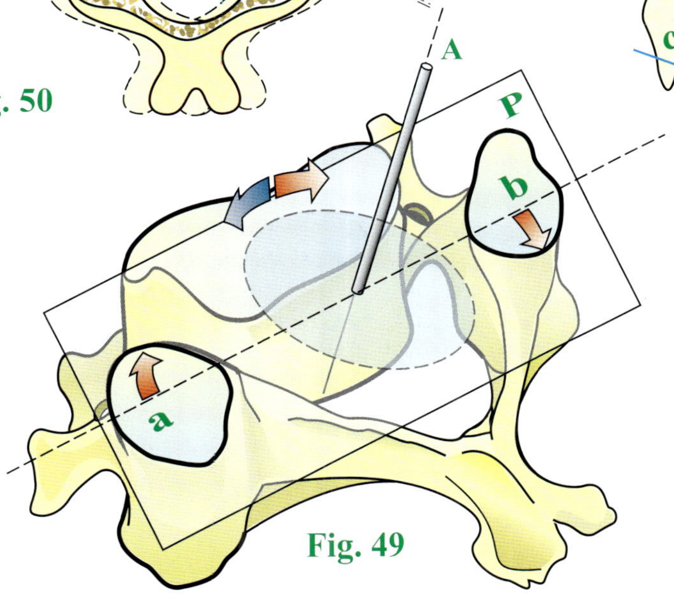

Fig. 49

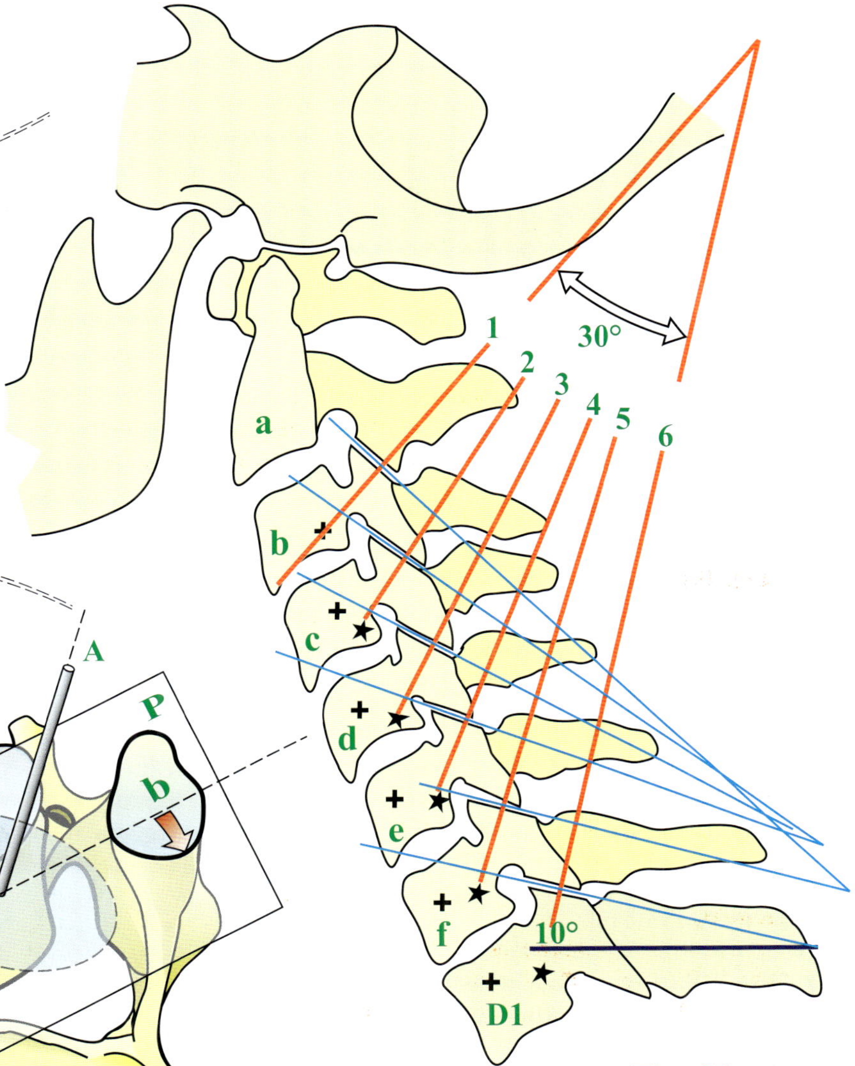

Fig. 54

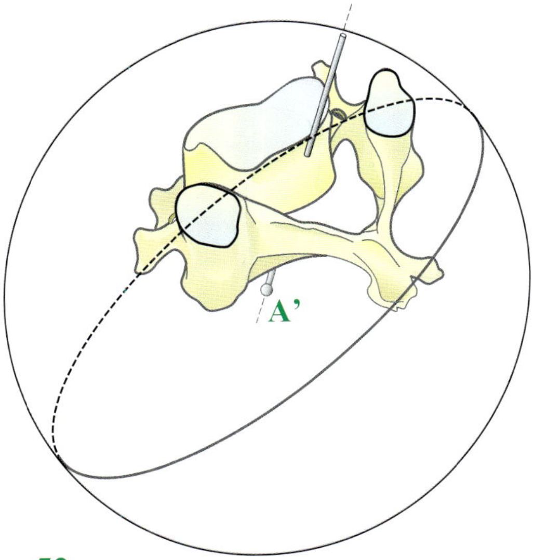

Fig. 52

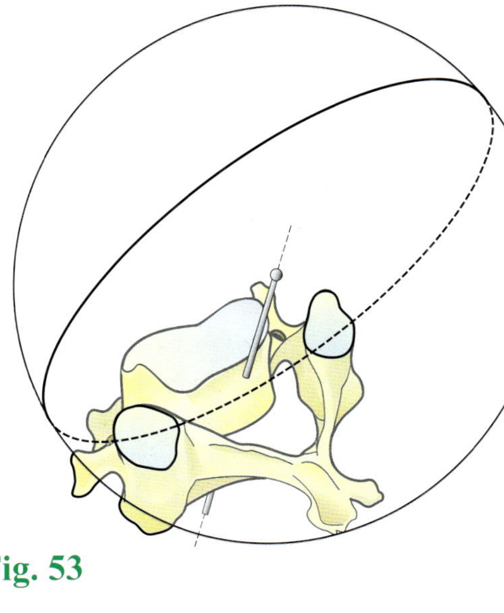

Fig. 53

Les mouvements combinés d'inclinaison-rotation dans le rachis cervical inférieur

L'axe, oblique à chaque étage, réalise un mouvement mixte d'**inclinaison** et de **rotation**, qui s'ajoute au mouvement de **flexion-extension**.

Sur la **totalité du rachis cervical inférieur** entre C2 et D1 **(Fig. 55** ; schématisation du rachis cervical inférieur), s'ajoute une composante d'extension. En effet, si l'on part d'une vertèbre D1 située dans l'axe, le mouvement entre C7 et D1 va aboutir à une inclinaison-rotation de C7 et le mouvement entre C6 et C7, partant déjà d'une position en inclinaison-rotation, va entraîner cette fois-ci, non seulement une rotation et une inclinaison, mais **en plus une extension**. Ce mécanisme va s'accentuer de bas en haut, si bien qu'au total, si l'on projette sur les trois plans de références le mouvement mixte du rachis cervical inférieur, ou si l'on pratique des radiographies de face et de profil (il est malheureusement impossible de pratiquer des radiographies transversales, par contre on peut faire des coupes au scanner), on peut voir apparaître ces trois composantes :

- dans le plan frontal **F**, une composante d'inclinaison **L** ;
- dans le plan sagittal **S**, une composante d'extension **E** ;
- dans le plan transversal ou horizontal **H**, une composante de rotation **R**.

On peut donc dire que, mis à part les mouvements de flexion-extension, le rachis cervical ne peut réaliser que des mouvements toujours semblables à eux-mêmes, **stéréotypés**, des **mouvements mixtes d'inclinaison-rotation-extension (Fig. 56)**. La composante d'extension est d'ailleurs, dans une certaine mesure, automatiquement compensée par une flexion dans le rachis cervical inférieur lui-même. Par contre, nous verrons que les autres composantes non désirées ne peuvent être compensées qu'au niveau du rachis cervical supérieur (voir p. 228).

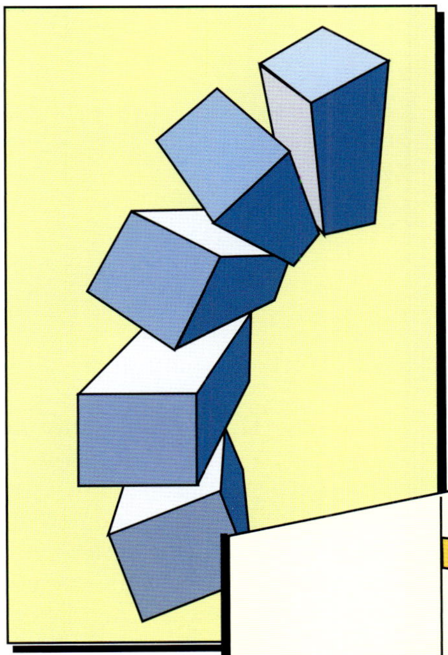

Fig. 56

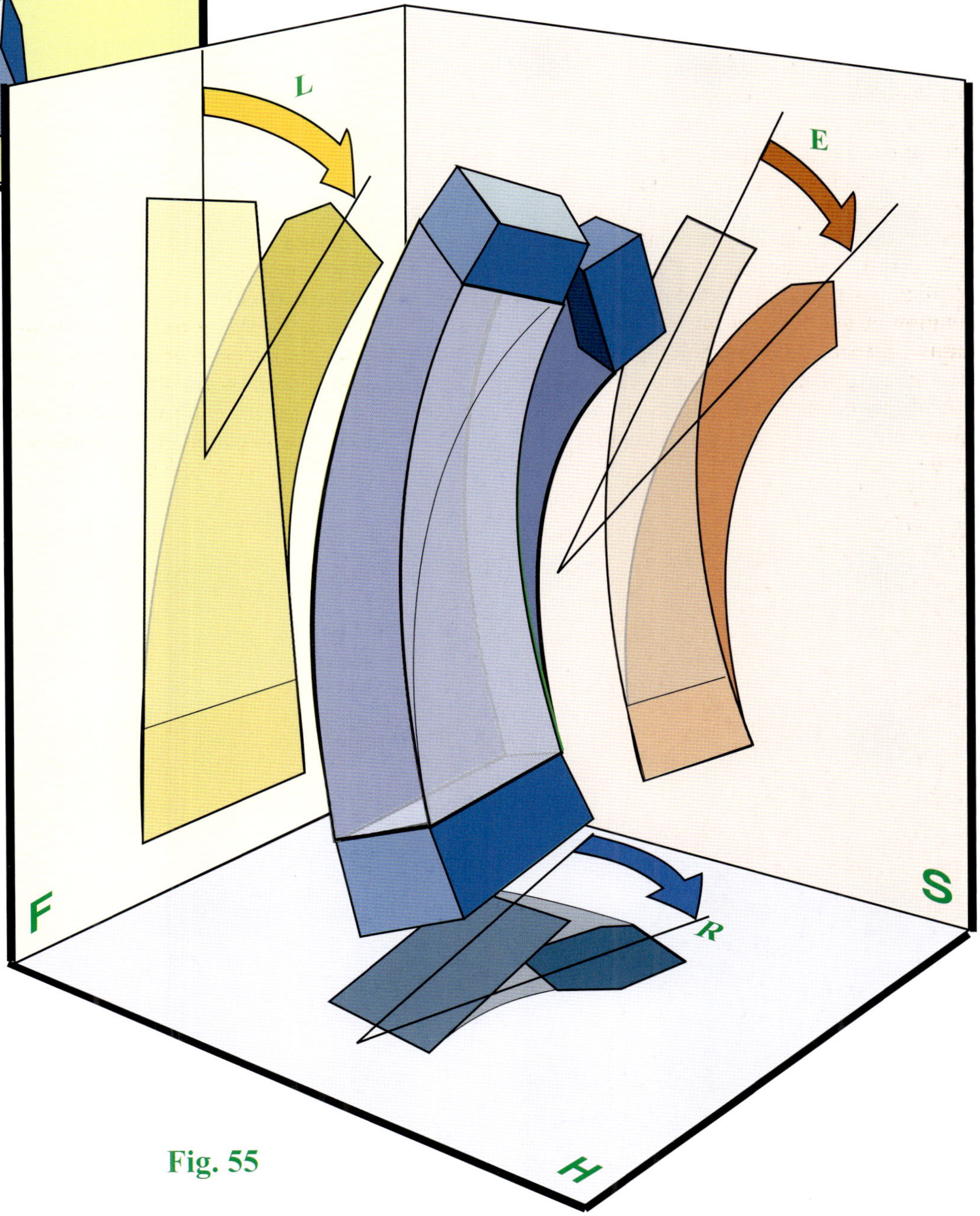

Fig. 55

Géométrie du mouvement d'inclinaison-rotation

La **démonstration géométrique du mouvement d'inclinaison-rotation** **(Fig. 57)** est simple, grâce à un schéma dans l'espace où l'on fait figurer le plan **R** d'inclinaison-rotation autour de l'axe **u**. Du fait de l'obliquité de cet axe **u**, le plan **R** est oblique par rapport aux plans de référence frontal **F** et transversal ou horizontal **H**. Le plan sagittal **S**, perpendiculaire aux deux précédents, contient le segment **k**, **en rouge**, qui représente l'axe de symétrie de la vertèbre sus-jacente, qui va tourner autour de l'axe **u**.
Lorsque ce segment tourne autour de l'axe **u**, vers la droite, dans le plan **R**, sa position finale **l** est contenue dans le plan vertical **P** qui a tourné en même temps que ce segment, autour de la verticale passant par **O**.
Dans cette nouvelle position, ce segment **l** se projette en **l'** sur le plan **F**. De même, dans le plan **H**, cette rotation se mesure par l'angle formé en **o"** entre les plans **S** et **P**. Ces projections représentent :

- pour l'une ,dans le plan **F**, la **composante d'inclinaison** ;
- pour l'autre, dans le plan **H**, la **composante de rotation**.

Lorsque la vertèbre sus-jacente tourne autour de l'axe **u**, elle va reporter son propre axe de rotation en **u'**, et ainsi de suite en **u"** pour la deuxième vertèbre au-dessus. C'est ainsi qu'apparaît une nouvelle composante d'extension, qu'il est aussi possible de calculer par la trigonométrie, ce que nous ne chercherons pas à démontrer ici.
La figure en perspective de deux vertèbres cervicales superposées **(Fig. 58)** montre cette rotation vers la droite **(flèche rouge)** de la vertèbre sus-jacente, autour de l'axe **u**, qui s'accompagne de l'avancée des masses latérales gauches et du recul des masses latérales droites. La rotation est visible au niveau des deux lignes en tirets, passant par les surfaces articulaires supérieures de chacune des vertèbres.

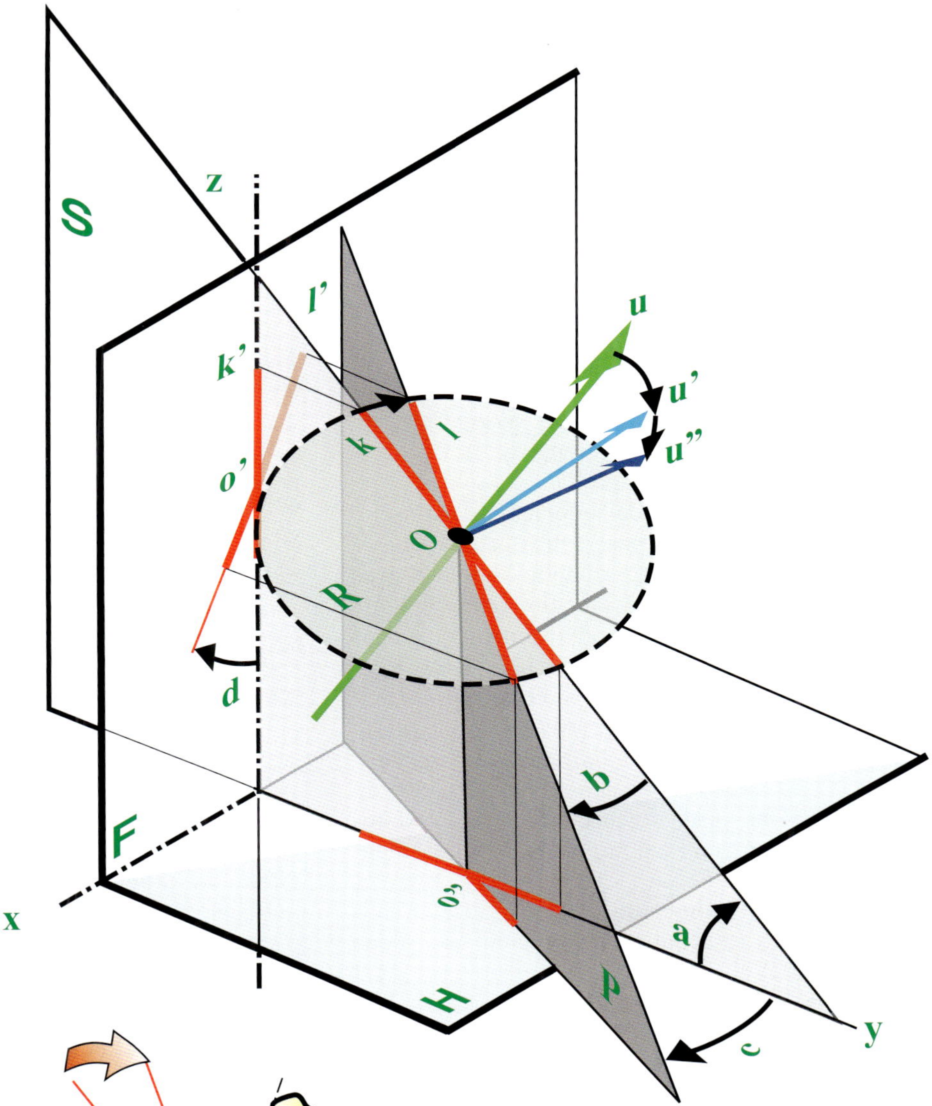

Fig. 57

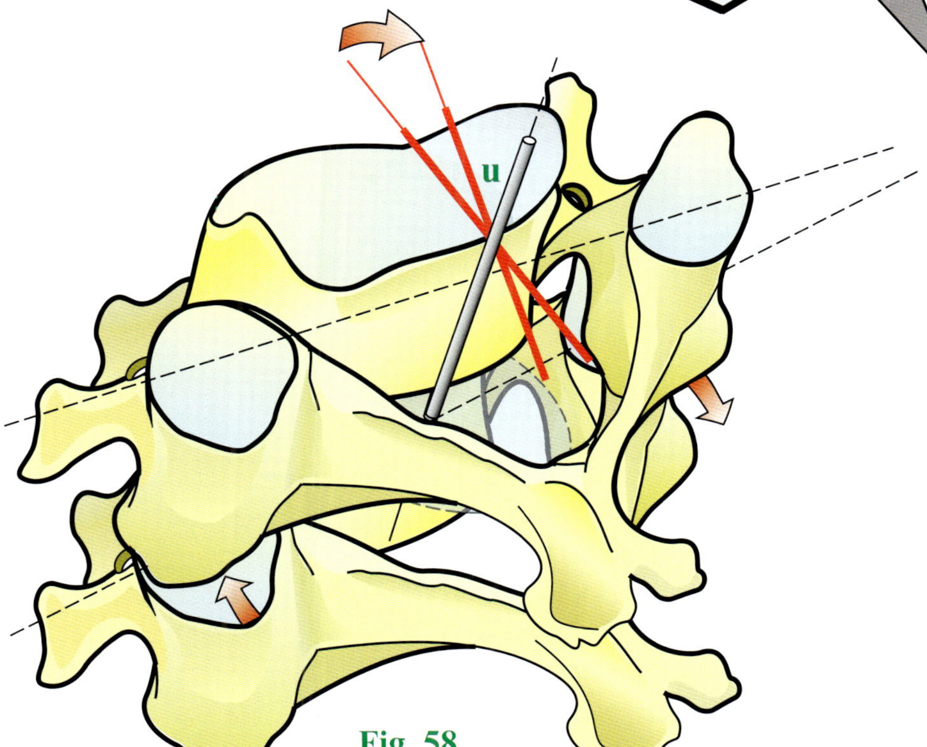

Fig. 58

Modèle mécanique du rachis cervical

Partant de ces conceptions mécaniques et de la division fonctionnelle entre rachis cervical supérieur suboccipital et rachis cervical inférieur, nous avons réalisé un **modèle mécanique** **(Fig. 59)** permettant de mettre en évidence les différents types de fonctionnement des articulations du rachis cervical.

Au **niveau du rachis cervical inférieur**, c'est-à-dire entre C2 et D1, nous n'avons réalisé que des mouvements mixtes d'inclinaison-rotation, autour d'axes obliques (voir p. 226), en respectant leur obliquité anatomique et leur disposition relativement aux corps vertébraux, qui, sur ce modèle, ne présentent entre eux aucune articulation discale. Par contre, ils constituent en eux-mêmes les freins du mouvement d'inclinaison-rotation. *L'élimination délibérée des mouvements de flexion-extension* sur cette partie du modèle permet de *faire apparaître les mouvements d'inclinaison-rotation* de façon particulièrement explicite.

Le **rachis cervical suboccipital** a été réalisé en suivant de très près les équivalents mécaniques. Nous trouvons en effet :

- un **axe vertical** correspondant au processus odontoïde et permettant outre des mouvements de rotation, certains mouvements de flexion-extension du plateau elliptique représentant l'atlas, grâce à un jeu mécanique volontairement introduit entre lui et le corps de **C2** ;
- un ensemble à **trois axes orthogonaux** de faible amplitude, correspondant à l'articulation atlanto-occipitale ;
- un **axe vertical** situé au centre du plateau de l'atlas ;
- **deux axes perpendiculaires** entre eux et par rapport au précédent, visibles sur cette figure, formant un *cardan* et représentant, d'une part l'axe d'inclinaison latérale de l'articulation atlanto-occipitale, d'autre part l'axe de flexion-extension de cette même articulation.

Tous ces détails sont nettement plus visibles sur la figure 64 p. 231.

Au total, le rachis suboccipital représente une **chaîne articulaire à trois axes et à trois degrés de liberté** assurant la liaison entre **C2** et l'occipital, représenté dans ce modèle par une planchette horizontale, elle-même solidarisée avec trois plans principaux de référence de la tête :

- le plan sagittal, en **gris clair** ;
- le plan frontal, en **blanc** ;
- le plan transversal, représenté par la **planchette grisée** à la base des deux plans.

Ce modèle permet de comprendre comment les deux segments du rachis *se complètent fonctionnellement*. Ainsi, sur ce schéma, on voit que le mouvement d'inclinaison-rotation à droite du rachis cervical inférieur *se transforme dans le rachis suboccipital en un mouvement d'inclinaison pure* grâce à l'élimination des composantes non désirées, par une **contre-rotation** et une **légère flexion**.

Grâce au **modèle mécanique simplifié** en fin de volume (voir p. 324), réalisable par découpage et pliage sur carton, il est possible de faire les mêmes démonstrations.

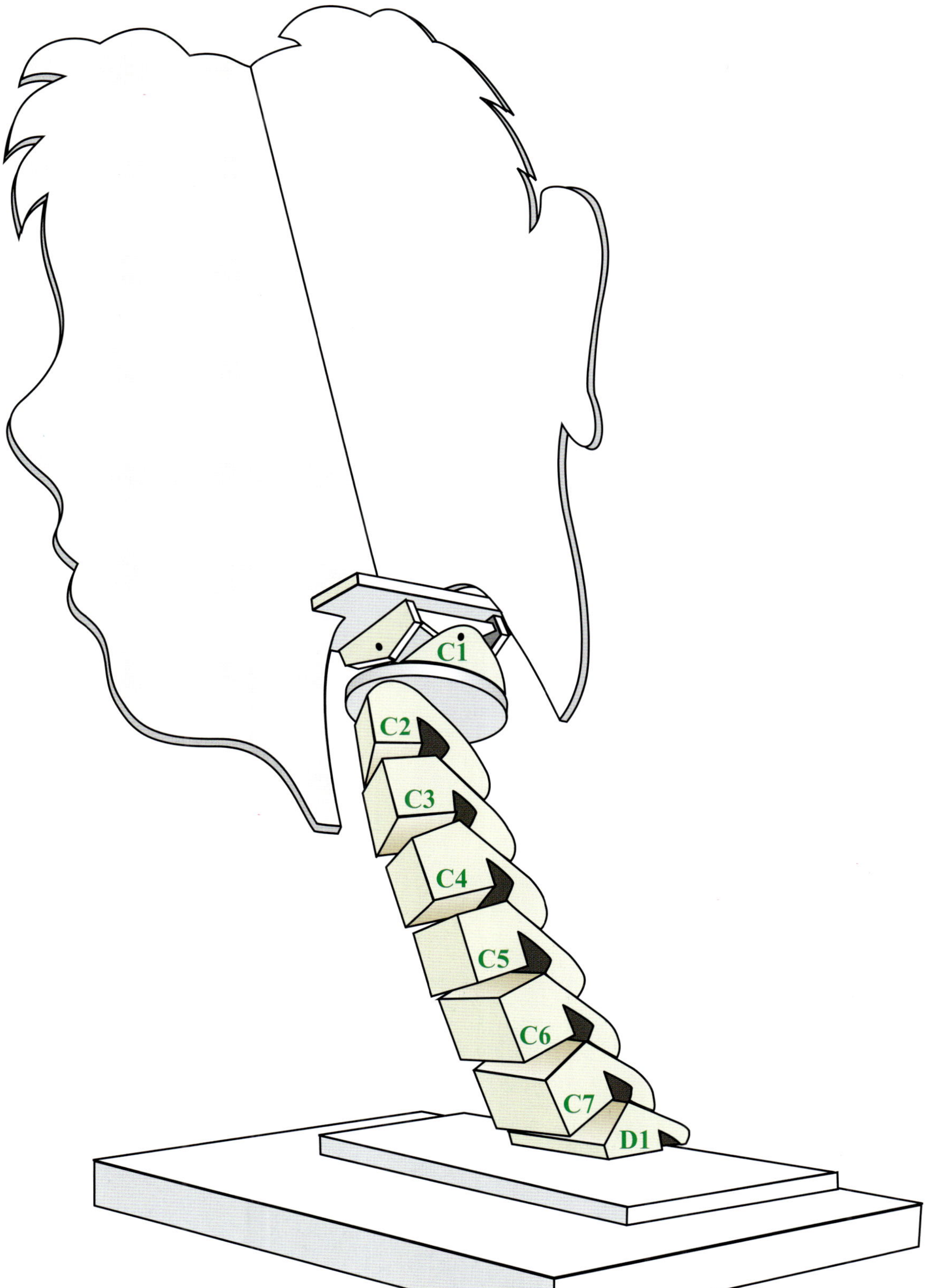

Fig. 59

Les mouvements d'inclinaison-rotation sur le modèle du rachis cervical

Une **vue de détail du rachis cervical inférieur isolé (Fig. 60)** montre que, fonctionnellement, à chaque corps vertébral correspond un arc postérieur schématisé par une petite planchette inclinée en bas et en arrière et assortie d'une cale en forme de coin.

Si nous comparons cette figure à la figure 54, p. 219, nous constatons que le rôle de ces cales est de reconstituer la convergence du plan des surfaces articulaires, et donc, de réaliser la **lordose cervicale**.

Sur chacun de ces plans de surface articulaire vient s'implanter perpendiculairement l'axe oblique, *matérialisé ici par une vis*, qui permet d'articuler la vertèbre sus-jacente. Ainsi, cette vertèbre sus-jacente ne peut se déplacer par rapport à celle qui est située en dessous que dans des **mouvements de rotation** autour de cet axe oblique, tels qu'ils ont été définis à la figure 54. Si l'on imprime alors une rotation successive autour des six axes de ce modèle, on voit se dessiner un mouvement d'inclinaison **associé à une rotation (Fig. 61)**, dont les 50° correspondent à l'amplitude de rotation du rachis cervical inférieur, et aussi une légère composante d'extension qui est peu visible sur ces vues.

Il faut aussi noter aussi la forme de la face supérieure de **C2**, qui représente fonctionnellement l'articulation atlanto-axoïdienne (voir Fig. 64, p. 231) :

- la **forme convexe** d'avant en arrière correspond aux facettes supérieures de l'axis et permet des mouvements de flexion-extension de l'atlas (non figuré ici);
- l'**axe vertical** qui en dépasse et qui représente fonctionnellement au processus odontoïde permet des mouvements de rotation.

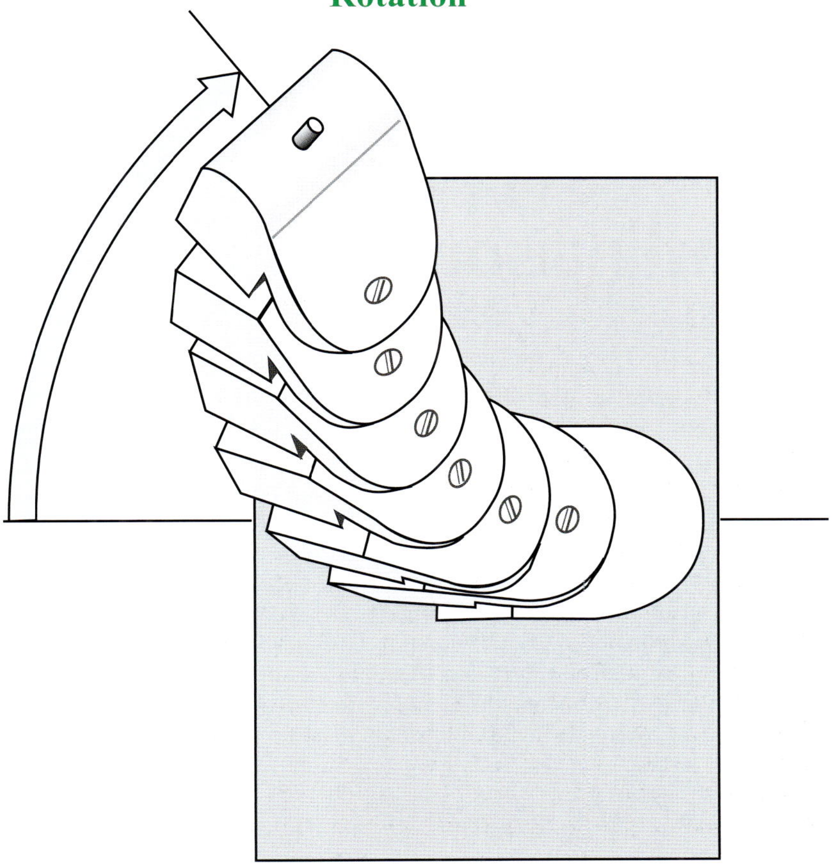

Fig. 61

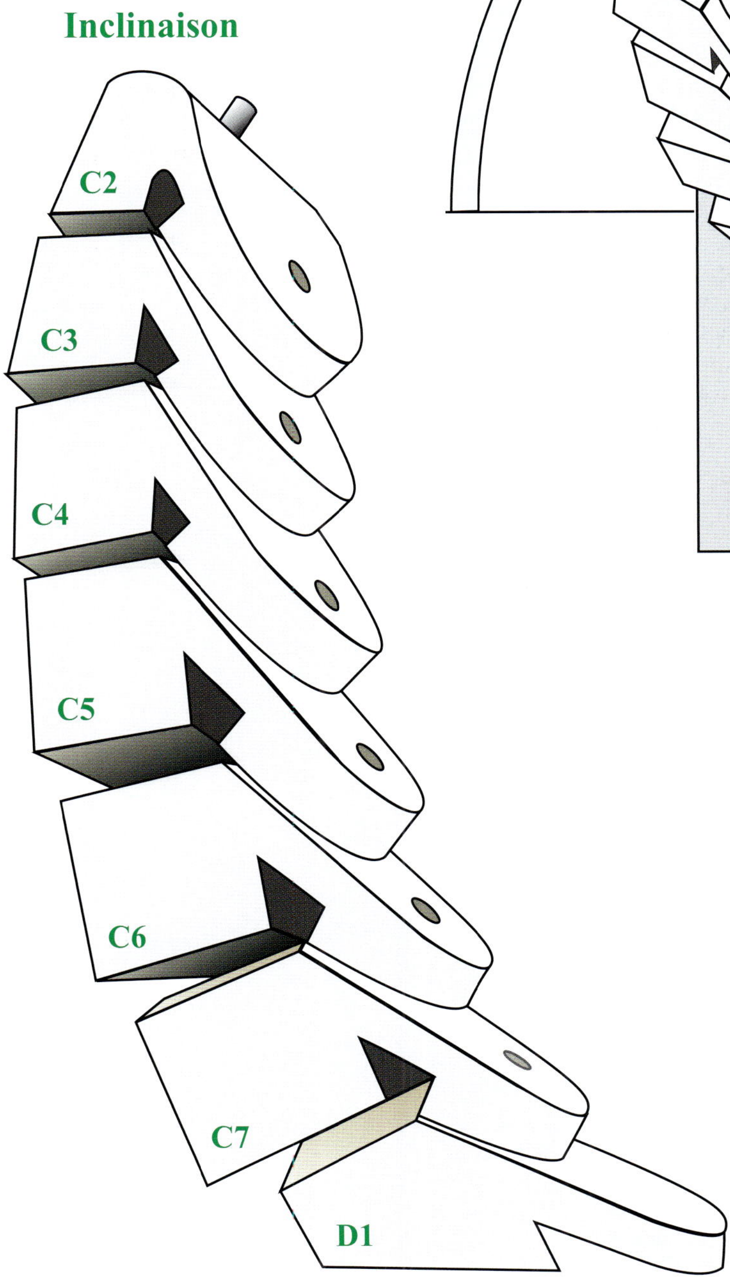

Fig. 60

Comparaisons entre le modèle et le rachis cervical lors des mouvements d'inclinaison-rotation

Sur une vue du **modèle de face (Fig. 62)**, lors d'un mouvement final de rotation pure, on constate que le mouvement univoque d'inclinaison-rotation du rachis cervical inférieur réalise une inclinaison totale de 25°.
Sur une **radiographie strictement de face** du rachis cervical lors d'un mouvement de rotation pure de la tête **(Fig. 63)**, on retrouve ce mouvement d'inclinaison qui se traduit au niveau de l'axis par une inclinaison exactement égale à 25° sur la verticale.
De la comparaison de ces deux documents, on peut donc déduire qu'au niveau du rachis cervical il existe, comme l'ont démontré déjà à la fin du XIXe siècle Fick et Weber, des **mouvements d'inclinaison toujours associés à la rotation** et que, d'autre part, comme l'ont soutenu plus récemment Penning et Brugger, les mouvements d'inclinaison du rachis cervical inférieur sont *compensés dans le rachis cervical suboccipital* pour obtenir la rotation pure et, inversement, les mouvements de rotation du rachis cervical inférieur sont compensés par le rachis sous-occipital pour obtenir une inclinaison pure (voir Fig. 59, p. 225).

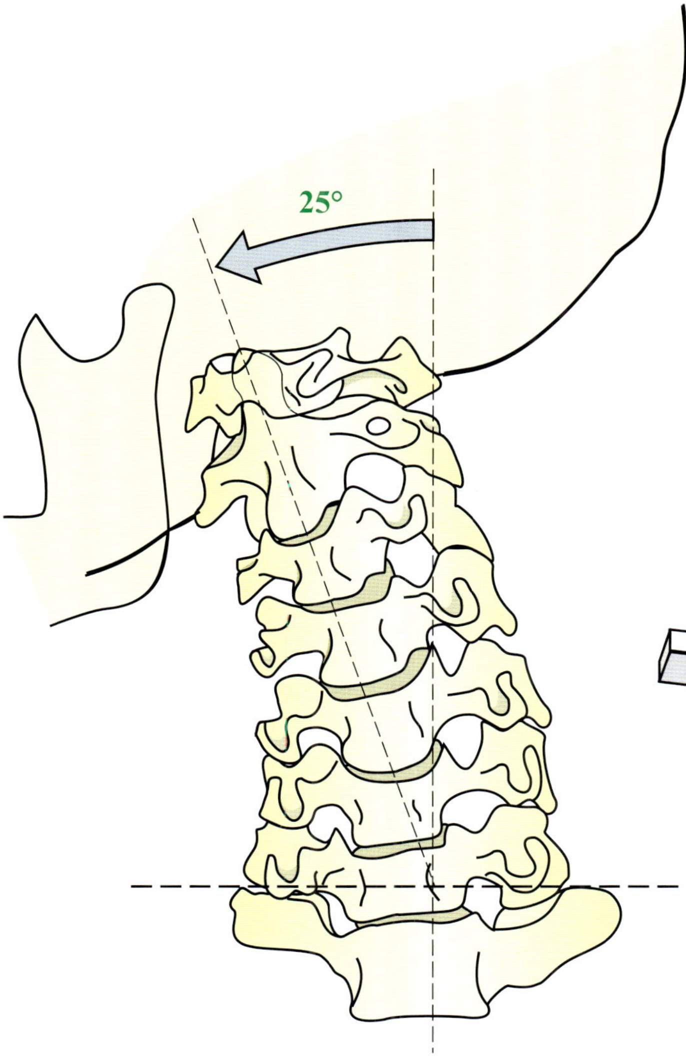

Fig. 63

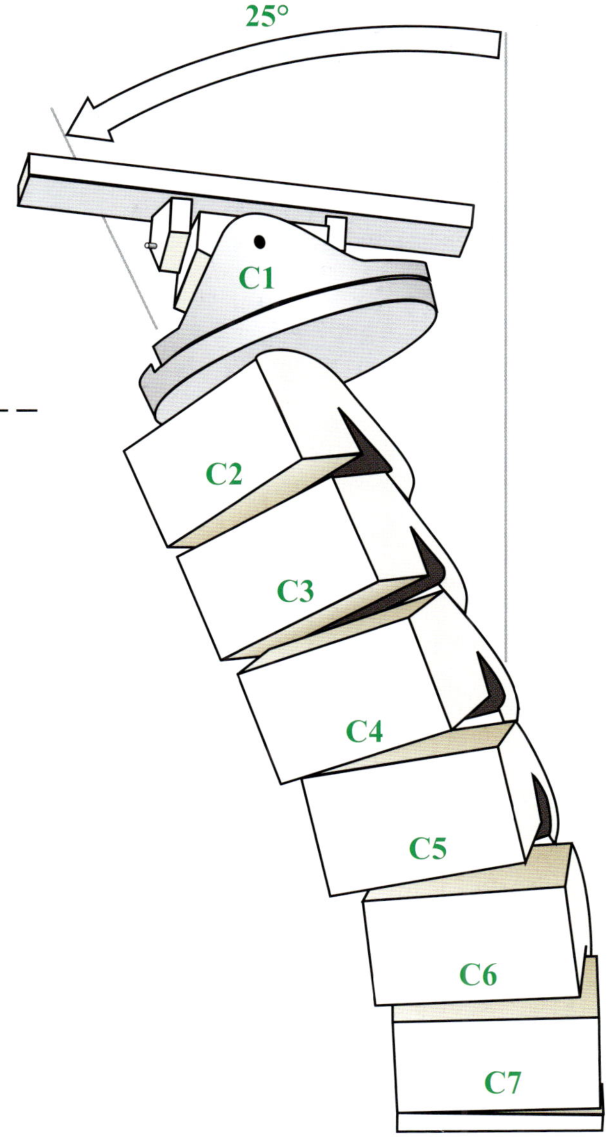

Fig. 62

Les compensations au niveau du rachis suboccipital

Cette **vue détaillée du modèle du rachis cervical** (Fig. 64) en position de rotation pure montre les équivalents de la constitution mécanique du rachis cervical supérieur avec les composantes compensatoires réalisant le mouvement de rotation pure.

De haut en bas, nous trouvons : le plateau horizontal A représentant la **base de l'occipital** à sa partie inférieure et deux supports frontaux B pour l'**axe antéro-postérieur 4 d'inclinaison** de l'articulation atlanto-occipitale qui s'articule avec la pièce intermédiaire C. Elle est traversée par un **axe transversal 3 de flexion-extension** de l'articulation atlanto-occipitale, qui est supporté par deux flancs verticaux D', eux-mêmes solidaires d'un plateau horizontal D. Celui-ci tourne sur le plateau E grâce à un axe vertical 2 qui représente l'axe de rotation de l'articulation atlanto-occipitale : sur le schéma, il est masqué par C.

Le plateau E, *équivalent fonctionnel de l'atlas*, est lui-même articulé avec l'axis F par un **axe vertical 1** matérialisant le processus odontoïde et représenté ici par une vis incomplètement serrée, ce qui permet, outre des mouvements de rotation, des mouvements de flexion-extension sur la face supérieure convexe de l'axis F.

Sur ce schéma du modèle (Fig. 64), on peut reconnaître les éléments mécaniques correspondant anatomiquement aux différents éléments du rachis suboccipital :

- l'axis F, avec son processus odontoïde : c'est l'axe 1 ;
- l'atlas E, qui s'articule avec l'odontoïde et la face supérieure de l'axis ;
- l'occipital A, qui surmonte un ensemble fonctionnel à trois axes perpendiculaires entre eux, ceux de l'articulation atlanto-axoïdienne : un axe de rotation 2, un axe de flexion-extension 3 et un axe d'inclinaison 4, formant entre eux un cardan.

Le rachis cervical inférieur étant en inclinaison-rotation, pour obtenir la rotation pure de l'occipital, la chaîne articulaire suboccipitale à trois axes et trois degrés de liberté doit réaliser **trois composantes de correction** :

- une **composante de rotation vers la droite**, autour des axes 1 et 2, qui s'effectue en grande partie dans l'articulation atlanto-axoïdienne, angle a, et dans l'articulation atlanto-occipitale, angle b ;
- une **extension** autour de l'axe 3 d'un angle c compensant la flexion, qui apparaîtrait du fait de la rotation pure vers la droite sur l'axe ;
- enfin une **légère composante de contre-inclinaison** d'angle d autour de l'axe 4.

Anatomiquement, les mouvements s'effectuent dans le rachis suboccipital grâce à l'action des **petits muscles suboccipitaux** (voir p. 250), qu'on pourrait appeler **muscles vernier** car il existe une analogie frappante entre ces muscles et les petites **fusées vernier** qui contrôlent l'attitude d'un satellite par rapport à des repères fixes.

La rotation complémentaire du rachis suboccipital vers la droite est assurée (voir p. 252) par la contraction des muscles grand oblique, grand droit du côté droit et par le petit oblique gauche qui sont en même temps extenseurs. La contre-inclinaison vers la gauche est obtenue par le muscle petit oblique gauche, le muscle droit latéral gauche et le muscle petit droit antérieur gauche.

Lors du mouvement d'**inclinaison pure** de la tête vers la droite (Fig. 59), la composante de contre-rotation vers la gauche est obtenue par l'action des muscles grand oblique, grand et petit droits postérieurs gauches, et l'**inclinaison complémentaire** vers la droite par l'action des muscles grand et petit droits postérieurs droits et par le muscle petit oblique droit. Enfin, la **composante d'extension** de ces muscles est compensée par les muscles droits antérieur et petit droit antérieur droits, et par le muscle droit latéral droit.

Ainsi ce modèle mécanique, qui peut être construit par le lecteur de façon simplifiée, permet de comprendre la liaison anatomique et fonctionnelle entre :

- d'une part, le rachis cervical inférieur, doté de mouvement d'enroulement ou de torsion associant inclinaison, rotation, extension, et assorti de muscles longs, obliques en bas, en dehors et en arrière disposés de façon idéale pour réaliser ce mouvement univoque ;
- d'autre part, le rachis cervical supérieur, réalisant une chaîne articulaire à trois axes et trois degrés de liberté et mû par des **muscles ajusteurs**.

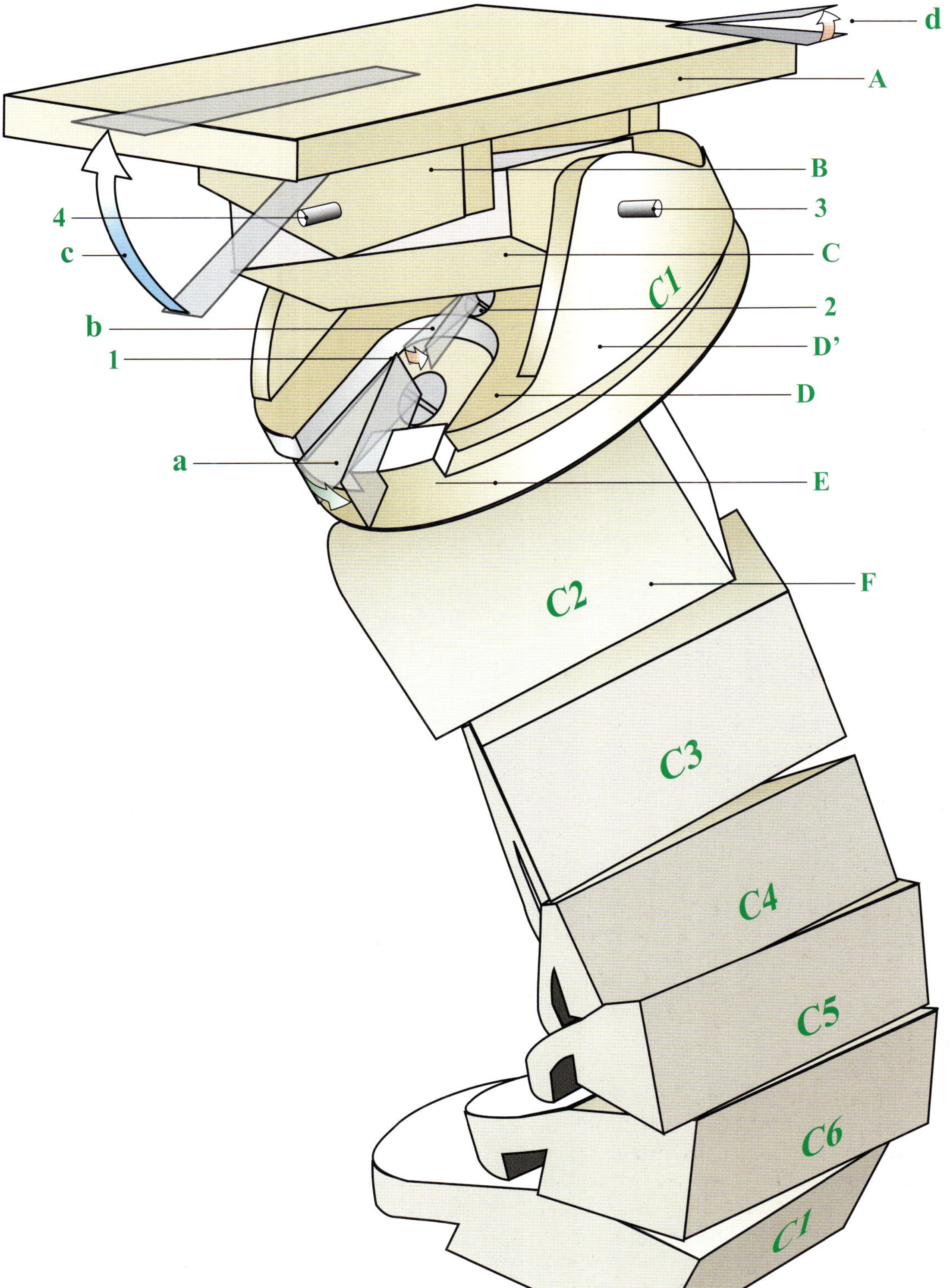

Fig. 64

Amplitudes articulaires au niveau du rachis cervical

En comparant des **radiographies de profil** lors des mouvements extrêmes de **flexion-extension** (Fig. 65), il est possible de connaître :

- l'amplitude totale de flexion-extension au niveau du rachis cervical inférieur : **RCI** = 100 à 110° ;
- l'amplitude totale de flexion-extension au niveau de l'ensemble du rachis cervical par référence avec le plan masticateur : **RT** = 130° ;
- par soustraction, on peut en déduire l'amplitude propre de flexion-extension dans le rachis sous-occipital : **SO** = 20 à 30°.

De même, par des **radiographies de face** prises en **inclinaison** de la tête (Fig. 66), on peut apprécier l'**amplitude totale d'inclinaison** qui est approximativement de 45°. En traçant, d'une part, la ligne qui joint les deux processus transverses de l'atlas, et, d'autre part, la ligne qui joint la base des processus mastoïdes, on trouve approximativement une amplitude de **8°** pour l'inclinaison latérale dans le rachis suboccipital, c'est-à-dire **uniquement dans l'articulation atlanto-occipitale**.

L'**amplitude de rotation** est plus difficile à apprécier surtout en ce qui concerne les rotations élémentaires (Fig. 67). La rotation totale de la tête est de 80 à 90° de chaque côté. À l'intérieur de cette amplitude, on attribue 12° à l'articulation atlanto-occipitale et 12° à l'articulation atlanto-axoïdienne.

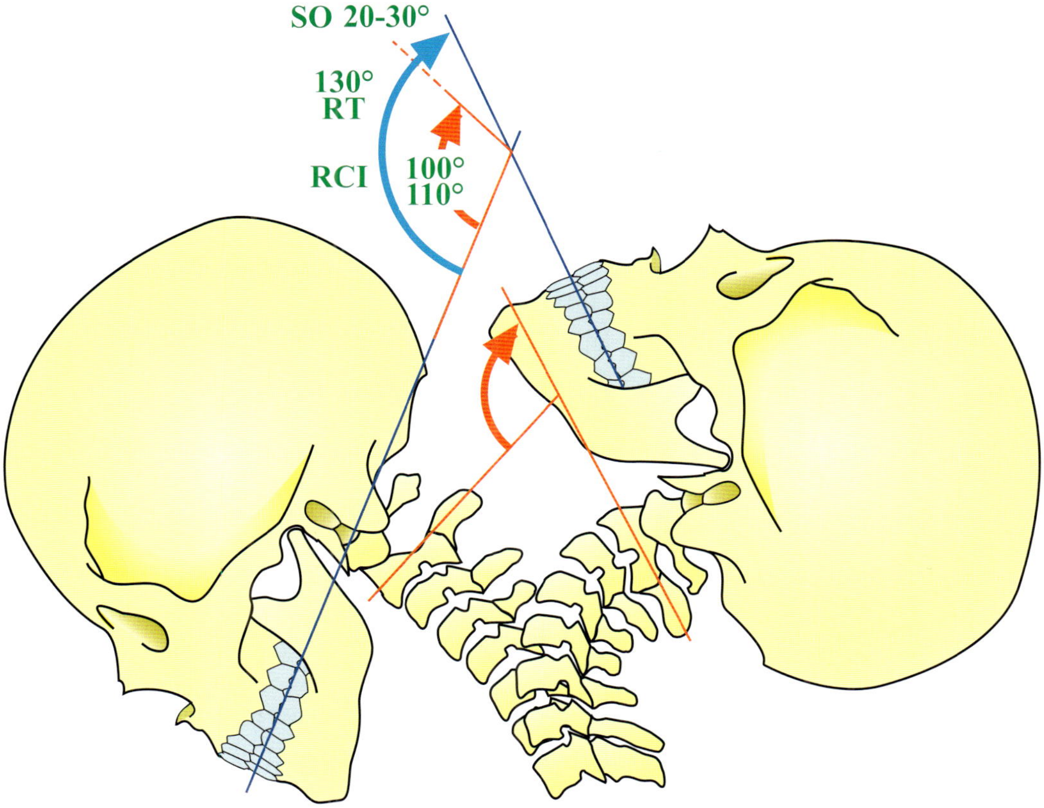

Fig. 65

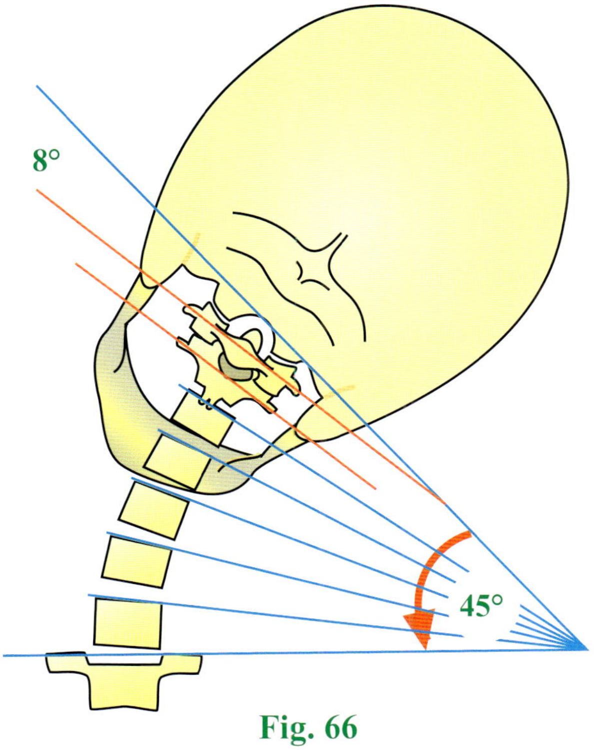

Fig. 66

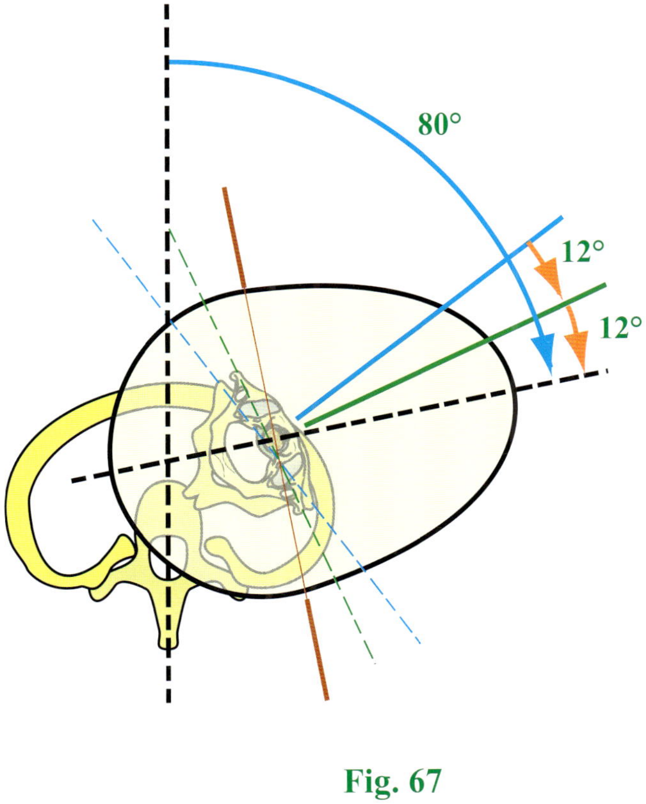

Fig. 67

Équilibre de la tête sur le rachis cervical

La tête est **en équilibre** lorsque **le regard porte à l'horizontale** **(Fig. 68)**. Dans cette position, le plan masticateur **PM**, matérialisé par un carton serré entre les dents, est lui-même horizontal, de même que le plan auriculo-nasal **AN**, moins facile à matérialiser, qui passe par le bord supérieur du conduit auditif externe et l'épine nasale.

La tête dans son ensemble réalise un **levier du type interappui** :

- le **point d'appui** **O** est situé au niveau des condyles occipitaux ;
- la **résistance** **G** est réalisée par le poids de la tête appliqué en son centre de gravité situé près de la selle turcique ;
- la **puissance** **F** est constituée par la force des muscles de la nuque, qui doivent à tout instant contrebalancer le poids de la tête qui tend à la faire tomber en avant.

Cette situation antérieure du centre de gravité de la tête explique la *puissance relative des muscles postérieurs de la nuque* par rapport aux muscles fléchisseurs du cou. En effet, les muscles extenseurs luttent contre la pesanteur, alors que les muscles fléchisseurs sont aidés par elle. Ceci explique aussi qu'il existe un **tonus permanent** des muscles de la nuque pour s'opposer à la chute de la tête vers l'avant : lorsque, au cours du sommeil en position assise, ce tonus diminue, la tête tombe le menton contre le sternum.

Le rachis cervical n'est pas rectiligne mais présente une courbure concave vers l'arrière, ou **lordose cervicale**, qu'on peut caractériser par :

- sa **corde** **c**, droite étendue des condyles de l'occipital aux coins postéro-inférieurs de la septième vertèbre cervicale ;
- sa flèche **f**, perpendiculaire, abaissée du coin postéro-inférieur de la quatrième vertèbre cervicale **C4** sur la corde.

La *flèche* est d'autant plus marquée que la lordose cervicale est plus accentuée ; par contre elle est nulle si le rachis cervical est rectiligne. Elle peut même être négative lorsque, en flexion, le rachis cervical est concave vers l'avant. La *corde*, par contre, est plus petite que la longueur développée du rachis cervical. Elle est égale à cette longueur développée dans un seul cas : lorsque le rachis cervical est rectiligne. On retrouve là un indice cervical semblable à l'indice de Delmas dont nous avons parlé dans le chapitre 1 (voir p. 14).

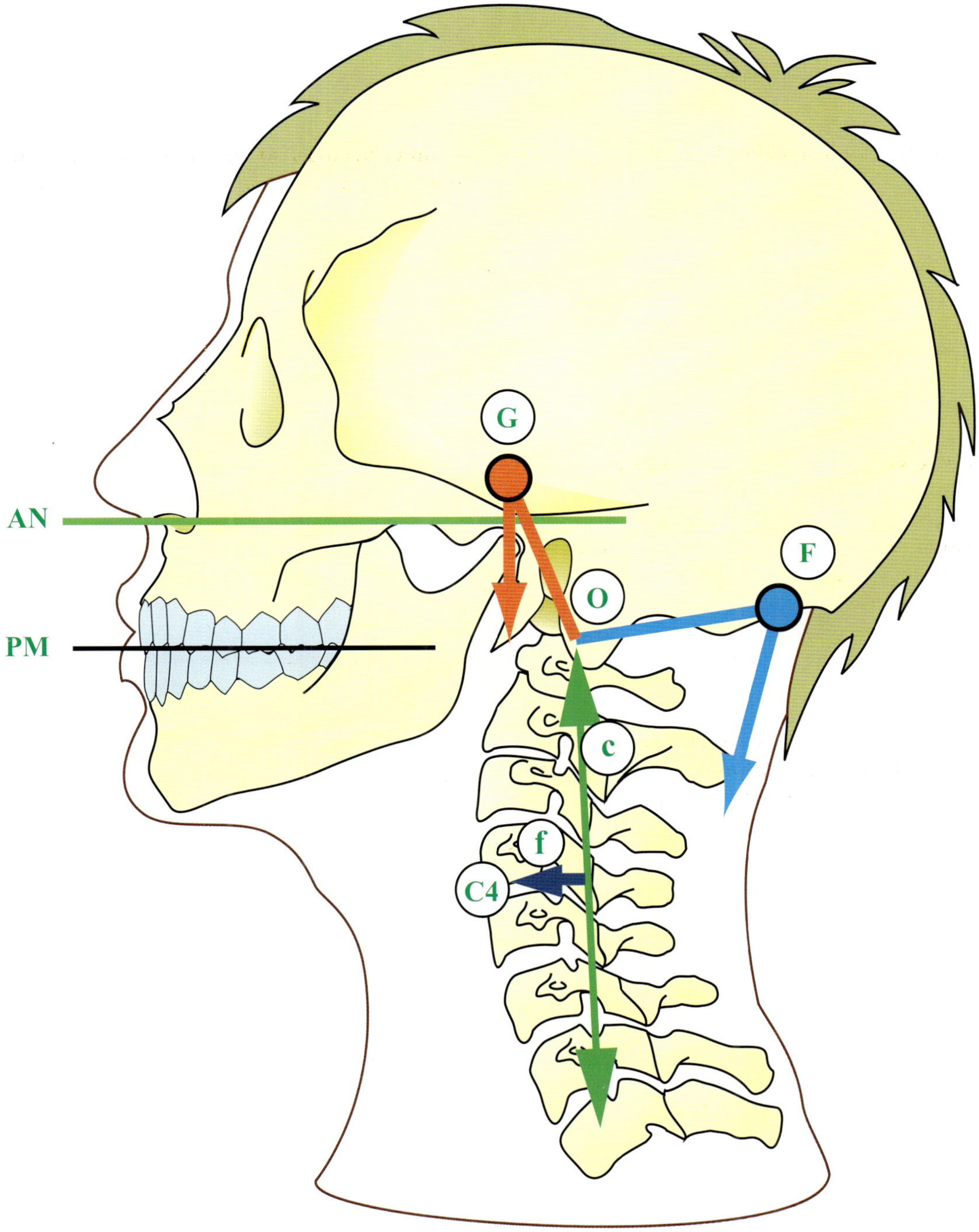

Fig. 68

Constitution et action du muscle sterno-cléido-mastoïdien

Le **muscle sterno-cléido-mastoïdien** devrait plutôt s'appeler le sterno-cléido-occipito-mastoïdien. Il comporte en effet quatre chefs **(Fig. 69)** :

- un **chef profond**, le **cléido-mastoïdien** **Cm**, étendu du tiers interne de la clavicule au processus mastoïde. Il est recouvert par les trois autres chefs superficiels ;
- les trois autres chefs dessinent, lorsqu'on les sépare, un N, mais ils sont en réalité très accolés entre eux, sauf dans la partie inféro-interne, près de l'extrémité interne de la clavicule, où se forme la **fossette de Sédilot** à travers laquelle transparaît le cléido-mastoïdien.

Ces trois chefs sont :

- le **cléido-occipital** **Co**, qui recouvre la plus grande partie du cléido-mastoïdien et dont les insertions s'étendent loin en arrière sur la ligne courbe supérieure de l'occipital ;
- le **sterno-occipital** **So**, associé au sterno-mastoïdien ;
- le **sterno-mastoïdien** **Sm**. Il prend insertion, avec le sterno-occipital, par un tendon commun sur le bord supérieur du manubrium sternal. Le sterno-occipital vient rejoindre les insertions du cléido-occipital sur la ligne courbe supérieure. Quant au sterno-mastoïdien, il se fixe sur les bords supérieur et antérieur du **processus mastoïde**.

Dans son ensemble, ce muscle forme une large bande musculaire, toujours bien visible et étendue sur la face antéro-latérale du cou, oblique en bas et en avant, dont la partie la plus saillante est constituée en bas et en avant par le tendon commun au sterno-occipital et au sterno-mastoïdien. Ces deux muscles forment un corps charnu fusiforme bien visible sous la peau. Les deux tendons droit et gauche limitent entre eux le creux ou la fossette sus-sternale toujours très marquée, quel que soit l'embonpoint.

La **contraction unilatérale** de ce muscle **(Fig. 70)** détermine un mouvement complexe associant **trois composantes** :

- la **rotation** **R** de la tête, du côté opposé à sa contraction ;
- l'**inclinaison** **I**, du côté de sa contraction ;
- l'**extension** **E**.

Ce mouvement porte le regard en haut et vers le côté opposé à la contraction du muscle. Cette attitude de la tête est bien caractéristique du **torticolis congénital** qui est dû très souvent au fait que l'un des tendons du muscle est trop court.

Nous verrons plus loin (voir p. 260) les effets de la contraction simultanée des deux muscles, qui dépendent de l'état de contraction des autres muscles du rachis cervical :

- *si le rachis cervical reste souple*, cette contraction bilatérale entraîne une **hyperlordose** du rachis cervical avec une extension de la tête et une flexion du rachis cervical sur le dorsal (voir Fig. 99, p. 263) ;
- par contre, *si le rachis cervical est rendu rigide* et rectiligne par la contraction des muscles prévertébraux, la contraction simultanée des muscles entraîne la **flexion du rachis cervical sur le rachis dorsal** et une flexion de la tête en avant (voir Fig. 100, p. 263 et Fig. 103, p. 265).

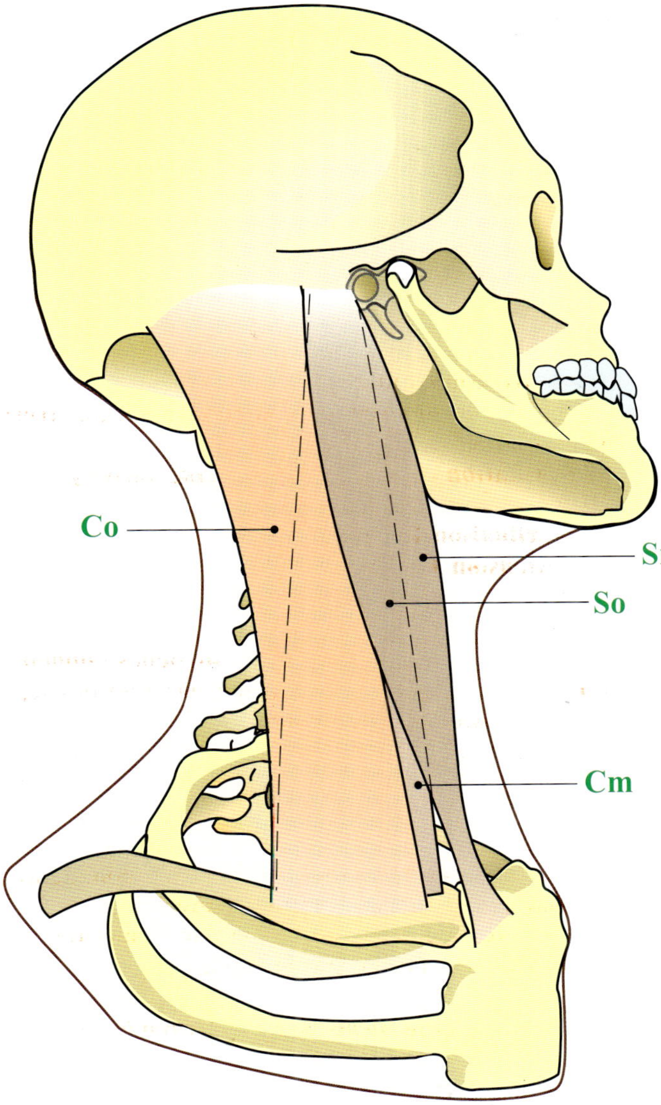

Fig. 69

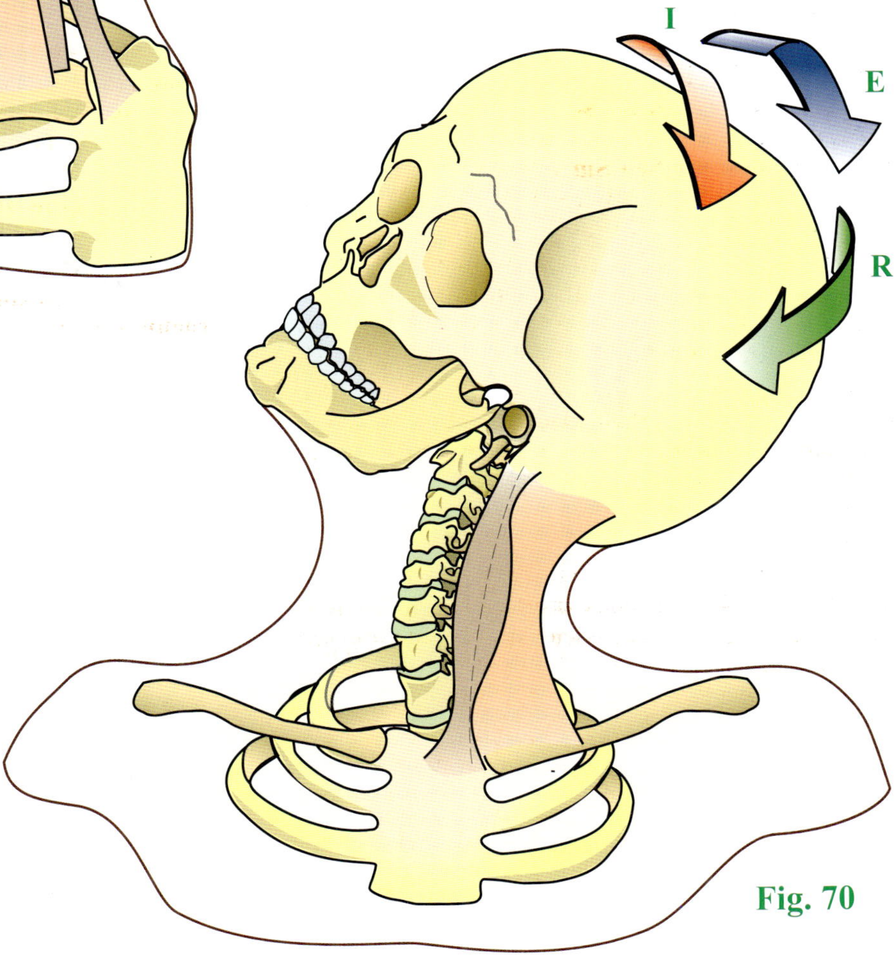

Fig. 70

Les muscles prévertébraux : le muscle long du cou

Le **muscle long du cou** (Fig. 71) est le plus profond des muscles prévertébraux. Il s'étend sur la face antérieure du rachis cervical, de l'arc antérieur de l'atlas jusqu'à la troisième vertèbre dorsale. Les anatomistes distinguent **trois portions** :

- une **portion oblique descendante** d, qui prend naissance sur le tubercule antérieur de l'atlas et se termine par trois ou quatre digitations sur le tubercule antérieur du processus transverse des troisième, quatrième, cinquième et sixième vertèbres cervicales ;
- une **portion oblique ascendante** a, qui prend son origine sur le corps des deuxième et troisième vertèbres dorsales, pour se terminer par trois ou quatre digitations sur le tubercule antérieur du processus transverse des quatrième, cinquième, sixième et septième vertèbres cervicales ;
- une **portion longitudinale** l, située en dedans des deux précédentes et un peu en dehors de la ligne médiane et qui prend insertion sur les corps vertébraux des trois premières vertèbres dorsales et des six dernières vertèbres cervicales.

Le muscle long du cou matelasse donc, de part et d'autre de la ligne médiane, toute la face antérieure du rachis cervical. Sa contraction bilatérale et symétrique *redresse la lordose cervicale* et entraîne une **flexion du cou**. Il joue ainsi un rôle très important dans la statique du rachis cervical.
Sa contraction unilatérale détermine une **flexion** du rachis et une **inclinaison du côté de sa contraction**.

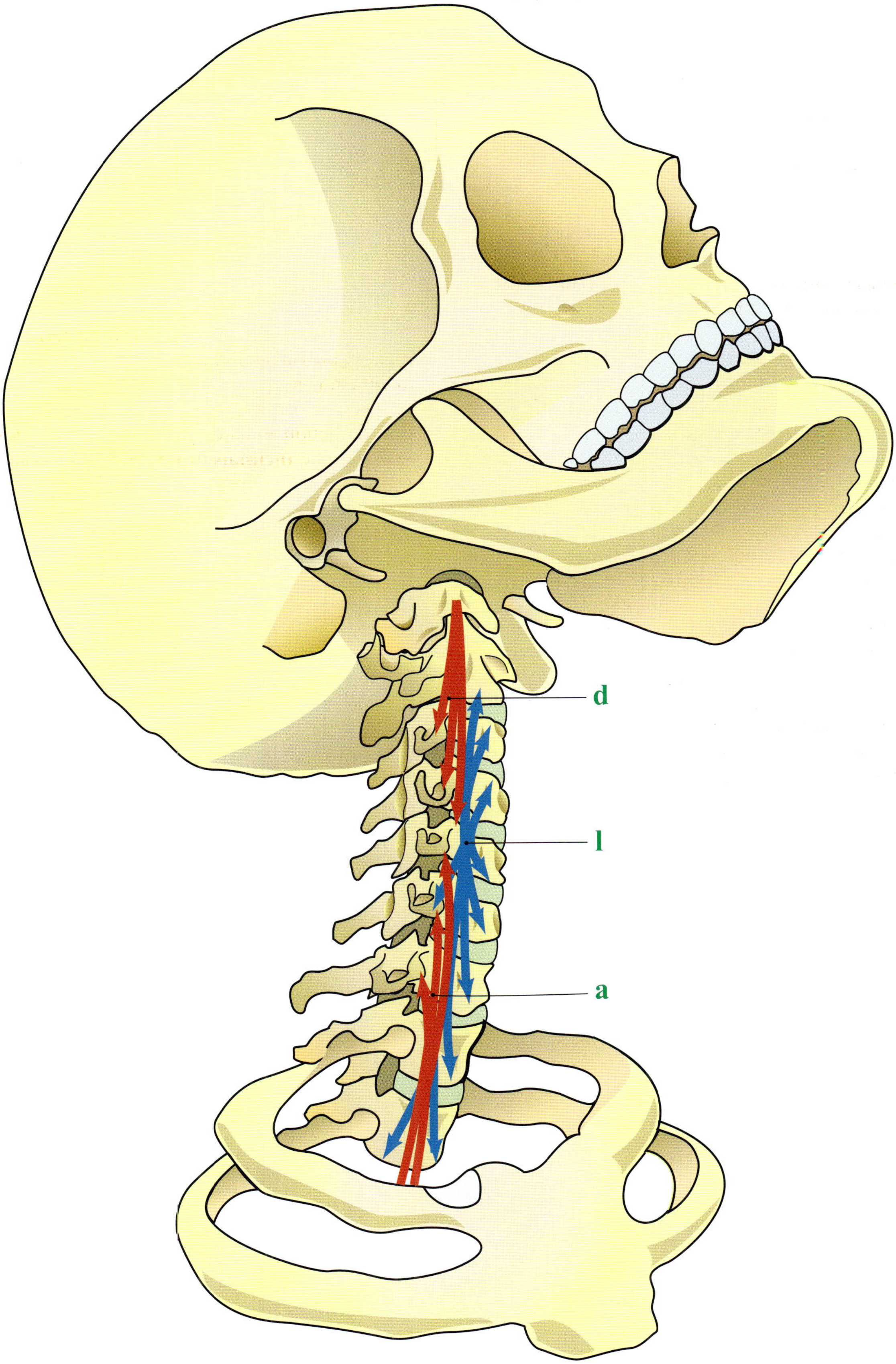

Fig. 71

Les muscles prévertébraux : les muscles long de la tête, droit antérieur de la tête et droit latéral

Ces trois muscles sont situés à la partie supérieure du rachis cervical (Fig. 72). Ils recouvrent presque complètement la partie supérieure des trois faisceaux **d, a et l** du muscle long du cou.

Le muscle long de la tête

Le muscle long de la tête **lt** est le plus médian des trois. Il est au contact de son homologue opposé et se fixe sur la face inférieure du processus basilaire en avant du foramen occipital. Il recouvre la partie supérieure du muscle long du cou **d** et se termine par autant de tendons distincts sur les tubercules antérieurs des troisième, quatrième, cinquième et sixième processus transverses cervicaux.

Il est moteur du rachis cervical suboccipital et de la partie supérieure du rachis cervical inférieur.

La contraction simultanée des deux muscles longs de la tête détermine la **flexion de la tête** sur le rachis cervical et le **redressement de la lordose** de la partie supérieure du rachis cervical.

La contraction unilatérale détermine la **flexion** et l'**inclinaison de la tête du côté de sa contraction**.

Le muscle droit antérieur

Le muscle droit antérieur de la tête **da** est situé en arrière et en dehors du précédent et il s'étend entre le processus basilaire de l'occipital et la face antérieure de la masse latérale de l'atlas, jusqu'au tubercule antérieur de son processus transverse. Sa direction est oblique en bas et légèrement en dehors.

La contraction simultanée des deux muscles homologues détermine une **flexion de la tête** sur le rachis cervical à sa partie haute, c'est-à-dire au niveau de l'**articulation atlanto-occipitale**. Sa contraction unilatérale entraîne un triple mouvement de **flexion**, **rotation et inclinaison** du côté de sa contraction. Ces mouvements s'effectuent au niveau de l'**articulation atlanto-occipitale**.

Le muscle droit latéral

Le muscle droit latéral **dl** est le plus élevé des muscles intertransversaires. Il s'insère en haut sur le processus jugulaire de l'occipital et en bas sur le tubercule antérieur du processus transverse de l'atlas. Il est situé en dehors du muscle droit antérieur et il recouvre la face antérieure de l'articulation atlanto-occipitale.

Sa contraction bilatérale entraîne une flexion de la tête sur le rachis cervical. Sa contraction unilatérale entraîne une légère inclinaison du côté de sa contraction, ces deux mouvements s'effectuant dans l'articulation atlanto-occipitale.

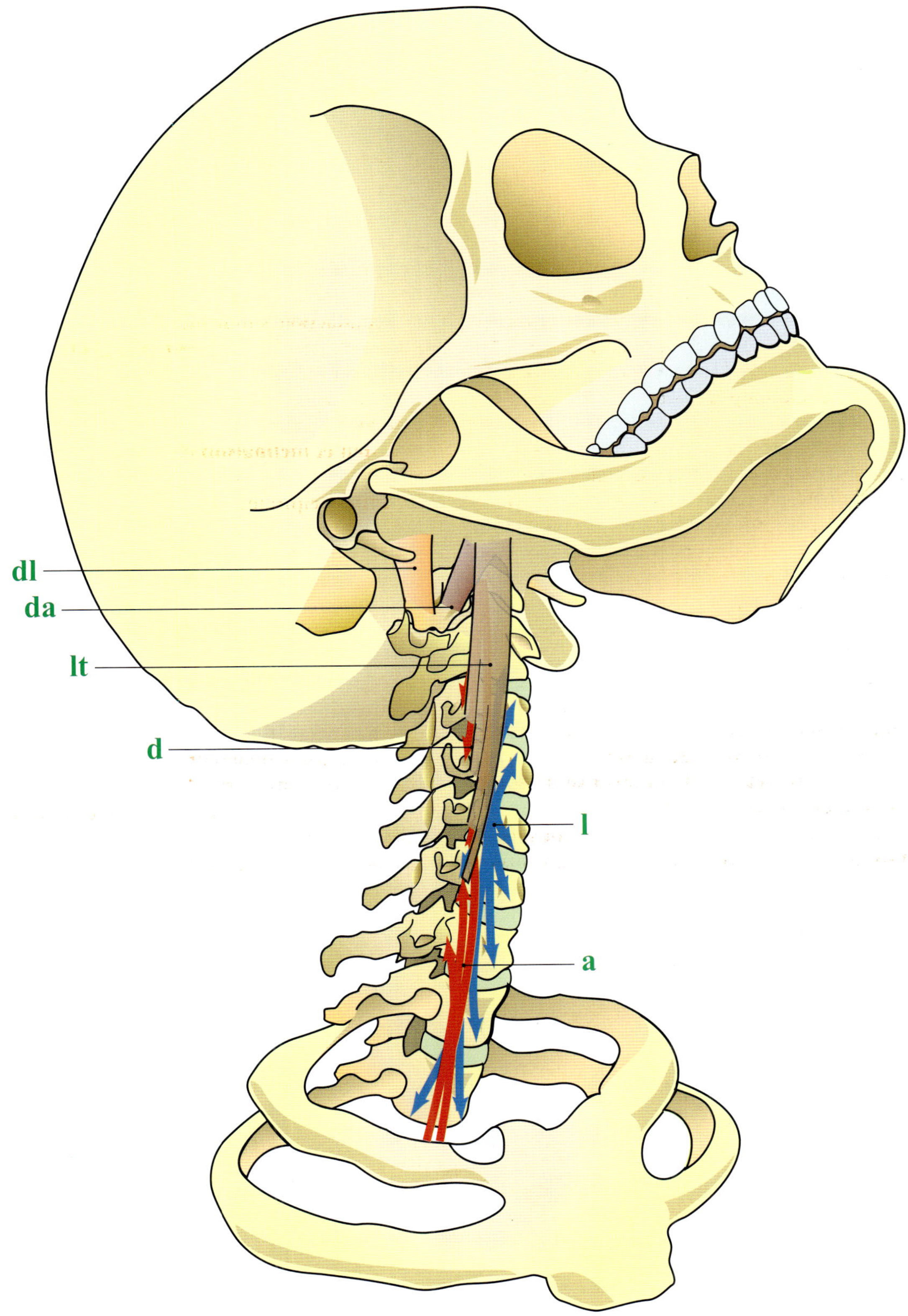

Fig. 72

Les muscles prévertébraux : les muscles scalènes

Les **trois muscles scalènes** (Fig. 73) sont tendus sur la face antéro-latérale du rachis cervical comme de véritable **haubans musculaires**. Ils unissent les processus transverses cervicaux à la première et à la deuxième côte.

Le muscle scalène antérieur

Le muscle scalène antérieur **sa**, de forme triangulaire à sommet inférieur, se fixe par quatre tendons sur les tubercules antérieurs des troisième, quatrième, cinquième et sixième processus transverses cervicaux.
Ses fibres musculaires convergent sur un tendon inséré sur le tubercule de Lisfranc à la face supérieure de l'extrémité antérieure de la première côte.
La direction générale du corps musculaire du muscle scalène antérieur est oblique en bas, en avant et en dehors.

Le muscle scalène moyen

Le muscle scalène moyen **sm**, situé en arrière et au contact du muscle scalène antérieur, se fixe en haut par six languettes tendineuses sur les processus transverses des six dernières vertèbres cervicales, au niveau des tubercules antérieurs et du rebord externe de la gouttière transversaire des deuxième, troisième, quatrième, cinquième et sixième vertèbres cervicales et sur le processus transverse de la septième vertèbre cervicales.
Le corps musculaire aplati d'avant en arrière, triangulaire à sommet inférieur, se dirige obliquement en bas, en dehors et légèrement en avant pour se terminer sur la face supérieure de la première côte, immédiatement en arrière de la **gouttière** imprimée par le passage de l'**artère subclavière**.

Le muscle scalène postérieur

Le muscle scalène postérieur **sp** est situé en arrière des deux précédents. Il s'insère en haut par trois languettes tendineuses sur les tubercules postérieurs des processus transverses des quatrième, cinquième et sixième vertèbres cervicales. Son corps charnu, aplati transversalement, est situé en dehors et en arrière du muscle scalène moyen avec lequel il se confond plus ou moins. Il s'insère par un tendon aplati au bord supérieur et à la face externe de la deuxième côte.
Entre les muscle scalènes antérieur et moyen passent les branches d'origine du **plexus brachial** et l'**artère subclavière**.
La **contraction symétrique** des muscles scalènes détermine la **flexion du rachis cervical** sur le rachis dorsal, et une **hyperlordose** si le rachis cervical n'est pas rendu rigide par la contraction du muscle long du cou. Par contre, si le rachis cervical est rigidifié par le muscle long du cou, la contraction symétrique des muscles scalènes entraîne **seulement la flexion** du rachis cervical sur le rachis dorsal.
La **contraction unilatérale** des muscles scalènes (voir Fig. 75, p. 245) détermine l'inclinaison et la rotation du rachis du côté de la contraction.
Les muscles scalènes sont aussi des muscles inspirateurs accessoires, lorsque, prenant appui sur leurs insertions cervicales, ils soulèvent les deux premières côtes.

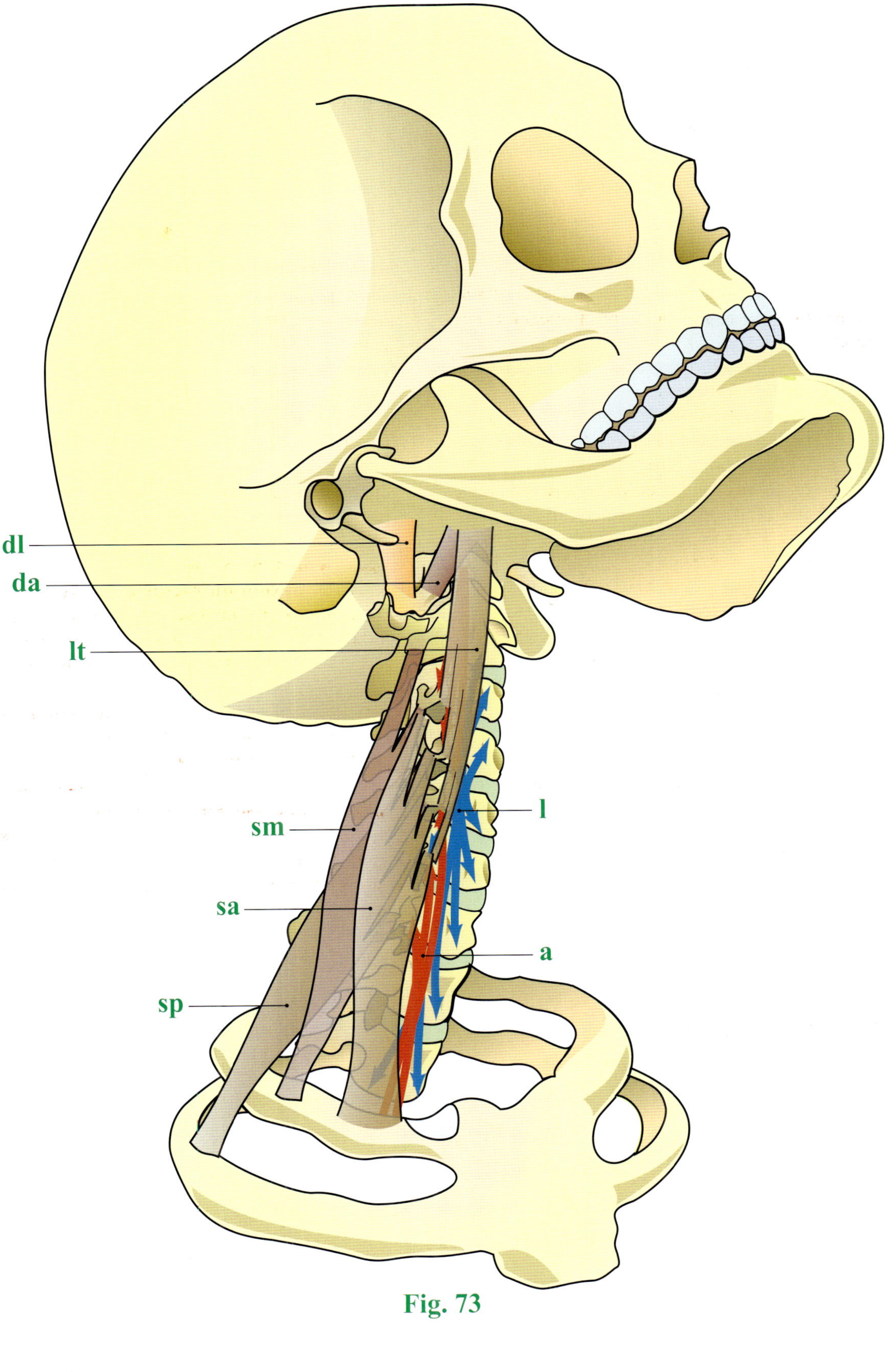

Fig. 73

Les muscles prévertébraux dans leur ensemble

Sur une **figure de face du rachis cervical** (Fig. 74, d'après Testut), il est possible de situer la totalité des muscles prévertébraux :

- le muscle **long du cou** avec son faisceau longitudinal **Icm**, ses faisceaux obliques ascendants **Ici** et ses faisceaux obliques descendants **Ics** ;
- le muscle **long de la tête** **lt** ;
- le muscle **droit antérieur de la tête** **da** ;
- le muscle **droit latéral** **d1** ;
- les muscles **intertransversaires** qui sont clivés en deux plans, les muscles intertransversaires antérieurs **ita** et les muscles intertransversaires postérieurs **itp**. L'action de ces muscles intertransversaires entraîne uniquement l'**inclinaison du rachis du côté de leur contraction** (Fig. 75). Ils sont aidés dans cette action par la contraction unilatérale des **muscles scalènes** ;
- le muscle **scalène antérieur** **sa** n'est dessiné en entier que sur la moitié droite, seul son tendon est laissé en place sur la moitié gauche, ce qui permet de faire apparaître le muscle **scalène moyen** **sm** ;
- quand au muscle **scalène postérieur** **sp**, il ne déborde le muscle scalène moyen qu'à sa partie la plus basse pour se fixer sur la deuxième côte.

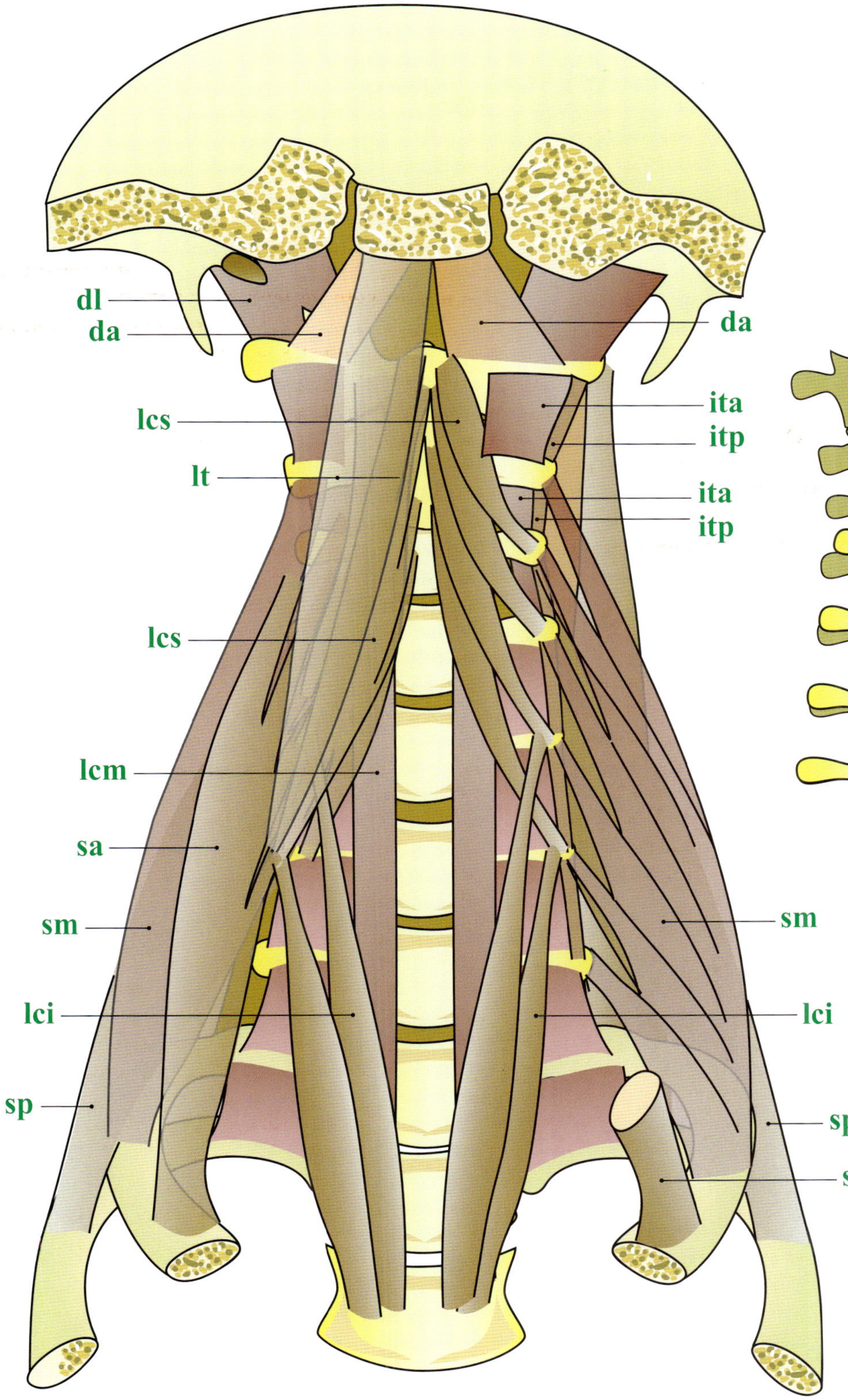

Fig. 74

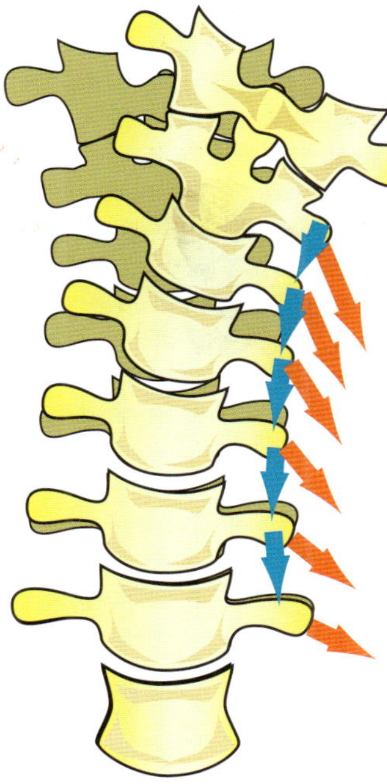

Fig. 75

Flexion de la tête et du cou

La flexion de la tête sur le rachis cervical et la flexion du rachis cervical sur le rachis dorsal sont sous la dépendance des muscles antérieurs.

Au niveau du **rachis cervical supérieur** **(Fig. 76)**, les muscles droit antérieur et long de la tête **lt** entraînent une flexion dans l'articulation atlanto-occipitale. Le muscle long du cou **lc 1** et **lc 2** et le muscle long de la tête entraînent la flexion dans les articulations sous-jacentes et, fait important, le muscle long du cou détermine le **redressement et la rigidification du rachis cervical** **(Fig. 77)**.

À distance du rachis cervical, possédant par conséquent un plus grand bras de levier, les **muscles antérieurs du cou** **(Fig. 78)** sont des *fléchisseurs puissants de la tête et du rachis cervical*. Ce sont les muscles supra- et subhyoïdiens :

- le **muscle mylo-hyoïdien** **mh** et le ventre antérieur du **muscle digastrique** (non figuré ici) réunissent la mandibule à l'os hyoïde ;
- les **muscles subhyoïdiens** : thyro-hyoïdien, sterno-cléido-hyoïdien **sch**, sterno-thyroïdien (non figuré) et omo-hyoïdien **oh**.

La contraction simultanée de ces muscles entraîne l'abaissement de la mâchoire inférieure, mais *lorsque celle-ci est bloquée* contre la mâchoire supérieure par la contraction simultanée des **muscles masticateurs**, tel le **muscle masséter** **m** et le **muscle temporal** **t**, la contraction des muscles supra- et subhyoïdiens détermine la flexion de la tête sur le rachis cervical et la flexion du rachis cervical sur le rachis dorsal en même temps qu'un redressement de la lordose cervicale. Ils jouent donc un rôle essentiel dans la statique du rachis cervical.

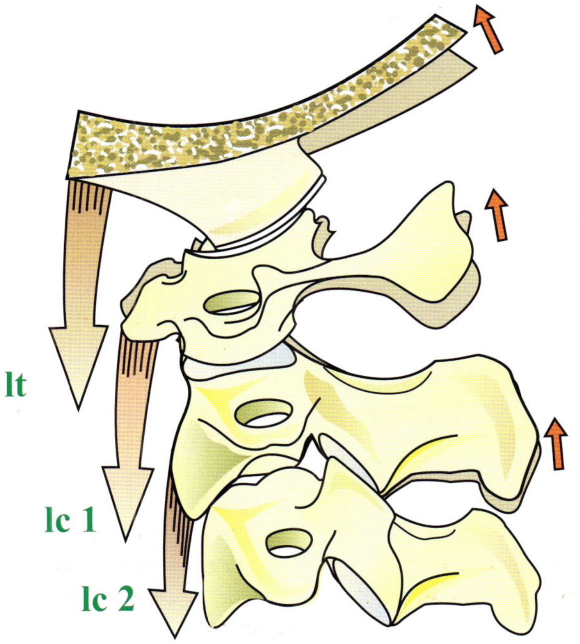

Fig. 76

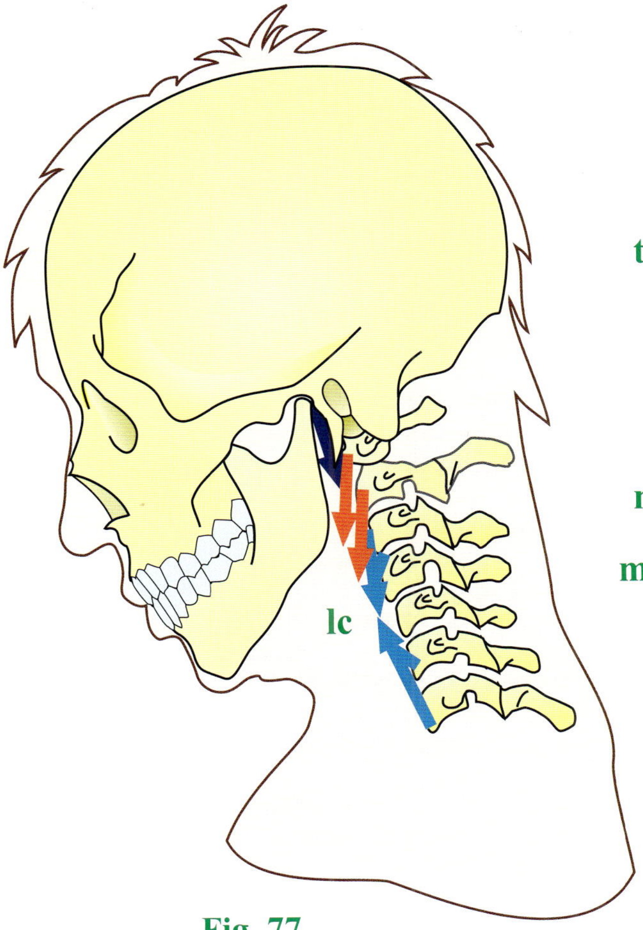

Fig. 77

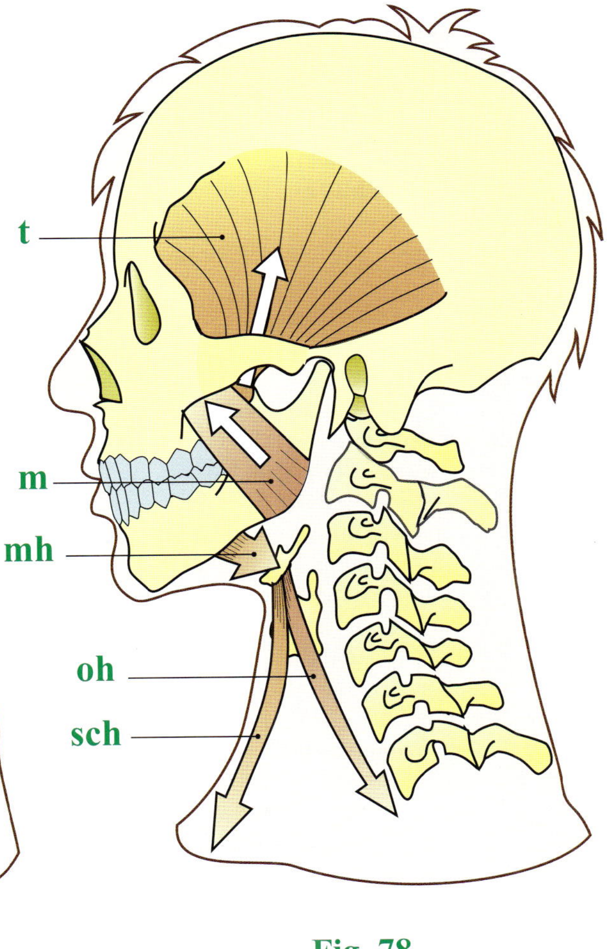

Fig. 78

Les muscles de la nuque

Avant d'étudier la physiologie des **muscles de la nuque**, il est indispensable d'en bien comprendre la disposition grâce à une **coupe perspective** **(Fig. 79)** : il s'agit ici d'une **vue postéro-droite de la nuque** dont les muscles superficiels ont été en partie réséqués pour laisser apparaître les différents plans.

La région de la nuque se compose de **quatre plans musculaires superposés**. De la profondeur à la superficie on trouve :

- le plan profond ;
- le plan des complexus ;
- le plan du splénius et de l'angulaire ;
- le plan superficiel.

Le plan profond

Directement appliqué sur le squelette et les articulations, le plan profond comprend :

- les petits muscles moteurs du rachis suboccipital, tendus entre l'occipital, l'atlas et l'axis (visibles aussi sur les figures 80, 81 et 82, p. 251) ;
- le muscle **grand droit postérieur de la tête** 1 ;
- le muscle **petit droit postérieur de la tête** 2 ;
- le muscle **grand oblique** 3 et le muscle **petit oblique de la tête** 4 ;
- la portion cervicale du muscle **transversaire épineux** 5 ;
- les muscles **interépineux** 6.

Le plan des complexus

En partie réséqué, il comprend deux muscles :

- le muscle **semi-épineux de la tête** 7 (en partie transparent, à travers lequel on voit 1, 2, 3 et 4) ;
- le muscle **longissimus de la tête** 8.

Dans le même plan sont situés plus en dehors le muscle transversaire du cou, le muscle long dorsal et la partie toute supérieure du **muscle sacro-lombal** 11.

Le plan du splénius et de l'angulaire

Lui aussi en partie réséqué, il comprend :

- le muscle **splénius**, lui-même divisé en deux parties, le muscle **splénius de la tête** 9 et le muscle **splénius du cou** 10, dont une digitation d'insertion sur le tubercule postérieur du processus transverse a été respectée **10'**, les deux autres (non figurés), s'insérant sur le tubercule postérieur du premier et du deuxième processus transverse, ont été sectionnées.
- le muscle **angulaire de l'omoplate** 12, ou élévateur de la scapula.

Ces muscles sont étroitement moulés sur ceux du plan profond autour desquels ils s'enroulent *comme autour d'une poulie* : leur contraction possède donc une **composante de rotation importante**.

Le plan superficiel

Il comporte :

- essentiellement le muscle **trapèze** 15 qui sur cette figure a été presque totalement réséqué ;
- le muscle **sterno-cléido-mastoïdien** qui ne fait partie de la région de la nuque que dans sa partie postéro-supérieure. Il a été figuré ici partiellement réséqué pour laisser apparaître ses chefs superficiels 14 et son chef profond cléido-mastoïdien **14'**.

Dans le fond de la région, entre les interstices musculaires, on voit apparaître les insertions supérieures des muscles **scalènes moyen et postérieur** 13.

Au total

Mis à part les muscles du plan profond, la plupart des muscles de la nuque sont à direction oblique en bas, en dedans et en arrière, moulés sur le plan profond. Ils déterminent simultanément l'**extension**, la **rotation** et l'**inclinaison** du côté de leur contraction, c'est-à-dire très exactement les **trois composantes du mouvement mixte du rachis cervical inférieur** autour des axes obliques vues précédemment.

La **couche superficielle**, par contre, comporte des muscles à direction croisée par rapport aux plans intermédiaires, c'est-à-dire oblique en bas, en avant et en dehors et agissant cette fois-ci non plus directement sur le rachis cervical inférieur mais sur le **crâne** et le **rachis suboccipital** au niveau duquel ils déterminent, comme ceux des plans sous-jacents, l'extension et l'inclinaison du côté de leur contraction, *mais par contre une rotation du côté opposé*. Ils sont ainsi à la fois **synergiques** et **antagonistes** des muscles du plan profond qu'ils complètent fonctionnellement.

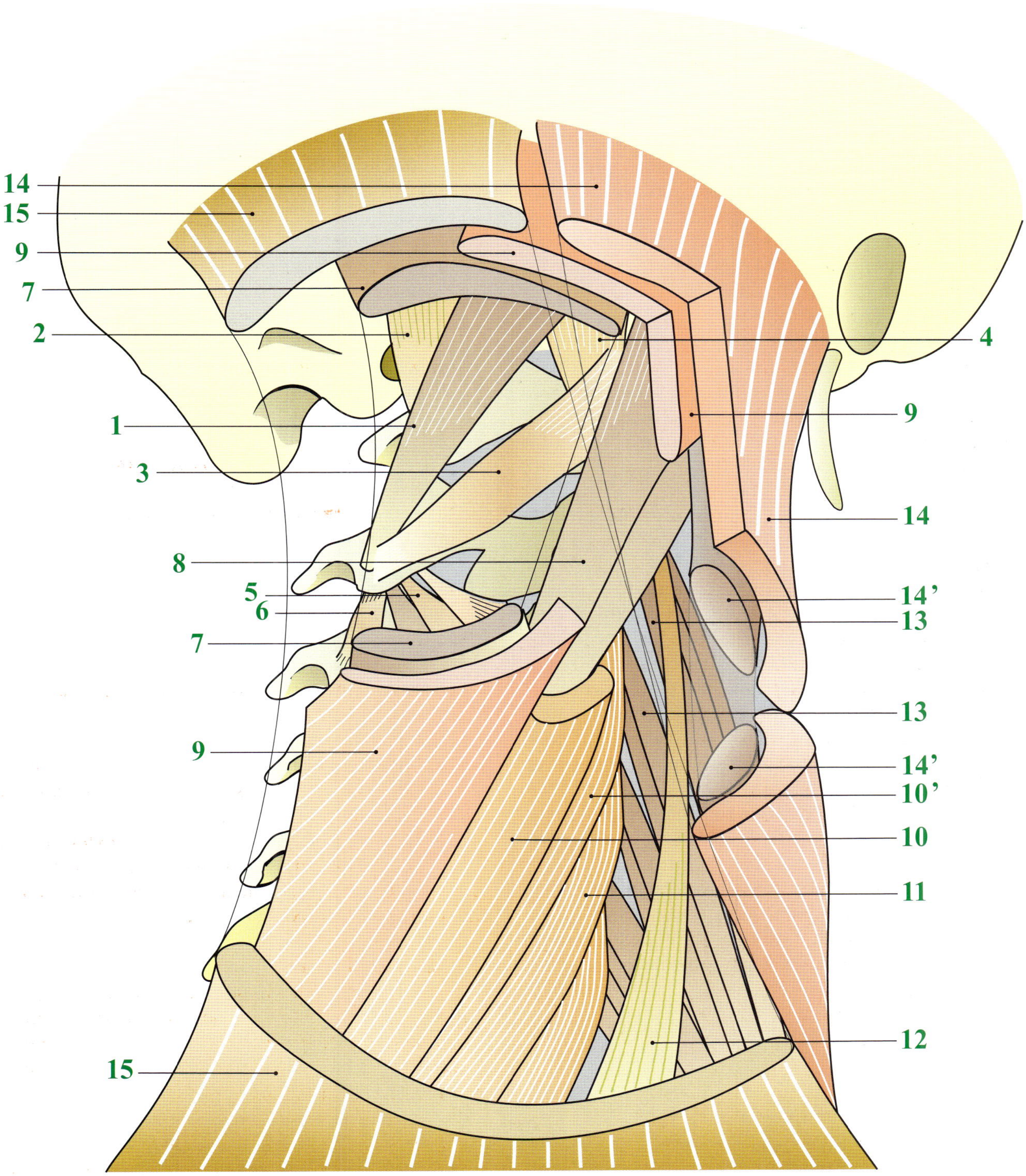

Fig. 79

Les muscles suboccipitaux

La physiologie des petits muscles suboccipitaux est habituellement méconnue. Ceci provient du fait qu'elle n'est pas conçue comme le complément de la physiologie des muscles du rachis cervical inférieur. En réalité, le rôle de ces quatres **muscles vernier** est capital dans l'attitude de la tête, pour *accentuer des composantes désirées* ou *éliminer des composantes non désirées* à partir du mouvement univoque du rachis cervical inférieur.

Une étude de leur disposition anatomique permet de bien assimiler leur direction dans l'espace, donc leur physiologie. Trois vues sont nécessaires :

- une **vue postérieure (Fig. 80)**;
- une **vue externe (Fig. 81)**;
- une **vue en perspective postéro-droite et inférieure (Fig. 82)**.

On reconnaît ainsi :

- le **muscle grand droit dorsal de la tête** 1, muscle triangulaire à base supérieure, qui s'étend du processus épineux de l'axis jusqu'à la ligne courbe inférieure de l'occipital. Sa direction est oblique en haut et légèrement en dehors et en arrière;
- le **muscle petit droit dorsal de la tête** 2, lui aussi aplati et triangulaire, plus court et plus profond que le précédent, qui est placé immédiatement en dehors de la ligne médiane et qui s'étend du tubercule postérieur de l'atlas, sur son arc postérieur, jusqu'au tiers interne de la ligne courbe occipitale inférieure. Sa direction est oblique en haut, légèrement en dehors et plus directement en arrière que le muscle grand droit postérieur. Ceci s'explique par le fait que l'arc postérieur de l'atlas est plus profond que le processus épineux de l'axis;
- le **muscle oblique inférieur de la tête** 3, muscle allongé, épais, fusiforme, situé au-dessous et en dehors du muscle grand droit, qui s'étend du processus épineux de l'axis à la face inférieure et au bord postérieur du processus transverse de l'atlas. Sa direction est oblique en haut, en dehors et en avant. Elle est donc croisée dans l'espace par rapport aux muscles précédents, en particulier par rapport au muscle petit droit postérieur de la tête;
- le **muscle oblique supérieur de la tête** 4, muscle court, aplati, triangulaire, qui est placé en arrière de l'articulation atlanto-occipitale et qui s'étend du processus transverse de l'atlas au tiers externe de la ligne courbe inférieure de l'occipital. Sa direction est oblique en haut et en arrière. Il est pratiquement situé dans un plan sagittal car il ne se dirige pas du tout en dehors. Sa direction est parallèle à celle du muscle petit droit postérieur et perpendiculaire à celle du muscle grand oblique;
- les muscles interépineux 5, qui sont situés de part et d'autre de la ligne médiane entre les processus épineux cervicaux, **au-dessous de l'axis**. Les muscles grand droit postérieur et petit droit postérieur apparaissent ainsi comme des équivalents des muscles interépineux.

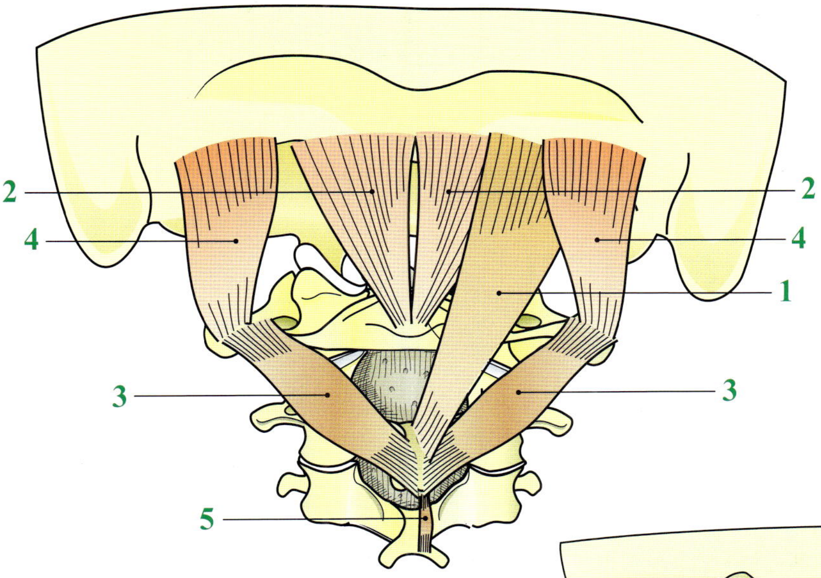

Fig. 80

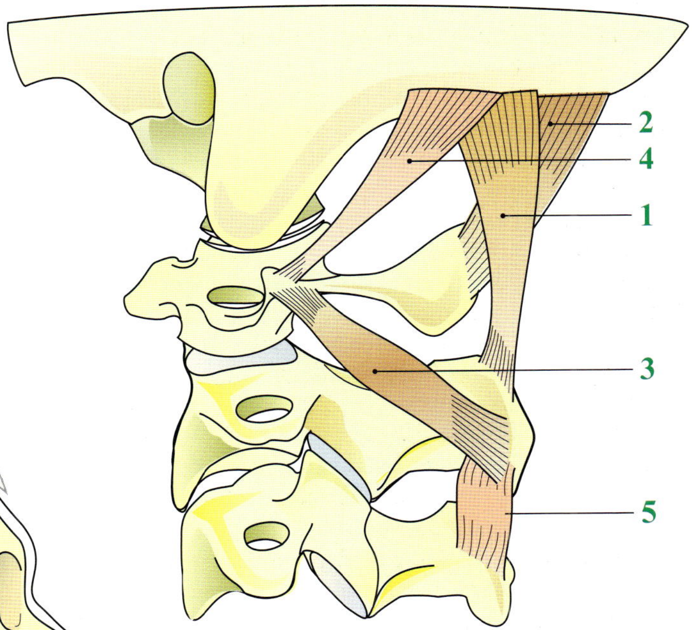

Fig. 81

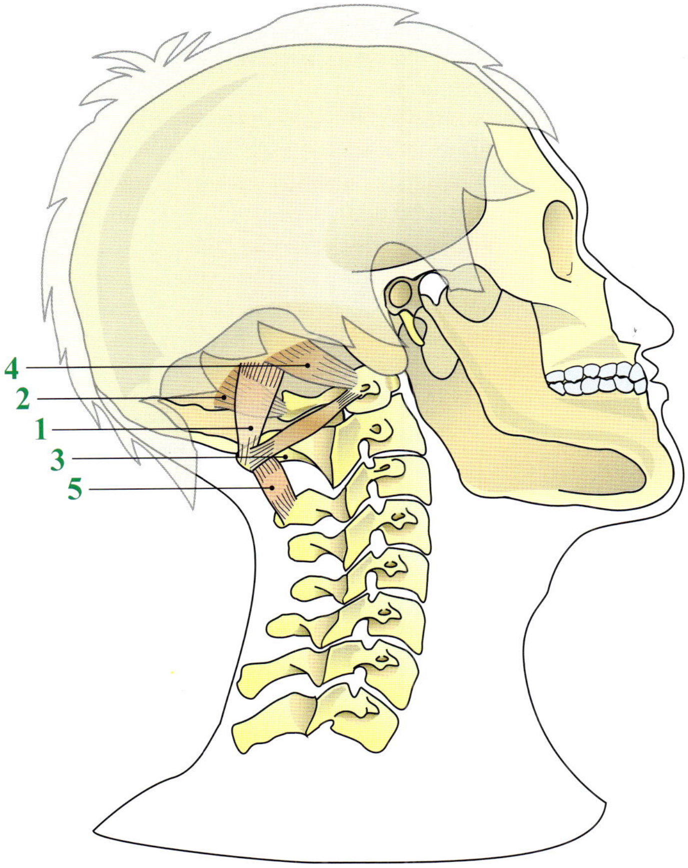

Fig. 82

Actions des muscles suboccipitaux : inclinaison et extension

Le **muscle oblique inférieur de la tête**, par sa disposition, joue un rôle important dans la statique et la dynamique de l'articulation atlanto-axoïdienne. Une **vue de profil** **(Fig. 83)** montre en effet qu'*en ramenant en arrière les processus transverses* de l'atlas, il entraîne, lorsque les deux muscles grands obliques se contractent symétriquement, un mouvement de recul et d'extension de l'atlas sur l'axis, extension qui peut se mesurer sur des radiographies de profil par l'angle **a** au niveau des masses latérales de l'atlas, ou par l'angle **a'** au niveau de son arc postérieur.
Une **vue supérieure** **(Fig. 84)** rend bien compte du mouvement de recul **r** déterminé par la contraction symétrique des deux muscles obliques qui, comme la flèche d'un arc, propulsent l'axis vers l'avant et par réaction, l'atlas vers l'arrière. Ainsi se trouve soulagé le ligament transverse qui assure la contention passive du processus odontoïde et l'empêche de se luxer vers l'arrière.
La **rupture du ligament transverse** **(Fig. 85)** ne peut être que traumatique **(flèche noire)**, car en temps normal, les deux muscles obliques inférieurs de la tête agissent simultanément et jouent donc un rôle essentiel dans le *maintien dynamique de l'articulation atlanto-odontoïdienne*. On se rend compte des conséquences catastrophiques d'une telle instabilité atlanto-axoïdienne *en superposant sur une vue supérieure* **(Fig. 86)** le canal vertébral de l'atlas et de l'axis plus clair : par un mécanisme de coupe-cigare ou même de guillotine, le bulbe se trouve comprimé, sinon sectionné. La **zone grisée** représente le canal vertébral rétréci, dans lequel se trouve comprimé le bulbe.

La contraction unilatérale des quatre muscles postérieurs suboccipitaux **(Fig. 87 ; vue postérieure)** détermine l'inclinaison de la tête du côté de leur contraction, par mobilisation dans l'articulation atlanto-occipitale. Cet angle d'inclinaison **i** peut aussi être mesuré par l'angle compris entre la ligne horizontale des processus transverses de l'atlas et la ligne oblique des processus mastoïdes.
Le plus efficace de ces muscles inclinateurs est certainement le **muscle oblique supérieur de la tête** **4**, dont la contraction entraîne l'allongement **e** de son homologue opposé. Le muscle oblique supérieur de la tête prend appui sur le processus transverse de l'atlas, lui-même stabilisé par la contraction du **muscle oblique inférieur de la tête** **3**. Le **muscle grand droit** **1** est moins efficace que le muscle oblique supérieur de la tête et le **muscle petit droit** **2** est lui-même très peu efficace, car il est trop près de la ligne médiane.
La contraction simultanée et bilatérale des muscles postérieurs suboccipitaux **(Fig. 88 ; vue latérale)** entraîne l'extension de la tête sur le rachis cervical supérieur : cette extension s'effectue au niveau de l'articulation atlanto-occipitale grâce à la contraction du muscle petit droit postérieur **2** et du muscle oblique supérieur de la tête **4** et au niveau de l'articulation atlanto-axoïdienne grâce à la contraction du muscle grand droit postérieur **1** et du muscle oblique inférieur de la tête **3** **(Fig. 87)**.

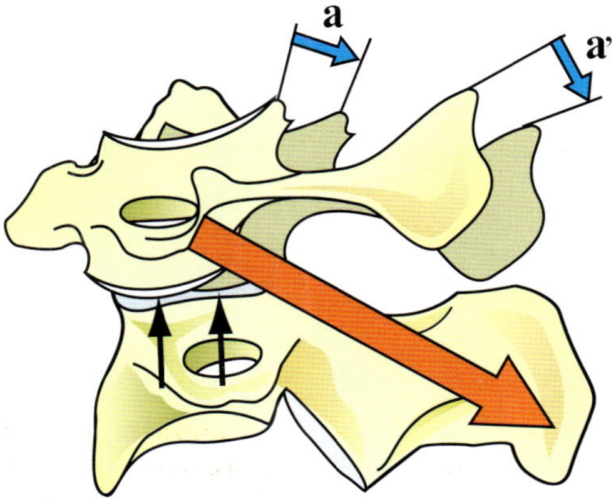

Fig. 83

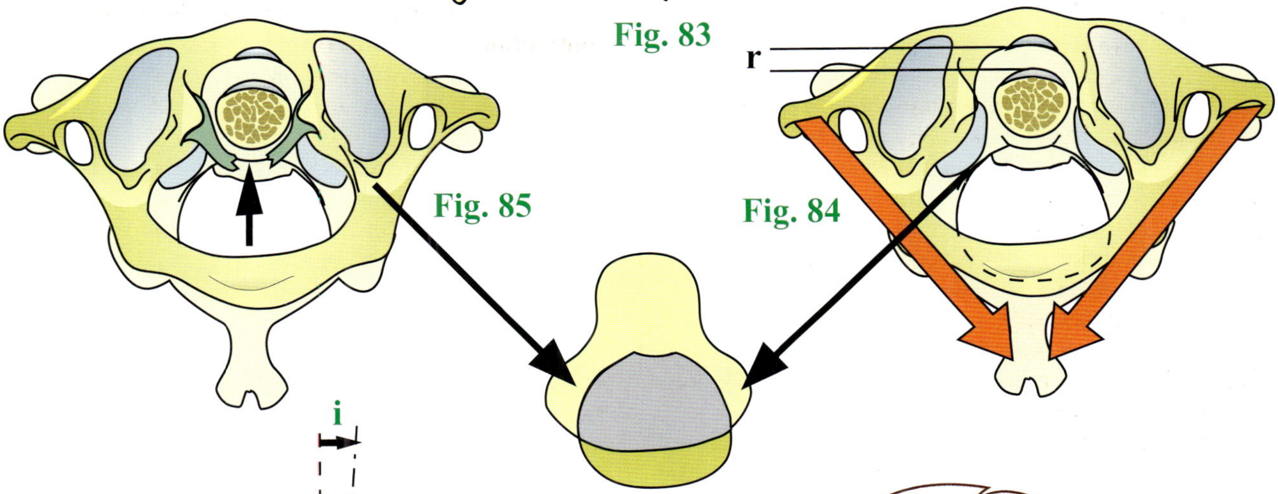

Fig. 85

Fig. 84

Fig. 86

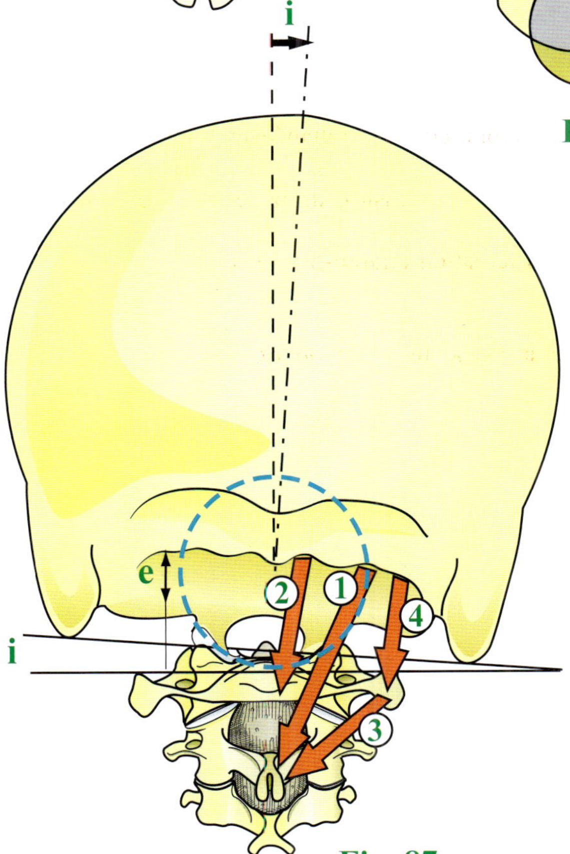

Fig. 87

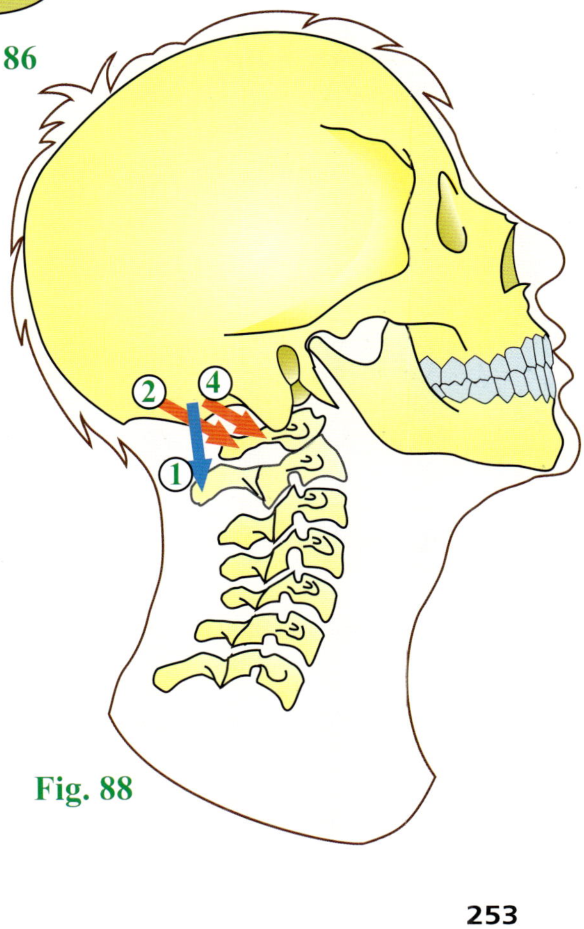

Fig. 88

Action rotatoire des muscles suboccipitaux

Outre leurs actions d'extension et d'inclinaison, les muscles suboccipitaux sont tous dotés d'une action rotatoire sur la tête.

Sur une **vue inférieure du premier étage suboccipital** (Fig. 89), l'articulation atlanto-occipitale, fait apparaître l'action du **muscle oblique supérieur de la tête** 4 qui, par sa contraction, entraîne une rotation de la tête de 10° vers le côté opposé. Dans l'exemple illustré ici, la contraction du muscle oblique supérieur gauche détermine la rotation de la tête vers la droite. On voit alors se tendre passivement le muscle oblique supérieur droit 4' et le muscle petit droit postérieur 2, ces deux muscles assurant le **retour de la tête en position neutre**.

Sur une **vue inférieure de l'étage sous-jacent** (Fig. 90), celui de l'articulation atlanto-axoïdienne, l'axis apparaît cerné de rouge sur l'atlas. La contraction des **muscles grand droit postérieur** 1 et **oblique inférieur de la tête** 3 entraîne une rotation de la tête de 12° du côté de leur contraction. Dans l'exemple illustré ici, la contraction du muscle grand droit droit 1 détermine une rotation de la tête vers la droite à la fois dans l'articulation atlanto-occipitale et dans l'articulation atlanto-axoïdienne. Simultanément, le muscle grand droit gauche s'allonge d'une longueur **a**, si bien que ce muscle servira de rappel pour ramener la tête en position neutre. La contraction du **muscle oblique inférieur droit** 3 détermine la rotation de la tête vers la droite dans l'articulation atlanto-axoïdienne.

Sur une **vue en perspective supéro-droite** (Fig. 91), la contraction du muscle **grand droit du côté droit**, tendu diagonalement entre le processus épineux de l'axis et le processus transverse droit de l'atlas, le fait tourner vers la droite, tout en allongeant le muscle grand droit gauche (Fig. 90) d'une longueur **b** : c'est le muscle de rappel. On voit le plan sagittal de symétrie **S** de l'atlas tourner de 12° par rapport au plan sagittal de l'axis **A** sous l'action du muscle grand oblique de la tête.

Ces précisions sur les actions des muscles suboccipitaux permettent de mieux comprendre leur rôle dans l'annulation des composantes non désirées d'inclinaison ou de rotation lors des mouvements purs de la tête, comme cela est démontré avec le modèle mécanique.

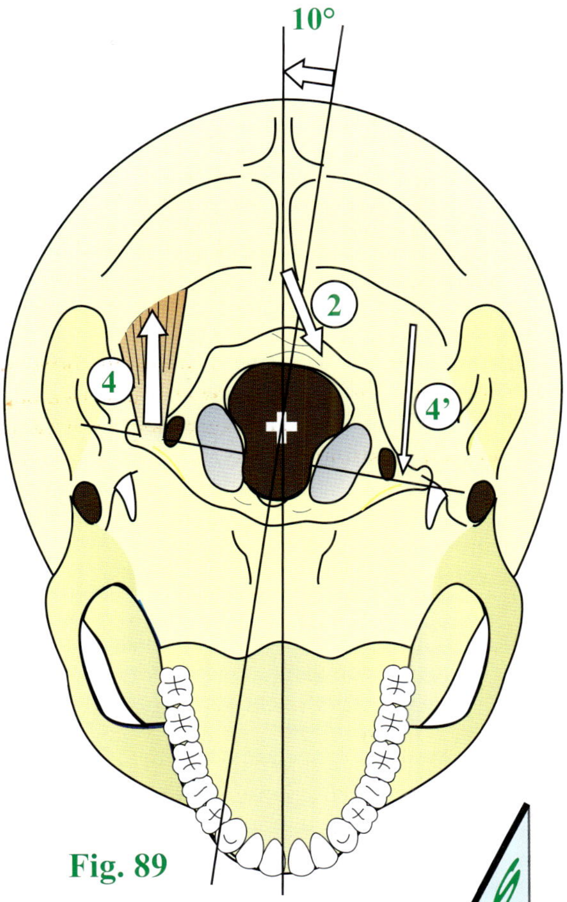

Fig. 89

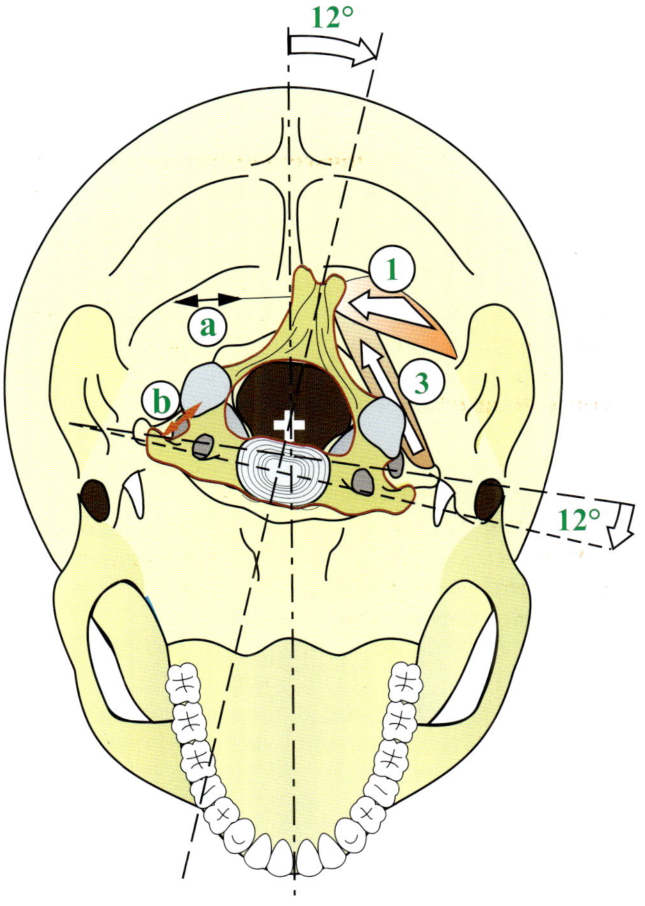

Fig. 90

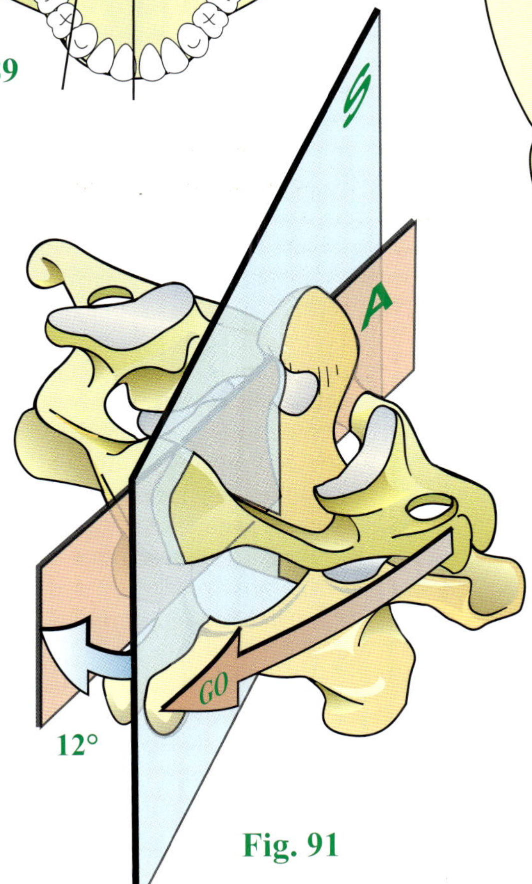

Fig. 91

Les muscles de la nuque : le premier et le quatrième plans

Le plan profond des muscles de la nuque

Il est constitué :

- au niveau du rachis cervical supérieur, par les **muscles suboccipitaux** précédemment décrits ;
- au niveau du rachis cervical inférieur, par les **muscles transversaires épineux**.

Disposés symétriquement contre le plan osseux, dans la gouttière formée par les processus épineux, les lames et les processus transverses, de l'axis au sacrum, ils sont formés de languettes musculaires se recouvrant à la manière des tuiles d'un toit.

La **disposition des lamelles musculaires** (Fig. 92) :

- dans la description classique de Trolard (côté gauche T), les fibres musculaires partent des processus épineux et des lames des quatre vertèbres sus-jacentes viennent converger sur le processus transverse de la cinquième vertèbre cervicale ;
- dans une description plus récente de Winckler (côté droit W), les faisceaux musculaires ont une disposition inverse.

Ces deux conceptions sont deux manières différentes de décrire une même réalité, suivant qu'on part de l'insertion supérieure ou de l'insertion inférieure. Quoi qu'il en soit, la direction des fibres musculaires étant toujours oblique en bas, en dehors et légèrement en avant, la contraction du muscle transversaire épineux entraîne :

- lorsqu'elle est **bilatérale** et **symétrique**, une **extension** du rachis cervical et une **hyperlordose**. C'est le muscle érecteur du rachis cervical ;
- lorsqu'elle est asymétrique ou unilatérale, l'extension, l'inclinaison du côté de sa contraction et la rotation du rachis du côté opposé, action semblable à celle du muscle sterno-cléido-mastoïdien sur la tête. Ainsi, *le muscle transversaire épineux est synergique du muscle sterno-cléido-mastoïdien*, mais alors que le muscle transversaire épineux agit de façon segmentaire sur chacun des étages du rachis cervical, le muscle sterno-cléido-mastoïdien, dont les fibres ont une direction générale semblable à celle du mucle transversaire épineux, agit sur la totalité du rachis cervical aux extrémités duquel il s'attache, par l'intermédiaire de **deux bras de levier importants**.

Le plan superficiel des muscles de la nuque

Ce **plan superficiel** (Fig. 93) est formé par le **muscle trapèze** 2 dont les fibres, disposées en éventail, partent d'une ligne continue qui occupe, d'une part le tiers interne de la ligne courbe supérieure de l'occipital, d'autre part les processus épineux jusqu'à la dixième vertèbre dorsale et le ligament cervical postérieur.

À partir de cette ligne d'insertion continue, les fibres les plus élevées descendent obliquement en bas, en dehors et en avant et se fixent sur le tiers externe de la clavicule, l'acromion et l'épine de l'omoplate. Le contour de la partie inférieure du cou est ainsi constitué par la **courbe enveloppante** des directions successives des fibres du muscle trapèze. Le muscle trapèze joue un rôle important dans la motricité de la ceinture scapulaire (voir Volume 1) mais lorsqu'il prend son appui fixe sur la ceinture scapulaire, il possède une **action puissante** sur le rachis cervical et sur la tête :

- la **contraction bilatérale symétrique** des muscles trapèzes entraîne une **extension** du rachis cervical et de la tête avec **exagération de la lordose cervicale**. Lorsque cette extension est contrecarrée par l'action des muscles antagonistes antérieurs du rachis cervical, le muscle trapèze *joue un rôle de hauban et stabilise tout le rachis cervical* ;
- la **contraction unilatérale ou asymétrique** du muscle trapèze (Fig. 94), évidente sur une vue dorsale avec contraction du **muscle trapèze gauche**, entraîne une **extension** de la tête et du rachis cervical avec **hyperlordose**, une **inclinaison** du côté de la contraction et une **rotation** de la tête du côté opposé. Le muscle trapèze est donc *synergique du muscle sterno-cléido-mastoïdien homolatéral*.

À la partie supéro-externe de la nuque (Fig. 93 ; **côté gauche)** apparaît l'extrémité supérieure du muscle sterno-cléido-mastoïdien. Le contour externe de la partie supérieure de la nuque est ainsi constitué par la **courbe enveloppante** des différentes directions successives des fibres musculaires du muscle sterno-cléido-mastoïdien tordu sur son axe.

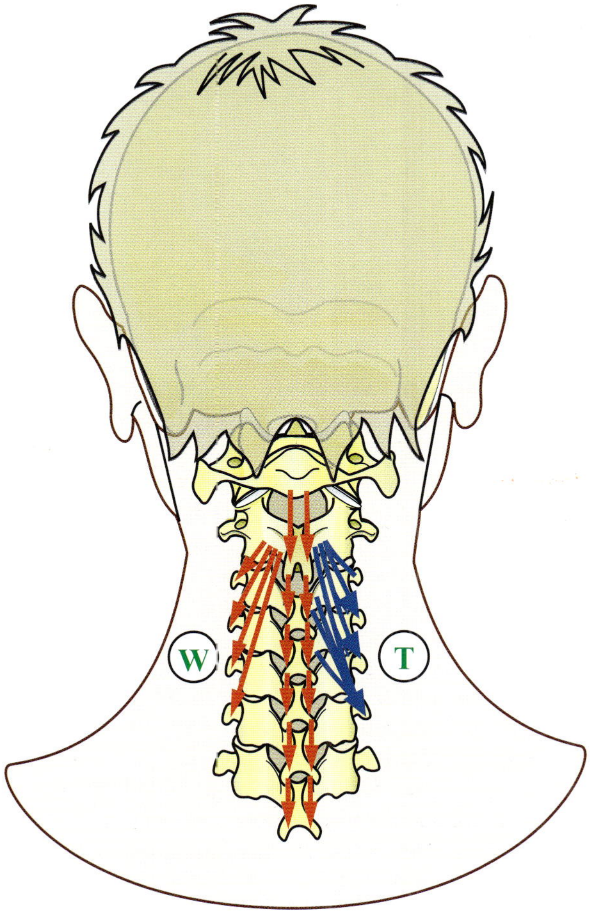

Fig. 92

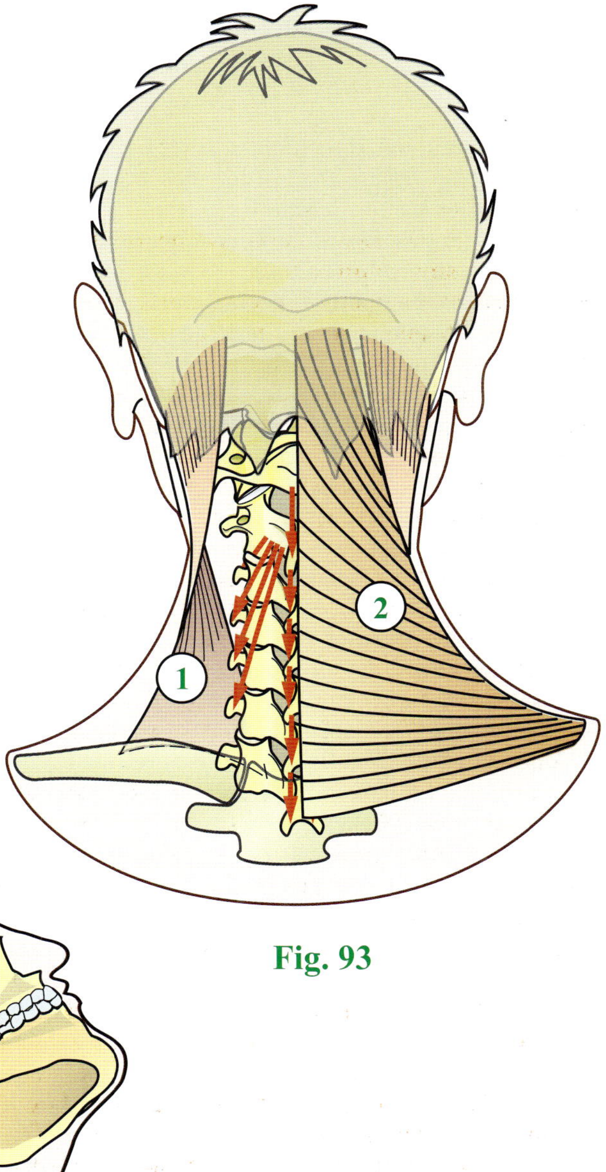

Fig. 93

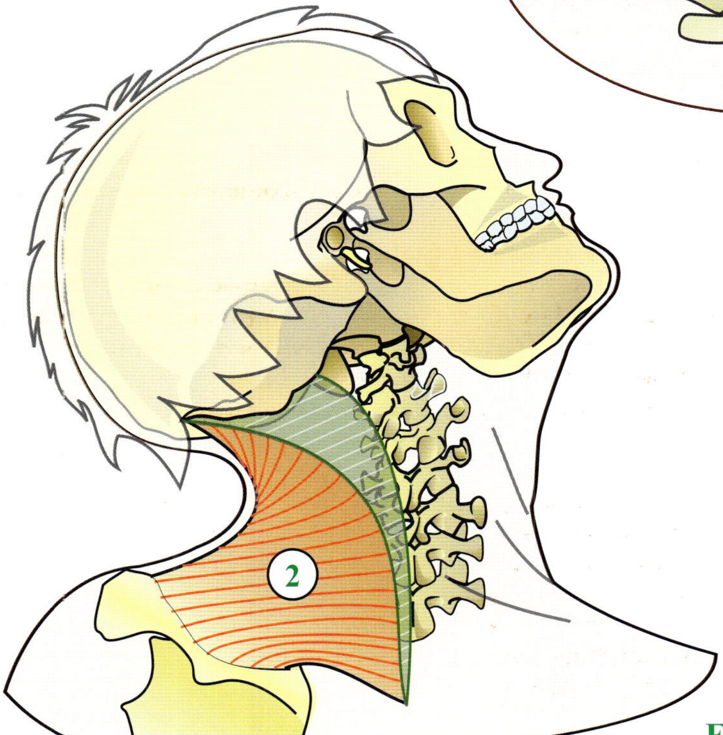

Fig. 94

Les muscles de la nuque : le deuxième plan

Ce plan, appliqué directement sur le plan le plus profond **(Fig. 95)**, est constitué des deux muscles complexus et par le muscle longissimus thoracique, le muscle longissimus du cou et la partie supérieure de la masse sacro-lombale.

Le **muscle semi-épineux de la tête 7**, situé immédiatement en dehors de la ligne médiane, forme une bande musculaire verticale, interrompue par une intersection aponévrotique qui l'a fait appeler digastrique de la nuque. Il se fixe en bas sur les proccesus transverses des six premières vertèbres dorsales, sur la base des processus transverses des quatre dernières vertèbres cervicales et sur les processus épineux de la septième vertèbre cervicale et de la première vertèbre dorsale.

Le corps musculaire, épais et arrondi, recouvre le muscle transversaire et finit de combler la gouttière vertébrale, séparé de son homologue par le ligament nuchal. C'est sur la convexité du muscle semi-épineux de la tête que viennent se mouler les deux muscles splénius **9 et 10 (Fig. 96)**. Il. se termine sur l'écaille de l'occipital en dehors de la crête occipitale externe et entre les deux lignes courbes.

La **contraction symétrique et bilatérale** de ce muscle détermine l'**extension** de la tête et du rachis cervical avec **hyperlordose**.

Sa **contraction asymétrique ou unilatérale** détermine une **extension** de la tête associée à une **légère inclinaison** du côté de sa contraction.

Le **muscle longissimus de la tête 8**, situé en dehors du précédent, long et mince, se dirige en haut et légèrement en dehors, se fixant en bas sur la base des processus transverses des quatre dernières vertèbres cervicales et de la première vertèbre dorsale et en haut sur le sommet et le bord postérieur du processus mastoïde. Son corps musculaire est tordu sur lui-même car ses fibres les plus inférieures se terminent pour les plus internes en haut, tandis que les plus élevées, à l'origine cervicale, sont les plus externes sur le processus mastoïde.

Sa **contraction bilatérale et symétrique** entraîne l'**extension** de la tête. Lorsque cette extension est limitée par l'action des muscles antagonistes antérieurs, le muscle longissimus de la tête stabilise latéralement la tête, tel un *hauban inversé*.

Sa **contraction unilatérale ou asymétrique** détermine l'**extension** associée à l'**inclinaison** du même côté, plus marquée que pour le muscle complexus, avec en outre une **rotation** homologue.

Le **muscle longissimus du cou 11**, long et mince, et situé en dehors du muscle longissimus de la tête, s'insère en haut sur le sommet des cinq derniers processus transverses cervicaux et en bas sur le sommet des processus transverses des cinq premières vertèbres dorsales. Les fibres les plus internes sont les plus courtes entre C7 et D5. Les externes sont les plus longues et réunissent C3 à D5.

La **contraction symétrique** des deux muscles transversaires produit l'**extension** du rachis cervical inférieur. Lorsque cette extension est contrecarrée par l'action des muscles antagonistes, les muscles transversaires jouent le rôle de *haubans*.

La **contraction unilatérale ou asymétrique** d'un muscle transversaire détermine l'**extension** et une **inclinaison homolatérale**.

Le **muscle longissiumus thoracique** participe aux muscles de la nuque par ses insertions les plus élevées sur les derniers processus transverses cervicaux. Il est d'ailleurs plus ou moins confondu avec la partie cervicale du muscle sacro-lombal **11'**, qui, prenant origine sur le bord supérieur des six premières côtes, vient se terminer avec le muscle longissimus du cou sur le tubercule postérieur des cinq derniers processus transverses. Ses actions sont tout à fait semblables à celles du muscle transversaire ; en outre la partie cervicale du muscle sacro-lombal joue le rôle de *hauban musculaire* du rachis cervical inférieur et d'**élévateur des six premières côtes** (voir p. 162).

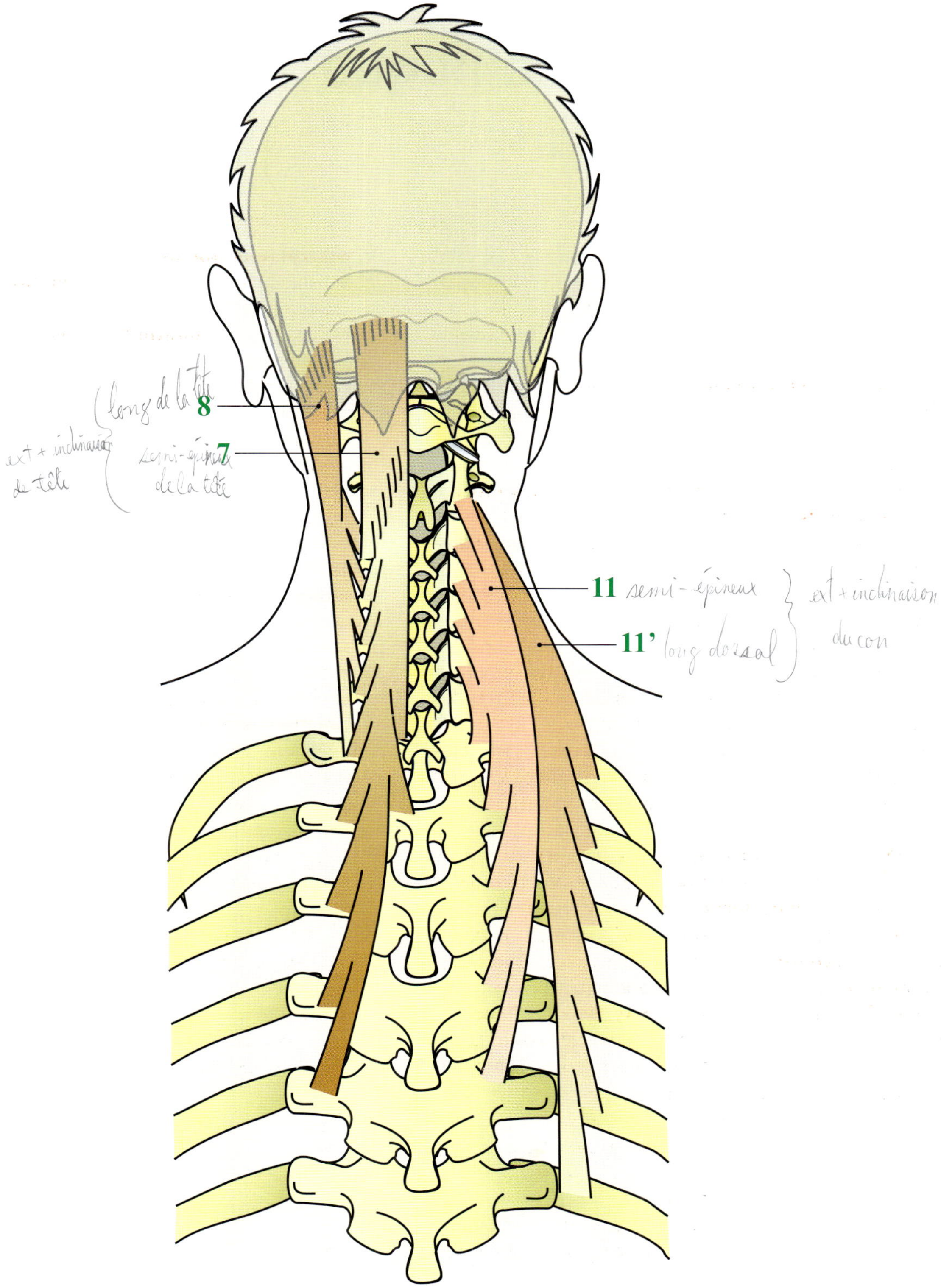
8
7
11
11'
long de la tête
semi-épineux de la tête
ext + inclinaison de tête
semi-épineux
long dorsal
ext + inclinaison du cou

Fig. 95

Les muscles de la nuque : le troisième plan

Le **troisième plan des muscles de la nuque** (Fig. 96) est constitué par les muscles splénius et élévateur de la scapula au-dessous du muscle trapèze.

Le **muscle splénius 9 et 10** s'étend en bas jusque dans la région dorsale. Il s'insère sur les six derniers processus épineux cervicaux, le ligament cervical postérieur, les quatre premiers processus épineux dorsaux et le ligament interépineux. Ses fibres se portent obliquement en haut, en dehors et en avant, s'enroulant sur les muscles du plan profond, et se terminent en **deux parties distinctes** :

- une **partie céphalique** formant le **muscle splénius de la tête 9**, qui s'insère sur l'occipital au-dessous du muscle steno-cléido-mastoïdien sur la moitié externe de la ligne courbe occipitale supérieure et sur le processus mastoïde. Il recouvre incomplètement les deux muscles complexus, qui apparaissent dans le triangle formé par le bord interne des deux muscles splénius ;
- une **partie cervicale** formant le **muscle splénius du cou 10**, figuré du côté gauche dans ses rapports avec le muscle splénius et du côté droit isolément pour montrer son enroulement ainsi que les languettes sur les processus transverses de l'atlas, de l'axis et de la troisième vertèbre cervicale.

La **contraction bilatérale et symétrique** du muscle splénius entraîne une **extension** de la tête et du rachis avec **hyperlordose**.

La **contraction asymétrique ou unilatérale** du muscle splénius détermine une **extension**, une **inclinaison** et une **rotation** du côté de sa contraction, dans le sens du mouvement univoque du rachis cervical inférieur.

Le **muscle élévateur de la scapula 12**, situé en dehors du muscle splénius du cou, possède avec lui des insertions supérieures communes sur les processus transverses des quatre premières vertèbres cervicales. Son corps musculaire aplati s'enroule du même mouvement que celui du muscle splénius, mais il s'en écarte bientôt pour se diriger obliquement en bas et légèrement en dehors et se fixer sur la scapula.

Lorsqu'il prend appui sur le rachis cervical, le muscle élévateur de la scapula entraîne une élévation de la scapula, d'où son nom (voir Volume 1). Par contre, lorsque la scapula est fixée, il devient moteur du rachis cervical.

Sa contraction bilatérale et symétrique détermine une extension du rachis cervical avec hyperlordose. Lorsque cette extension est empêchée par les muscles antagonistes, il devient un hauban stabilisant latéralement le rachis cervical.

Sa contraction unilatérale ou asymétrique entraîne comme pour le muscle splénius du cou une extension avec inclinaison et rotation du côté de sa contraction, donc dans le sens du mouvement univoque du rachis cervical inférieur.

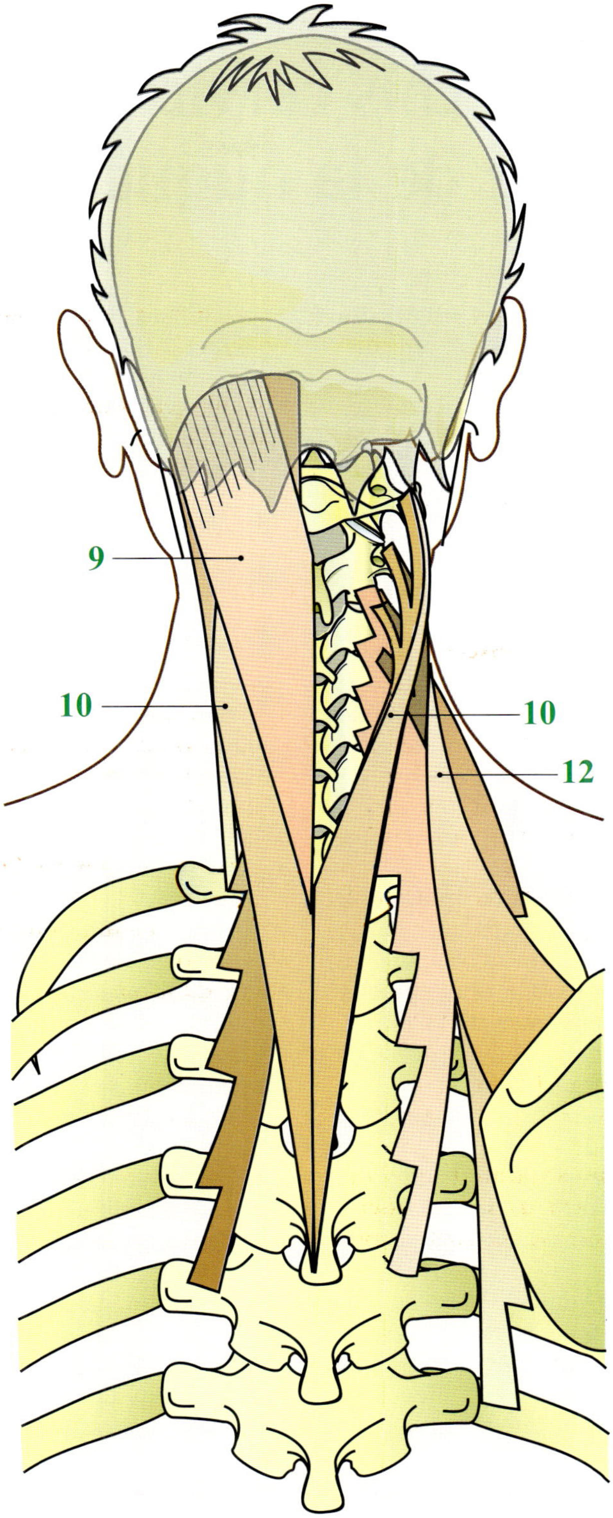

Fig. 96

Extension du rachis cervical par les muscles de la nuque

Les muscles de la nuque sont tous **extenseurs du rachis cervical** et de la tête, mais, suivant leur disposition, on peut distinguer **trois groupes**.

Un **premier groupe** (Fig. 97), comprend tous les muscles qui s'insèrent sur le rachis cervical au niveau des processus transverses et qui se dirigent obliquement en bas et en arrière vers la région dorsale. Ce sont :

- le muscle **splénius du cou** 1 ;
- le muscle **longissimus du cou** et la **partie cervicale du muscle sacro-lombal** 2 ;
- le muscle **élévateur de la scapula** 3.

Ces muscles sont extenseurs du rachis cervical avec une hyperlordose. Leur contraction unilatérale entraîne en outre l'inclinaison et la rotation du côté de leur contraction ; ce sont les muscles moteurs du mouvement univoque du rachis cervical inférieur.

Un **deuxième groupe** (Fig. 98) regroupe les muscles à direction oblique en bas et en avant :

- d'une part, le muscle **transversaire épineux** 4, muscle propre au rachis cervical inférieur ;
- d'autre part, les muscles joignant l'occipital au rachis cervical inférieur. Le muscle **semi-épineux de la tête** 6, le muscle **longissimus de la tête** 7, le muscle **splénius de la tête**, non représenté sur la figure, font partie de ce groupe ;
- enfin les muscles suboccipitaux, non représentés sur la figure (voir pp. 250-254).

Tous ces muscles sont extenseurs du rachis cervical avec **hyperlordose** et **extenseurs** de la tête sur le rachis cervical, du fait de leurs insertions directes sur l'occipital.

Enfin, il existe un **troisième groupe** de muscles passant totalement en pont par-dessus le rachis cervical sur lequel ils ne prennent aucune insertion. Ils joignent ainsi directement l'occipital et le processus mastoïde à la ceinture scapulaire. Ce sont :

- d'une part le muscle **trapèze** (8, figure 79 et 9, figure 93) ;
- d'autre part, le muscle **sterno-cléido-mastoïdien** (Fig. 99), système diagonal qui croise la direction du rachis cervical et dont la contraction bilatérale et symétrique a trois conséquences, qui sont l'**extension** de la tête sur le rachis cervical 10, la **flexion** du rachis cervical sur le rachis dorsal 9, et l'**extension** du rachis cervical sur lui-même avec **hyperlordose** 11.

La statique du rachis cervical dans le plan sagittal (Fig. 100) dépend donc d'un **équilibre dynamique permanent** entre :

- d'une part, l'**action d'extension des muscles de la nuque**, muscles splénius S, longissimus du cou, sacro-lombal, long dorsal Ld et trapèze T. Tous ces muscles forment des cordes partielles ou totales dans la concavité de la lordose cervicale ;
- d'autre part, les **muscles antérieurs et antéro-externes** ;
- le muscle long du cou Lc, qui est fléchisseur et redresseur de la lordose cervicale ;
- les muscles scalènes Sc, qui sont fléchisseurs du rachis cervical sur le rachis dorsal mais qui ont tendance à entraîner une hyperlordose cervicale si leur action n'est pas contrebalancée par le muscle long du cou et par les muscles supra- et subhyoïdiens (voir Fig. 78, p. 247).

La contraction simultanée de tous ces groupes musculaires entraîne une **rigidification du rachis cervical** dans sa position moyenne. Ces muscles se comportent ainsi comme des *haubans* situés dans le plan sagittal et dans des plans obliques. Ils jouent un rôle essentiel dans l'**équilibre de la tête** et le port de charges sur la tête, qui, chez certaines populations, est un moyen habituel de porter des charges tout en libérant les mains. Cette coutume a certainement pour effet de renforcer la structure du rachis cervical et la puissance de tous les muscles du cou.

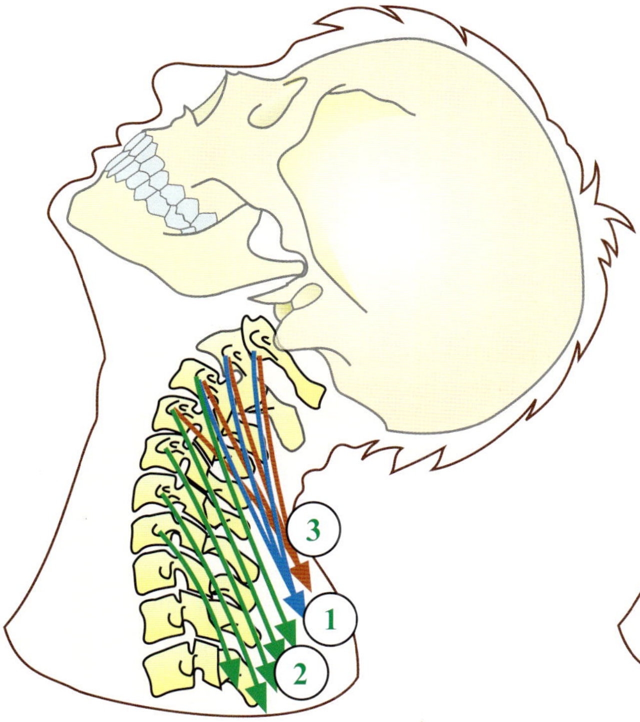

Fig. 97

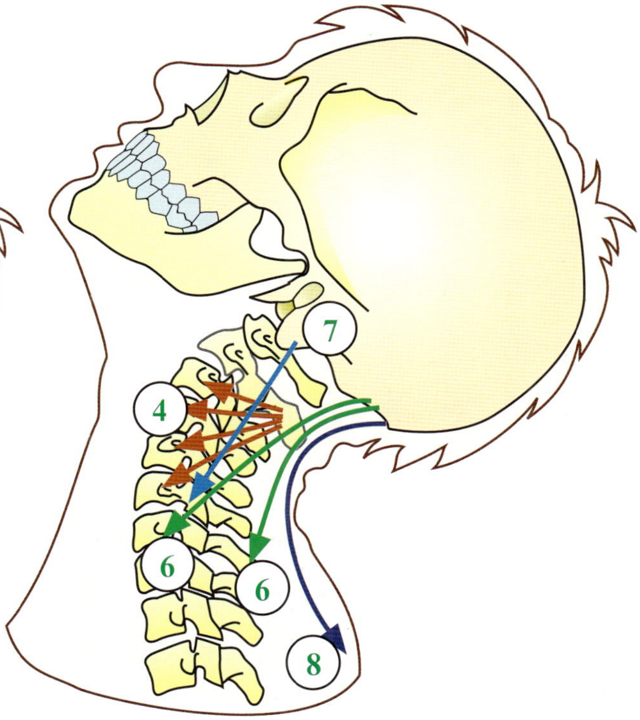

Fig. 98

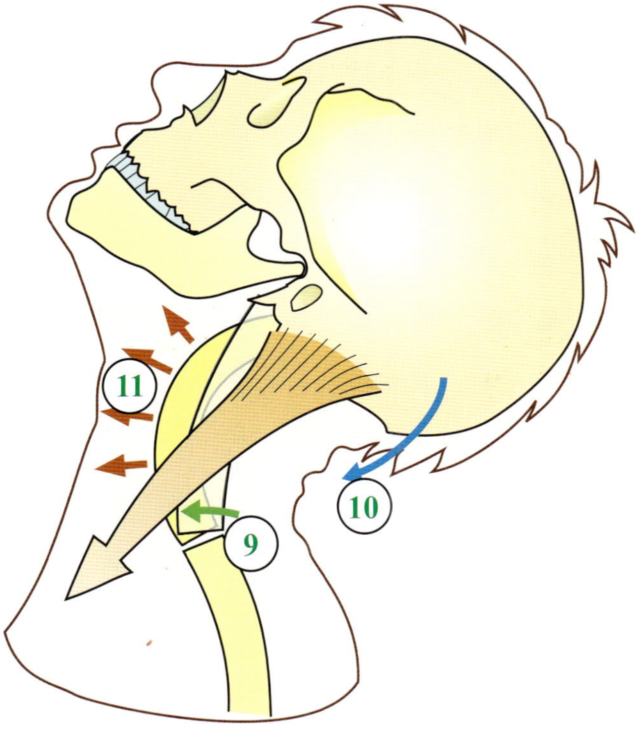

Fig. 99

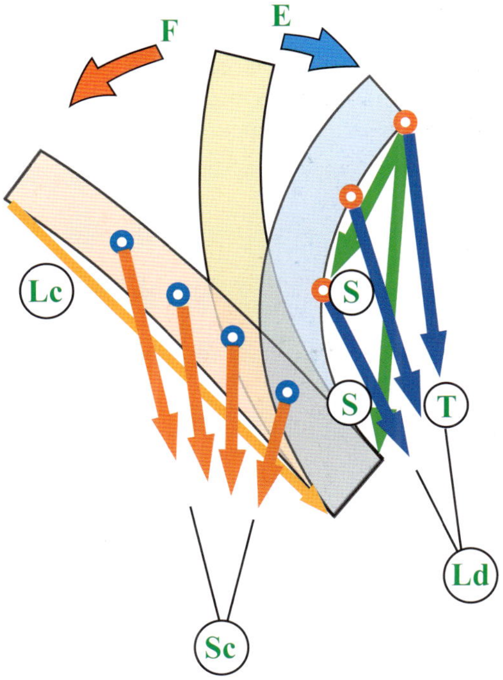

Fig. 100

Synergie-antagonisme des muscles prévertébraux et du muscle sterno-cléido-mastoïdien

La figure 99 (voir p. 263) illustre parfaitement le résultat de la contraction symétrique, mais isolée, des muscles sterno-cléido-mastoïdiens **SCM** : ils ne peuvent, à eux seuls, agir efficacement pour maintenir l'équilibre de la tête et la statique du rachis cervical. Ils doivent pour cela recevoir l'aide de muscles synergiques-antagonistes qui vont préalablement redresser la lordose cervicale **(Fig. 101)**. Ce sont :

- essentiellement le **muscle long du cou** **Lc**, situé immédiatement en avant des corps vertébraux. Il redresse l'arc formé par la lordose cervicale *grâce à sa situation sur la convexité de cet arc* ;
- les muscles fléchisseurs de la tête sur le rachis cervical **(Fig. 102)**, situés à l'étage suboccipital, les **muscles long de la tête, droit antérieur de la tête et le muscle droit latéral** ;
- en outre, les **muscles supra- et subhyoïdiens** agissent à distance sur un grand bras de levier en avant du rachis cervical, à condition que la mandibule soit bloqué sur l'os maxillaire par la contraction des muscles masticateurs.

À partir du moment où **le rachis cervical est rigidifié, la lordose redressée** **(Fig. 103)** et l'extension de la tête sur le rachis cervical empêchée par les muscles suboccipitaux antérieurs et les muscles supra- et subhyoïdiens, la **contraction simultanée** des deux muscles sterno-cléido-mastoïdiens **(Fig. 104)** détermine la **flexion** du rachis cervical sur le rachis dorsal. Il existe donc bien des relations d'antagonisme-synergie entre les muscles sterno-cléido-mastoïdiens d'une part et les muscles prévertébraux d'autre part, situés soit au contact du rachis, soit à distance plus en avant.

Lors du port de charge sur la tête, tous ces muscles sont contractés simultanément, en état d'équilibre dynamique permanent qui transforme l'ensemble tête et cou en un bloc à la fois rigide, mais souple, au sommet de l'édifice rachidien. C'est le triomphe de la bipédie… !

Cet exercice est très vivement recommandé aux femmes qui veulent acquérir un port de reine.

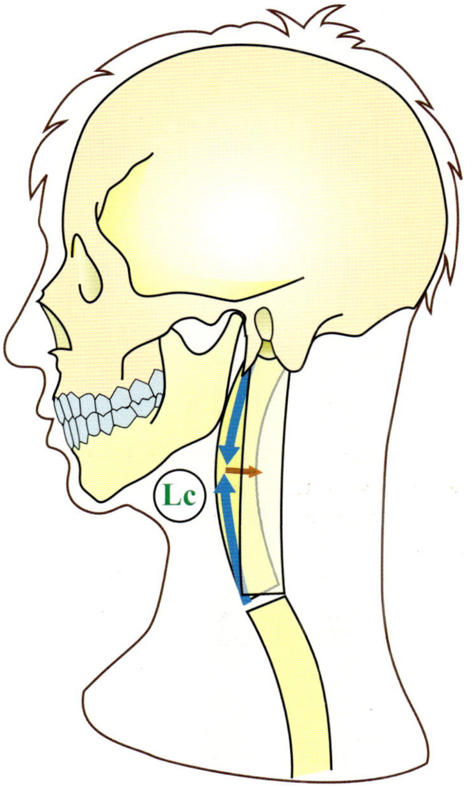

Fig. 101

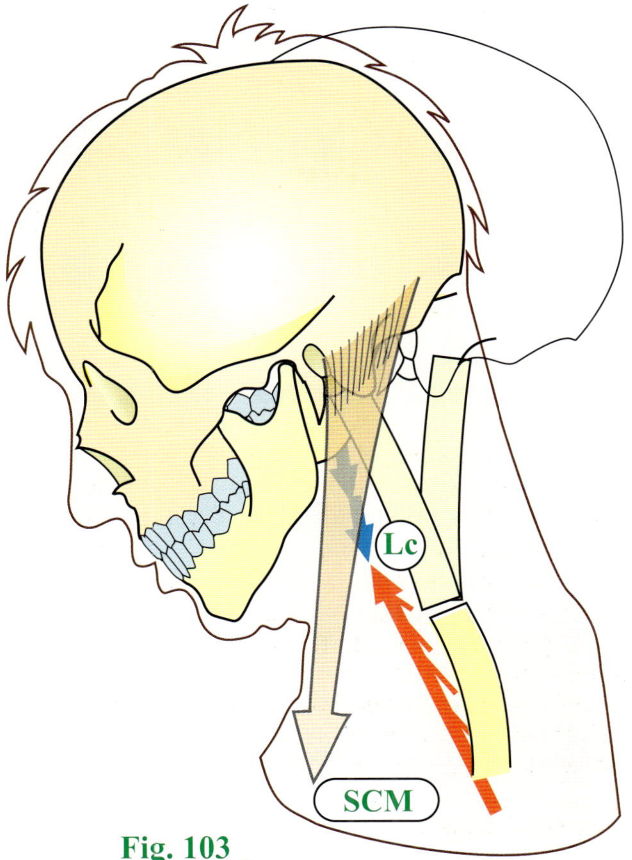

Fig. 103

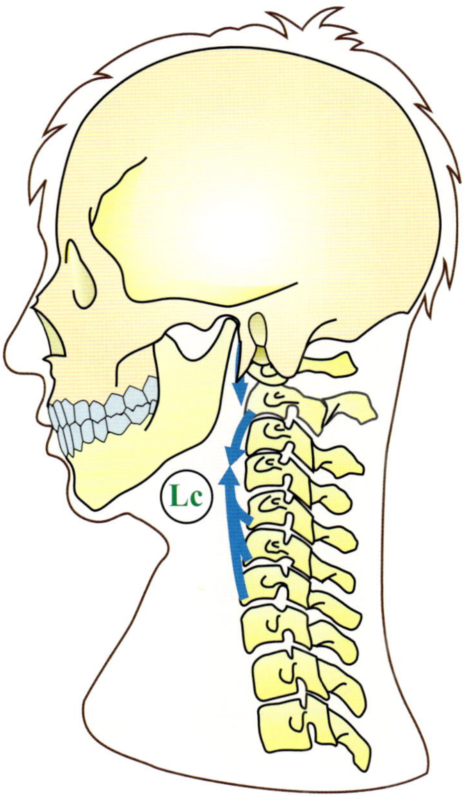

Fig. 102

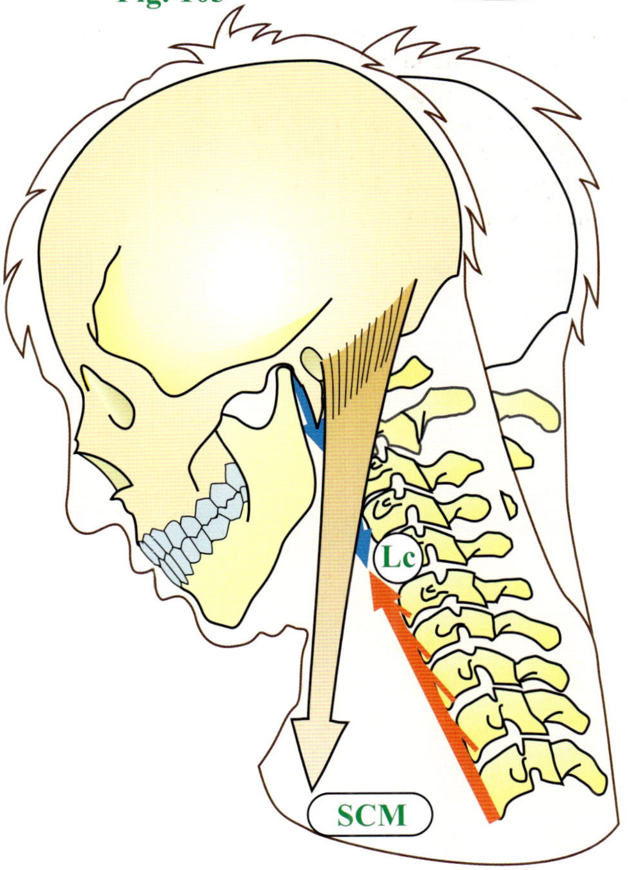

Fig. 104

Amplitudes globales du rachis cervical

Comment peut-on mesurer pratiquement les amplitudes du rachis cervical ? Pour la flexion-extension et l'inclinaison, une mesure précise peut s'appuyer sur des radiographies de profil et de face, mais pour la mesure des rotations, c'est beaucoup plus difficile : il faut recourir au scanner et à l'IRM.
On peut cependant aussi utiliser des repères cliniques extérieurs, pour servir de référence pour la **flexion-extension (Fig. 105)** : le plan de référence est le plan masticateur qui, en position neutre, est horizontal. Il est possible de le matérialiser en faisant serrer entre les mâchoires une feuille de carton, qui représente alors ce plan. L'extension **E** sera donc l'angle ouvert en haut, formé par le plan masticateur et l'horizontale. La flexion **F** sera l'angle ouvert en bas, entre le plan masticateur et l'horizontale. Les amplitudes ont été précédemment définies, mais elles sont très variables suivant les sujets.
La mesure de la **rotation de la tête et du cou (Fig. 106)** peut être effectuée sur le sujet assis sur une chaise en immobilisant de façon stricte sa ceinture scapulaire. On tient alors compte, comme ligne de référence, de la ligne des épaules, et la rotation est mesurée soit par l'angle **R** formé par cette ligne de référence et le plan frontal passant par les oreilles, soit par l'angle **R'** formé par le plan sagittal de la tête avec le plan sagittal du corps. Une mesure plus précise peut être effectuée sur un sujet couché sur le dos sur un plan dur et horizontal, au moyen d'un **goniomètre à bulle**[1] fixé sur le front dans un plan transversal.

Pour la mesure de l'**inclinaison I (Fig. 107)**, on tiendra compte de l'angle formé par deux lignes : d'une part la ligne des clavicules et d'autre part, la ligne des yeux.
Une mesure plus précise de la flexion-extension et de l'inclinaison peut être effectuée au moyen d'un **goniomètre à bulle** fixé sur le crâne soit dans le plan sagittal pour étudier la flexion-extension, soit dans le plan frontal pour mesurer l'inclinaison.
Il existe un autre mouvement, très peu usité sous nos climats, mais courant chez les **danseuses balinaises (Fig. 108)** : le mouvement de translation latéral de la tête **T**, sans aucune inclinaison. Certaines de nos relations féminines peuvent l'effectuer à titre de talent de société. Attention ! ce mouvement n'est considéré comme réussi que *si la ligne des yeux reste parallèle à elle-même…* Il faut avoir bien assimilé ce qui a été expliqué au début de ce chapitre sur les mouvements compensatoires des articulations sous-occipitales. Le secret consiste à effectuer des contre-contre-compensations. Ainsi, en partant de la position univoque du rachis cervical inférieur d'inclinaison à droite, rotation-extension, il faut effectuer au niveau du complexe sous-occipital une contre-rotation gauche, flexion (légère) et surtout contre-inclinaison vers la gauche pour ramener le méridien du nez à la verticale. Le concours est ouvert…
NB : il est très facile d'effectuer ce mouvement, dit de la Balinaise, sur le modèle mécanique de rachis cervical à construire (voir p. 324).

1. Le goniomètre à bulle est peu utilisé en physiologie articulaire, pourtant il indique l'angle par rapport à la verticale, ce qui peut être très utile. Le goniomètre à bulle est par contre sur le tableau de bord des avions (de tourisme, etc.) : il indique l'inclinaison latérale de l'avion. Dans le langage imagé, « coincer la bulle » signifie se reposer en position couchée…

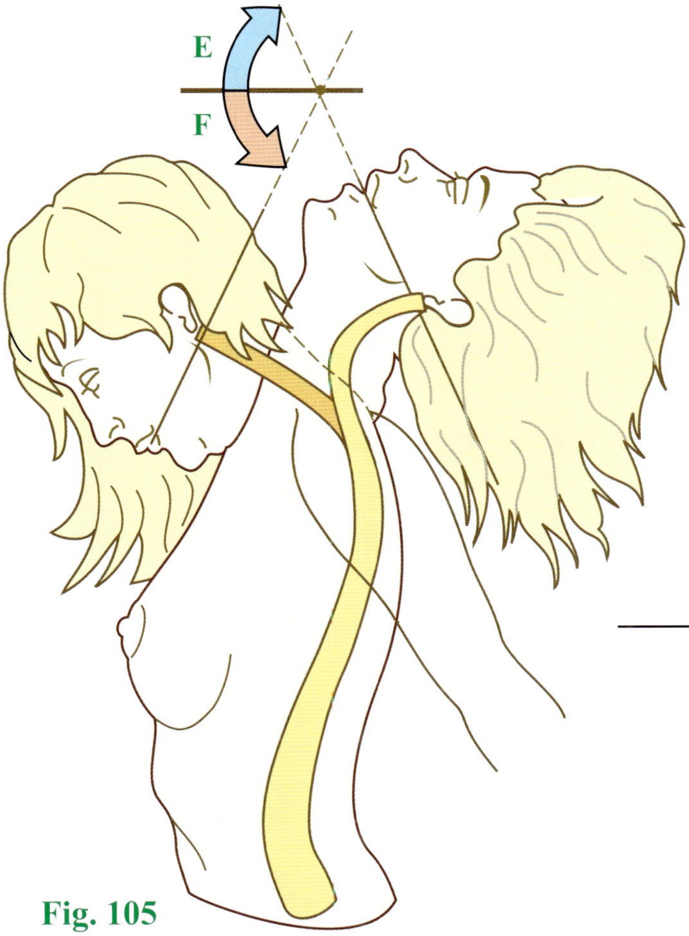

Fig. 105

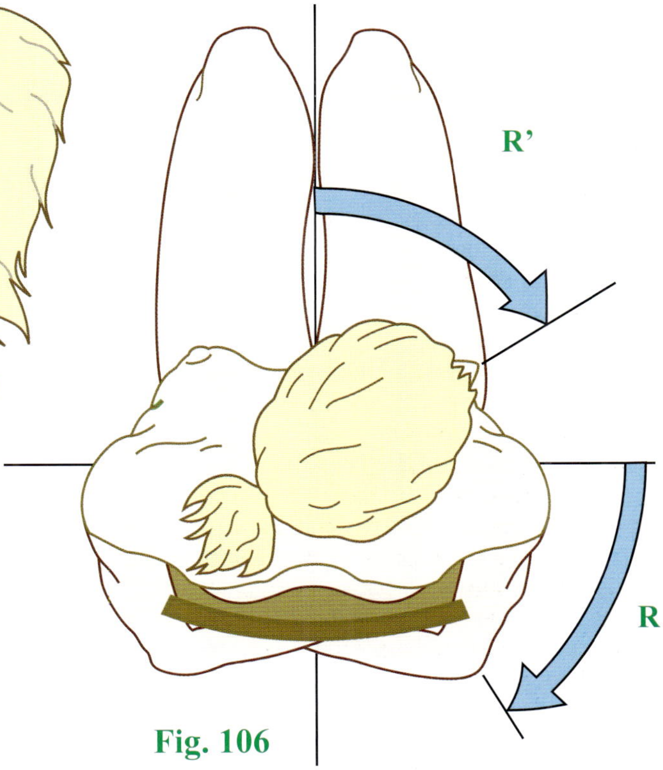

Fig. 106

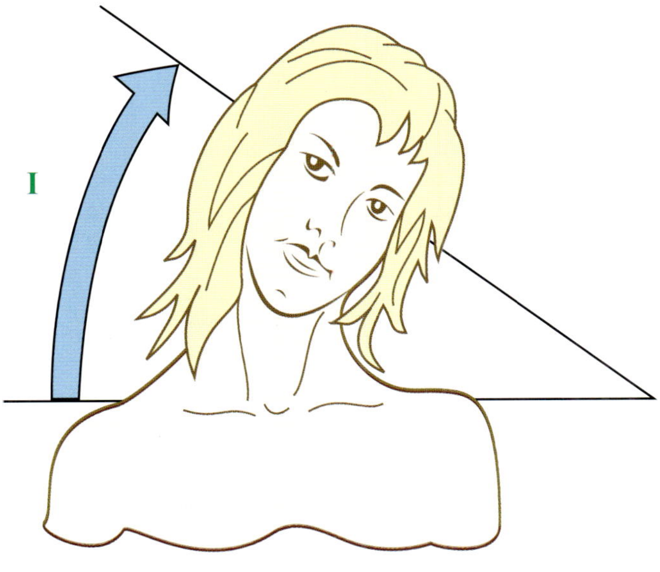

Fig. 107

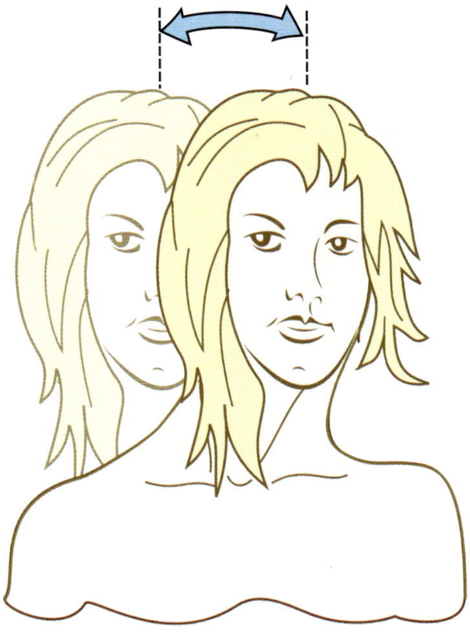

Fig. 108

Rapports de l'axe nerveux avec le rachis cervical

Le système nerveux cérébro-spinal est contenu à l'intérieur de la boîte crânienne et du canal rachidien. Au niveau du rachis cervical, le canal rachidien protège le bulbe, qui sort du crâne par le foramen occipital, et la moelle, qui émet les racines du plexus cervical et du plexus brachial.

Le bulbe et la moelle cervicale contractent donc des rapports très étroits avec des éléments très mobiles du rachis cervical, surtout au niveau du rachis suboccipital, dans une **zone de transition mécanique** très particulière **(Fig. 109, vue perspective antérieure droite)**. En effet, dès sa sortie du foramen occipital, le bulbe **S**, prolongé par la moelle **M**, se situe entre les deux condyles occipitaux **C** et légèrement en arrière d'eux. Ils forment à ce niveau les **deux points d'appui du crâne** sur la colonne cervicale. Mais, entre les condyles occipitaux et la troisième vertèbre cervicale, l'atlas et l'axis vont répartir sur trois colonnes le poids de la tête, d'abord supporté par les deux colonnes des condyles **C et C'**. Ces trois colonnes, qui se poursuivent sur tout le rachis, sont :

- la **colonne principale** des corps vertébraux **1**, située en avant de la moelle ;
- les **deux colonnettes latérales** des processus articulaires **2 et 3**, situées de part et d'autre de la moelle.

La division des lignes de force s'effectue au niveau de l'axis, qui représente ainsi un véritable **répartiteur des efforts** entre le crâne et l'atlas d'une part et le reste de la colonne cervicale d'autre part. En effet, sur une **vue de profil (Fig. 110)**, on constate que les efforts supportés par chacun des condyles de l'occipital **C** vont se diviser en deux :

- d'une part, vers l'avant et le dedans, les **efforts statiques** principaux se portent vers les corps vertébraux **CV** à travers le corps de l'axis ;
- d'autre part, les **efforts dynamiques** vers la colonne des processus articulaires **A**, vers l'arrière et le dehors, à travers le pédicule vertébral de l'axis et le processus articulaire inférieur situé sous l'arc postérieur de l'axis.

Cette région suboccipitale représente donc à la fois le **pivot**, *le point le plus mobile* du rachis cervical et l'endroit *le plus sollicité mécaniquement*. C'est dire l'importance des éléments de liaison ligamentaire et des facteurs osseux de stabilité dont le plus essentiel est le **processus odontoïde**. Une fracture de la base du processus odontoïde rend complètement instable l'atlas sur l'axis, qui peut ainsi basculer soit vers l'arrière, soit beaucoup plus gravement *vers l'avant*, véritable luxation antérieure de l'atlas sur l'axis avec compression du bulbe et mort immédiate.

Un autre élément très important de la stabilité de l'atlas sur l'axis est le **ligament transverse** dont la rupture permet la luxation antérieure de l'atlas sur l'axis, le processus odontoïde restant en place et venant comprimer et léser gravement le bulbe (voir Fig. 84, 85 et 86, p. 253). Là encore, la mort subite est inévitable. Cependant, les ruptures du ligament transverse sont plus rares que les fractures du processus odontoïde.

À l'étage cervical inférieur, le point le plus sollicité se situe entre C5 et C6. C'est à ce niveau qu'on peut observer avec le maximum de fréquence les luxations antérieures de C5 et C6, avec **accrochage des processus articulaires** inférieurs de C5 sur les processus articulaires supérieurs de C6 **(Fig. 111)**. Dans cette position, la moelle se trouve comprimée entre l'arc postérieur de C1 et l'angle postéro-supérieur du corps de C6. Suivant son niveau, la compression médullaire entraîne soit une paraplégie, soit une tétraplégie qui peut être rapidement mortelle.

Il va sans dire que toutes ces lésions, qui créent une grande instabilité du rachis, peuvent être *aggravées par des manipulations malencontreuses*, en particulier lors du *relèvement des blessés*. On comprendra alors que tout mouvement de flexion du rachis cervical et de flexion de la tête sur le rachis cervical peut aggraver la compression du bulbe ou de la moelle. Donc, lors du relèvement d'un blessé de la route, par exemple, l'un des sauveteurs doit avoir pour tâche unique et primordiale de *tirer la tête dans l'axe du rachis* et de la porter en *légère extension*, ceci pour éviter les déplacements d'une éventuelle fracture, soit à l'étage suboccipital, soit au-dessous.

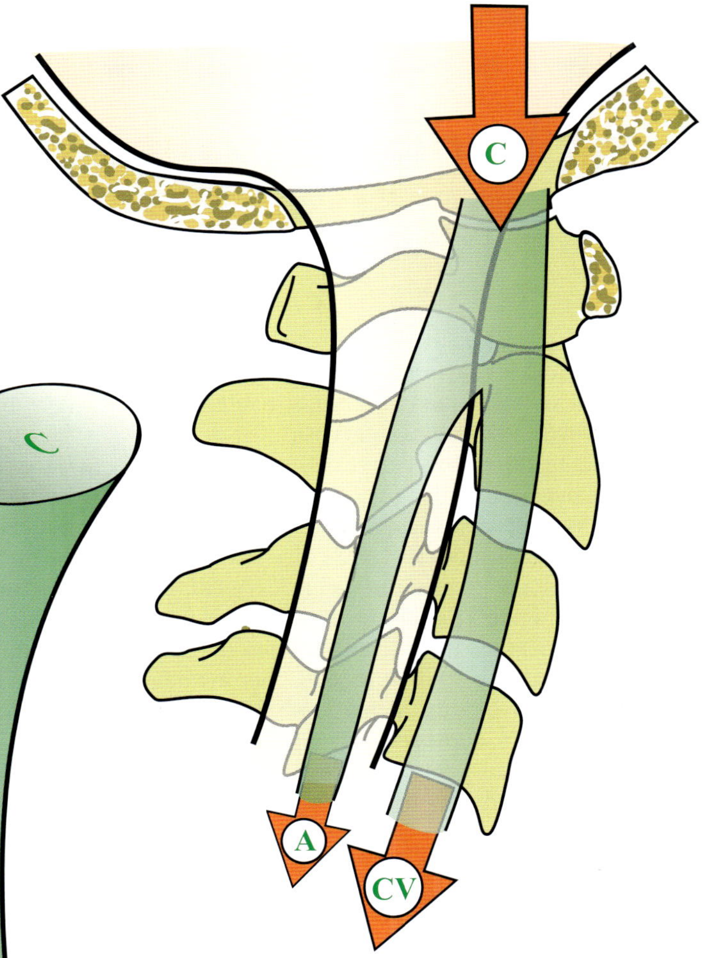

Fig. 110

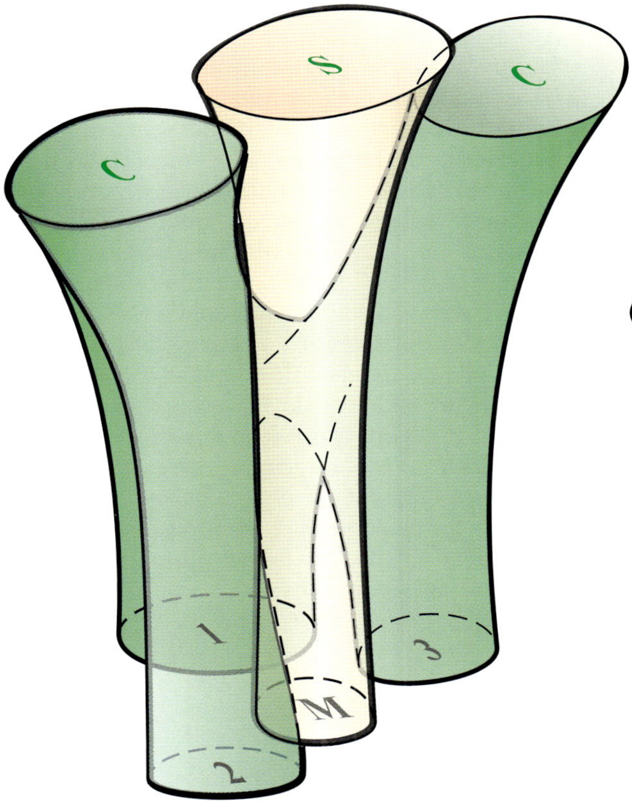

Fig. 109

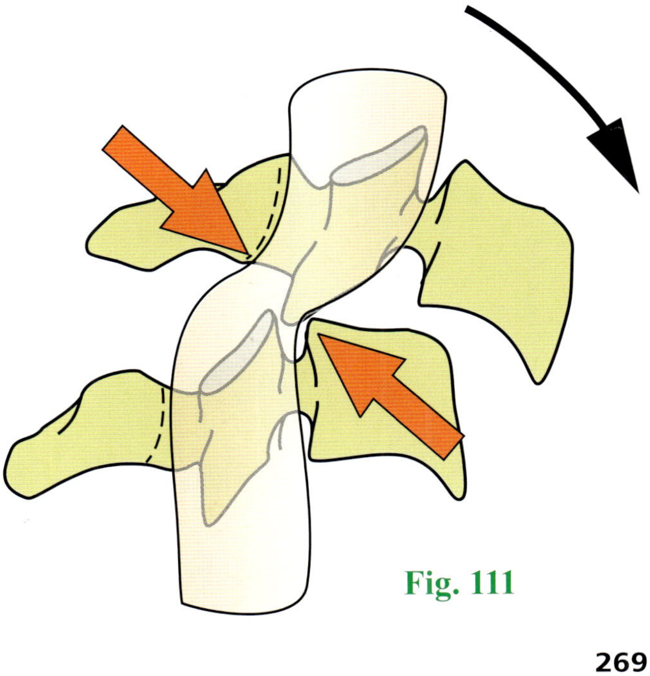

Fig. 111

Rapport des racines cervicales avec le rachis

Après avoir étudié les rapports du rachis cervical avec le bulbe et la moelle, nous allons nous intéresser à ses rapports avec les racines nerveuses.

À chaque étage du rachis cervical, les **racines des nerfs cervicaux** sortent par les **foramens de conjugaison**. Ces racines peuvent être intéressées par des **processus pathologiques** (Fig. 112) : les **hernies discales** sont rares au niveau du rachis cervical, leur issue postéro-latérale **(flèche 1)** étant gênée par la présence des processus unciformes, si bien que, lorsqu'elles existent, elles sont beaucoup plus médianes **(flèche 2)** qu'au niveau du rachis lombal. Elles causent donc plutôt des **compressions médullaires**.

Il faut remarquer, au sein du processus transverse, l'**artère vertébrale** dans son canal.

Cependant le processus de compression le plus fréquent au niveau du rachis cervical est réalisé par l'**arthrose** des articulations unco-vertébrales **(flèche 3)**.

Une **vue de profil du rachis cervical** **(Fig. 113)** montre en effet les rapports étroits des racines cervicales sortant par les foramens de conjugaison avec les **articulations zygapophysaires** en arrière, et les **articulations unco-vertébrales** en avant **(partie supérieure de la figure)**. Lorsque débute la cervicarthrose **(partie inférieure de la figure)**, on voit apparaître non seulement des becs ostéophytiques à la partie antérieure des plateaux vertébraux **1** mais surtout, sur les incidences radiologiques de trois quarts, des végétations ostéophytiques partant des articulations unco-vertébrales **2** et venant faire saillie dans l'aire du foramen de conjugaison. De même, les ostéophytes viennent de l'arrière, à partir de l'articulation zygapophysaire **3**, et la racine cervicale peut ainsi se trouver comprimée entre les ostéophytes antérieurs, à point de départ unco-vertébral, et les ostéophytes postérieurs, à point de départ articulaire. Ainsi peut s'expliquer la **symptomatologie radiculaire des cervicarthroses**.

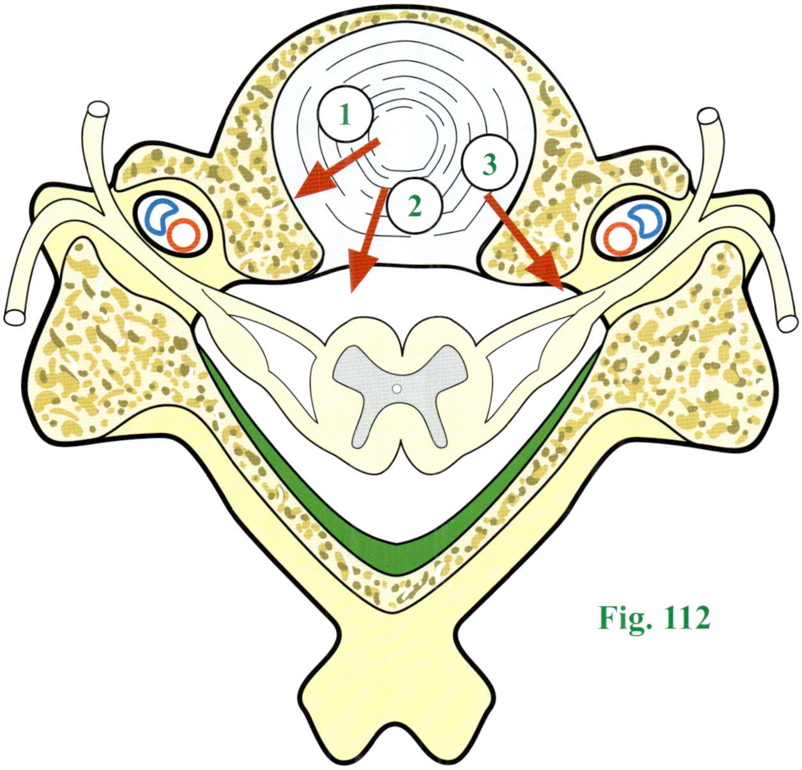

Fig. 112

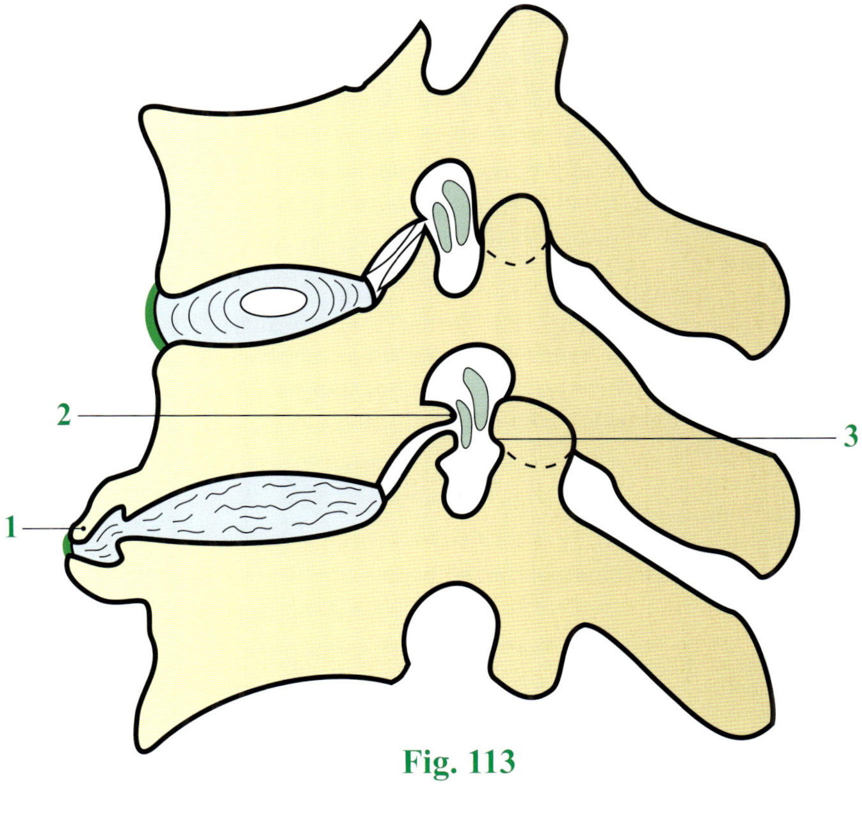

Fig. 113

L'artère vertébrale et les vaisseaux du cou

En raison de ses rapports étroits avec le rachis cervical, il nous semble important de préciser *les relations étroites de l'artère vertébrale avec le rachis*, et, en général, ses relations avec les vaisseaux du cou, qui *alimentent le cerveau* et la face.

Les **vaisseaux de la tête et du cou** prennent leur origine **(Fig. 114, vue de profil)** sur la crosse de l'aorte :

- du **côté droit**, directement par le tronc brachio-céphalique **1**, qui va se diviser en artères subclavière droite **2** et carotide primitive droite **3** ;
- du **côté gauche**, séparément, par l'artère carotide primitive gauche, suivie de l'artère subclavière gauche.

C'est de l'artère subclavière que se détache l'artère vertébrale **4'**, qui se dirige, dans le creux supra-claviculaire, vers le foramen transversaire de la sixième vertèbre cervicale. Elle parcourt ensuite de bas en haut **4** le canal qui, lui, est formé par la **succession des foramens des processus transverses cervicaux**, jusqu'à l'atlas **(Fig. 115, vue postéro-droite)**. Parvenue **au niveau de l'atlas (Fig. 116)**, au-dessus de son processus transverse, elle change complètement de direction et décrit une crosse, qui contourne par en arrière la masse latérale de l'atlas, où elle creuse une profonde gouttière. Elle pénètre ainsi dans le canal vertébral, au contact de la face externe du tronc cérébral et du bulbe rachidien, et, se dirigeant en haut, en avant et en dedans, elle forme en s'unissant avec sa symétrique le **tronc basilaire**, artère importante qui, à la face antérieure du tronc cérébral, pénètre par le foramen occipital dans la fosse postérieure du crâne.

Tout au long de ce trajet, *l'artère vertébrale est exposée aux traumatismes* :

- d'abord *dans le canal transversaire*, où elle doit glisser librement pour pouvoir s'adapter aux variations de courbure et de direction du rachis cervical. Toute disjonction d'une vertèbre par rapport à ses voisines peut l'endommager ;
- ensuite, *lors de sa réunion avec son homologue*, elle passe au contact du processus odontoïde dont elle n'est séparée que par le ligament transverse

À noter que la constitution du tronc basilaire, qui va ensuite se diviser en deux, est une illustration du principe d'économie universelle d'Ockham[1], car les deux artères vertébrales auraient aussi bien pu franchir séparément le foramen occipital.

Par ailleurs **(Fig. 114)**, l'artère carotide primitive **3** monte à la face antéro-latérale du cou et se divise en artère carotide externe **9**, qui va se diviser à son tour en artère temporale superficielle **10** et artère maxillaire interne **11**, toutes deux artères de la face. Par contre, l'artère carotide interne **7** va pénétrer par la base du crâne dans la cavité crânienne, et décrire une courbe, qu'on appelle le **siphon carotidien 10**, avant de se diviser en ses branches terminales irriguant le cerveau.

Le point important à retenir est que le tronc basilaire communique avec les artères carotides internes par l'intermédiaire d'un **système anastomotique**, l'hexagone de Willis. Les artères vertébrales assurent donc non seulement l'**apport artériel de la fosse postérieure** du crâne, à savoir le cervelet et le tronc cérébral, mais participent aussi à la **vascularisation du cerveau antérieur**, assurant la suppléance en cas de défaillance de l'apport carotidien.

Le rôle essentiel des artères vertébrales étant ainsi éclairé, on comprend l'importance de leur sauvegarde dans tous les actes sur le rachis cervical. On a vu des *lésions de l'artère vertébrale au cours de manipulations un peu vigoureuses du rachis cervical…*

---

1. Guillaume d'Ockham : moine franciscain, théologien scolastique, philosophe et logicien anglais dit « le docteur invincible ». Né à Ockham, Surrey, vers 1290, excommunié en 1330 et mort de la peste à Munich en 1349.
Il a énoncé le principe de parcimonie, ou *principe d'économie universelle* : « La vérité d'une théorie doit se baser sur le minimum de présupposés, de raisons et de démonstrations. »
Ce principe est connu aussi sous l'expression « le rasoir d'Ockham », qui élimine tous les présupposés inutiles des démonstrations dans une construction logique.
C'est bien dans cette lignée que se situe la pensée de Copernic qui, trouvant que pour expliquer le mouvement rétrograde des planètes intérieures le système de Ptolémée était trop compliqué, a résolu le problème avec le système héliocentrique. Il a été, comme Einstein, sensible à la beauté de la démonstration…

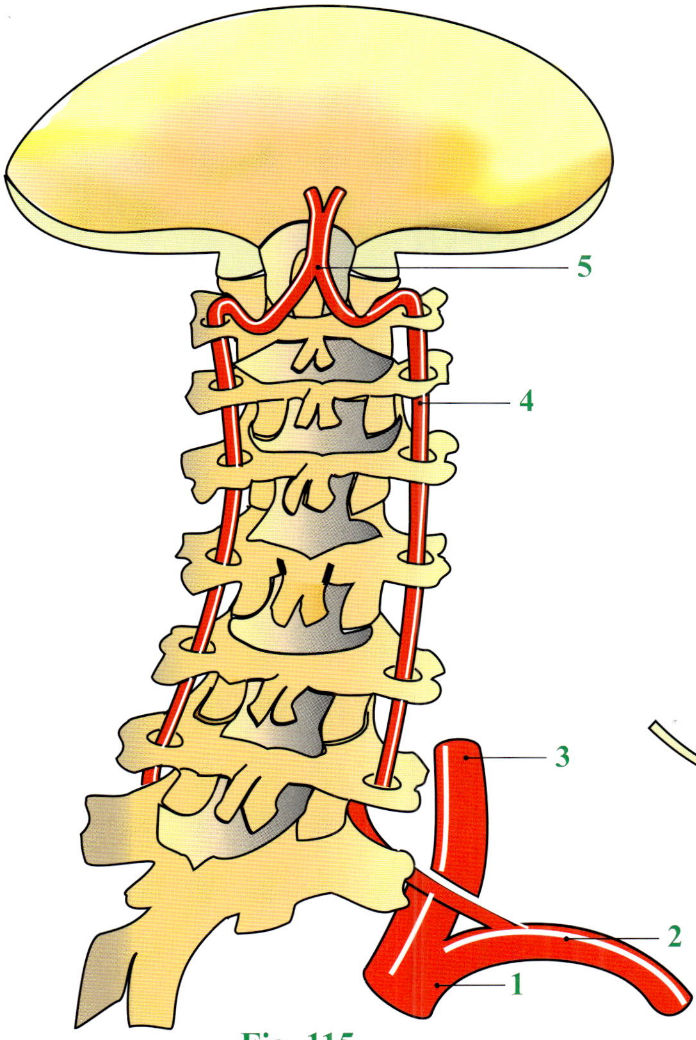

Fig. 115

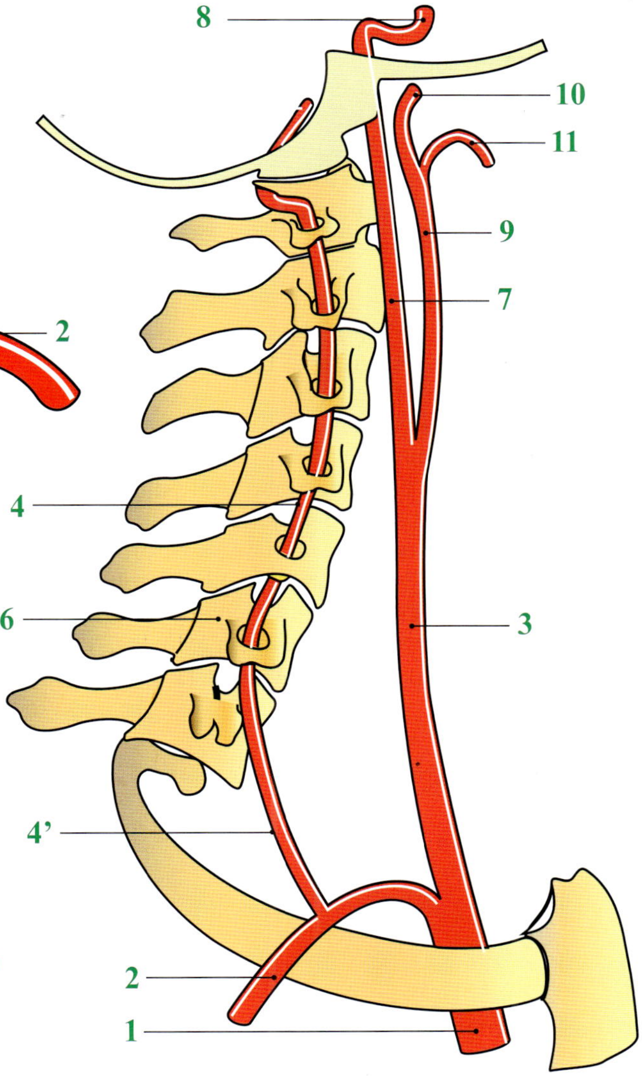

Fig. 114

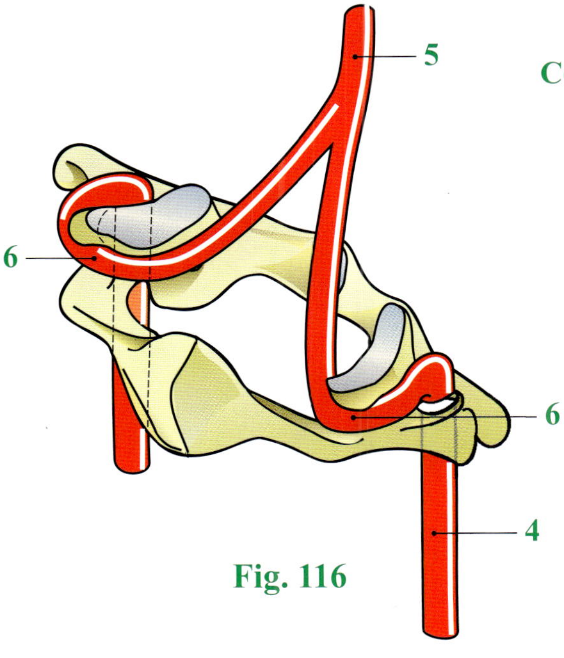

Fig. 116

Importance du pédicule vertébral : son rôle dans la physiologie et la pathologie rachidiennes

À tous les étages du rachis, le **pédicule vertébral** joue un rôle mécanique essentiel en assurant la **solidarité entre la colonne des corps vertébraux**, qui supporte les efforts statiques, **et l'arc postérieur**, qui joue un rôle dynamique car il est le siège des insertions musculaires, ainsi qu'un rôle protecteur pour l'axe nerveux.

Le pédicule vertébral est une **structure tubulaire**, faite d'une corticale solide entourant une cavité médullaire remplie d'os spongieux. Ce cylindre est relativement court et son orientation est variable suivant les étages du rachis, mais présente des caractéristiques constantes.

Il est parfaitement visible sur les **radios de trois quarts** **(Fig. 117)** : c'est l'œil du petit chien **(croix)**. Mais à un examen attentif, on peut le voir sur **toute la hauteur du rachis** **(Fig. 118)** : chaque vertèbre « possède deux yeux » et il faut savoir « regarder les vertèbres dans les yeux », d'où l'idée extrêmement ingénieuse qu'a eue Roy-Camille (1970) d'insérer une vis dans l'axe de ce pédicule, soit pour solidariser l'arc postérieur avec le corps vertébral, soit pour prendre un **appui solide** sur une ou plusieurs vertèbres **(Fig. 119)**. Avant l'intervention, on peut apprécier, par des radiographies, une éventuelle divergence pédiculaire, et insérer, la plupart du temps, la vis « droit devant » dans le **plan sagittal** **(Fig. 120)**.

Cette technique n'est pas recommandée aux débutants en chirurgie rachidienne : il faut en effet prendre des repères précis pour choisir le point de pénétration. Ensuite, la direction dans le plan vertical doit, elle aussi, être déterminée suivant l'étage rachidien. La direction est horizontale **au niveau lombal** **(Fig. 121)** et parfois oblique légèrement en dedans **(Fig. 122)**. Jusqu'à maintenant, c'était l'habileté et l'expérience du chirurgien qui garantissaient une bonne direction, car il faut garder à l'esprit la proximité de la racine du nerf rachidien sortant par les foramens de conjugaison sus- et sous-jacent **(Fig. 122)**. Actuellement, grâce à l'**assistance informatique**, la visée est nettement plus précise et permet d'insérer des vis pédiculaires avec une plus grande sécurité. Peut-être sera-t-il possible grâce à cette assistance informatique d'en insérer aux autres étages, en particulier à l'étage cervical **(Fig. 123, 124 et 125)**, où le pédicule est plus fin et les directions différentes, mais, pour l'instant, cela n'est possible qu'aux niveaux C2 et C7.

L'introduction de la vis pédiculaire représente un **progrès très important dans la chirurgie rachidienne**, pour fixer des fractures, poser des plaques, prendre appui sur une ou plusieurs vertèbres pour quelle que raison que ce soit. Cette **idée novatrice** découle essentiellement d'une **connaissance parfaite de l'anatomie**.

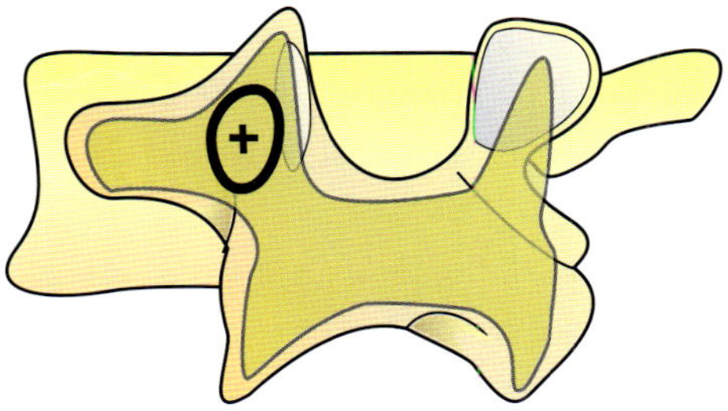
Fig. 117

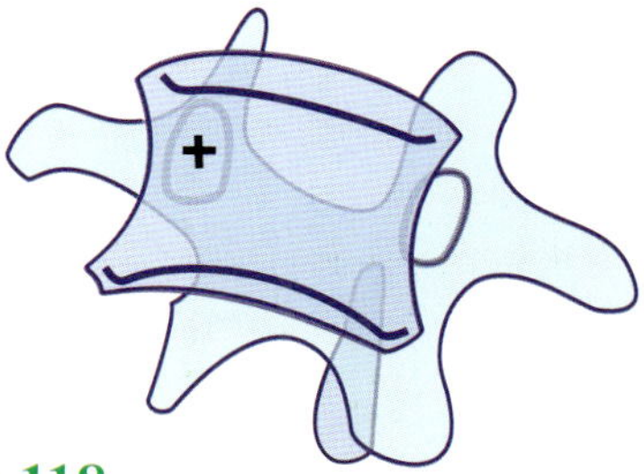
Fig. 118

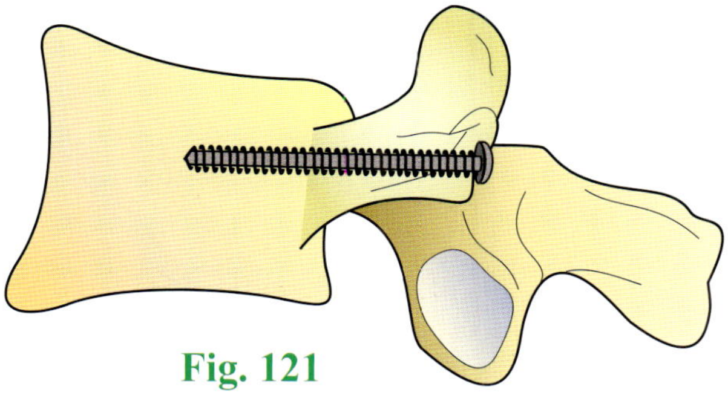
Fig. 121

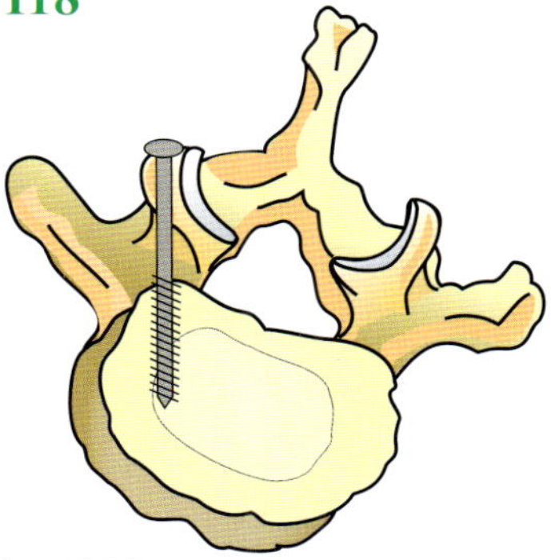
Fig. 119

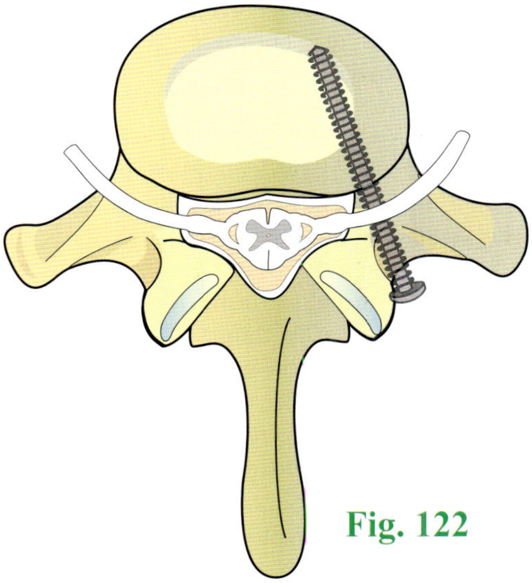
Fig. 122

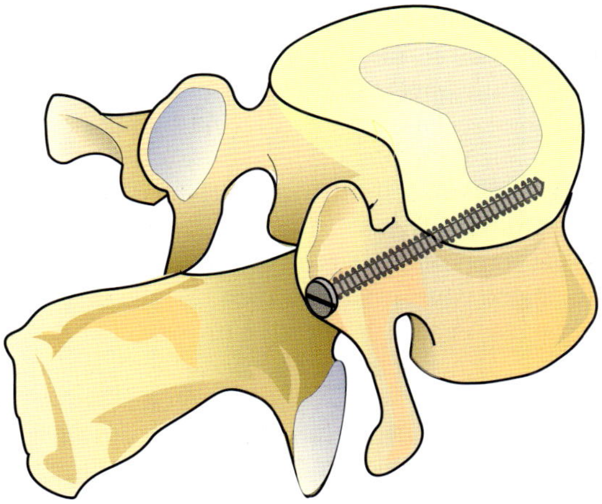
Fig. 120

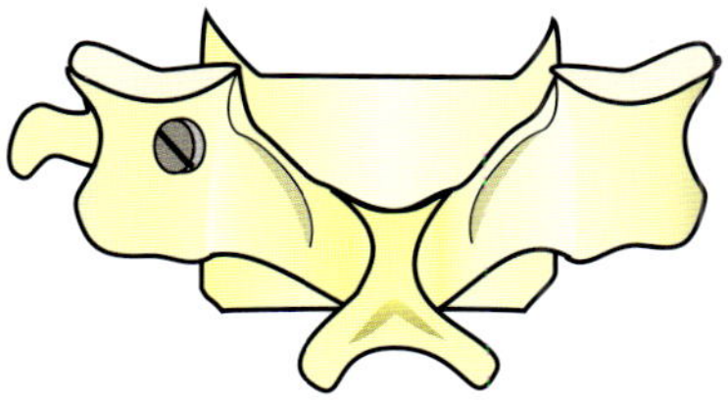
Fig. 123

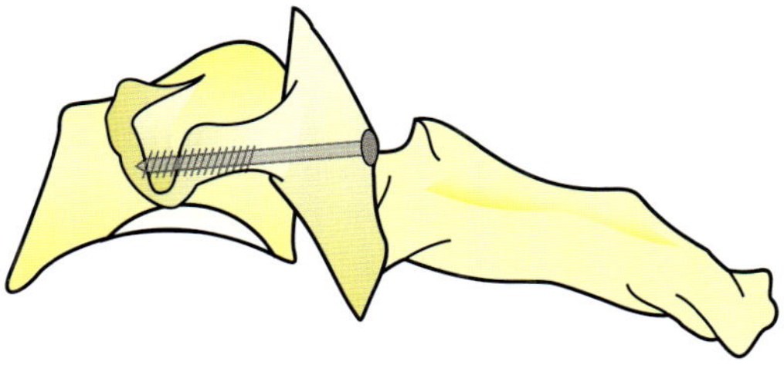
Fig. 124

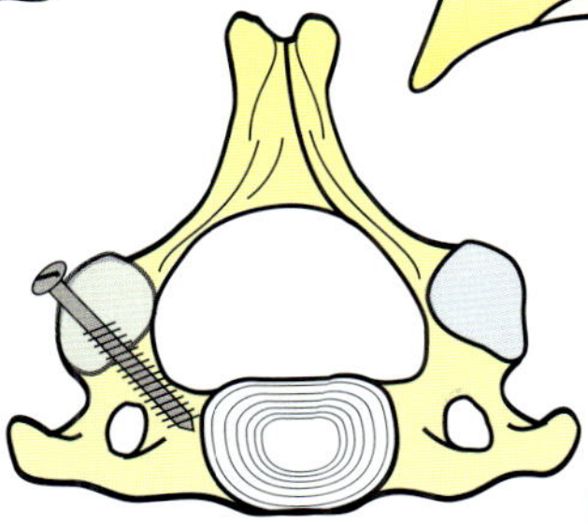
Fig. 125

Chapitre 6

LA TÊTE

La tête couronne l'**édifice rachidien** et contient le plus précieux de notre personnalité, le cerveau, **notre ordinateur central**, protégé dans une boîte osseuse solide, la **boîte crânienne**. Celle-ci est directement branchée sur le rachis, qui contient la **moelle**, faisceau de transmission des informations et des ordres à l'ensemble du corps. De forme ovoïde, cette boîte est constituée de plaques osseuses articulées les unes aux autres par des **sutures osseuses dépourvues de toute mobilité**.

La tête supporte, intégrés dans le **massif facial**, les principaux **capteurs sensoriels**, la vue et l'ouïe, qui nous renseignent sur notre environnement. La proximité de ces senseurs *raccourcit le temps de transfert des informations au cerveau* ; c'est une illustration du principe d'économie universelle mis en lumière par Guillaume d'Ockham. Grâce à sa mobilité, le **rachis cervical** permet l'**orientation des capteurs sensoriels** et améliore leur efficacité.

La tête comporte **deux portes d'entrée** pour les aliments et pour l'air :

- la **bouche** est fort judicieusement située *au-dessous du nez*, qui peut ainsi contrôler l'**odeur des aliments** avant leur introduction. Mais un deuxième contrôle est effectué par le **goût**, qui, en précisant leur *nature chimique*, peut intuitivement, ou grâce à l'expérience acquise par l'espèce, refuser l'ingestion de substances nuisibles ou toxiques ;
- le **rôle du nez** est de *contrôler, filtrer et réchauffer l'air* que nous inspirons. La voie aérienne *croise la voie digestive* au niveau du pharynx et du larynx. Ce dernier, par un mécanisme d'une extrême précision, joue le rôle de **clapet de protection** empêchant l'introduction d'éléments solides ou liquides dans les voies aériennes.

Mais le **larynx**, dont nous avons précédemment évoqué la physiologie (voir p. 182), joue aussi un rôle essentiel dans l'espèce humaine en modulant les sons, ensuite articulés par la bouche et la langue, ce qui réalise la **phonation**. Ainsi l'homme dispose-t-il d'un système de communication sonore, le **langage**, qui lui permet de faire bénéficier ses semblables d'informations et de sentiments. Cette transmission orale est prolongée par la transmission *écrite*.

La tête comporte elle aussi **des muscles et des articulations**, mais d'un type très particulier… Ces muscles, anciennement appelés **muscles peauciers du visage**, bien étudiés par Duchenne de Boulogne, ne mobilisent aucun élément squelettique. Grâce à l'expression faciale, ils sont l'instrument d'un **deuxième système de communication** quasi *international*, complétant le langage oral. Les muscles peauciers, dits aussi **orbiculaires**, contrôlent les orifices de la face : le muscle *orbiculaire des lèvres* ferme la bouche, le muscle *orbiculaire des paupières* clôt les yeux. Par contre, il existe seulement un muscle *dilatateur du nez*.

Quant au conduit auditif externe, il reste ouvert, aidé dans le recueil des sons par le *pavillon de l'oreille*, qui, chez l'homme, a perdu sa capacité d'orientation, bien visible chez les animaux.

Il existe aussi des *os dont le rôle est de transmettre des vibrations* entre le tympan et l'oreille interne, la **chaîne des trois osselets de l'oreille interne** (non développé ici).

De plus, **deux articulations synoviales**, les articulations **temporo-mandibulaires**, permettent les mouvements de l'os maxillaire inférieur, indispensables à l'alimentation et à la phonation. Notons enfin la présence de *deux articulations sans os* : les **articulations des globes oculaires dans leurs orbites** qui conditionnent l'orientation du regard.

Dans les pages qui suivent (voir p. 294), nous nous intéresserons aux articulations temporo-mandibulaires et à la mobilité des globes oculaires (voir p. 306)…

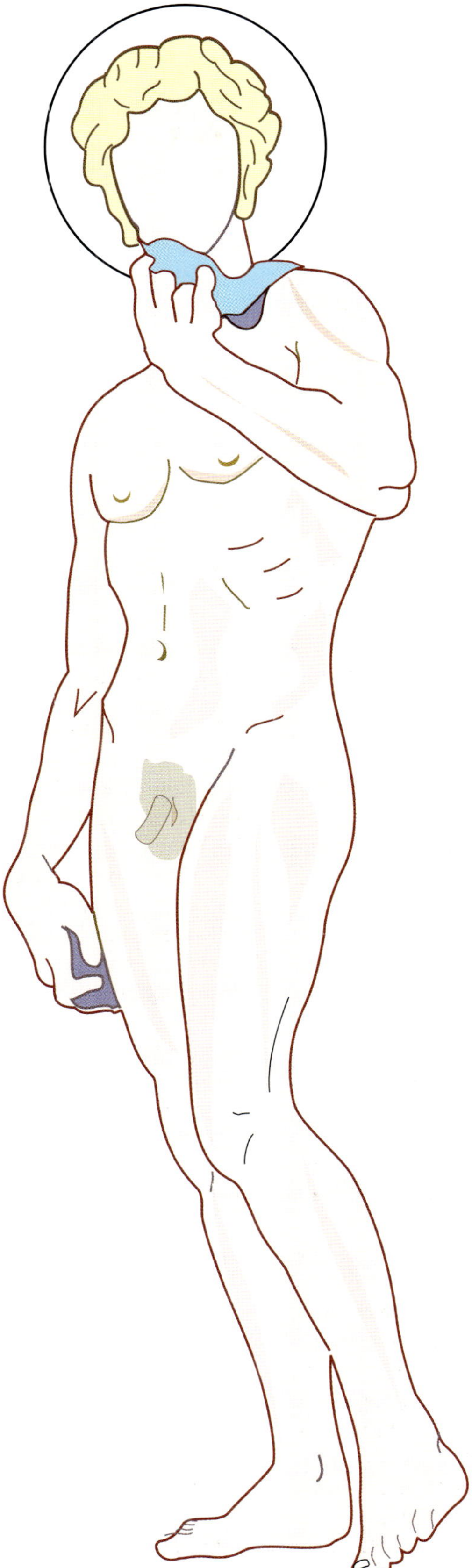

Le crâne

Le squelette du crâne (Fig. 1) est formé de *vingt-deux os plats*, dérivés des noyaux osseux des douze premiers métamères embryonnaires, mais profondément transformés en raison de la spécificité de leur fonction : constituer la boite crânienne et le massif facial.

La **boîte crânienne** est formée de plaques osseuses comportant un *tissu spongieux* central recouvert de deux *corticales* très solides, une externe, *épicrânienne*, une autre interne, *endo-crânienne*. Au niveau de la base du crâne, ces plaques fusionnent avec des parties plus massives, constituant la liaison avec le massif facial et le rachis cervical.

La **boite crânienne**, de forme *ovoïde*, est composée de *six plaques* :

- l'os **occipital** 1, en arrière, avec sa large écaille formant l'occiput, est solidaire du processus basilaire, percé du large *foramen occipital*, par où l'axe nerveux, ici le *bulbe cérébral* et la moelle *épinière*, sort du crâne pour occuper le canal vertébral. De part et d'autre du foramen occipital se situent les *deux condyles* du processus occipital, qui s'articulent avec le rachis cervical, au niveau de l'atlas;
- les os **pariétaux** 2, plaques paires et symétriques, forment la partie supéro-latérale du crâne, articulés en arrière avec l'os occipital;
- l'os **frontal** 3, large *écaille* impaire et médiane, forme le front et est articulé en arrière avec les deux os pariétaux. En avant, l'os frontal présente les *arcades orbitaires*, prolongées en arrière par la *paroi supérieure de l'orbite*.

Ces quatre os forment la *voûte crânienne*.

La **base du crâne** est, quant à elle, constituée d'avant en arrière par :

- l'os **ethmoïde** 4, impair et médian, qui se situe en arrière de la partie centrale de l'os frontal, et qui constitue la plus grande partie des *fosses nasales*. Sa partie supérieure présente la **lame criblée** dont les foramens livrent passage aux filets sensoriels des deux **bulbes olfactifs**, organes de l'olfaction. Le corps de l'os ethmoïde comporte de *nombreuses cellules*, cavités qui allègent la structure, et dans le plan sagittal la *lame perpendiculaire* séparant les *deux fosses nasales*, occupées par les *cornets supérieurs et moyens*;
- l'os **sphénoïde** 5, impair et médian, qui forme par son corps la liaison entre l'os ethmoïde et l'os occipital. C'est le plus compliqué des os de la base du crâne : on peut le comparer à un *avion biplan*, dont le fuselage est constitué par le corps. À la partie supérieure du corps, le *siège du pilote*[1] est représenté par la **selle turcique**. Les **deux petites ailes**, les supérieures, s'articulent avec l'os frontal. Les **deux grandes ailes**, les inférieures, constituent le plancher de la fosse temporale. Les deux ailes supérieure et inférieure sont séparées par la **fente sphénoïdale** située dans le fond de l'orbite. Les **processus ptérygoïdes** forment de chaque coté le train d'atterrissage du biplan;
- l'os **temporal** 6, de chaque coté, qui complète par son *écaille* la boîte crânienne et par la *pyramide du rocher*, la base du crâne;
- l'os **palatin** 7, de chaque coté, qui s'articule avec le processus ptérygoïde de l'os sphénoïde. Il complète la formation des *fosses nasales* et du *palais*;
- l'os **zygomatique** 8, de chaque coté, qui complète l'orbite et forme le squelette de la *pommette*;
- les deux **os propres du nez** 9, qui forment symétriquement l'*arête nasale*;
- l'os **maxillaire** 10, qui forme à lui seul, de chaque coté, la presque totalité du *massif facial*. Il est pratiquement vide, car occupé par le *sinus maxillaire*. Il forme le *plancher de l'orbite*, et présente à sa partie inférieure les **arcades dentaires supérieures** et le *processus palatin*, qui constitue la presque totalité du palais;
- la **mandibule** 11, os impair et médian, en forme de fer à cheval, avec *deux branches montantes* supportant les **condyles**, surfaces mobiles de l'articulation **temporo-mandibulaire**. Il présente l'**arcade dentaire inférieure**, qui correspond à la supérieure.

Pour être complet, il faut encore citer de petits os comme l'os **vomer**, l'os **lacrymal** et le **cornet inférieur** qui ne participent pas à la structure et ne sont pas figurés sur ce schéma.

La description détaillée de ces os ainsi que leurs rapports peuvent être trouvés dans les livres d'anatomie descriptive.

1. Le pilote désigne la glande hypophyse, chef d'orchestre du système endocrinien.

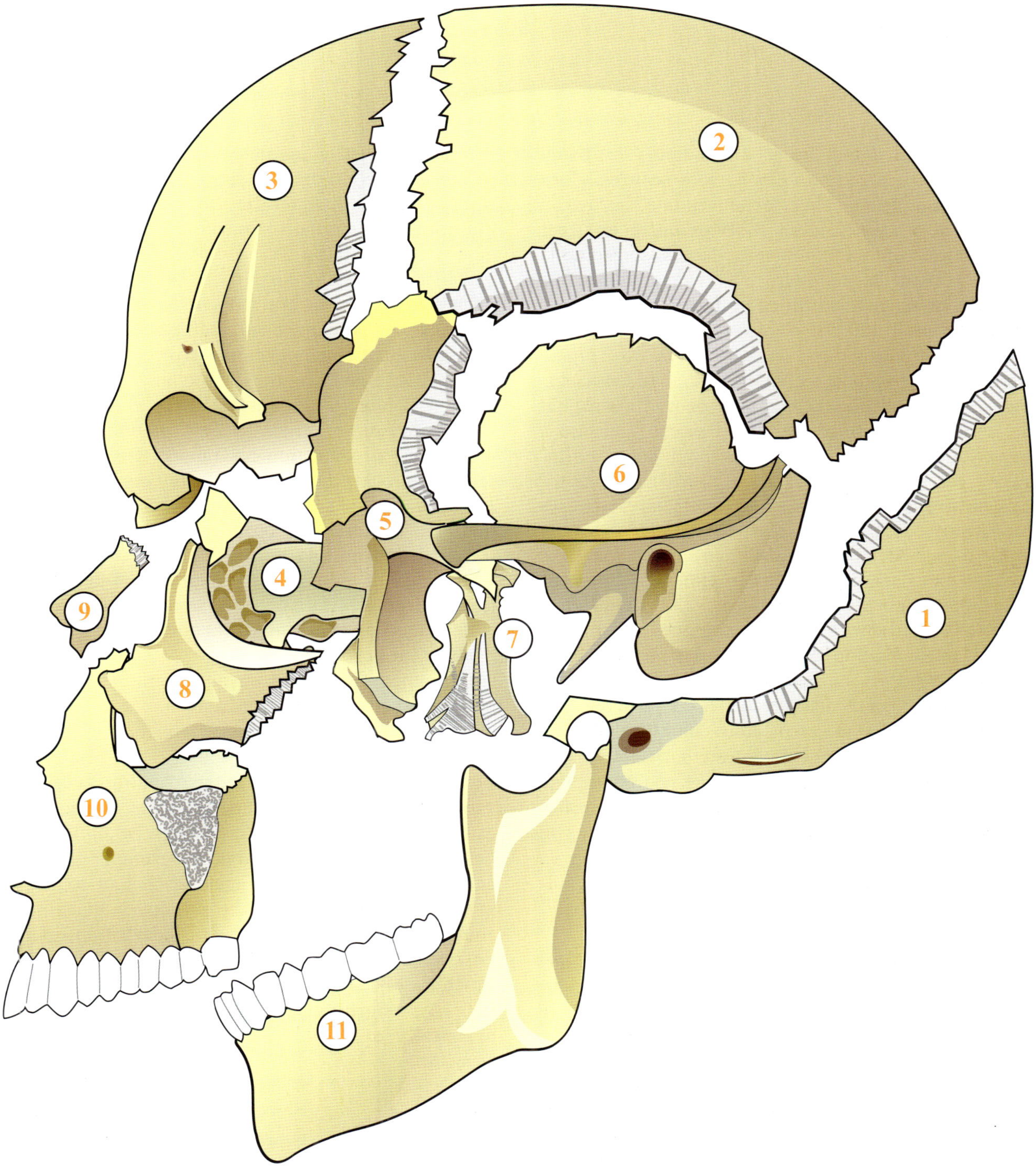

Fig. 1

Dessin inspiré d'Andràs Szunyoghi.

Les sutures crâniennes

Mis à part l'os maxillaire et la mandibule, les os du crâne sont articulés entre eux par des **sutures**. Chez l'embryon et même chez le nouveau-né, les os du crâne restent **relativement mobiles entre eux**, car non soudés, comme en témoigne la persistance de la grande fontanelle antérieure ou bregmatique qui ne s'ossifie complètement qu'au bout de huit à dix-huit mois. La mobilité des os du crâne chez le jeune enfant s'explique par l'*augmentation de volume rapide du cerveau*, qui continue après la naissance. Par la suite, la croissance osseuse peut accompagner celle du cerveau jusqu'à l'adolescence, période à laquelle le crâne a acquis son développement définitif.

Les **sutures osseuses**, qui articulent entre elles les plaques osseuses (Fig. 2), ont un *dessin extrêmement sinueux* qui, lorsqu'elles sont **emboîtées** (Fig. 3), interdit tout mouvement dans le **plan de la plaque**. La comparaison avec un **puzzle** (Fig. 4) montre très bien cette solidarité entre les pièces du puzzle (Fig. 5), à condition qu'elles restent *dans le plan*, c'est-à-dire posées sur la table. C'est ce raisonnement qui a fait dire aux anatomistes classiques que ces sutures sont **dépourvues de toute mobilité**.

Ce dogme est actuellement contesté par certains spécialistes qui tentent d'expliquer toute une pathologie par les mouvements dans ces sutures. Mais en y réfléchissant, des mouvements entre les pièces du puzzle sont possibles à condition qu'ils s'effectuent *hors du plan* (Fig. 6). Sur une coupe (Fig. 7), c'est une évidence : un glissement perpendiculaire est possible.

Si l'on se reporte maintenant à la figure 1 (voir p. 279), on constate que la plupart de ces sutures sont, **non pas perpendiculaires au plan, mais obliques**, et toutes dans la même obliquité… ! *Il n'est donc pas impossible que les plaques glissent obliquement l'une sur l'autre* (Fig. 8) dans un mouvement de subduction qui rappelle la **tectonique des plaques** (Fig. 9), mise au jour par Wegener pour expliquer les tremblements de terre…

L'observation de la figure 1 laisse aussi supposer que grâce à l'obliquité des sutures, les écailles des deux os temporaux pourraient *glisser latéralement*, dans une espèce de dilatation par rapport aux écailles. Il reste encore à prouver cette *tectonique des écailles crânienne* par une expérimentation consistant à effectuer une compression progressive fronto-occipitale (sans aller jusqu'à la torture inquisitoriale bien évidemment !) en prenant des coupes tomo-densitométriques frontales au repos et sous compression. Il restera ensuite à expliquer la physiopathologie qui pourrait en découler…

Un argument de simple logique plaide en faveur de micromouvements dans ces sutures, car s'ils n'existaient pas, *ces sutures auraient fini par disparaître* au cours de l'évolution.

Le crâne des hominidés, en particulier celui des singes supérieurs et surtout de l'homme, présente une caractéristique découlant du *passage en station verticale*. Chez l'animal, le **chien** par exemple (Fig. 10 ; en trait bleu, la boîte crânienne et en trait rouge, le massif facial), la quadrupédie entraîne la quasi-horizontalité du rachis cervical, d'où la position *inféro-postérieure* du foramen occipital. Par contre, la **bipédie** (Fig. 11) a déterminé, au cours de l'évolution, une **migration antéro-inférieure du foramen occipital** chez l'homme, *vers le dessous de la boîte crânienne*.

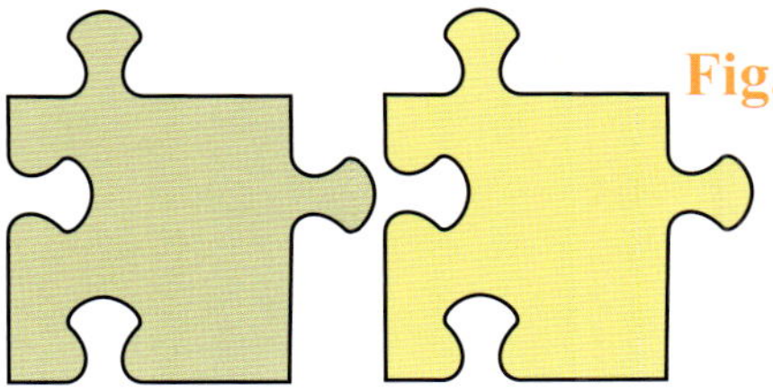
Fig. 4

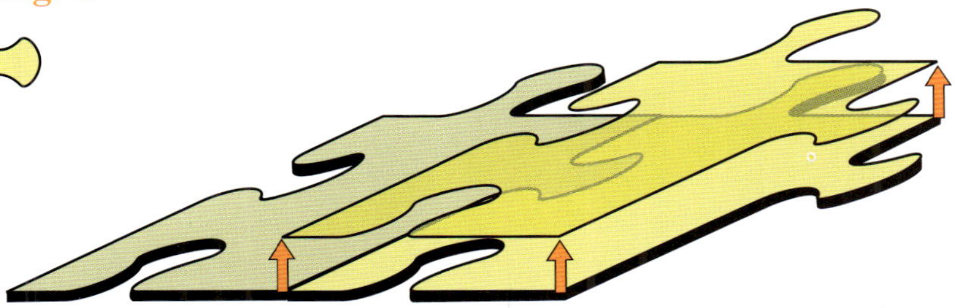
Fig. 6

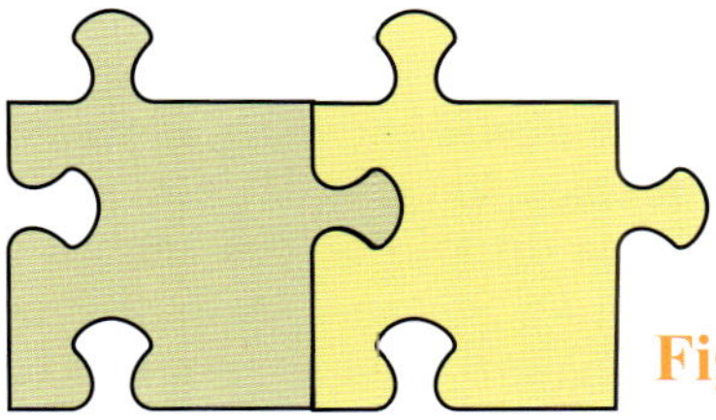
Fig. 5

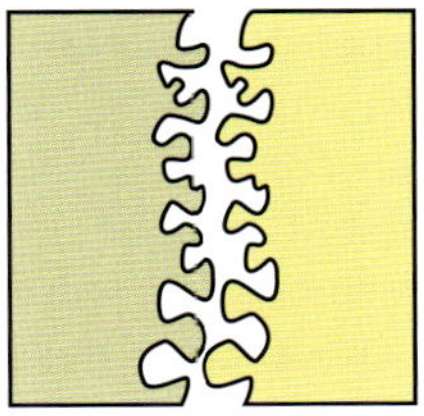
Fig. 2

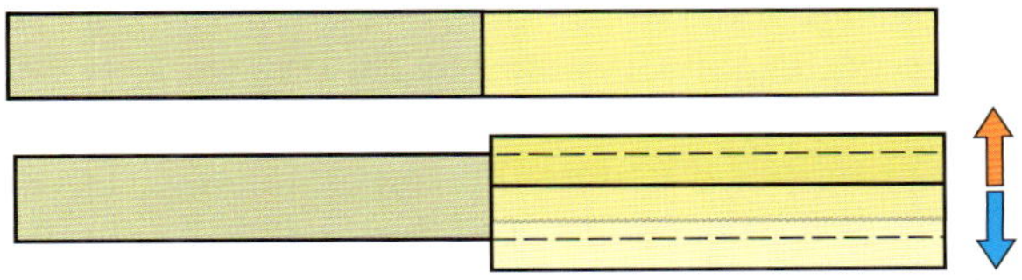
Fig. 7

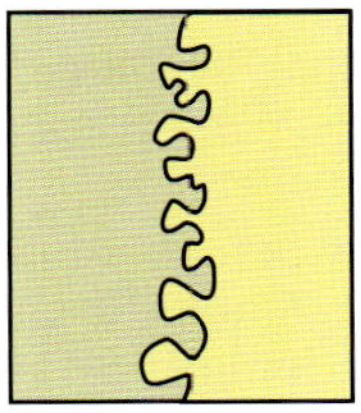
Fig. 3

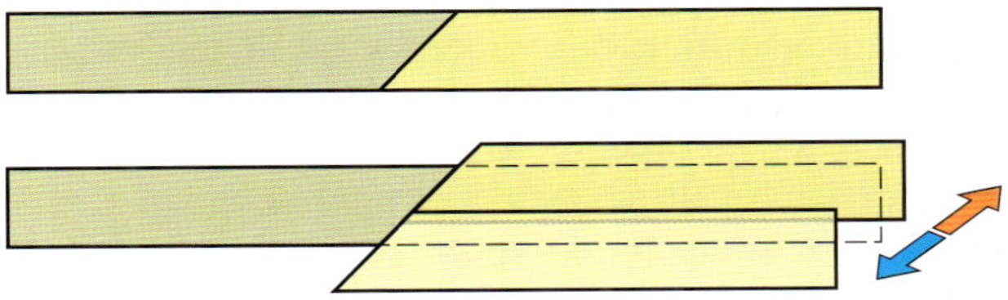
Fig. 8

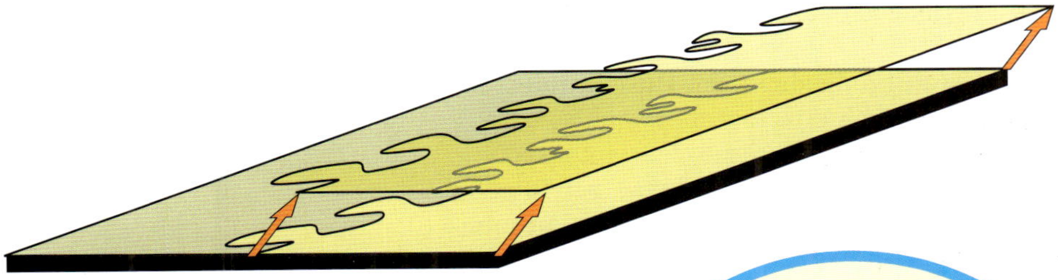
Fig. 9

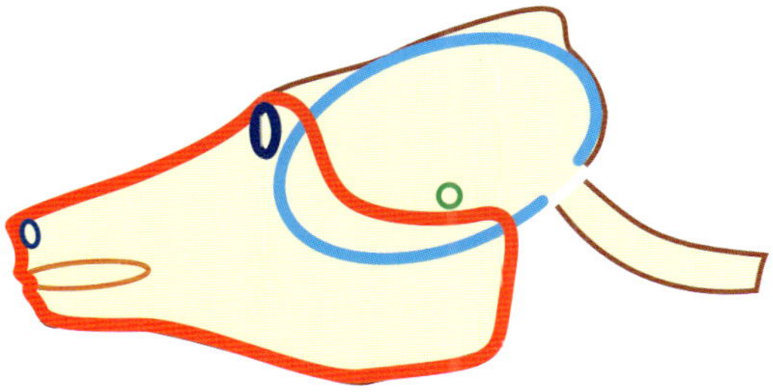
Fig. 10

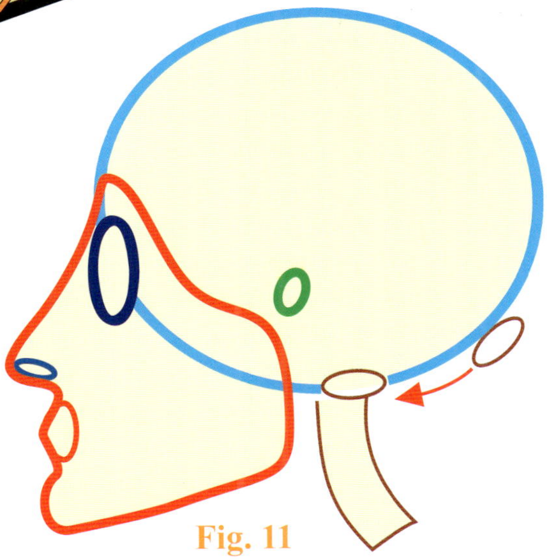
Fig. 11

Crâne et massif facial

La structure du crâne regroupe dans un même ensemble (Fig. 12 et 13) **le cerveau**, **notre ordinateur central**, support de notre personnalité, de notre individualité, contenu la **boîte crânienne** (ligne bleue), et le **massif facial** (ligne rouge), qui supporte les principaux **capteurs sensoriels**, la vue, l'ouïe, le goût, l'odorat et l'audition, qui nous renseignent sur notre environnement. La proximité de ces capteurs par rapport au cerveau, qui va traiter les informations, *raccourcit leur temps de transfert* ; c'est une illustration du principe d'économie universelle (Guillaume d'Ockham), qui énonce que l'efficacité maximum doit être atteinte par le minimum de structures.

La mobilité de la tête, que lui confère le **rachis cervical,** permet l'**orientation des capteurs sensoriels** et améliore leur efficacité, de même que sa **situation élevée,** résultant de la **bipédie**. Dans la boîte crânienne, **le cervelet** est un élément essentiel dans la coordination et l'ajustement des ordres qui parviennent du cerveau. Le cerveau *prend les décisions*, le cervelet *les rend exécutables*.

La tête comporte en outre **deux portes d'entrée** (Fig. 14) : la bouche pour les aliments et le nez pour l'air.

La bouche est fort judicieusement située **au-dessous du nez,** qui peut ainsi effectuer un *premier contrôle* par l'**odeur des aliments** avant leur introduction. Mais un *deuxième contrôle* est effectué par **le goût,** qui, en déterminant leur nature chimique, peut intuitivement ou grâce à l'expérience acquise par l'espèce, refuser l'ingestion de substances nuisibles ou toxiques. Grâce à la **mastication** découlant de l'**activité mandibulaire**, la bouche est aussi un **broyeur-concasseur** qui va fragmenter les aliments et les insaliver pour les rendre plus assimilables.

Le rôle du nez est de *contrôler, filtrer et réchauffer l'air* que nous inspirons : son rôle de filtre est indispensable. Du fait de la disposition des entrées et de la *position antérieure des poumons* et de la *position postérieure du tube digestif*, **la voie aérienne croise la voie digestive au niveau du pharynx et du larynx**. Ce dernier, par le mécanisme de fermeture de la **glotte** et de l'**épiglotte** d'une extrême précision, joue le rôle de **clapet de protection,** empêchant l'introduction de la moindre quantité de solide ou de liquide dans les voies aériennes. Mais le **larynx**, dont nous avons précédemment évoqué la physiologie, joue aussi un rôle essentiel de **phonation** dans l'espèce humaine, par modulation des sons, ensuite articulés par la bouche et la langue. Ainsi l'homme dispose-t-il d'un système de communication sonore, le **langage**, qui lui permet de faire bénéficier ses semblables d'informations, d'expériences, d'ordres et de sentiments.

La tête représente donc un remarquable et merveilleux exemple d'intégration fonctionnelle. Elle comporte aussi des **articulations**, les **temporo-mandibulaires** et aussi des **muscles** d'un type très particulier… Des muscles de l'**expression faciale,** qui sont l'instrument d'un **deuxième système de communication** quasi international, complétant le langage oral.

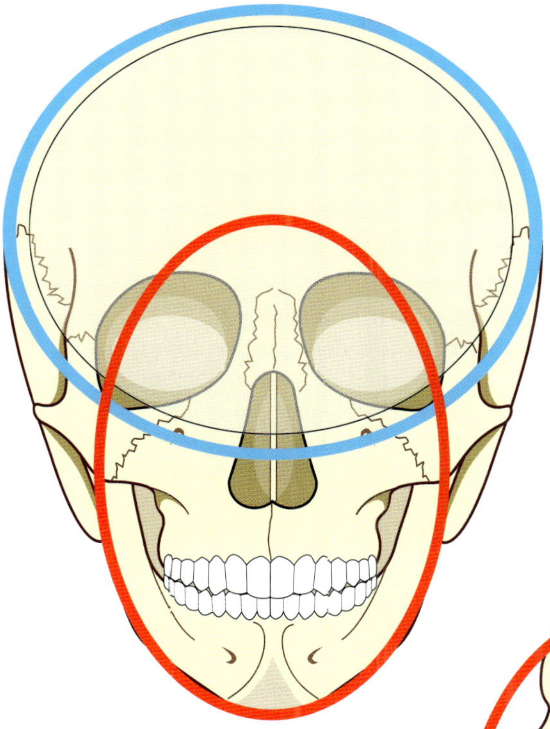

Fig.12

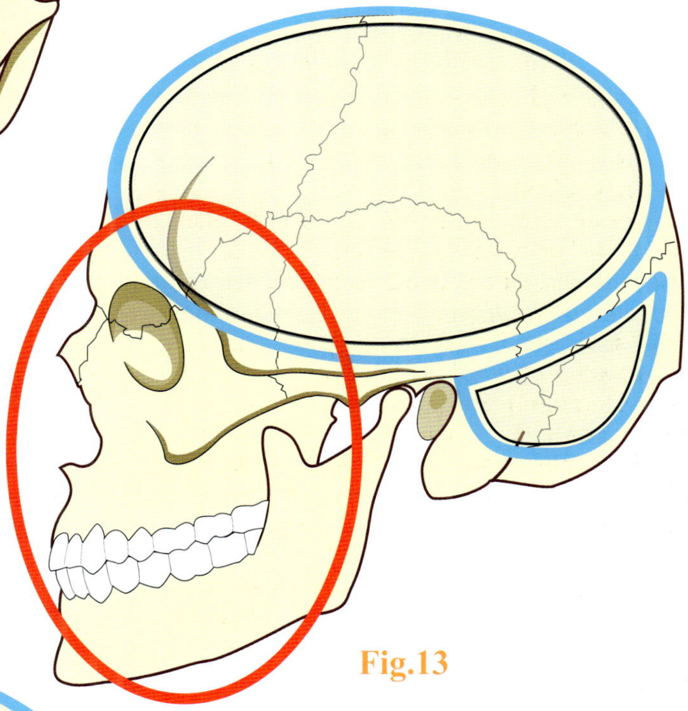

Fig.13

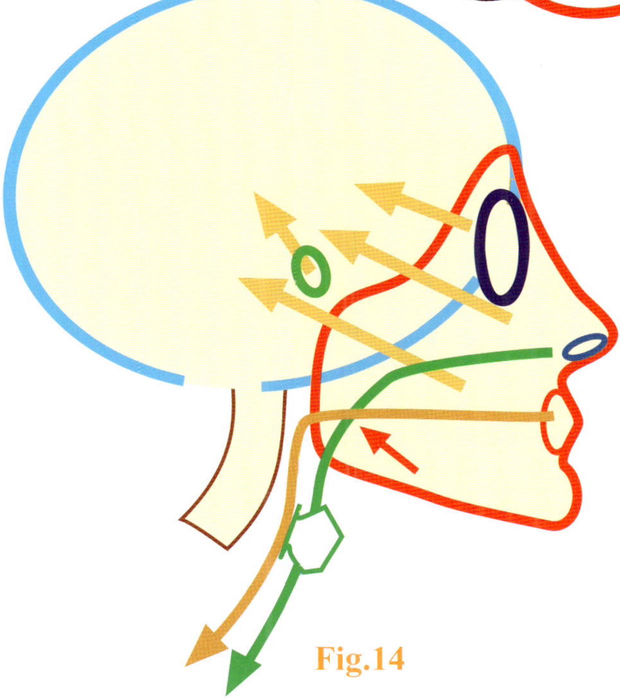

Fig.14

Champ visuel et localisation des sons

La tête est située au sommet du rachis cervical, ce qui lui permet une **rotation de près de 180°**. C'est un grand avantage pour l'efficacité de la vision et de l'audition. Cette rotation permet d'orienter la tête, donc les capteurs sensoriels, dans la direction de la source, *sans devoir mobiliser le corps*, ce qui n'est pas le cas des animaux sans cou, comme les poissons.

Champ de vision

Le **champ de vision** (Fig. 15) en position médiane A s'étend sur approximativement 160° a. Le champ de vision de chacun des deux yeux se superpose en avant de la tête, créant un **secteur de vision stéréoscopique** dans lequel peuvent travailler les mains. Si la tête se tourne L soit vers la droite d, soit vers la gauche g, le **champ de vision total** T est considérablement accru, atteignant **270°**, si bien qu'il ne reste plus qu'un **angle mort postérieur** P de 90°. Pour observer à l'intérieur de cet angle mort, il faut alors faire tourner le tronc. Certains animaux, au cou très long, comme les girafes, peuvent surveiller 360° de champ visuel, grâce à la simple rotation de leur cou…

Localisation des sons

La **localisation des sources sonores** (Fig. 16 et 17) s'effectue grâce à la situation latérale des oreilles, *séparées par le volume du crâne*. Une source sonore située **en dehors du plan de symétrie** (Fig.16) n'est pas perçue de la même manière par chacune des oreilles :

- l'oreille du côté opposé à la source S perçoit un *son légèrement affaibli* par la présence de la face qui constitue un obstacle à contourner;
- cette même oreille perçoit un *son déphasé* par rapport à l'autre. En effet, le chemin parcouru par l'onde sonore est légèrement plus long, ce qui introduit une *différence de phase* d.

En tournant instinctivement la tête du côté où le son est le plus fort (Fig.17), *l'intensité de la réception s'égalise et le déphasage disparaît*. À ce moment, la source sonore S est exactement située dans le plan de symétrie de la tête, et les yeux peuvent apprécier la distance de la source par **télémétrie** (voir p. 310), si toutefois elle est identifiable.

Ce qui est intéressant dans ce processus de localisation des sons, c'est qu'**il fonctionne aussi bien en arrière de la tête qu'en avant**… Gros avantage pour localiser une menace par surprise… !

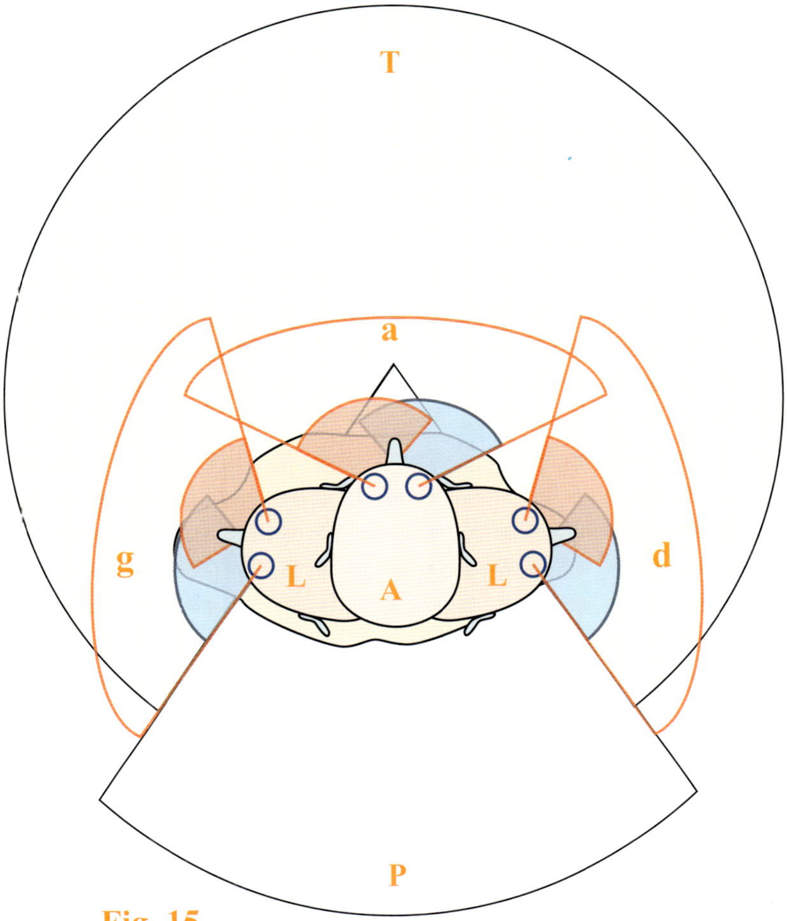

Fig. 15

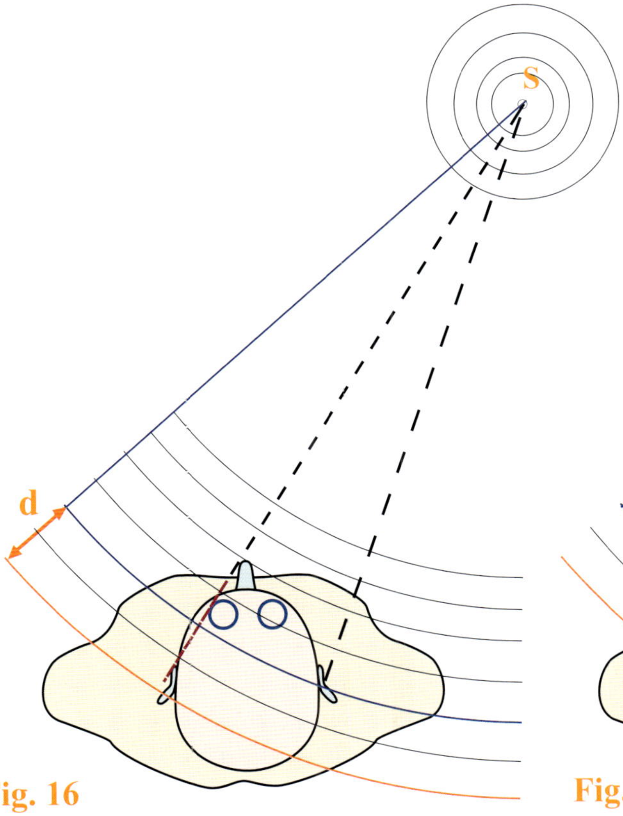

Fig. 16

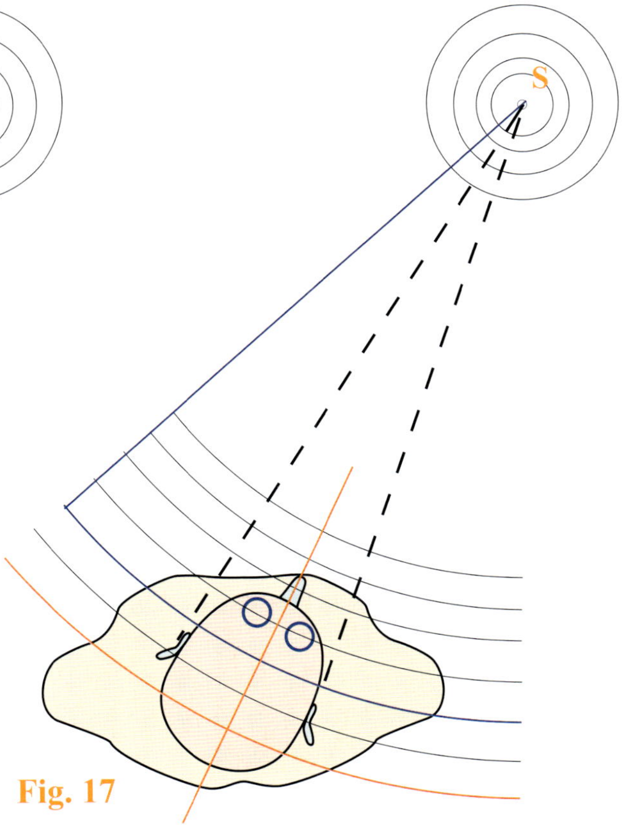

Fig. 17

Les muscles de la face

Les muscles de la face sont très particuliers car, à l'inverse des autres muscles de l'appareil locomoteur qui réunissent des os entre eux, *ils ne mobilisent aucun os* et ne prennent insertion sur un os du crâne que d'un seul coté, et même *pour certains, ne prennent aucune insertion osseuse*. En effet, ils s'insèrent à la face profonde du derme et mobilisent la peau, d'où leur ancien nom de **muscles peauciers**. La fonction de ces muscles a été particulièrement étudiée par Duchenne de Boulogne.

Leur **fonction essentielle** est de **contrôler les orifices de la face** qu'ils peuvent ouvrir ou fermer, essentiellement les yeux et la bouche, plus accessoirement les narines, et pas du tout les conduits auditifs externes.

Leur **deuxième fonction** est de **modifier l'expression faciale** pour extérioriser et **exprimer les sentiments**. Ils agissent suivant un **langage universel**, compris sur la terre entière, et qui vient renforcer le langage des mots. Ce langage facial est pratiquement toujours accompagné par le **langage gestuel**, exprimé par les mains, lui aussi universel.

Dans le détail, ces muscles peuvent être décrit *autour des orifices qu'ils contrôlent*, les yeux, les narines et la bouche (Fig. 18 et 19).

Autour des yeux

- Le muscle **orbiculaire de l'œil**, avec sa *partie orbitale* 2 et sa *partie palpébrale* 3. La contraction de ce *muscle sphinctérien* (en forme d'anneau) ferme les paupières. L'occlusion des yeux est donc un **phénomène actif** : même pendant le sommeil, l'orbiculaire des yeux conserve un tonus suffisant pour garder les yeux fermés. Ce tonus disparaît lors de la mort : on ferme les yeux des morts. Dans la vie courante, la fermeture rapide, automatique et inconsciente des paupières, le **clignement**, est très importante pour maintenir l'**humidification du globe oculaire** par les larmes.
- L'ouverture des yeux est aussi un phénomène actif, par contraction du **muscle releveur de la paupière supérieure** qui est contenu dans l'orbite (voir Fig. 52, p. 307).
- Entre les yeux, à la racine du nez, se situent deux muscles, le muscle **procérus** 4 et le muscle **corrugateur du sourcil** 5, qui permettent le froncement et le rapprochement des sourcils.
- Au dessus des sourcils, le muscle **frontal** 1 permet de mobiliser le cuir chevelu *vers l'avant*. Il forme avec le muscle **occipital** 1' un muscle digastrique, avec comme tendon intermédiaire le *processus épicrânien*, qui sert de support au cuir chevelu. Le muscle occipital déplace le cuir chevelu *vers l'arrière*.

Autour des narines

Il existe de petits **muscles dilatateurs** (non figurés), et surtout, à coté du muscle **nasal** 6, qui fronce le nez, on trouve le muscle **releveur superficiel de la narine et de la lèvre supérieure** 7.

Autour de la bouche

- Le muscle **orbiculaire de la bouche** 12 est aussi un sphincter qui ne prend aucune insertion osseuse. Il ferme l'orifice buccal.

Tous les autres muscles ouvrent la bouche :

- les uns en élevant la lèvre supérieure, comme le muscle **releveur de l'angle de la bouche** 8 : sa contraction découvre la canine ;
- ou en la tirant en haut et en dehors, tels les muscles **petit** 9 et **grand zygomatiques** 10 ;
- en tirant en dehors la commissure labiale, comme le muscle **buccinateur** 17 et le muscle **risorius** 13, qui s'insère sur le **muscle masséter** 11 qui est, comme le muscle **temporal** 18, un muscle masticateur. Ils amincissent les lèvres, permettant leur *vibration* dans l'embouchure d'une trompette, qui, en latin, s'appelait *buccin*, d'où le nom de **buccinateur** ;
- en abaissant le coin des lèvres, comme le muscle **triangulaire des lèvres** 14 qui est le muscle du mépris ;
- ou en abaissant la lèvre inférieure, comme le muscle **carré des lèvres** 15, participe au baiser ;
- quant au petit **muscle de la houppe du menton** 16, il fronce la peau du menton, premier signe du chagrin avant les pleurs…

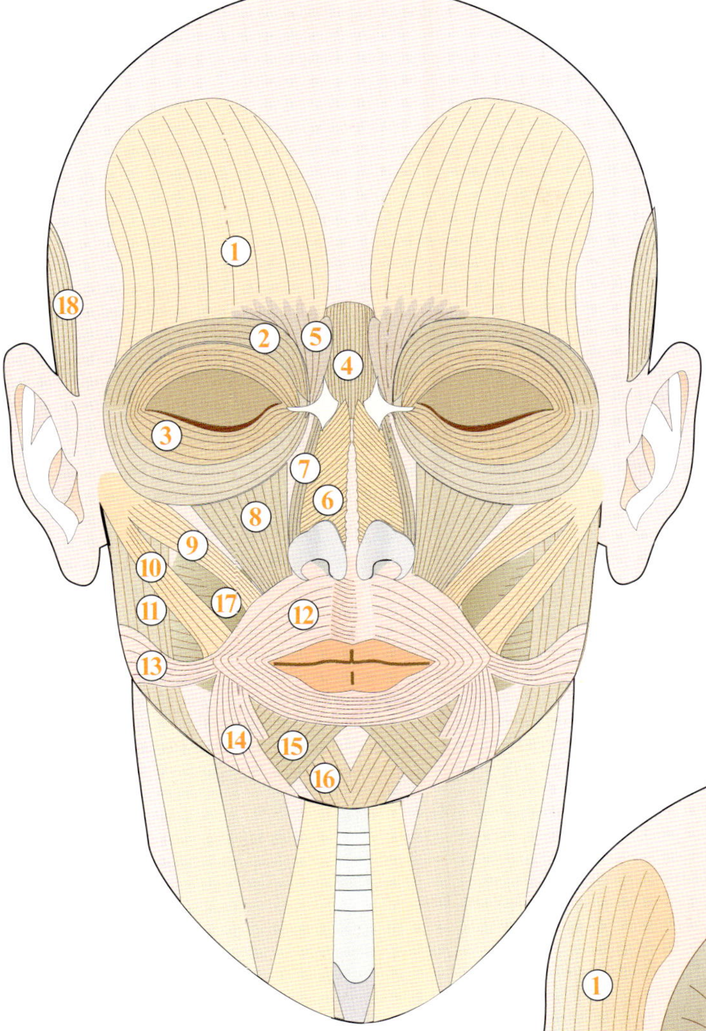

Fig. 18

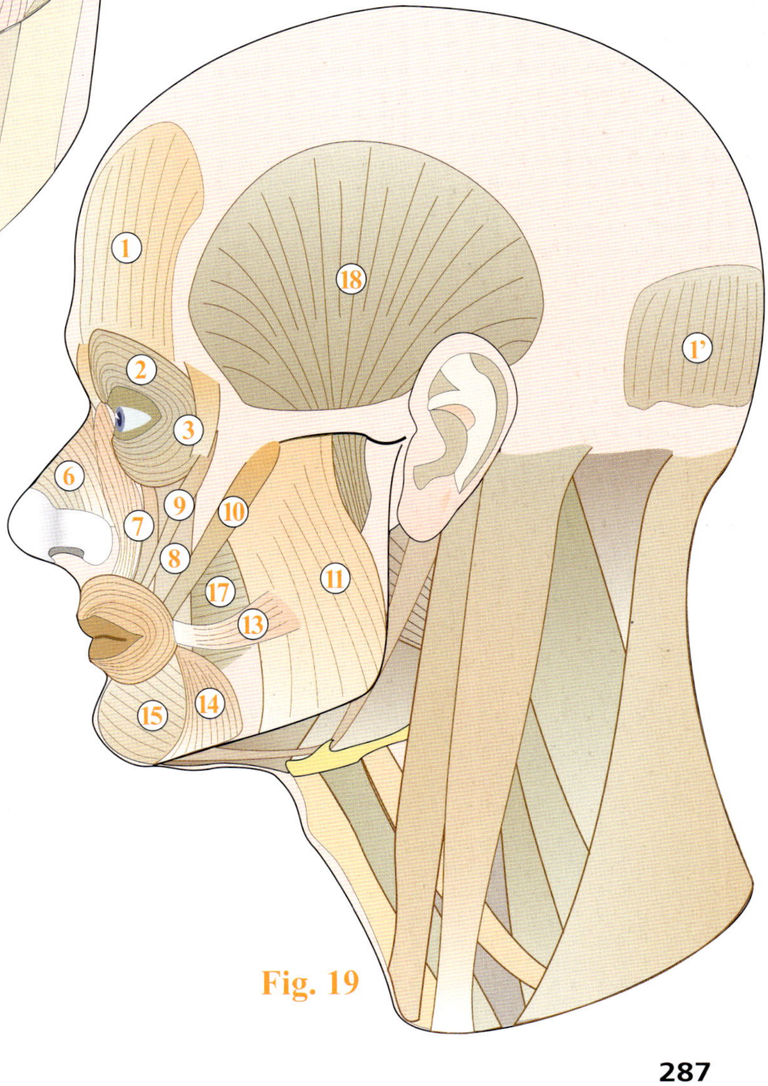

Fig. 19

Dessins inspirés d'Andràs Szunyoghi.

Les mouvements des lèvres

Les mouvements des lèvres sont déterminants pour tous les gestes de l'**alimentation** : ouvrir la bouche, saisir un aliment avec les lèvres et ensuite fermer la bouche pendant la période de mastication. Lorsqu'on se prépare à boire, les lèvres s'avancent en direction du verre. C'est un geste que les animaux, sauf les singes, ne peuvent pas faire ; c'est pourquoi les mammifères supérieurs boivent avec la langue, en lappant.
La bouche joue aussi un grand rôle dans l'**expression faciale** : le rire, le sourire, le mépris, la haine, le dégoût, le doute, le refus. Tous ces sentiments, et bien d'autres encore, sont d'abord exprimés par la forme de la bouche.
La bouche intervient aussi dans les relations affectives, comme le **baiser**, ou lors le **chant**.
En s'arrondissant, la bouche peut émettre des sons, un **sifflement**. Ne pas pouvoir siffler représente un **test de paralysie faciale**.

Ces mouvements sont sous la dépendance de muscles :

- le muscle **grand zygomatique** (Fig. 20) relève et tire en haut et en dehors les coins de la bouche, réalisant ainsi un **sourire à bouche fermée** ;
- le muscle **buccinateur** (Fig. 21), en profondeur, et le muscle **risorius**, en surface, tirent fortement en dehors les coins de la bouche, ce qui, en *amincissant les lèvres*, leur permet de *vibrer* lorsqu'on souffle : c'est ainsi que l'**on joue de la trompe**, de la trompette, du cor et du trombone.

Le **sourire** (Fig. 22) est le résultat de la semi-ouverture de la bouche, dont les coins sont tirés en haut et en dehors par les muscles **grand et le petit zygomatiques** et le muscle **risorius**, tandis que la lèvre inférieure est abaissée par le muscle **carré du menton** et la **houppe du menton**.
Enfin, la contraction du muscle **triangulaire des lèvres** (Fig. 23) abaisse les coins de la bouche pour exprimer le **mépris**.

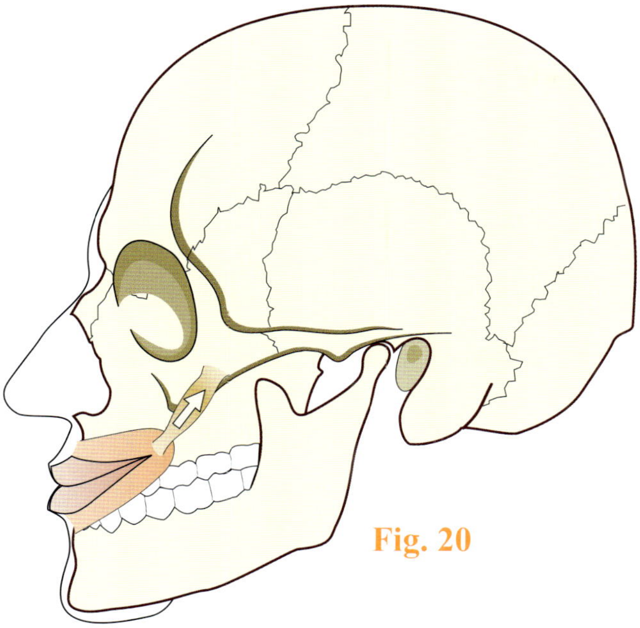

Fig. 20

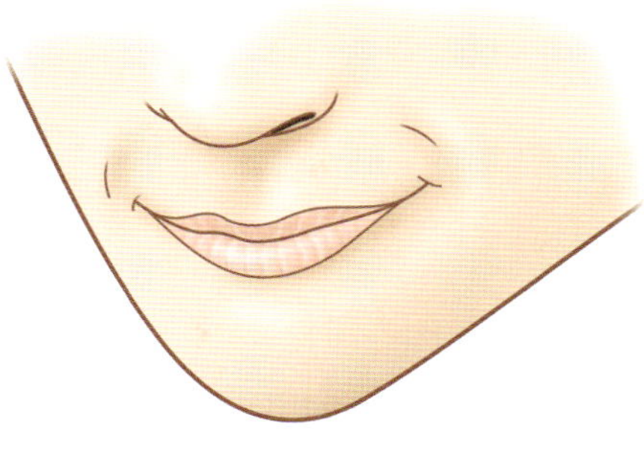

Dessin inspiré de J. P. Lamerand

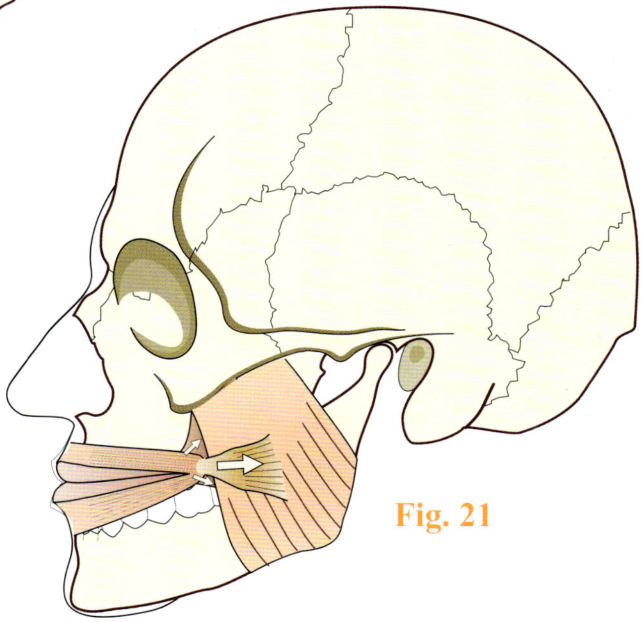

Fig. 21

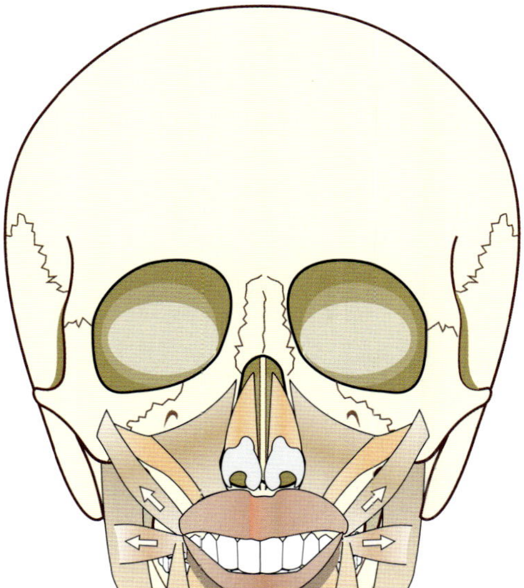

Fig. 22

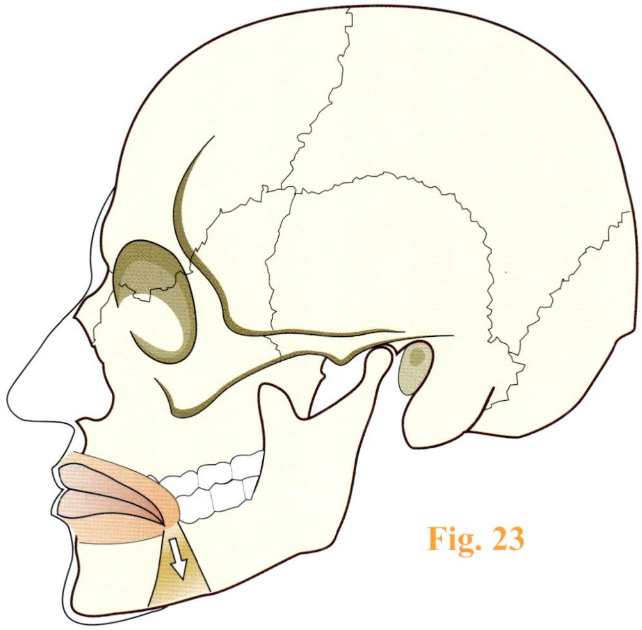

Fig. 23

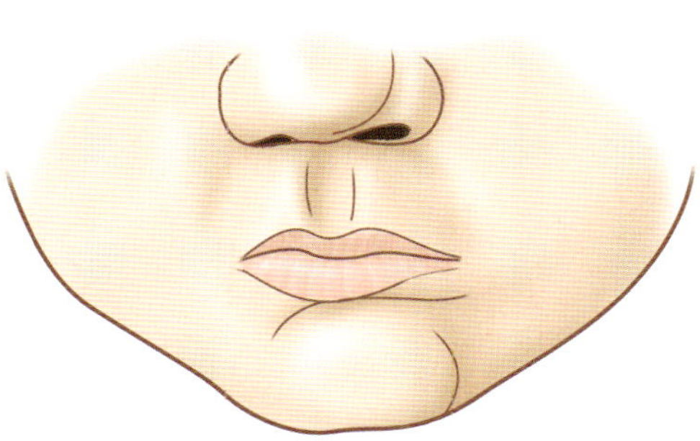

Dessin inspiré de J. P. Lamerand

Les mouvements des lèvres (suite)

La bouche entr'ouverte, comme pour un **sourire** (Fig.24), peut prononcer la voyelle **A** en s'ouvrant largement, et la voyelle **I** en restant à peine ouverte. En prononçant « ouistiti » au moment où l'on est pris en photo, la bouche est en position de sourire...
Par contre, la contraction plus marquée du muscle **orbiculaire de la bouche** (Fig.25) arrondit et ferme la bouche pour lui permettre de prononcer **E**, ou bien **O**, ou encore **U**...

C'est dans la position **U** que la bouche est la plus fermée, la plus arrondie, et les muscles qui normalement l'ouvrent et l'agrandissent sont alors distendus.
Sur la **figure 25**, l'œil gauche est fermé par contraction du muscle orbiculaire des paupières, et l'on pourrait penser que le sujet cligne de l'œil en sifflant...

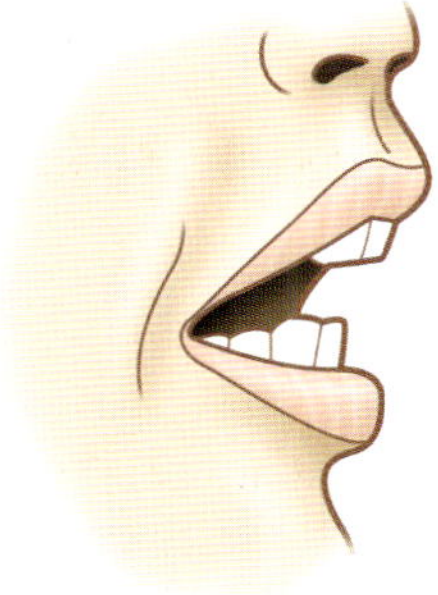

A

Dessins inspirés de J. P. Lamerand

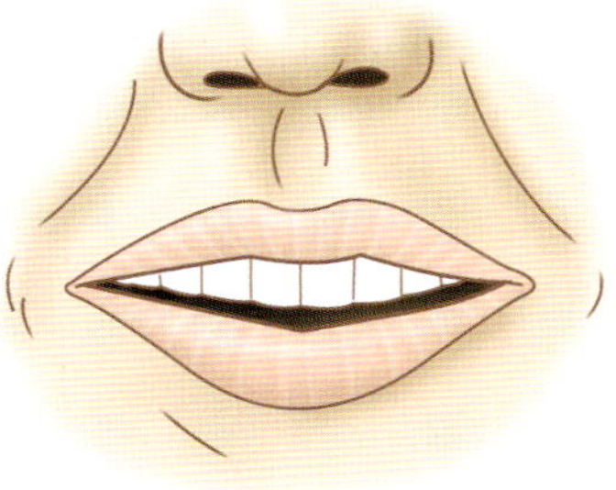

I

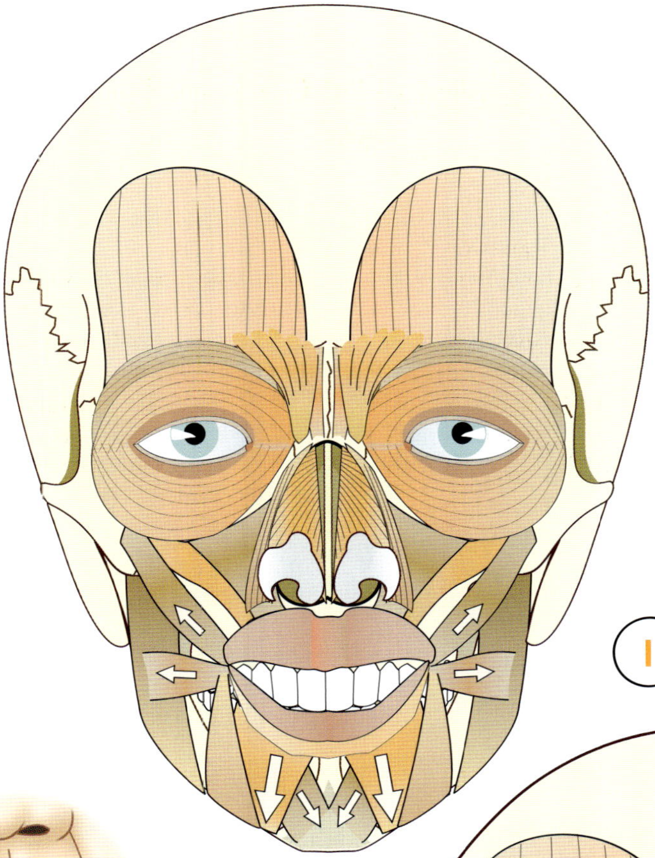

Fig. 24

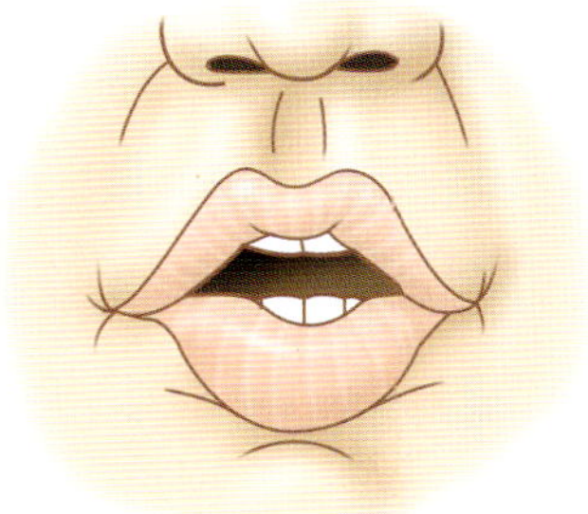

E

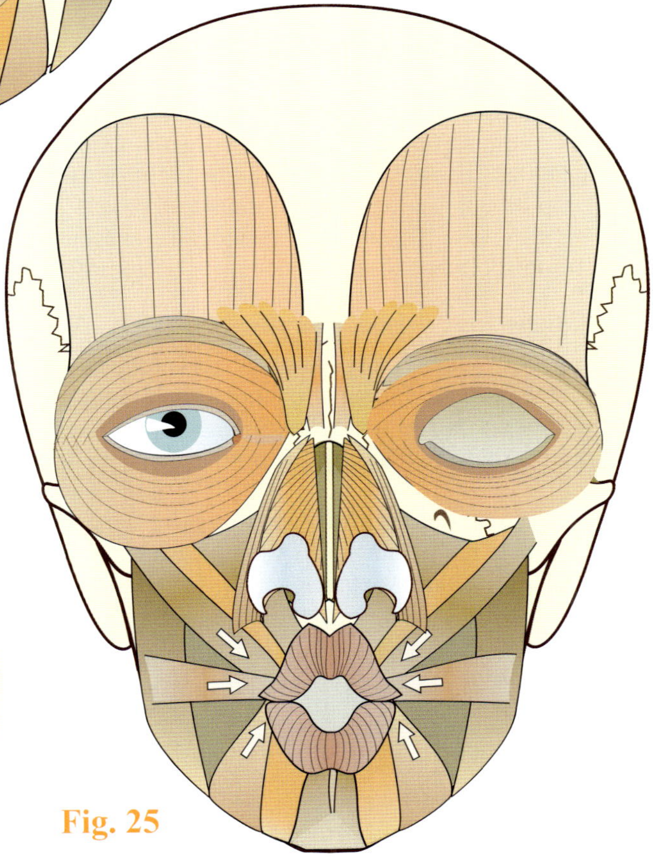

Fig. 25

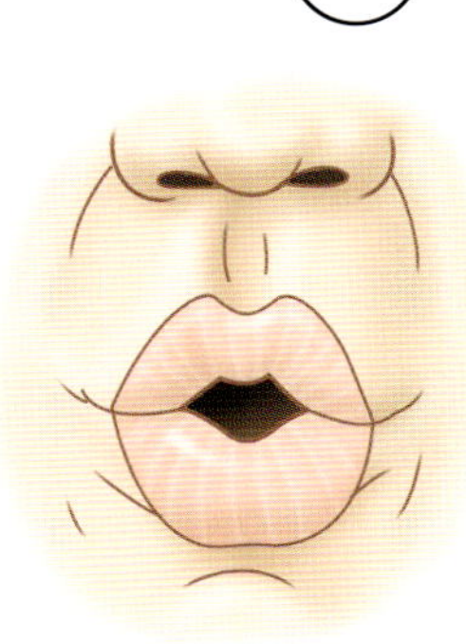

O

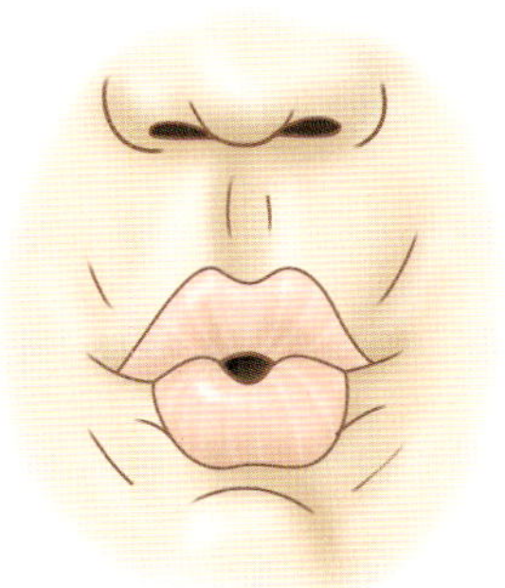

U

Dessins inspirés de J. P. Lamerand

Les expressions

Voici quelques expressions, choisies parmi les plus courantes, qui permettront de contrôler les connaissances qui viennent d'être acquises. Pour chaque expression, on peut s'entraîner à décrire les différents mouvements (réponse donnée sous chaque expression).

- **Le dégoût** (Fig. 26)

[Autour de la bouche : abaissement des coins par le muscle triangulaire. Froncement du menton par le muscle de la houppe du menton.
Autour des yeux : fermeture partielle par le muscle orbiculaire.
Froncement des sourcils par le muscle corrugateur du sourcil.]

- **Les pleurs** (Fig. 27)

[Autour de la bouche : abaissement des coins par le muscle triangulaire.
Légère contraction du muscle orbiculaire des lèvres.
Froncement du menton par muscle de la houppe, mais moins marqué que dans le dégoût.
Autour des yeux : pas de contraction du muscle orbiculaire.
Froncement des sourcils par le muscle corrugateur du sourcil.]

- **La fatigue** (Fig. 28)

[Autour de la bouche : abaissement des coins par le muscle triangulaire. Froncement du menton par le muscle de la houppe, mais moins marqué que dans le dégoût.
Relâchement du muscle orbiculaire des lèvres.
Autour des yeux : pas de contraction du muscle orbiculaire, mais contraction du muscle frontal, qui relève les sourcils.]

- **Le rire** (Fig. 29)

[Autour de la bouche : coins relevés par les muscles zygomatiques et risorius. Lèvre inférieure retroussée par le muscle carré du menton. Relâchement du muscle orbiculaire.
Autour des yeux : contraction du muscle orbiculaire dans sa partie orbitale et externe.
Relèvement de l'aile du nez par le muscle releveur superficiel de l'aile du nez.]

- **La colère** (Fig. 30)

[Autour de la bouche : retroussement des lèvres par le muscle releveur de l'angle de la bouche en haut, le relèvement de la narine par son muscle releveur, le muscle carré du menton en bas.
Sur le nez : contraction des muscles nasal, procérus, corrugateur du sourcil.
Autour des yeux : contraction du muscle orbiculaire dans sa partie orbitale, relèvement de la paupière supérieure par le muscle releveur de la paupière supérieure.
Relèvement des sourcils par le muscle frontal.]

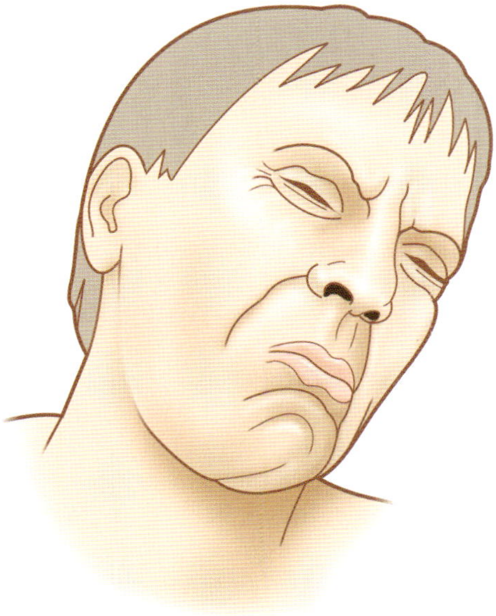

Fig. 26

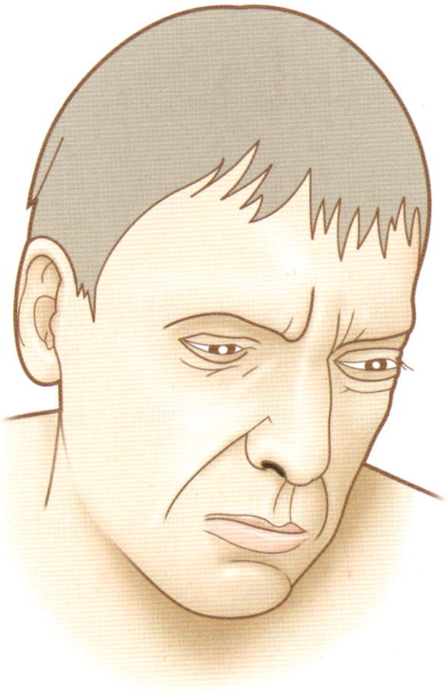

Fig. 27

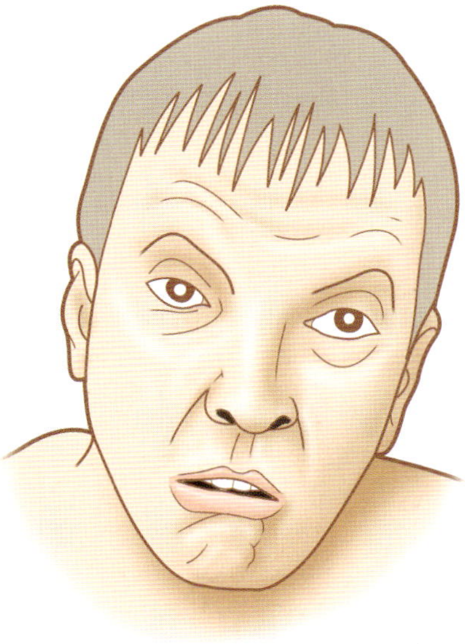

Fig. 28

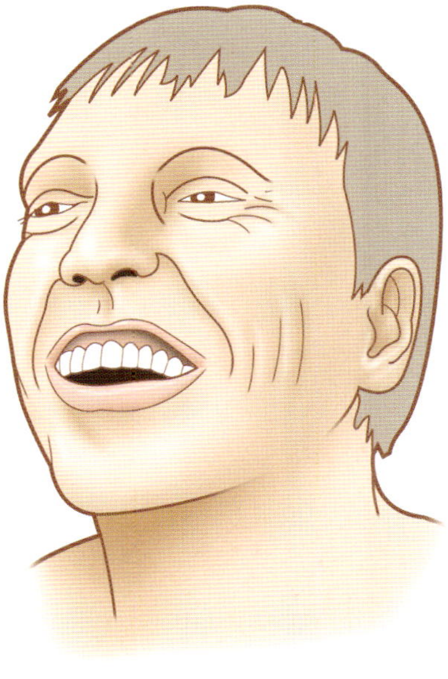

Fig. 29

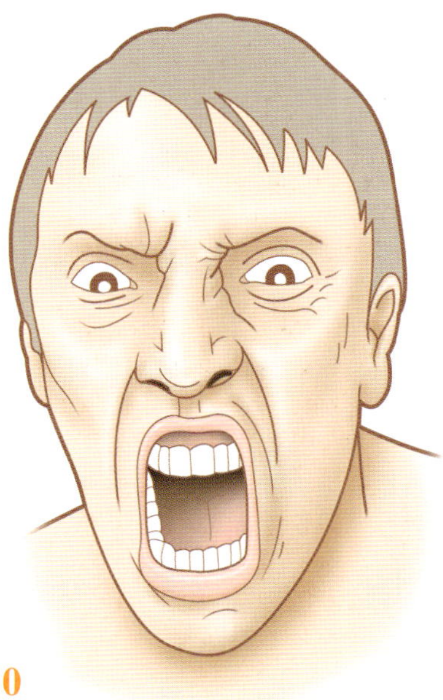

Fig. 30

Dessins inspirés de J. P. Lamerand

Les articulations temporo-mandibulaires

Les articulations temporo-mandibulaires sont des articulations dont on parle peu, mais qui ont cependant une **importance vitale**, car *sans elles, on ne peut plus manger*. Elles permettent les mouvements de la mâchoire : l'os maxillaire inférieur s'articule en effet avec la base du crâne **(Fig. 31)** par **deux articulations** de type condylien **(flèche noire)**, situées juste en avant et au-dessous du conduit auditif externe A.

Ces articulations sont **mécaniquement liées** et ne peuvent donc fonctionner l'une sans l'autre. Elles assurent à elles deux la **fonction masticatoire**.

La **mandibule**, dont le corps 1 a une forme recourbée, évoquant un *fer à cheval* aplati transversalement, porte sur son bord supérieur 2 l'**arcade dentaire inférieure** 3. À sa partie postérieure, elle est prolongée en haut et en arrière par **deux branches montantes** 4, qui se terminent par un **condyle** 5, lui-même supporté par une *partie rétrécie*, le **col** 6. En avant du condyle, la branche montante se termine par le **processus coronoïde** 7, aplati transversalement.

Les mouvements de la mandibule sont **complexes**. Ils sont ici schématisés par six flèches :

- le plus simple est le mouvement **dans le sens vertical**, avec **:**
  - un mouvement d'**ouverture** O, qui permet l'introduction d'aliments entre les arcades dentaires ;
  - un mouvement de **fermeture** F, qui permet de *saisir* les aliments et surtout de les *mastiquer* ;
- un mouvement de **latéralité** L, vers la droite et la gauche, qui permet de faire glisser la surface des molaires inférieures sur celle des supérieures, à la manière d'une meule, afin d'*écraser et de broyer les aliments* ;
- un **mouvement longitudinal**, dans le sens antéro-postérieur d'**avancée** A et de **recul** R, qui peut se composer avec les mouvements de latéralité, pour réaliser au mieux le **mouvement de meulage** circulaire entre les molaires.

Tous ces mouvements ne possèdent pas d'axes fixes : les mouvements de la mâchoire sont l'exemple même de mouvements autour d'**axes instantanés et évolutifs**, comme il est de règle en biomécanique.

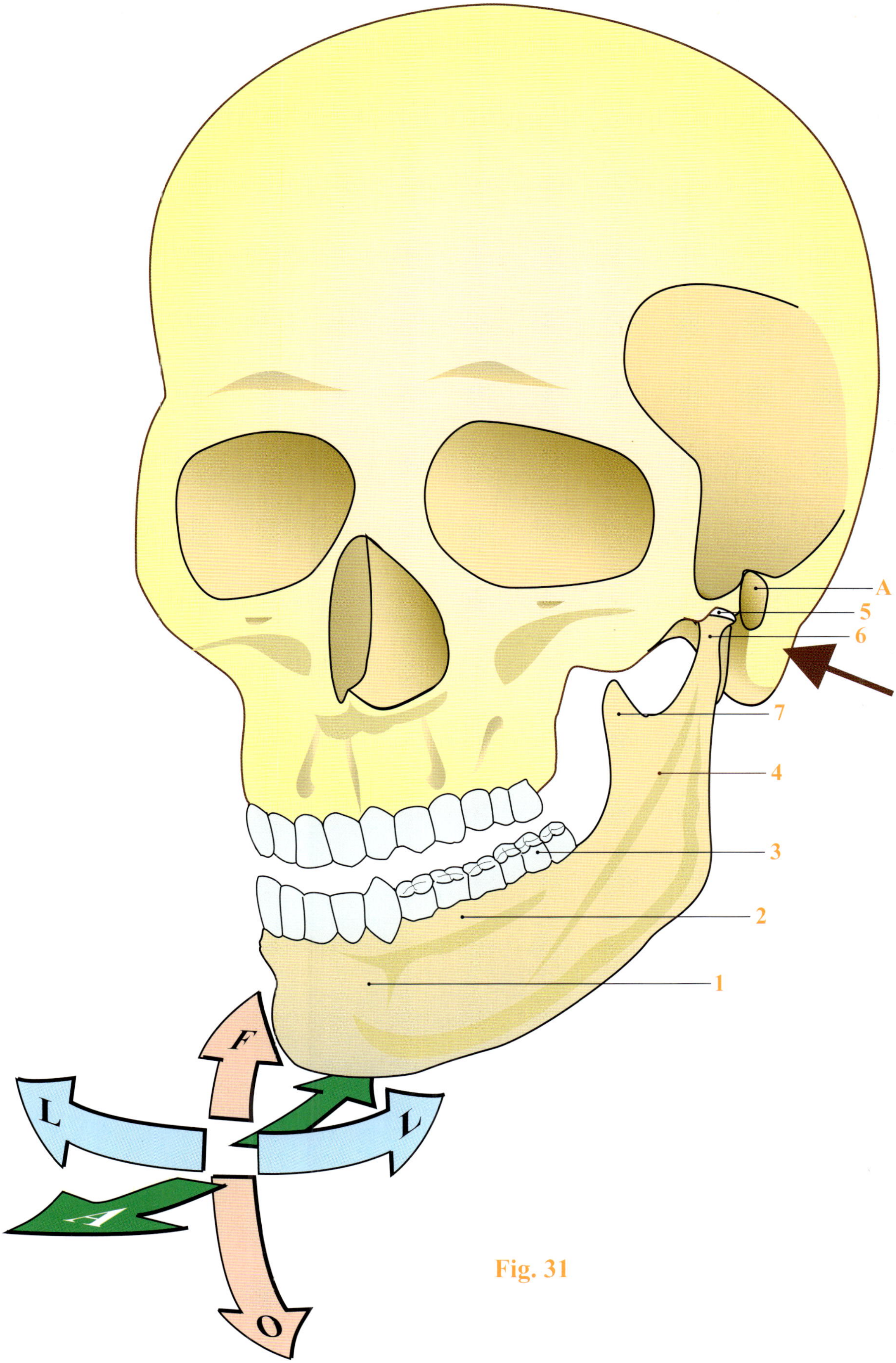

Fig. 31

La structure des articulations temporo-mandibulaires

L'**articulation temporo-mandibulaire** (Fig. 32) est constituée des deux surfaces : une surface supérieure, située à la face inférieure de la base du crâne, et une surface inférieure, située sur la branche montante de la mandibule.

- La **surface supérieure** est une **cavité glénoïde**, concave dans les deux sens, mais surtout d'avant en arrière, située en bas et au-dessous de l'**orifice du conduit auditif externe** A, dont la paroi inférieure est constituée par la partie tympanique de l'**os temporal** 1. Cette cavité se prolonge en avant sur le **versant postérieur** 2 de la racine transverse du **processus zygomatique** 3, qui a une forme convexe d'arrière en avant et qui constitue le **condyle du temporal**. Le fond de cette cavité glénoïde est parcouru transversalement par la **scissure de Glaser** 4, qui fait la *jonction entre la partie tympanique de l'os temporal en arrière et le processus zygomatique en avant*. Le **versant antérieur**, ou pré-glasérien 2, de la cavité glénoïde est **articulaire et recouvert de cartilage** ; son **versant postérieur**, rétro-glasérien, **n'est pas articulaire**. Par contre, *le cartilage du versant pré-glasérien se prolonge sur la surface condylaire zygomatique*, qui, **elle aussi, est articulaire**. Cette surface articulaire est donc, dans le sens longitudinal, **concave dans sa partie postérieure et convexe dans sa partie antérieure.**
- La **surface inférieure** est une surface ovoïde, étendue transversalement et recouverte de cartilage, le **processus condylaire**, supporté par le col C. Celui-ci est figuré ici dans ses deux positions : en fermeture F, où il occupe la **cavité glénoïde**, et en ouverture O, où il repose sur la partie la plus saillante du condyle temporal.
- Un **ménisque articulaire** est *interposé entre les deux surfaces*. C'est une *formation fibro-cartilagineuse*, de forme **biconcave**, souple et déformable *mobile par rapport aux deux surfaces*, et qui suit les mouvements du processus condylaire, en glissant dans la cavité glénoïde. Il est figuré ici dans ses deux positions, **en gris**, dans la position de fermeture 5, et **en clair**, dans la position d'ouverture 6. Il est retenu par un **frein méniscal** 7, tendu de la partie tympanique de l'os temporal à son bord postérieur. C'est sa mise en tension 8 qui ramène le ménisque en arrière, en position de fermeture. Le **muscle ptérygoïdien latéral** 9, qui s'insère sur le col du processus condylaire, envoie une expansion 10 au bord antérieur du ménisque, qui le tire vers l'avant lors de l'ouverture.
- La **capsule articulaire**, dans sa partie antérieure, prend insertion sur le ménisque 11 et, dans sa partie postérieure 12, réunit directement la partie tympanique de l'os temporal au col du processus condylaire.

Une *conception simpliste* du fonctionnement de cette articulation pourrait faire imaginer que le processus condylaire convexe tourne dans la cavité glénoïde de l'os temporal, autour d'un axe situé au centre de courbure de cette cavité… La réalité est *toute différente* : lors de l'**ouverture de la bouche** (Fig. 33) le processus condylaire **avance sur le versant postérieur** du condyle temporal, **sans dépasser la crête** : c'est ce qui est figuré par la **flèche noire** sur la figure.

Sur une vue latérale du **mouvement d'ouverture** (Fig. 34), cet axe O, qui est lui-même évolutif, se situe quelque part au-dessous de l'articulation, au niveau de l'**épine de Spix**, visible sur la face interne de la branche montante.

Cette physiologie très particulière explique les *difficultés de réduction de la luxation temporo-mandibulaire*, car dans cette situation, **le processus condylaire a outrepassé la crête du condyle temporal**. Il ne peut revenir en arrière **que si l'on abaisse fortement la partie postérieure de la mandibule** par la poussée vers le bas des deux pouces introduits dans la bouche du patient, qui appuient sur les molaires inférieures les plus postérieures **(flèche bleue)**.

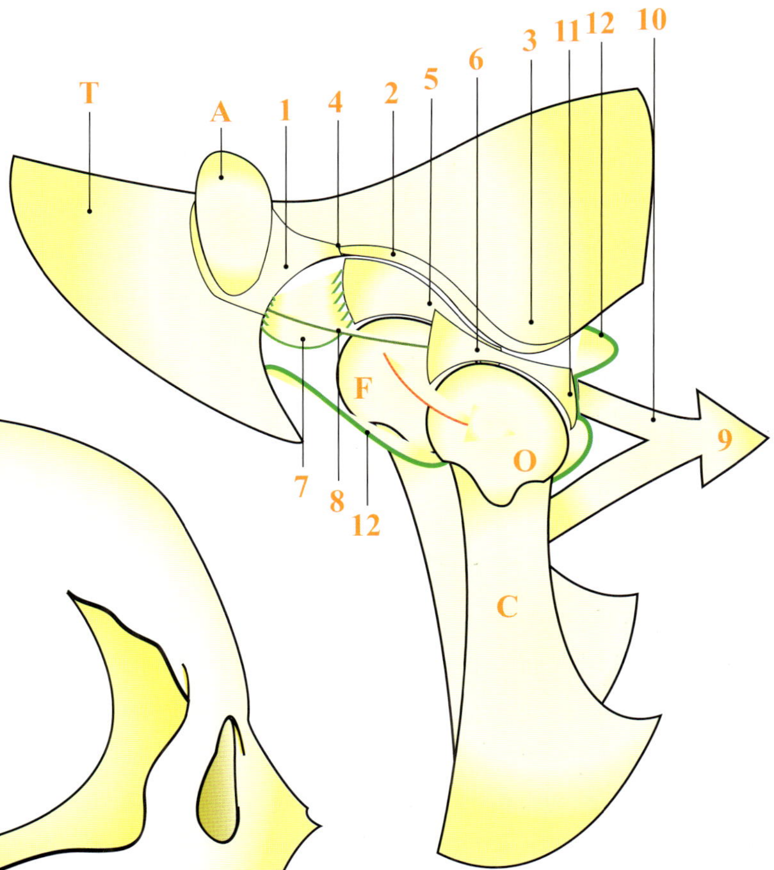

Fig. 32

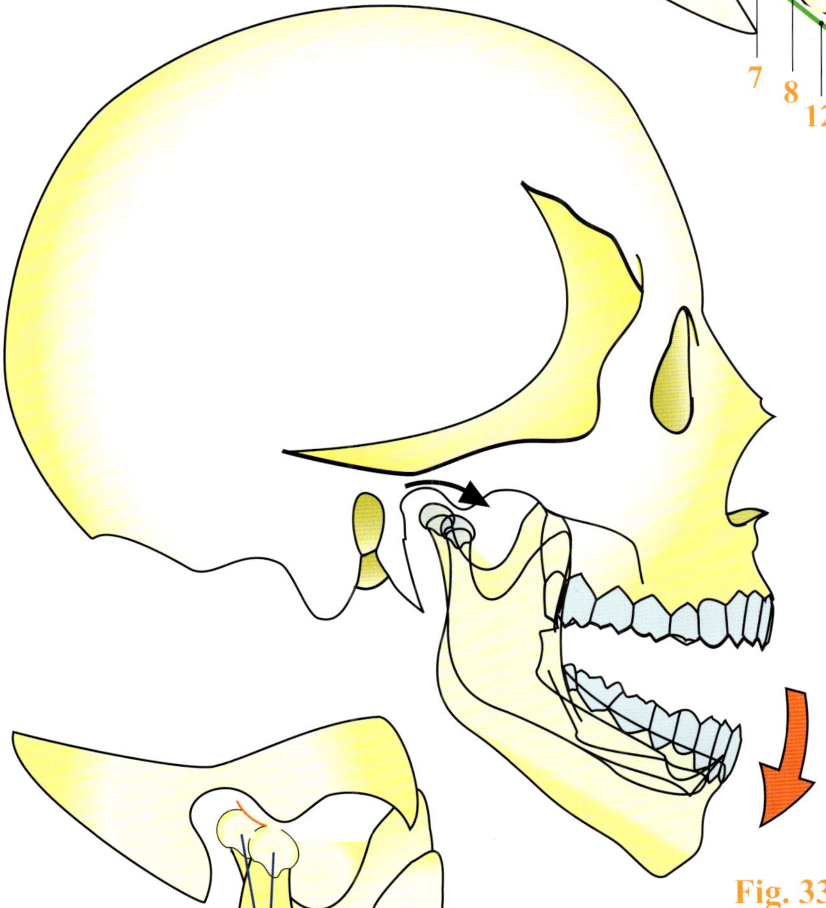
Fig. 33

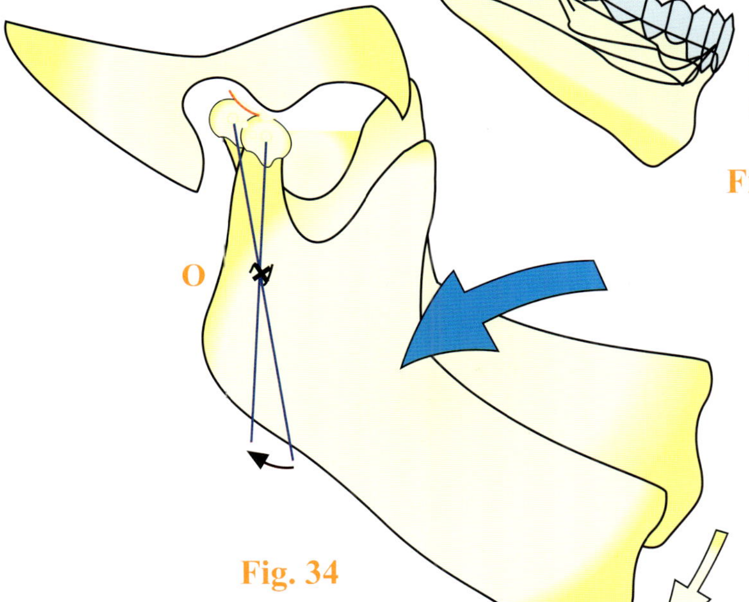

Fig. 34

Les mouvements de l'articulation temporo-mandibulaire

Dans une articulation aux mouvements si complexes, les axes ne peuvent être définis que par l'analyse des déplacements élémentaires. On peut décrire cinq types de mouvements autour de différents axes (Fig. 35) :

- un axe horizontal xx', dédié aux mouvements d'ouverture et de fermeture (Fig. 36) entre les xx' et yy', mais ce n'est pas le condyle seul qui glisse en avant : c'est toute la mandibule ;
- un plan de glissement (mais nous avons vu qu'en réalité, cet axe se situe beaucoup plus bas, au niveau de l'épine de Spix et qu'il est évolutif), pour les mouvements de protraction (avancée) et de rétraction (recul) de la mandibule (Fig. 37) ;
- un axe de glissement latéral le long de l'axe, mais là encore, c'est toute la mandibule qui glisse latéralement, pour les mouvements de latéralité (Fig. 38) ;
- un axe de pivotement vertical v centré sur l'une ou l'autre des articulations, pour les déviations latérales (Fig. 39). L'un des condyles reste fixe dans la cavité glénoïde et sert de pivot, tandis que l'autre glisse vers l'avant sur le versant antérieur de la glène ;
- un axe oblique u centré sur l'une ou l'autre des articulations, pour les mouvements associés de déviation latérale avec ouverture (Fig. 40). C'est le mouvement le plus difficile à faire car il associe une ouverture et un pivotement. Un mouvement d'ouverture exagéré, lors d'un bâillement par exemple, peut amener les deux condyles à franchir le dos d'âne de la racine transverse du processus zygomatique. Les condyles y restent bloqués et la luxation est permanente et irréductible, nécessitant une manœuvre de réduction.

Tous ces mouvements peuvent être associés dans des actions d'écrasement tangentiel qui permettent de broyer les aliments les plus durs.

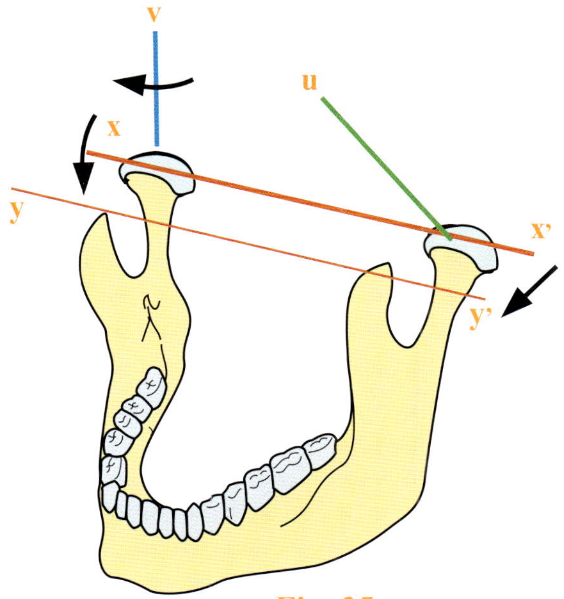

Fig. 35

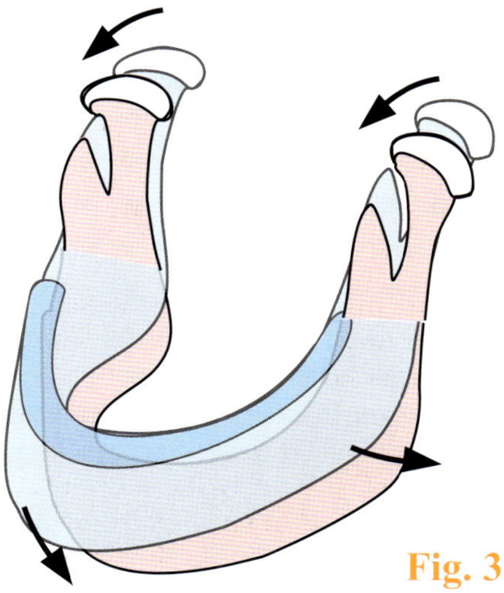
Fig. 36

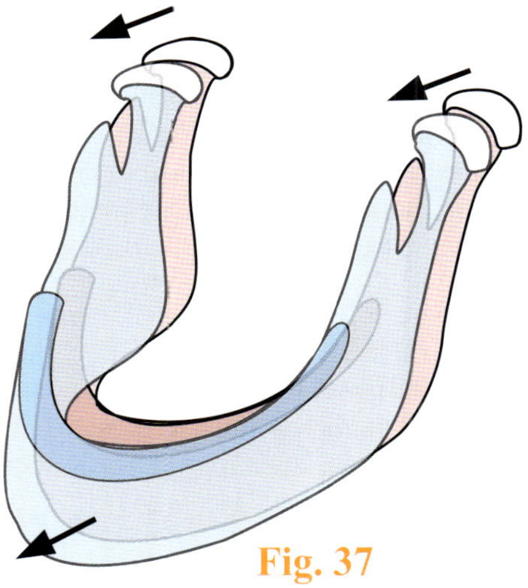
Fig. 37

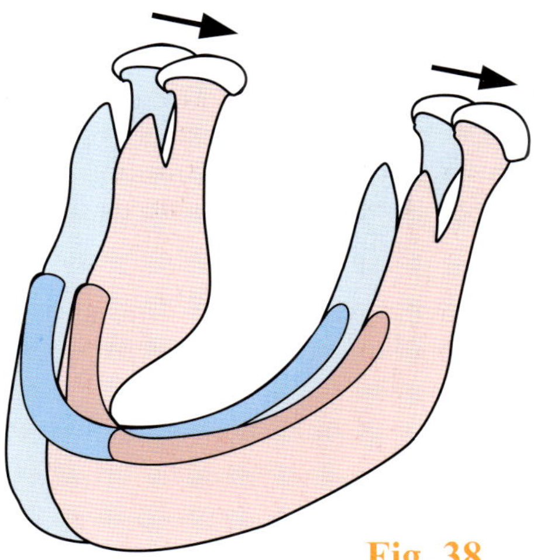
Fig. 38

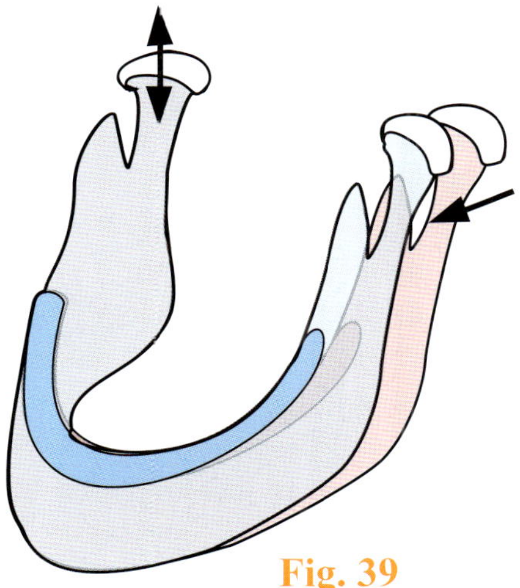
Fig. 39

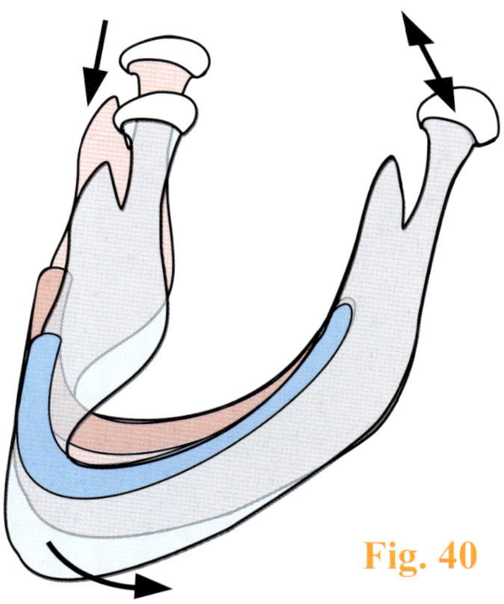
Fig. 40

Les muscles de la fermeture mandibulaire

Les muscles de l'occlusion mandibulaire sont au nombre de **trois**, dont deux sont visibles sur une **vue externe du crâne** (Fig. 41) :

- le **muscle temporal** 1, large, puissant et aplati, qui prend insertion en un vaste éventail sur toute la surface de la fosse temporale, au-dessus de l'arcade zygomatique qu'il sous-croise, pour venir se terminer par un tendon sur le processus coronoïde de la mandibule ;
- le **muscle masséter** 2, inséré sur la face externe de l'angle de la mâchoire, pour venir se terminer au bord inférieur de l'arcade zygomatique ;
- le **muscle ptérygoïdien médial** 3, qui s'insère sur la *face interne* de l'angle de la mâchoire, se dirige obliquement en haut, en dedans et en avant pour venir se terminer dans la concavité du **processus ptérygoïde** 5. Il se situe en arrière du bord postérieur de la mandibule. Ce troisième muscle n'est visible qu'après avoir réséqué la moitié opposée de la mandibule. Sur cette **vue externe du crâne** (Fig. 42), *on voit donc la face interne* de la mandibule droite.

Comme il est possible de le constater sur ces deux figures, ces trois muscles *tirent puissamment l'angle de la mâchoire vers le haut*. On peut déduire leur puissance du fait que certains acrobates peuvent se trouver suspendus par la force de leurs mâchoires.

Une vue postérieure de la mandibule (Fig. 43), légèrement asymétrique vers la droite, montre ces trois muscles. Dans cet artifice de présentation, on voit la mandibule par sa face postérieure et l'on n'a gardé du reste du crâne que le processus ptérygoïde **5** et l'arcade zygomatique **6** :

- le muscle **temporal** 1, inséré sur le processus coronoïde et montant vers la fosse temporale ;
- le muscle **masséter** 2, en dehors, attaché en haut sur l'arcade zygomatique 6 ;
- le muscle **ptérygoïdien médial** 3, en dedans, qui forme un hamac musculaire élevant l'angle de la mâchoire et s'insère en haut sur le processus ptérygoïde 5.

Sur cette figure, on distingue aussi le **muscle ptérygoïdien latéral** 4, tendu transversalement entre la face externe du **processus ptérygoïde** 5 et le col du processus condylaire. Ce muscle n'est pas un élévateur de la mandibule, mais, par contre, il contribue à son ouverture (voir p. 302).

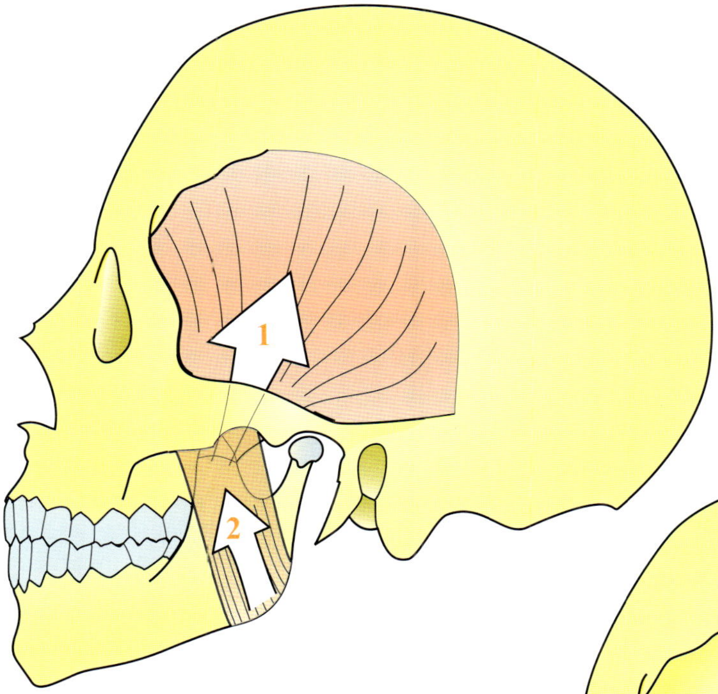

Fig. 41

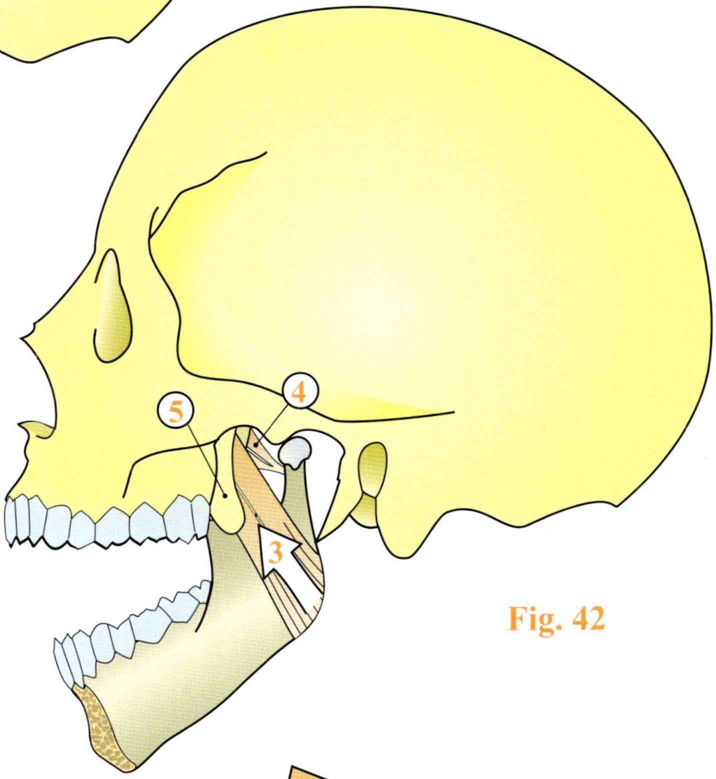

Fig. 42

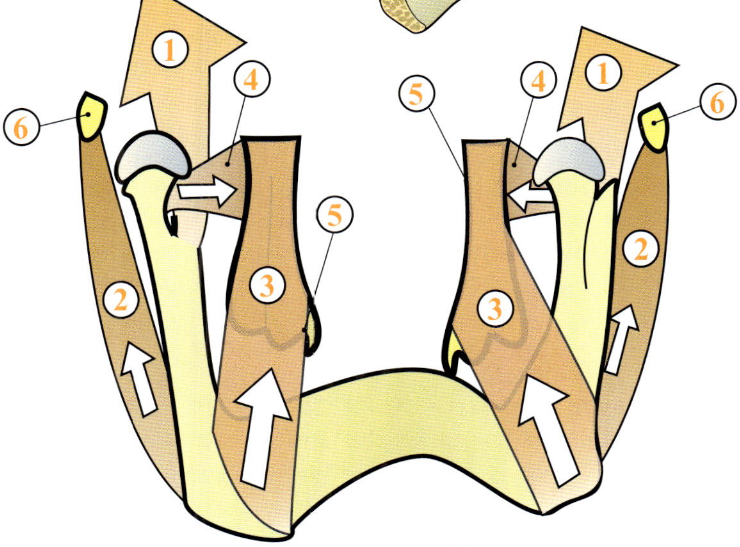

Fig. 43

Les muscles de l'ouverture mandibulaire

Les muscles moteurs de l'ouverture mandibulaire, *donc de l'ouverture de la bouche*, sont plus nombreux et *moins puissants* que ceux qui assurent l'occlusion mandibulaire. Il faut remarquer au préalable que la *pesanteur* agit dans le sens de l'ouverture : c'est ce qui se produit automatiquement pendant le sommeil et en cas de perte de connaissance.

Les muscles moteurs de l'ouverture sont situés, *tous sauf un, au-dessous de la mandibule*. L'os **hyoïde** et le **cartilage thyroïde** jouent le rôle de *relais* entre la mandibule et l'orifice supérieur du thorax, formé par la *première côte*, de chaque côté, et le *manubrium sternal*, au centre.

Les muscles se répartissent donc en **deux groupes** : les muscles supra-hyoïdiens et les muscles subhyoïdiens (Fig. 44).

Les muscles **subhyoïdiens** amarrent l'**appareil thyro-hyoïdien** à la *ceinture scapulaire et au sternum*. On trouve de dedans en dehors, au bord inférieur de l'os hyoïde **h** :

- le muscle **thyro-hyoïdien** 1, qui descend verticalement pour se fixer sur le versant supérieur de la crête oblique du cartilage thyroïde **t**. Il est prolongé vers le bas par les trois muscles suivants;
- le muscle **sterno-thyroïdien** 2, bande musculaire partant du versant inférieur de cette même crête pour se fixer sur le manubrium sternal;
- le muscle **sterno-cléido-hyoïdien** 3, qui s'étend du sternum à l'os hyoïde et se fixe sur le manubrium sternal en dehors du précédent, débordant sur l'extrémité interne de la clavicule. Il se fixe sur l'os hyoïde en dehors du muscle thyro-hyoïdien;
- le muscle **omo-hyoïdien**, muscle étroit et *digastrique*, qui part du bord supérieur de l'omoplate. Son ventre inférieur 4 se dirige en haut, en dedans et légèrement en avant jusqu'au creux supra-claviculaire, où il présente son **tendon intermédiaire**. À partir de ce point, son ventre supérieur 5 change de direction pour monter quasi verticalement et s'insérer sur le bord inférieur de l'os hyoïde, en dehors des précédents.

Tous ces muscles **abaissent l'os hyoïde et le cartilage thyroïde** et résistent aux muscles supra-hyoïdiens.

Les muscles **supra-hyoïdiens** forment l'égage supérieur des muscles de l'ouverture mandibulaire.

L'os hyoïde est *rattaché en arrière à la base du crâne* par :

- le muscle **stylo-hyoïdien** 6, tendu du *processus styloïde* **s** à l'os hyoïde;
- le muscle **digastrique**, dont le ventre postérieur 7 se fixe sur le processus mastoïde **m**. Il se dirige en bas et en avant et son tendon intermédiaire passe dans une **coulisse fibreuse** 8, attachée au niveau de la petite corne de l'os hyoïde. Son **ventre antérieur** 9 change de direction et se dirige en haut et en avant pour se fixer à la face interne de la partie mentonnière de la mandibule. Sur le schéma figure aussi le ventre antérieur du muscle digastrique gauche 9'.

L'os hyoïde est rattaché à la mandibule par deux autres muscles :

- le muscle **génio-hyoïdien** 10, tendu de l'os hyoïde à la face interne de la mandibule;
- le muscle **mylo-hyoïdien** 11, vaste nappe musculaire étendue en demi-cornet entre l'os hyoïde et la face interne de la mandibule (c'est le muscle mylo-hyoïdien gauche qui forme le **plancher de la bouche**).

Tous ces muscles **abaissent la mandibule**, en prenant **appui sur l'os hyoïde**, lui-même *fixé par les muscles subhyoïdiens*. Nous avons vu précédemment que ces muscles sont **fléchisseurs à distance du rachis cervical** s'ils agissent en synergie avec les *muscles masticateurs*.

Le dernier muscle intervenant dans l'ouverture est le muscle **ptérygoïdien latéral**, visible sur une **vue interne de la mandibule, au-dessous de la base du crâne** (Fig. 45). Son corps musculaire 12 est tendu de la face externe du processus ptérygoïde **a** à la face antérieure du col du processus condylaire **c**. *Il tire le col en avant* et fait ainsi *basculer la mandibule* autour de son centre de rotation **O**, ce qui entraîne l'*ouverture de la bouche*. Sans son action, *le processus condylaire resterait bloqué dans la cavité glénoïde*. C'est aussi lui qui **tire le ménisque en avant** (voir Fig. 32, p. 297).

Le muscle ptérygoïdien latéral joue donc un rôle essentiel dans l'ouverture de la bouche.

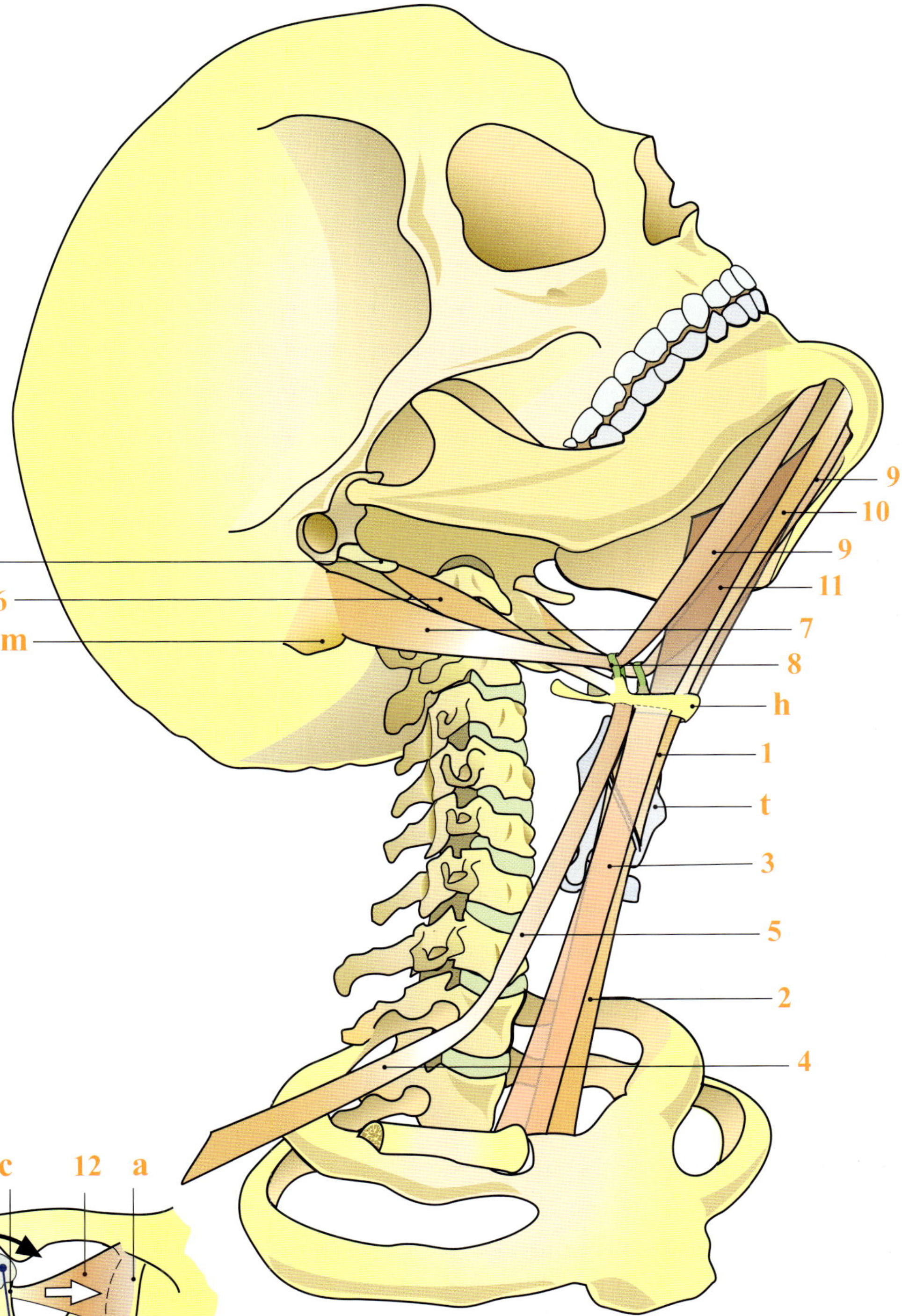

Fig. 44

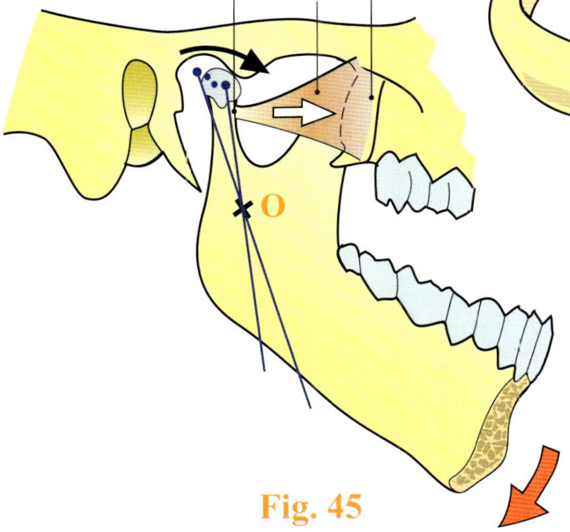

Fig. 45

Rôle des muscles dans les mouvements mandibulaires

Il est maintenant possible d'interpréter les mouvements en fonction des actions musculaires :

- le **mouvement de protraction** (Fig. 46), donc d'avancée de la mandibule, est dû à l'action simultanée des muscles **ptérygoïdiens latéraux** ;
- le **mouvement de déviation latérale** (Fig. 47) est déterminé par la contraction du muscle **ptérygoïdien latéral**, du *côté opposé* au sens de la déviation, et du muscle **masséter** *du côté de la déviation* (non visible sur la figure) ;
- le **déplacement latéral sans déviation** (Fig. 48) est produit par la contraction du muscle **masséter** *du côté du déplacement* et du muscle **ptérygoïdien médial** du côté opposé ;
- le mouvement de **déviation latérale autour d'un axe oblique** sur l'une des articulations temporo-mandibulaires (Fig. 49) s'effectue grâce à la contraction simultanée du muscle **masséter du côté** de la déviation et du muscle **ptérygoïdien latéral** *du côté opposé* ;
- l'abaissement de la mandibule et l'**ouverture de la bouche** (Fig. 50) sont dus à l'action simultanée des muscles **supra-** et **subhyoïdiens** et des muscles **ptérygoïdiens latéraux** ;
- enfin, la fermeture, l'occlusion mandibulaire (Fig. 51) et le serrage des arcades dentaires l'une contre l'autre sont obtenus par la contraction bilatérale et simultanée de tous les muscles masticateurs, à savoir les muscles **temporaux**, **masséters** et **ptérygoïdiens médiaux**.

Dans les mouvements réels de mastication, ces actions élémentaires sont combinées dans des proportions et des degrés divers, évoluant au cours même du mouvement.

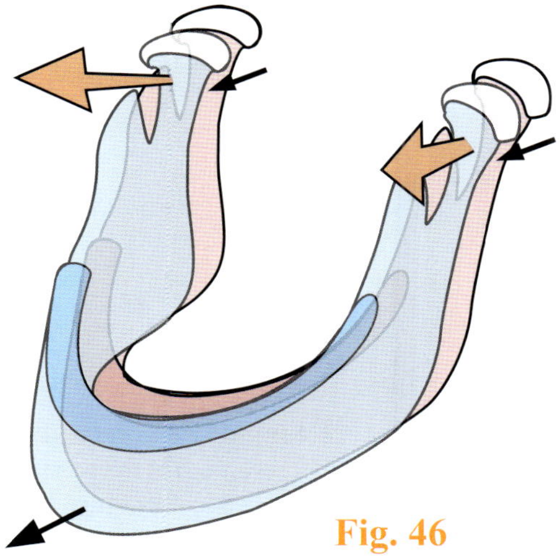

Fig. 46

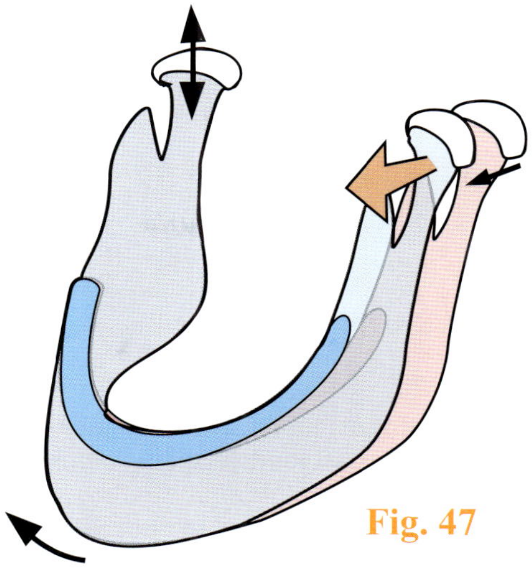

Fig. 47

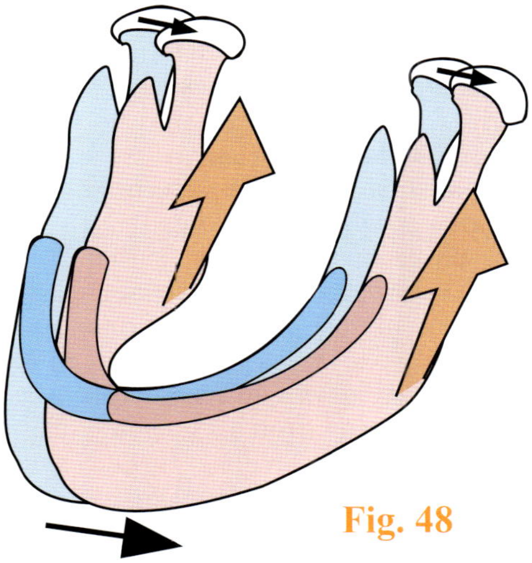

Fig. 48

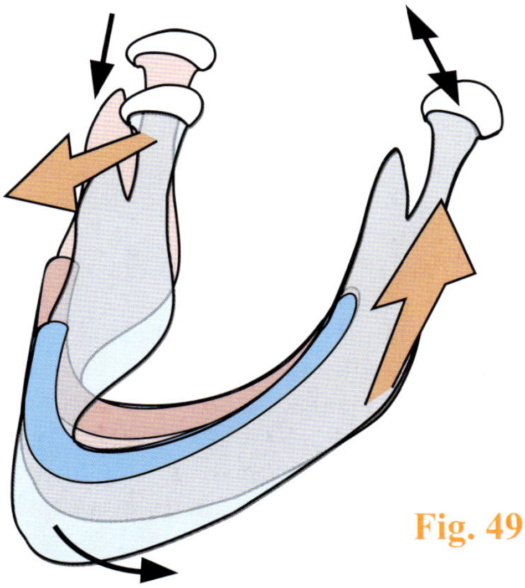

Fig. 49

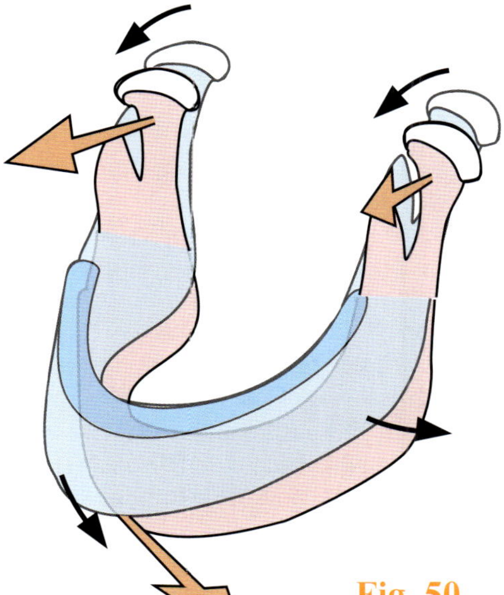

Fig. 50

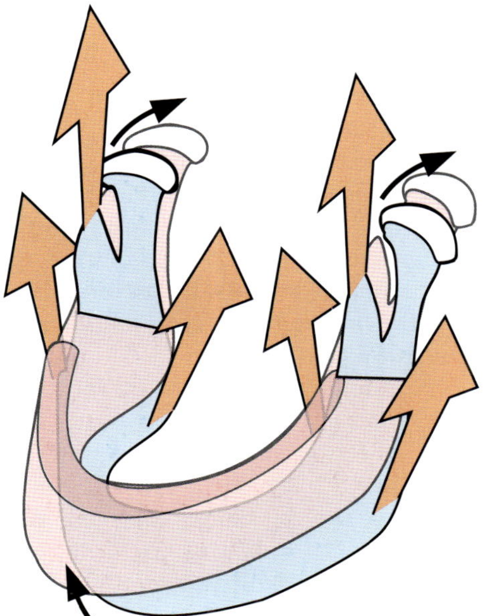

Fig. 51

Le globe oculaire : une énarthrose parfaite

Les chirurgiens orthopédistes et les kinésithérapeutes n'ont pas à l'esprit que **le globe oculaire est une énarthrose**, une *articulation sphérique, comme la hanche et l'épaule*. C'est même une **énarthrose parfaite** (Fig. 52, coupe de l'orbite), un globe sphérique formé par la *sclérotique* 1 souple et résistante, contenu dans la *gaine du bulbe de l'œil* 2 (capsule de Tenon) et formant une surface de glissement elle aussi sphérique et souple, donc adaptable en permanence, séparé du globe par l'*espace de Tenon* 3, avec un couple d'emboîtement dépassant les 50 % habituels. En effet, la gaine du bulbe de l'œil, qui est *épaisse autour de l'équateur* 2 du globe, devient progressivement *plus mince et plus souple* 4 vers les pôles, en particulier vers le pôle **postérieur** 5 par où pénètre le nerf optique 6.
Ce système sphérique, entouré d'une *atmosphère cellulo-graisseuse* 7 semi-liquide, est *suspendu* aux parois de l'orbite par des *tractus fibreux* 8 émanant des *gaines des muscles* 9 du globe oculaire : muscles **droit supérieur** 10, **droit inférieur** 11, **oblique inférieur** 12 (vu en coupe), **releveur de la paupière** 13 (les autres muscles ne sont pas visibles sur cette coupe). C'est la *meilleure suspension élastique* qui soit dans le corps. Elle est *parfaitement protégée* dans les **parois osseuses de l'orbite** 14, en avant, par les **paupières** 15, et la continuité du revêtement est assurée par la conjonctive, qui se replie en **cul-de-sac conjonctival** 16 sur le globe oculaire.
Cette énarthrose est tellement parfaite qu'elle pourrait être *prise comme exemple* pour les autres énarthroses. En effet, elle comporte **trois couples de muscles**, *un pour chaque degré de liberté*.

- Les deux couples de **muscles droits** (Fig. 53) contrôlent les **mouvements rectangulaires**, *horizontaux et verticaux* :
  - regard *vers le haut* : contraction du muscle **droit supérieur** ds ;
  - regard *vers le bas* : contraction du muscle **droit inférieur** di ;
  - regard *latéral* : contraction du muscle **droit externe** ou latéral de, du côté de la direction du regard, et du muscle **droit interne** ou médial dm du côté opposé.

Dans le **regard rectangulaire**, l'articulation sphérique du globe oculaire se comporte **comme un cardan** : *deux axes* (un axe vertical et un axe horizontal), *deux degrés de liberté*. Tout est simple…

- Les choses se compliquent pour le **regard oblique** (Fig. 54), soit vers le haut, soit vers le bas. C'est alors qu'intervient le *troisième couple de muscles moteurs* de l'œil, les **rotateurs** autour de l'**axe polaire** p orthogonal aux deux axes vertical v et horizontal h, dont les actions sont *symétriques et opposées* :
  - le muscle **oblique inférieur** oi est le plus simple. Il s'insère sur le côté externe du globe, le *contourne au niveau de l'équateur par en dessous*, et, se dirigeant en dedans, vient se fixer sur la paroi de l'orbite au niveau de son angle inféro-interne. Le muscle **oblique inférieur gauche** fait tourner le globe dans le sens des aiguilles d'une montre, qu'on appelle le **sens horaire**. Le muscle **oblique inférieur droit** lui imprime une **rotation anti-horaire**. Ils sont donc *parfaitement antagonistes* et ne se contractent *jamais ensemble* ;
  - le muscle **oblique supérieur** os est plus complexe. C'est un *muscle digastrique*, dont le *tendon intermédiaire* se réfléchit dans une *poulie fibreuse* attachée au *coin supéro-interne de l'orbite*. Son premier corps musculaire a un trajet identique, mais opposé à celui du muscle oblique inférieur : s'insérant sur le côté externe du globe, il *contourne son équateur par en haut*, et se dirige en dedans pour passer dans la poulie. Il *change alors de direction* pour venir s'attacher, *au fond de l'orbite*, avec les muscles droits. Le muscle **oblique supérieur gauche** fait tourner le globe dans le *sens anti-horaire*. Le muscle **oblique supérieur droit** lui imprime une *rotation horaire*. Ils sont donc *parfaitement antagonistes* et ne se contractent *jamais ensemble*. Par contre, ils possèdent une **synergie croisée** avec les muscles obliques inférieure : muscle oblique supérieur droit avec muscle oblique inférieur gauche ; et vice versa. De même, ils sont **antagonistes homo-latéraux** : muscle *oblique supérieur droit contre muscle oblique inférieur droit* ; de même pour le côté gauche.

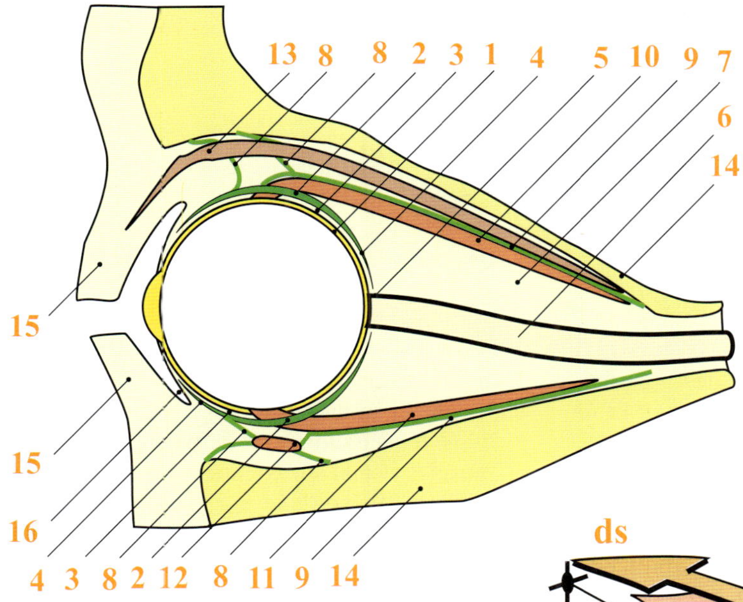

Fig. 52

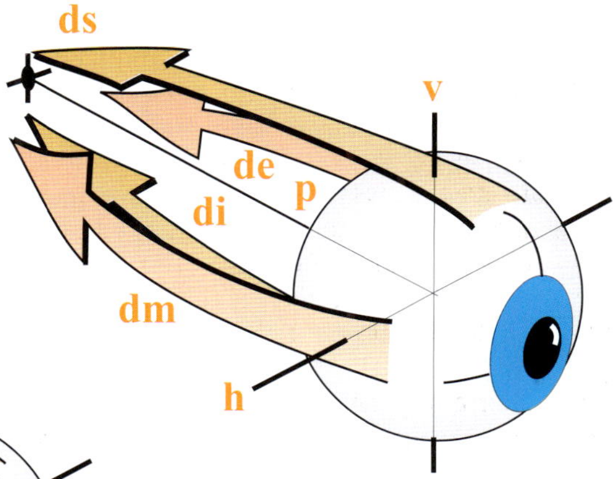

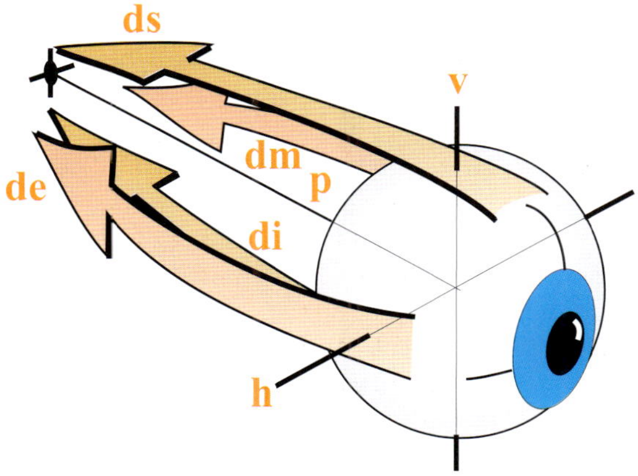

Fig 53

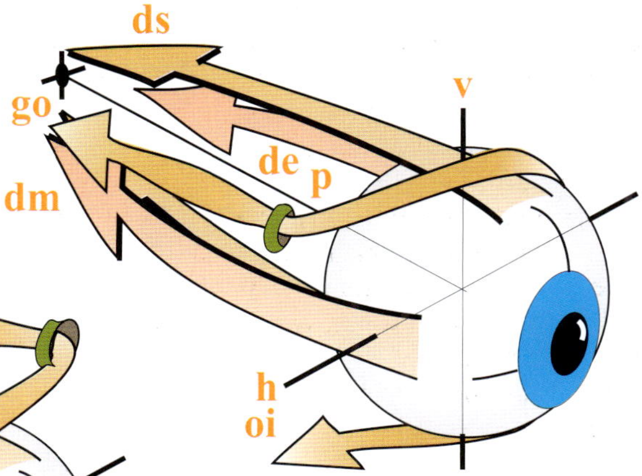

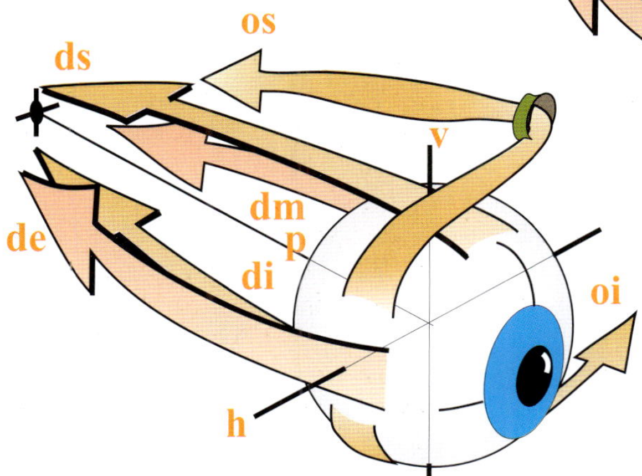

Fig. 54

Les moteurs oculaires dans les mouvements rectangulaires

Les **mouvements rectangulaires** des globes oculaires, c'est-à-dire dans *le regard horizontal et le regard vertical*, sont faciles à expliquer par la *mise en jeu des seuls muscles droits*.

Dans le regard latéral (Fig. 55), les muscles droits médial et latéral se contractent :

- dans le **regard à droite**, c'est l'action simultanée du muscle droit latéral droit et du muscle droit médial gauche qui fait tourner le globe oculaire sur son axe vertical **v** ;
- dans le **regard à gauche**, c'est l'inverse, on a une contraction du muscle droit latéral gauche et du muscle droit médial droit.

Dans le regard vertical (Fig. 56), les muscles droits supérieur et inférieur se contractent :

- dans le **regard vers le haut**, ce sont les deux muscles droits supérieurs qui font tourner le globe oculaire sur son axe horizontal **h** ;
- dans le **regard vers le bas**, c'est l'inverse, on a une contraction des deux muscles droits inférieurs.

Au cours de ces deux types de mouvements, l'articulation sphérique du globe oculaire **se comporte mécaniquement comme un cardan**, c'est-à-dire une articulation à *deux axes et deux degrés de liberté*. Le troisième degré de liberté, à savoir la rotation du globe oculaire sur son axe polaire, n'est pas utilisé et n'apparaît pas.

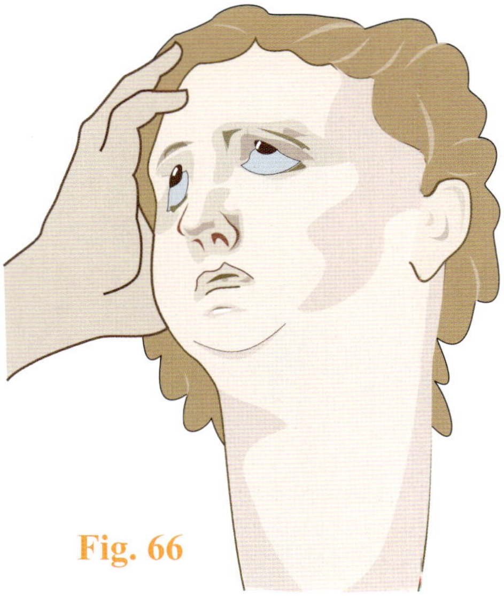

Fig. 66

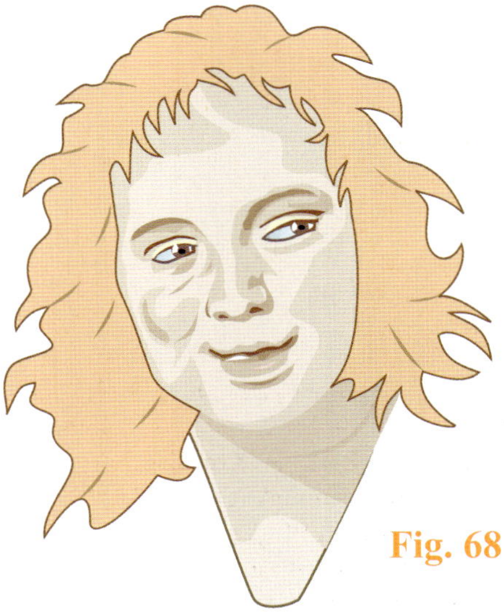

Fig. 68

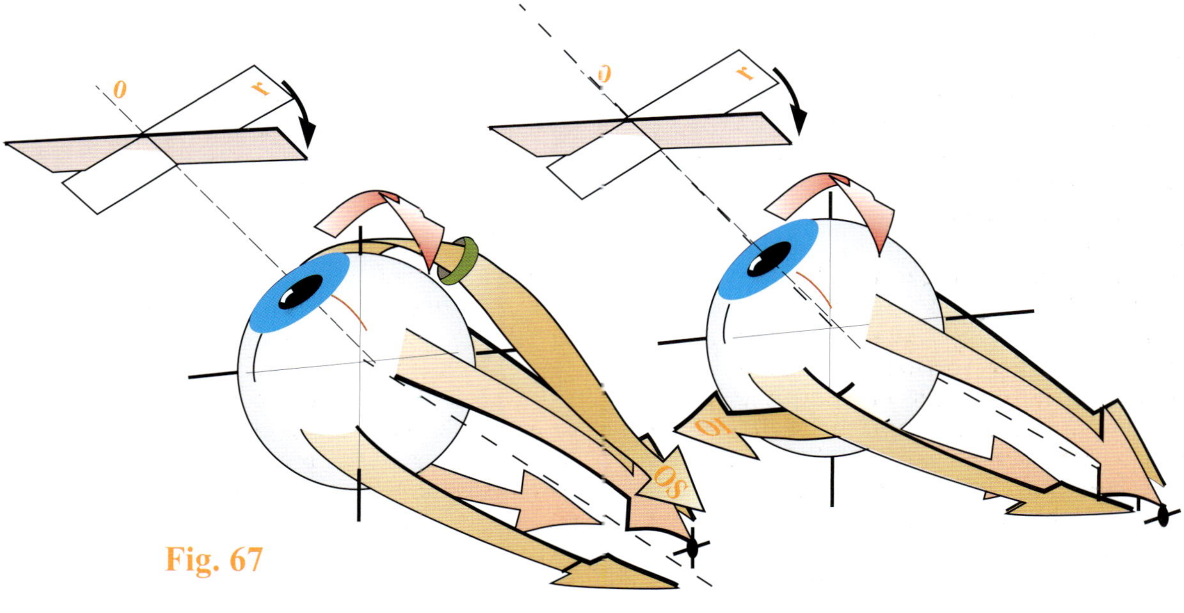

Fig. 67

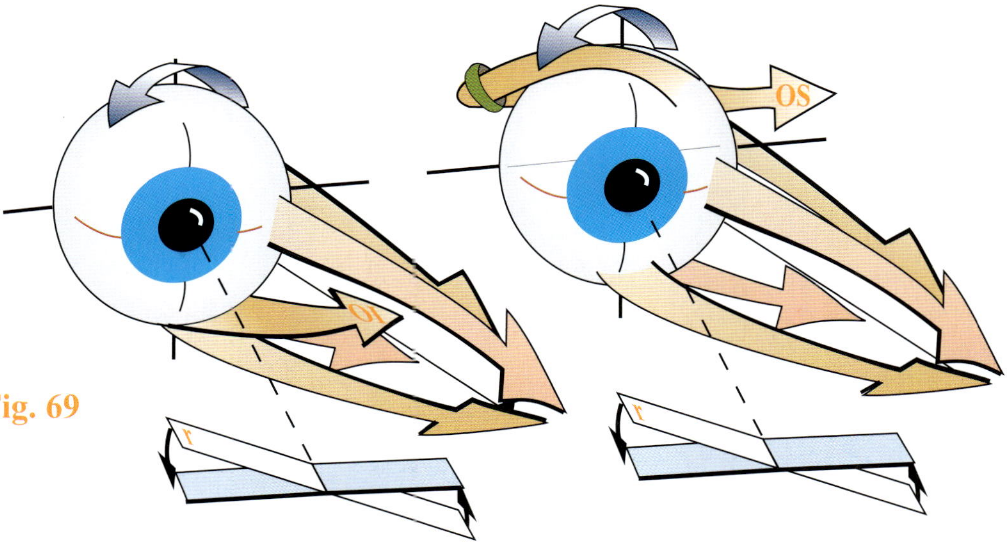

Fig. 69

Le regard oblique : rôle des muscles obliques et du nerf trochléaire

Ayant assimilé l'importance du troisième degré de liberté dans le contrôle des mouvements du globe oculaire, il est maintenant possible de décrire ces mouvements dans le regard oblique.

Lorsque le regard est **oblique vers le haut** (Fig. 66), exprimant l'**effroi**, la **consternation** ou le **désespoir**, comme dans l'exemple de « la sœur éplorée » (*Le Fils prodigue*, tableau de J.-B. Greuze, musée du Louvre) qui regarde *en haut et à droite*, les horizontales basculent en bas et à droite (Fig. 67). Cette composante est corrigée par l'action du muscle **oblique supérieur** **OS** **à droite** et du muscle **oblique inférieur** **OI** **à gauche**. L'action coordonnée et simultanée de ces deux muscles ramène le méridien **r** dans le plan horizontal ; dans l'image fournie par les deux yeux, l'horizon coïncide.

Lorsque le regard est **oblique vers le bas** (Fig. 68), exprimant le dédain, l'ironie comme dans l'exemple de *La Bohémienne* (tableau de F. Hals, musée du Louvre), au *regard en coin vers le bas et la gauche*, les horizontales basculent en bas et à gauche (Fig. 69), et la contraction du muscle oblique supérieur gauche **OS** et du muscle oblique inférieur droit **OI** redresse l'image. Cette action coordonnée et simultanée de ces deux muscles ramène le méridien **r** dans le plan horizontal ; dans l'image fournie par les deux yeux, l'horizon coïncide.

On saisit alors toute l'utilité de ces deux petits muscles dont on ne comprend pas très bien le rôle lorsqu'on commence à apprendre l'anatomie : ils effectuent automatiquement la correction de la rotation conjointe créée par l'obliquité du regard.

Le côté merveilleux de ce mécanisme, c'est que *deux muscles différents, commandés par deux nerfs différents, agissent simultanément et en parfaite harmonie*, pour compenser exactement la composante parasite et **rétablir la coïncidence des horizontales et des verticales**, sans laquelle les deux images, légèrement différentes, de la **vision stéréoscopique** seraient ininterprétables.

Le **nerf trochléaire**, anciennement *bien nommé nerf pathétique*, puisqu'il est utilisé dans le regard du même nom, *quatrième paire* crânienne, est uniquement moteur : c'est le *nerf d'un seul muscle*, le muscle **oblique supérieur**. Ceux qui ont expérimenté sa paralysie virale transitoire, savent qu'il leur est impossible de raccorder les deux horizons, ce qui est très gênant pour la conduite automobile. Le muscle **oblique inférieur** est innervé par le **moteur oculaire commun**, *troisième paire* crânienne, qui innerve tous les muscles de l'œil sauf deux dont le muscle **droit latéral**, innervé lui aussi par un seul nerf, le **moteur oculaire latéral**, *sixième paire* crânienne.

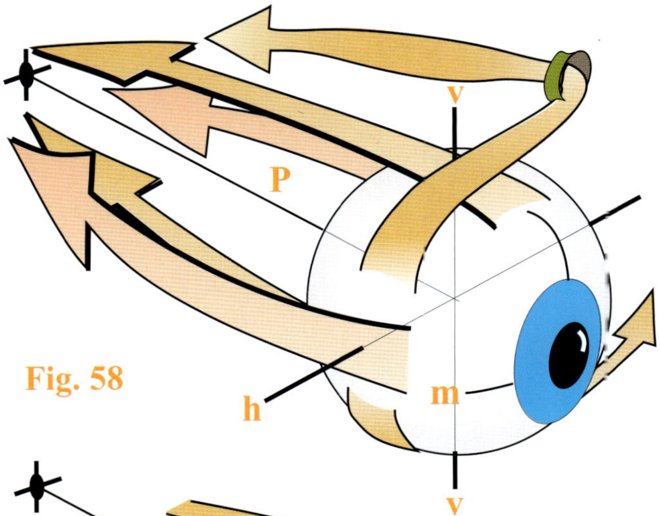

Fig. 58

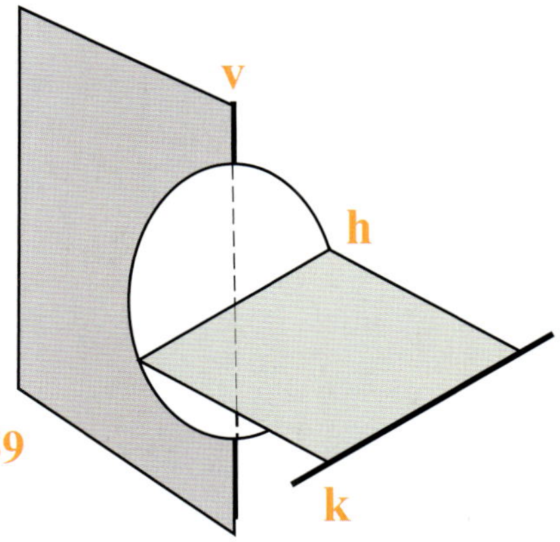

Fig. 59

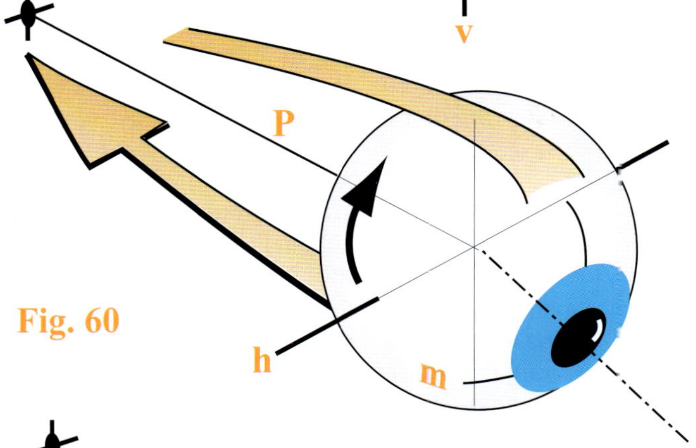

Fig. 60

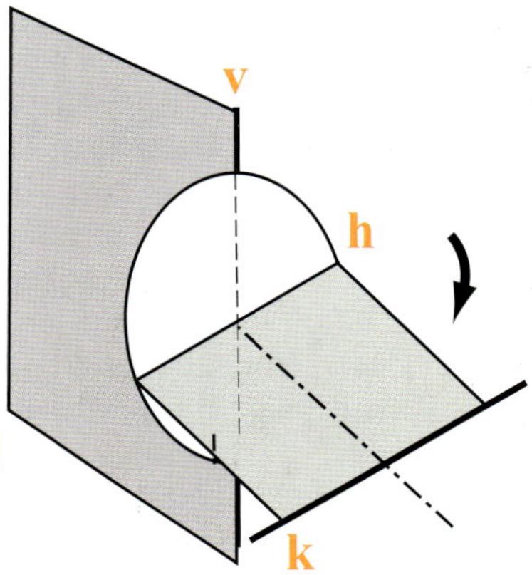

Fig. 61

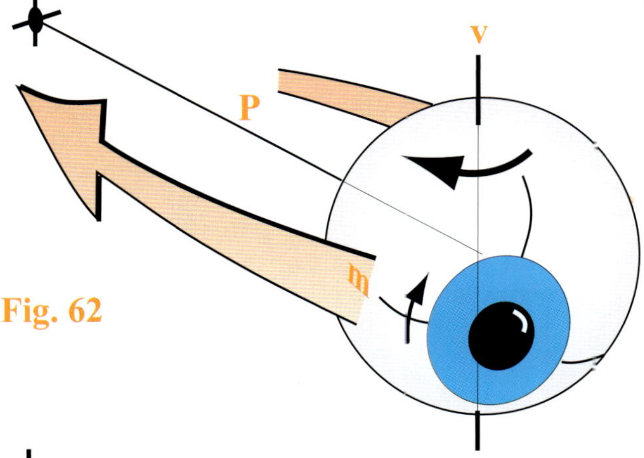

Fig. 62

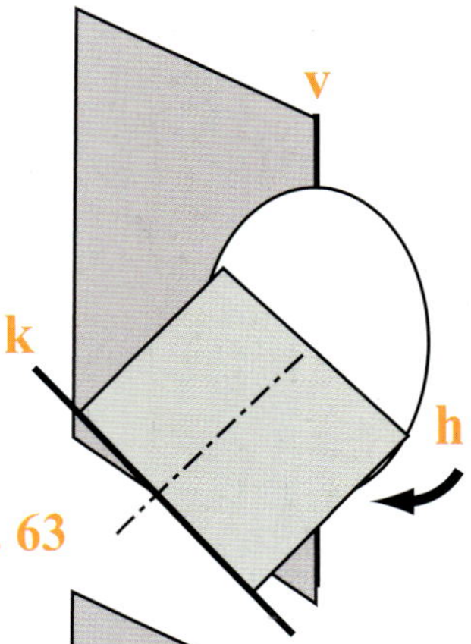

Fig. 63

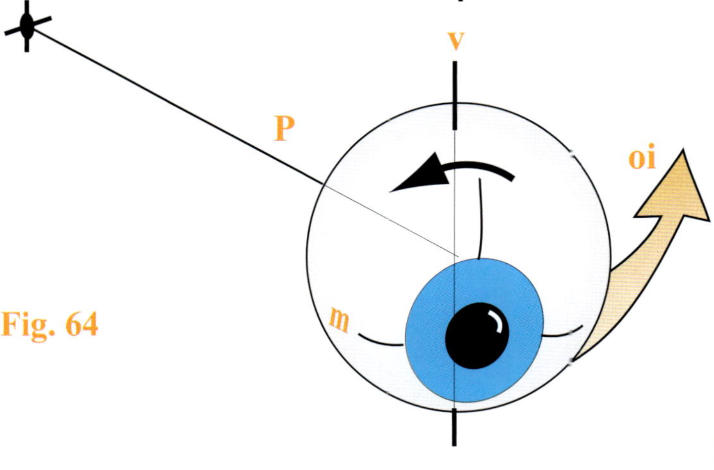

Fig. 64

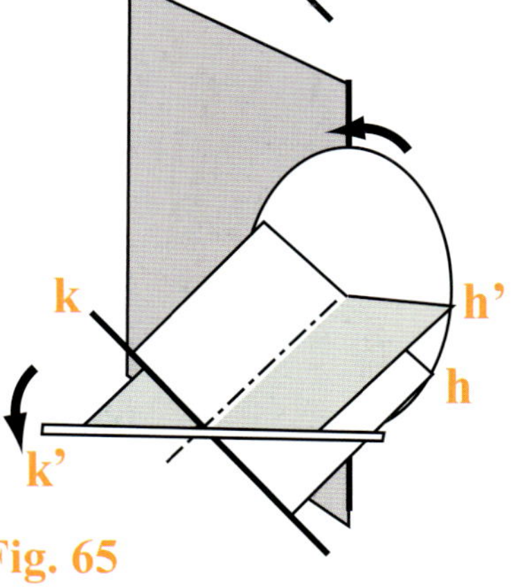

Fig. 65

Le problème mécanique du regard oblique

Après la simplicité des mouvements oculaires dans le regard rectangulaire, il faut comprendre maintenant le problème des mouvements oculaires dans le **regard oblique**. Cela nécessite de revenir à la notion de **cardan** qui a été déjà évoquée dans le Volume 1 (voir p. 18), à propos de l'épaule (paradoxe de Codmann) et de l'articulation trapézo-métacarpienne (rotation en pronation de la colonne du pouce).

Dans la **position de repos** (Fig. 58), regard droit devant vers l'horizon, le méridien horizontal **m** du globe oculaire est *parallèle à l'horizon*. Il est matérialisé à droite (Fig. 59), sur le *modèle de cardan*, par la ligne **k**.

Lorsque **le regard s'abaisse** (Fig. 60), le méridien **m** *reste parallèle* à la ligne d'horizon **k** du modèle, qui effectue le même mouvement (Fig. 61).

Si, après avoir porté le regard vers le bas, on le porte maintenant **sur la droite** (Fig. 62), le méridien **m** perd son horizontalité et *s'incline vers le bas et la gauche*. Ceci est parfaitement explicité par le modèle de cardan (Fig. 63), où le segment mobile, du fait de la rotation sur les deux axes, subit lui-même une **rotation automatique** sur son axe longitudinal, comme le nécessite la mécanique des cardans, et comme l'a décrit MacConnail sous le nom de **rotation conjointe**. Résultat : *l'horizon n'est plus horizontal.*

C'est alors qu'intervient la correction (Fig. 64), rendue possible dans une articulation à **trois degrés de liberté**, une énarthrose. Cette **rotation réflexe**, pour ainsi dire, est réalisée dans le cas présent par la *contraction du muscle qui entoure le globe par-dessous*, en l'occurrence le muscle **oblique inférieur oi**, ce qui ramène le méridien **m** à l'horizontale : *dans l'image fournie par cet œil, l'horizon sera horizontal.* Une troisième rotation sur le modèle (Fig. 65) effectue cette correction en faisant passer la ligne **k** dans la position **k'**, ce qui établit l'horizontalité. La correction de la composante de rotation automatique par l'action des muscles oblique supérieur **os** et oblique inférieur **oi** est *entièrement réflexe d'origine centrale* grâce à un mécanisme d'une extrême précision. Les ordres sont transmis par le nerf moteur oculaire commun (3ᵉ paire crânienne) pour le muscle oblique inférieur **oi** et par le nerf trochléaire (6ᵉ paire crânienne) pour le muscle oblique supérieur **os**.

C'est le *même mécanisme* qui, au niveau de l'**épaule**, corrige le pseudo **paradoxe de Codmann** (voir Volume 1, p. 19). De même, c'est la **rotation conjointe** du cardan de l'articulation trapézo-métacarpienne qui fait **tourner la colonne du pouce en pronation, lors de l'opposition** (voir Volume 1, p. 303).

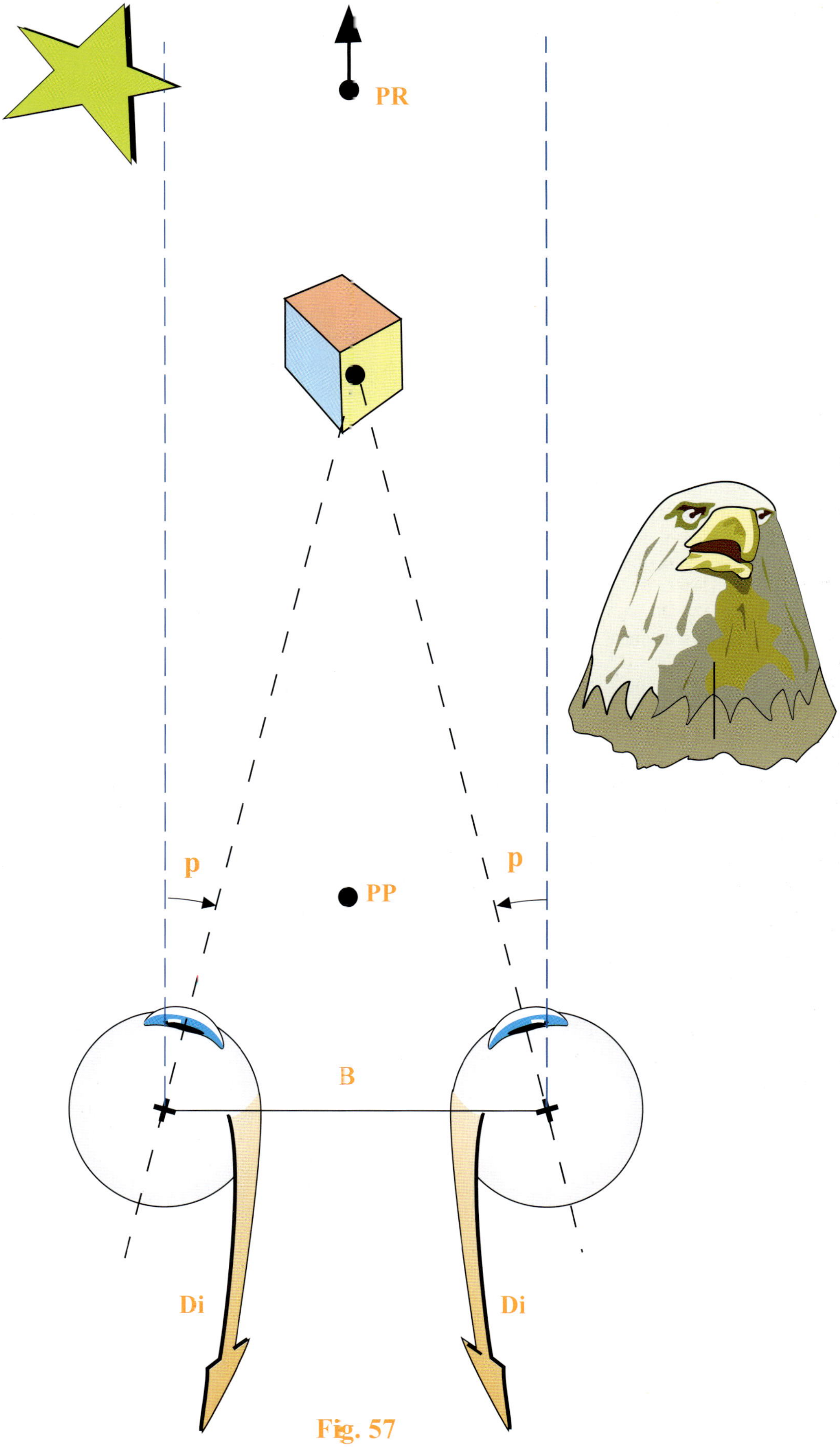

Fig. 57

Les moteurs oculaires dans la convergence du regard

La **vision stéréoscopique** (Fig. 57) nécessite la **convergence du regard** de chacun des deux yeux, afin d'obtenir pour chaque œil une image la plus semblable possible de celle de son symétrique.
Lorsque **l'objet est très distant**, à l'horizon ou dans le ciel, il est de toute façon **au-delà du punctum remotum** **PR**, point qui représente la limite de convergence des deux yeux. À ce moment, la **parallaxe** a disparu et il n'y a *aucune différence* entre les deux images : *la sensation de relief disparaît et la distance n'est plus appréciable* de façon précise. La **télémétrie**, mesure intuitive des distances, dépend donc du degré de convergence du rayon principal des deux yeux.
Pour le punctum remotum, les rayons sont **pratiquement parallèles**, ce qui définit l'*absence de parallaxe*. Mais si, par exemple, on double la base B, c'est-à-dire l'**écart interpupillaire**, le punctum remotum va reculer au double de la distance avec la base normale. C'est ce **principe de télémétrie** qui était utilisé par les *artilleurs*, en particulier *dans la marine*, pour évaluer la distance de la cible : la base télémétrique avait la largeur de la tourelle d'artillerie... Tout ceci a été démodé avec l'**utilisation du radar**, mais le principe reste acquis.
De même, la vision stéréoscopique n'est possible que si **les deux yeux sont disposés de face**, ce qui n'est pas le cas chez la plupart des oiseaux, sauf **les rapaces**, comme l'*aigle*, qui peuvent ainsi localiser leurs proies avec une grande précision. On pourrait en déduire que *les prédateurs ont obligatoirement les yeux de face*... !

Que se passe-t-il **en deçà du punctum remotum** ? La distance, qui découle de l'angle de convergence P, est appréciée par la **tension différentielle entre les deux muscles droits médiaux**, et ceci jusqu'au **punctum proximum**, à partir duquel la convergence n'est plus assurée. En deçà du punctum remotum, la différence entre les deux images, *de plus en plus importante à mesure que l'objet se rapproche*, va créer la **sensation de relief** de l'objet, grâce à l'analyse corticale.
Le calcul extrêmement rapide de la **distance instantanée** d'un **objet en mouvement**, donc menaçant, s'effectue au niveau du **tronc cérébral**. Imaginons cette opération cérébrale chez un **joueur de tennis** qui voit arriver une balle lancée à grande vitesse et doit apprécier sa vitesse et prévoir sa trajectoire... C'est **la merveille de notre ordinateur**... ! Mais cela explique aussi la retraite rapide des champions dans ce sport, car non seulement il faut modéliser la trajectoire, mais en plus, il faut **concevoir, dans une fraction de seconde**, le geste du bras qui tient la raquette et l'attitude de tous les corps pour intercepter ce projectile et le renvoyer dans une direction improbable pour l'adversaire... Encore une fois, quelle merveille !
Chez le sujet normal, la convergence des axes de chaque œil est *parfaitement et automatiquement réglée* par le système nerveux et la contraction des muscles, en particuliers les muscles droit interne et droit externe. Le défaut de réglage de cette convergence se nomme le **strabisme** ; il peut être interne, lorsque les axes convergent trop, ou externe, lorsque les axes divergent. Ce trouble peut avoir une cause neurologique ou musculaire, l'un des muscles droits étant trop court ou trop long. C'est souvent le cas dans le *strabisme congénital* qui peut être corrigé par une *opération chirurgicale* sur l'un des muscles droits latéraux.

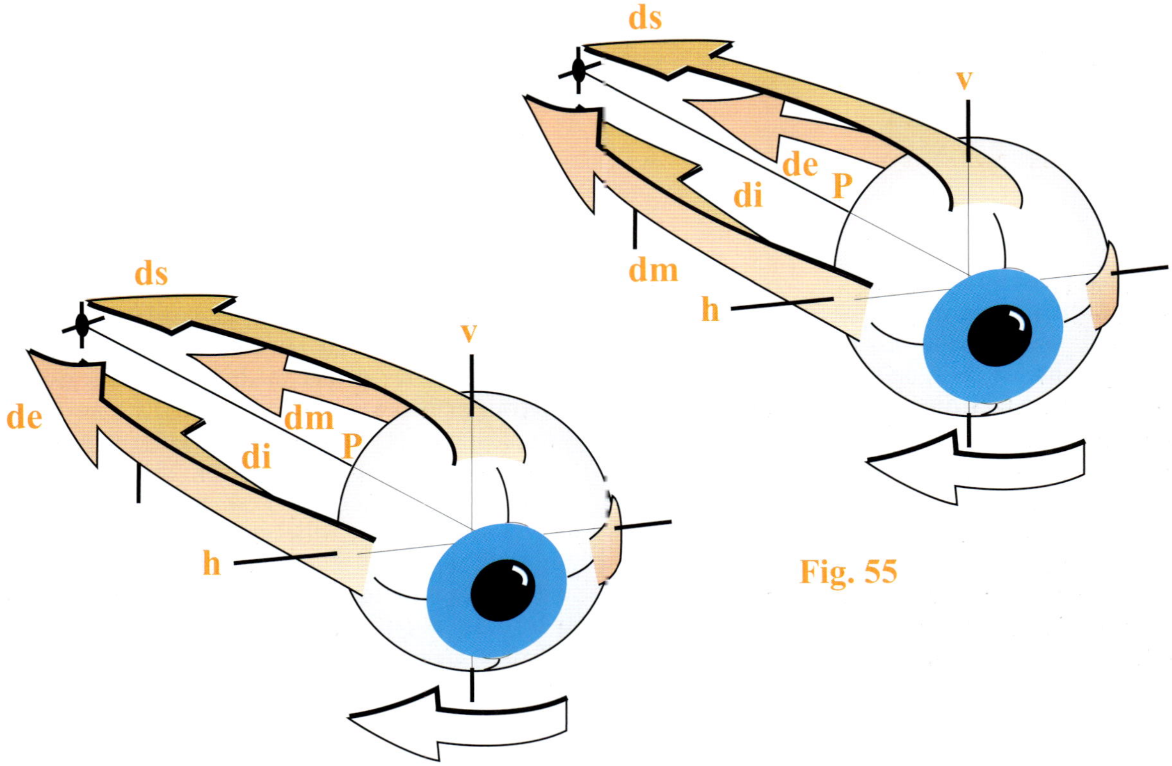

Fig. 55

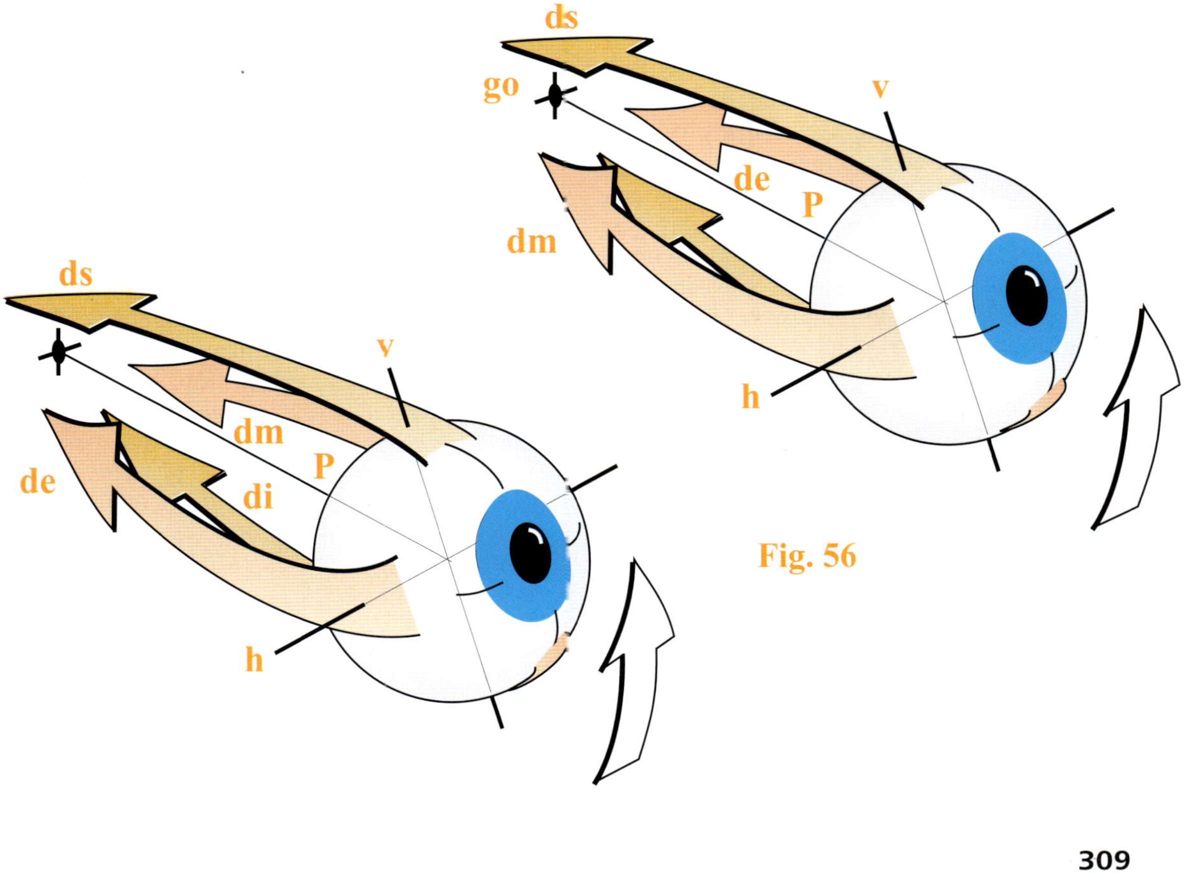

Fig. 56

Index

M

N

O

P

Q

R

S

T

V

W

Lexique des termes anatomiques

Pour éviter d'alourdir le texte, nous avons utilisé dans cet ouvrage les termes français nouveaux, mais dans ce lexique, nous indiquons leur équivalence en termes anatomiques traditionnels et en nomenclature latine internationale.

Termes français nouveaux	Termes traditionnels	*Nomenclature latine internationale*
Muscles de la tête		
M. droit ventral de la tête	M. petit droit antérieur	*M. rectus capitis anterior*
M. grand droit dorsal de la tête	M. grand droit postérieur	*M. rectus capitis posterior major*
M. petit droit dorsal de la tête	M. petit droit postérieur	*M. rectus capitis posterior minor*
M. petit droit latéral de la tête	M. droit latéral de la tête	*M. rectus capitis lateralis*
M. oblique supérieur de la tête	M. petit oblique de la tête	*M. obliquus capitis superior*
M. oblique inférieur de la tête	M. grand oblique de la tête	*M. obliquus capitis inferior*
M. long de la tête	M. grand droit antérieur de la tête	*M. longus capitis*
M. splénius de la tête	M. splénius de la tête	*M. splenius capitis*
M. masséter	M. masséter	*M. masseter*
M. temporal	M. temporal	*M. temporalis*
M. pterygoïdien latéral	M. pterygoïdien externe	*M. pterygoïdeus latéralis*
M. pterygoïdien medial	M. pterygoïdien interne	*M. pterygoïdeus medialis*
Muscles du cou		
M. splénius du cou	M. splénius du cou	*M. splenius cervicis*
M. sterno-cléido-mastoïdien	M. sterno-cléido-mastoïdien	*M. sternocleidomastoideus*
M. long du cou	M. long du cou	*M. longus colli*
M. scalène ventral	M. scalène antérieur	*M. scalenus ventralis (anterior)*

M. scalène moyen	M. scalène moyen	*M. scalenus medius*
M. scalène dorsal	M. scalène postérieur	*M. scalenus dorsalis*
Mm. supra-hyoïdiens	Mm. sus-hyoïdiens	*Mm. suprahyoidei*
M. digastrique	M. digastrique	*M. digastricus*
M. stylo-hyoïdien	M. stylo-hyoïdien	*M. stylohyoideus*
M. mylo-hyoïdien	M. mylo-hyoïdien	*M. mylohyoideus*
M. génio-hyoïdien	M. génio-hyoïdien	*M. geniohyoideus*
Mm. infrahyoïdiens	Mm. infrahyoïdiens	*Mm. infrahyoidei*
M. sterno-hyoïdien	M. sterno-cléido-hyoïdien	*M. sternohyoideus*
M. omo-hyoïdien	M. omo-hyoïdien	*M. omohyoideus*
M. sterno-thyroïdien	M. sterno-thyroïdien	*M. sternothyroideus*
M. thyro-hyoïdien	M. hyo-thyroïdien	*M. thyro-hyoïdeus*

Muscles du dos

M. trapèze (partie cervicale et partie thoracique)	M. trapèze	*M. trapezius (pars cervicalis et pars thoracica)*
M. grand dorsal	M. grand dorsal	*M. latissimus dorsi*
M. rhomboïde du thorax	M. rhomboïde	*M. rhomboideus major et M. rhomboideus thoracis*
M. élévateur de la scapula	M. angulaire de l'omoplate	*M. levator scapulae*
M. dentelé postérieur inférieur	M. petit dentelé inférieur	*M. serratus posterior inferior*
M. dentelé postérieur supérieur	M. petit dentelé supérieur	*M. serratus posterior superior*
M. érecteur du rachis	M. érecteur du rachis	*M. erector spinae*
M. ilio-costal	M. ilio-costal	*M. iliocostalis*
M. ilio-costal des lombes	M. long costal	*M. iliocostalis lumborum*
M. ilio-costal du thorax	M. long costal	*M. iliocostalis thoracis*
M. longissimus	M. long dorsal	*M. longissimus*
M. longissimus du cou	M. transversaire du cou	*M. longissimus cervicis*

M. longissimus de la tête	M. petit complexus	*M. longissimus capitis*
M. épineux	M. long épineux et M. épi-épineux	*M. spinalis*
M. transversaire épineux	M. transversaire épineux	*M. transversospinalis*
M. semi-épineux de la tête	M. grand complexus	*M. semispinalis capitis*
Mm. multifides	Mm. transversaires-épineux (faisceaux longs)	*Mm. multifidi*
Mm. rotateurs	Mm. transversaires-épineux (faisceaux courts)	*Mm. rotatores*
M. interépineux	M. inter-épineux	*M. inter-spinales*
Mm. intertransversaires	Mm. inter-transversaires	*Mm. inter-transversarii*

Muscles du thorax

M. grand pectoral	M. grand pectoral	*M. pectoralis major*
M. petit pectoral	M. petit pectoral	*M. pectoralis minor*
M. subclavier	M. sous-clavier	*M. subclavius*
M. grand dentelé antérieur du thorax	M. grand dentelé	*M. serratus anterior thoracis]*
Mm. élévateurs des côtes	Mm. surcostaux	*Mm. levatores costarum*
Mm. intercostaux externes	Mm. intercostaux externes	*Mm. intercostales externi*
Mm. intercostaux internes	Mm. intercostaux internes	*Mm. intercostales interni*
M. transverse du thorax	M. triangulaire du sternum	*M. transversus thoracis*

Diaphragme

Diaphragme	Diaphragme	*Diaphragma*
Pilier droit	Pilier droit	*Crus dextrum*
Pilier gauche	Pilier gauche	*Crus sinistrum*
Centre tendineux	Centre phrénique	*Centrum tendineum*
Hiatus aortique	Orifice aortique	*Hiatus aorticus*

Muscles de l'abdomen

M. droit de l'abdomen	M. grand droit de l'abdomen	*M. rectus abdominis*
Intersections aponévrotiques	Intersections tendineuses	*Intersectiones tendineae*
Gaine du m. droit de l'abdomen	Gaine du m. droit de l'abdomen	*Vagina m.recti abdominis*
Ligne blanche	Ligne blanche	*Linea alba*
Fascia transversalis	Fascia transversalis	*Fascia transversalis*
Feuillet superficiel	Feuillet antérieur externe	*Lamina anterior Lamina externa*
Feuillet profond	Feuillet postérieur interne	*Lamina posterior Larnina interna*
Ligne arquée	Arcade de Douglas	*Arcuata linea*
M. pyramidal	M. pyramidal	*M. pyramidalis*
M. oblique externe de l'abdomen	M. grand oblique de l'abdomen	*M. obliquus externus abdominis*
Ligament inguinal	Arcade crurale	*Arcus inguinalis*
M. oblique interne de l'abdomen	M. petit oblique de l'abdomen	*M. obliquus internus abdominis*
M. transverse de l'abdomen	M. transverse de l'abdomen	*M. transversus abdominis*
Admuniculum lineae albae	Admuniculum lineae albae	*Admuniculum lineae albae*
Lig. interfoveolaire	Lig. de Hesselbach	*Lig. interfoveolare*

Muscles du bassin et du périnée

Mm. du périnée	Mm. du périnée	*Mm. perinei*
Lig. anococcygien	Raphée ano-coccygien	*Lig. anococcygeum*
Centre tendineux du périnée	Noyau fibreux central	*Centrum tendineum perinei*
Sphincter externe de l'anus	Sphincter strié de l'anus	*Sphincter ani externus*
Sphincter uréthral	Sphincter de l'urèthre	*Sphincter urethrae*
Fascia supérieur du périnée	Aponévrose profonde du périnée	*Fascia diaphragmatis pelvis superior*
Fascia inférieur du périnée	Aponévrose superficielle du perinée	*Fascia diaphragmatis pelvis inferior*

M. transverse profond du périnée	M. transverse profond du périnée	*M. transversus périnei profondus*
M. transverse superficiel du périnée	M. transverse superficiel du périnée	*M. transversus périnei superficialis*
M. ischio-caverneux	M. ischio-caverneux	*M. ischiocavernosus*
M. bulbo-spongieux	M. bulbo-caverneux	*M. bulbospongiosus*
M. constricteur de la vulve	M. constricteur de la vulve	*M. constrictorr vulvae*
Fosse ischio-rectale	Espace pelvi-rectal supérieur	*Fossa ischiorectalis*

Muscles du membre inférieur attenant au pelvis

M. ilio-psoas	M. psoas iliaque	*M. iliopsoas*
M. iliaque	M. iliaque	*M. iliacus*
M. grand glutéal	M. grand fessier	*M. gluteus maximus*
M. moyen glutéal	M. moyen fessier	*M. gluteus medius*
M. petit glutal	M. petit fessier	*M. gluteus minimus*
M. piriforme	M. pyramidal du bassin	*M. piriformis*
M. tenseur du fascia lata	M. tenseur du fascia lata	*M. tensor fasciae latae*
Mm. jumeaux	Mm. jumeaux du bassin	*Mm. gemelli*
M. carré fémoral	M. carré crural	*M. quadratus femoris*
M. sartorius	M. couturier	*M. sartorius*
M. quadriceps fémoral	M. quadriceps crural	*M. quadriceps femoris*
M. droit de la cuisse	M. droit antérieur de la cuisse	*M. rectus femoris*
M. grand adducteur	M. troisième adducteur	*M. adductor magnus*
M. long adducteur	M. moyen adducteur	*M. adductor longus*
M. court adducteur	M. petit adducteur	*M. adductor brevis*
M. gracile	M. droit interne de la cuisse	*M. gracili*
M. obturateur externe	M. obturateur externe	*M. obturatorius externus*
M. obturateur interne	M. obturateur interne	*M. obturatorius internus*

Bibliographie

Azerad J. *Physiologie de la manducation*. Masson, Paris, 1992.

Barnett C.H., Davies D.V., MacConaill M.A. *Synovial joints. Their structure and mechanics*. C.C. Thomas, Springfield, 1961.

Barnier L. *L'analyse des mouvements*. PUF, Paris, 1950.

Basmajian J.V. *Muscles alive. Their function revealed by electromyography*. Williams-Wilkins, Baltimore, 1962.

Bouisset S. *Biomécanique et physiologie du mouvement*. Masson, Paris, 2002.

Bridgeman G.B. *The human machine. The anatomical structure and mechanism of the human body*, Vol. 1. Dover Publications Inc., New York, 1939

Brinckmann P., Frobin W., Leivseth G. *Mucoloskeletal biomechanics*. Thieme, New York, 2002.

Bunnnell S. *Surgery of the hand*. Lippincott, Philadelphie, 1944 (1re éd.), 1970 (5e éd. révisée par Boyes.

Calais-Germain B. *Anatomie du mouvement*, Tome 1. Désiris Revel, 1984.

Calais-Germain B. *Anatomie du mouvement. Bases d'exercices*. Désiris Revel, 2005.

Cardano Gerolamo : mathématicien italien (1501-1576). À propos du cardan : voir sur Internet.

Duchenne (de Boulogne) G.B.A. *Physiologie des mouvements 1*. J-B. Ballière et Fils, Paris, 1867 (épuisé). Fac simile hors commerce édité par les Annales de Médecine Physique, 1967.

Duchenne (de Boulogne) G.B.A *Physiology of motion*. Trad. de E.B. Kaplan. W.B. Saunders Co, Philadelphie et Londres, 1949.

Esnault M. *Rachis et stretching*. Masson, Paris, 2005.

Feher G, Szunyoghy A. Grand cours d'anatomie artistique. Könemann.

Fick R. *Handbuchder Anatomie und Mechanik der Gelenke*. Iena Gustav Fischer, 1911.

Fischer O. *Kinematik orhanischer Gelenke*. F. Vierweg und Sohn, Braunsschweig, 1907.

Gasquet (de) B. *Bien-être et maternité*. Implexe éditions, Paris, 1997.

Gauss Karl Friedrich : mathématicien allemand (1777-1855). La géométrie non euclidienne (à propos du paradoxe de Codmann) : voir sur Internet.

Ghyka Matila C. *Le Nombre d'or*. Gallimard, Paris, 1978.

Goudot R., Hérisson C. *Pathologie de l'articulation temporo-mandibulaire*. Masson, Paris, 2003.

Heimlich. La manœuvre d'Heimlich : tous les détails sur www.heimlicinstitute.org/howtodo.html.

Henke J. *Die Bewegungen der Hanwurzel. Zeitschrift für rationelle Medizine*. Zürich, 1859.

Henke W. Handbuch der Anatomie und Mechanik der Gelenke. C.F. Wintersche Verlashandlung, Heidelberg, 1863.

Kapandji A.I. « La Biomécanique patate ». *Ann. Chir. Main* 1987 ; 5 : 260-3.

Kapandji A.I. « Vous avez dit Biomécanique ? La Mécanique "floue" ou "patate" ». *Maîtrise orthopédique* 1997 ; 64 : 1-11.

Lievre J.A, Bloch-Michel H, Attali P. « Trans-sacral injection : clinical and radiological study ». *Bull. Mem. Soc. Med. Hop. Paris* 1957 ; 73 (33-34) : 1110-8.

MacConaill M.A., Barnett C.H., Davies D.V. *Synovial joints*. Longhans Ed., Londres, 1962.

MacConaill M.A. « Movements of bone and joints. Significance of shape ». *J. Bone and Joint Surg.* 1953 ; 35.B : 290.

MacConaill M.A. « Studies in the mechanics of the synovial joints : displacement on articular surfaces and significance of saddle joints ». *Irish J. M. Sc.* 1946 : 223-35.

MacConaill M.A. *Studies on the anatomy and function of bone ans joints*. F. Gaynor Evans Ed., New York, 1966.

MacConaill M.A. « Studies in mechanics of synovial joints ; hinge joints and nature of intra-articular displacements ». *Irish J. M. Sc.* 1946, Sept : 620.

MacConaill M.A. « The geometry and algebra of articular kinematics ». *Bio. Med. Eng.* 1966 ; 1 : 205-12.

MacConaill M.A., Basmajian J.V. *Muscle and movements : a basis for human kinesiology*. Williams-Wilkins, Baltimore, 1969.

Marey J. *La Machine animale*. Alcan, Paris, 1891.

Moreaux A. *Anatomie artistique de l'homme*. Maloine, Paris, 1959.

Netter F.H. *Atlas d'anatomie humaine*. Masson, Paris, 2004.

Okham (d') Guillaume : moine franciscain anglais, philosophe scolastique(1280-1349). Le Principe d'Économie Universelle : voir sur Internet.

Özkaya N., Nordin M. *Fundamentals of biomechanics*, 2e éd. Springer, 1999.

Poirier P., Charpy A. *Traité d'anatomie humaine*. Masson, Paris, 1926.

Poitout D.G. *Biomechanics and biometerials in orthopedics*. Springer, Londres, 2004.

Rasch P.J., Burke R.K. *Kinesiology and applied anatomy. The science of human movement*. Lea & Febiger, Philadelphie, 1971.

Riemann Georg Friedrich Bernhard : mathématicien allemand (1826-1866). La géométrie non euclidienne (à propos du paradoxe de Codmann) : voir sur Internet.

Roy-Camille R., Roy-Camille M., Demeulenaere C. « Ostéosynthèse du rachis dorsal, lombaire et lombo-sacré par plaques métalliques vissées dans les pédicules vertébraux et les apophyses articulaires ». *Presse Méd.* 1970 ; 78 : 1447.

Roy-Camille R., Saillant G., Mazel Ch. « Internal fixation of the lumbar spine with pedicle screw plating ». *Clin. Orthop.* 1986 ; 203 : 7-17.

Roud A. *Mécanique des articulations et des muscles de l'homme*. F. Rouge et Cie, Librairie de l'Université, Lausanne, 1913.

Rouvière H. *Anatomie humaine descriptive et topographique*. Masson, Paris, 2003.

Saillant G. « Étude anatomique des pédicules vertébraux. Applications chirurgicales ». *Rev. Chir. Orthop.* 1979 ; 62, 2 : 151.

Sobotta J. *Atlas d'anatomie humaine : nomenclature anatomique internationale*. Maloine, Paris, 1977.

Steindler A. *Kinesiology of the human body*. C.C. Thomas, Springfield, 1964.

Strasser H. *Lehrbuch der Muskel und Gelenkemechanik*. Springer, Berlin, 1917.

Testut L. *Traité d'anatomie humaine*. Doin, Paris, 1893.

Thill E., Thomas R. *L'Éducateur sportif*. Vigot, Paris, 2000.

Von Recklinghausen H. *Gliedermechanik und Lähmungsprostesen*. Springer, Berlin, 1920.

Modèle mécanique de rachis cervical

Ce modèle est l'**équivalent fonctionnel exact du modèle mécanique** décrit p. 224 à 231 de ce même volume. Il peut être construit, avec un peu de méthode et de patience, à partir des éléments figurés sur la planche 1. Dans cette intention, il faut reporter ces dessins, par l'intermédiaire d'une photocopie de la page entière, pour ne pas abîmer le livre. Si vous pouvez faire une photocopie avec agrandissement de 50 %, ce sera plus facile. Ensuite, en utilisant un papier carbone, ce qui devient rare depuis l'abandon des machines à écrire, il faut reporter soigneusement ces dessins sur une feuille de carton, non pas du bristol qui est trop mince, mais un carton de 30 ou 50/100 de mm (on en trouve dans les pochettes de papier photo pour imprimante couleur). Ce carton doit être suffisamment rigide pour supporter le montage et l'utilisation du modèle. En l'absence de papier carbone, vous arriverez à un résultat équivalent en noircissant l'envers de votre feuille de photocopie avec un crayon mine de plomb noir gras (3B), en correspondance avec vos tracés du recto. Vous avez ainsi un papier carbone, car en repassant sur les traits du recto, vous les reportez sur le carton sous-jacent.
Le modèle comporte **six pièces**, que vous commencez par découper :

- **la tête A**, avec les deux charnières y et z. Attention le sens du pliage est inverse… (voir plus loin) ;
- **la pièce intermédiaire B**, faisant la liaison entre la tête et la colonne du rachis. Elle comporte une surface de collage grisée au recto, et au verso, en position symétrique, la même zone de collage ;
- **le rachis cervical C** proprement dit, qui comporte lui aussi une zone de collage avec la pièce intermédiaire ;
- **le socle du modèle D**, comportant trois zones de collage ;
- **la bride-tunnel E**, avec deux zones de collage au verso et deux pliures inversées ;
- **la bride-support F**, avec une zone de collage d'un côté et une languette de l'autre.

Découpage

Ces pièces étant découpées, il est indispensable de **préparer les plis de flexion**, qui sont marqués par des lignes discontinues en tirets, **suivant un code à respecter**. Pour préparer un pli de flexion, il faut **inciser partiellement le carton** sur un tiers de son épaisseur, à l'aide d'un cutter, d'une lame de bistouri ou d'une lame de rasoir. L'incision doit être faite **au recto sur les lignes discontinues en tirets, et au verso sur les lignes en points tirets**, ce qui permet de plier la première incision vers le verso, et la deuxième, vers le recto. Pour reporter les lignes d'incision au verso, on peut marquer leurs extrémités par un petit trou fait à l'aide de la **pointe sèche d'un compas**. Pour la pièce **C** qui représente le rachis, les incisions obliques doivent être faites **des deux côtés**, afin que le carton puisse fléchir dans un sens aussi bien que dans l'autre. Pour ne pas trop fragiliser le carton, l'incision du verso doit être faite **légèrement (1 mm) au-dessus de celle du recto**.
Avant l'assemblage, il faut **absolument faire les trous**, car les faire ensuite risquerait de fragiliser le montage. Si l'on le dispose pas d'une perforatrice emporte-pièce, il faut essayer néanmoins de faire des **trous à bords nets**, ce qui facilitera le passage des fils élastiques, à la fin. Des trous existant sur deux pièces doivent **coïncider exactement**.

Assemblage

Commencer par l'assemblage du socle

• La première pièce à préparer est la **bride-tunnel E**. Sur la planche 2, on voit qu'après avoir fait les incisions au recto et au verso, elle peut être pliée en forme de U renversé, en oméga.

- Pour tenir les collages jusqu'à leur séchage, on peut utiliser des trombones, ou des pinces crocodile telles qu'en ont les électriciens.
- Les deux pattes doivent être collées sur les deux petites **surfaces grisées**, de façon à faire un petit tunnel plat pour la languette de la pièce **F** (Fig. 1).

- Dans l'axe de la pièce **F une fente doit être découpée** à l'aide d'une lame.
- L'incision du pli central est faite au recto, les deux latérales au verso, ce qui permet de plier la pièce en accordéon (Fig. 2).
- L'**une des pattes** de la pièce **F** est collée sur le socle, sur la grande surface grisée, du même côté que la pièce précédente (Fig. 3).
- Lorsque les collages sont solides, on fait rentrer **la deuxième patte de la pièce F dans la bride-tunnel** : le socle est terminé (Fig. 4). Ce système permet la *mise à plat du socle.*

Assemblage du rachis cervical

- Sur la pièce **A** effectuer les deux pliages inversés à **angle droit**.
- Coller la languette située au-dessous de l'axe **y** sur la face supérieure de la pièce **B**.
- **Attention :** veiller au bon sens du pliage, tel qu'il est indiqué sur le **schéma IV** et faire coïncider les trous.
- Lorsque ce premier collage est solide, coller la face inférieure de la pièce **B** sur la languette de la pièce **C** pliée à angle droit dans le bon sens. Là aussi, faire coïncider les trous.

Assemblage du modèle

- Vérifier l'encoche à la base de la pièce **C :** c'est elle qui va verrouiller la pièce sur le socle, après son introduction dans la fente de la pièce **F**.
- Pour assurer un assemblage plus solide, on peut aussi glisser une allumette ou un cure-dent dans le trou **k**, qui passera sous la pièce **F** du socle.
- À ce stade, le modèle doit tenir naturellement en position érigée. Mais lorsqu'on aura assoupli les plis de flexion obliques de la pièce **C,** il aura tendance à s'incliner latéralement. Cette instabilité du modèle traduit bien l'**instabilité naturelle du rachis cervical** qui est contrôlée par les **haubans musculaires.**

Équilibrage du modèle

Pour que le modèle reste en position de rectitude, **il faut l'équilibrer avec des élastiques**. Ceux-ci sont faits avec des « élastiques de chaussettes » (référence : fil élastique sur carte) qu'on peut acheter en petites bobines dans les merceries.

L'opération d'équilibrage avec les élastiques demande de la minutie et de la patience. Un élastique peut être fixé d'un côté par un nœud dans les trous déjà prêts, et de l'autre côté en l'engageant dans **une fente faite d'un coup de ciseaux** au bord du carton. Il est ainsi possible d'en **régler la tension tout en le bloquant**.

Ces tendeurs élastiques appartiennent à **deux catégories** :

- Ceux qui contrôlent la **partie supérieure**, celle du rachis suboccipital qui comporte **trois axes**, matérialisés par **trois charnières** : la **verticale** pour la rotation de la tête ; la **transversale** pour la flexion/extension ; la **sagittale** pour l'inclinaison.
  - L'élastique **1** est noué sur le trou **a,** passe par le trou **a'** et se bloque après réglage dans la fente **f4.** Il permet de régler la **flexion/extension** de la tête.
  - L'élastique **2** passe par le trou **b'** et il est noué, après réglage sur les trous **c'** et **b.** Il contrôle la **rotation** de la tête.
  - L'élastique **3** est noué sur les trous **c** et **c'** après être passé par la fente **f5.** Grâce au blocage dans cette fente, il est possible de régler l'**inclinaison de la tête**.
  - L'élastique **4** est monté comme l'élastique **3,** mais il est un peu plus long car il passe par la fente **f6.** Il contrôle à la fois l'inclinaison de la tête et la **stabilité de la partie supérieure du rachis**.
- Ceux qui contrôlent le ***rachis cervical inférieur*** et ressemblent, pour les deux premiers à des **scalènes**.
  - L'élastique **5** est noué sur le trou **e** et vient se bloquer, après réglage, de part et d'autre sur le socle dans les fentes **f1**.
  - L'élastique **6** est noué sur le trou **d** et vient se bloquer, après réglage, de part et d'autre sur le socle dans les fentes **f2**.

Ces deux élastiques maintiennent le rachis cervical dans l'axe.

  - Enfin, l'élastique **7** est noué de chaque coté, sur les trous **c** et **c',** et vient se bloquer sur le socle, au niveau de la fente **f3.** Il contrôle l'équilibre latéral de l'ensemble.

En réglant ces différents élastiques, on comprend à quel point le rachis cervical est un **édifice instable** dont l'équilibre dépend des haubans musculaires. On comprend aussi que la modification sur l'un des haubans modifie l'équilibre de l'ensemble, ce qui signifie que le rachis cervical forme un **tout fonctionnel** : **toute perturbation d'un élément anatomique retentit sur l'ensemble**.

Une fois les élastiques réglés, on peut faire l'**expérimentation** des différents mouvements du rachis cervical.

D'abord, en mobilisant **uniquement le rachis cervical inférieur** sur ses charnières obliques, on fait apparaître clairement le **mouvement univoque d'inclinaison/rotation**.

À partir de cette position, on peut imprimer à la tête, grâce au système suboccipital, équivalent d'une énarthrose à trois degrés de liberté, les **composantes de correction** :

- une **rotation dans les sens du mouvement**, ce qui complète l'inclinaison de la tête ;
- une inclinaison du côté opposé au mouvement, associée à une rotation du côté du mouvement, ce qui réalise une rotation pure de la tête ;
- il est aussi possible, en tenant fermement le socle et la pièce **A** de réaliser le **mouvement de la danseuse balinaise**, par translation de part et d'autre de l'axe de symétrie. Ce mouvement, tout à fait **anti-naturel**, demande d'effectuer des contre-compensations, ce que vous pourrez analyser vous-même.

Vos efforts pour construire ce modèle seront récompensés en découvrant manuellement toutes sortes de mouvements et de compensations possibles dans le rachis cervical...

Bon courage... !

Planche I

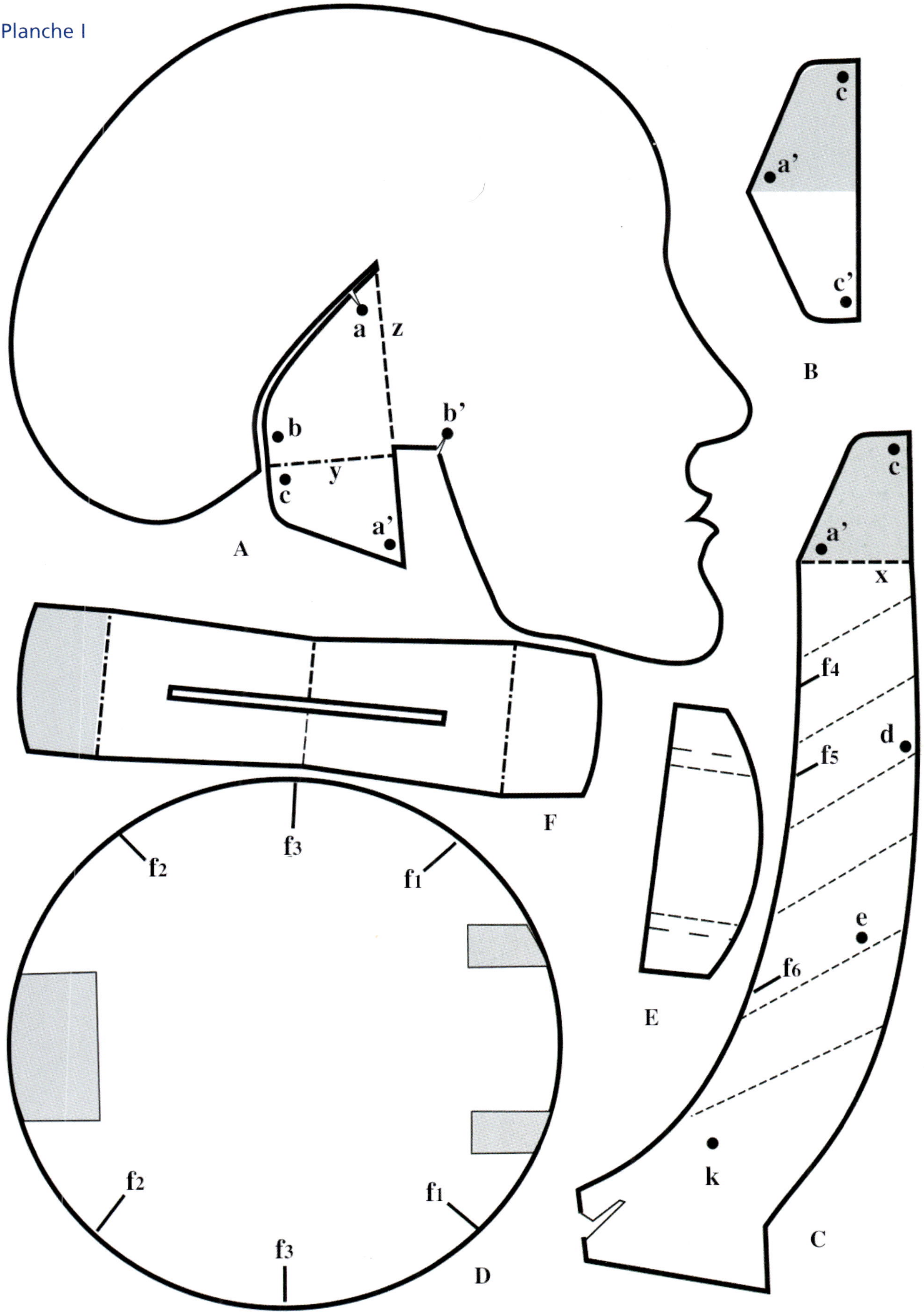

Planche II

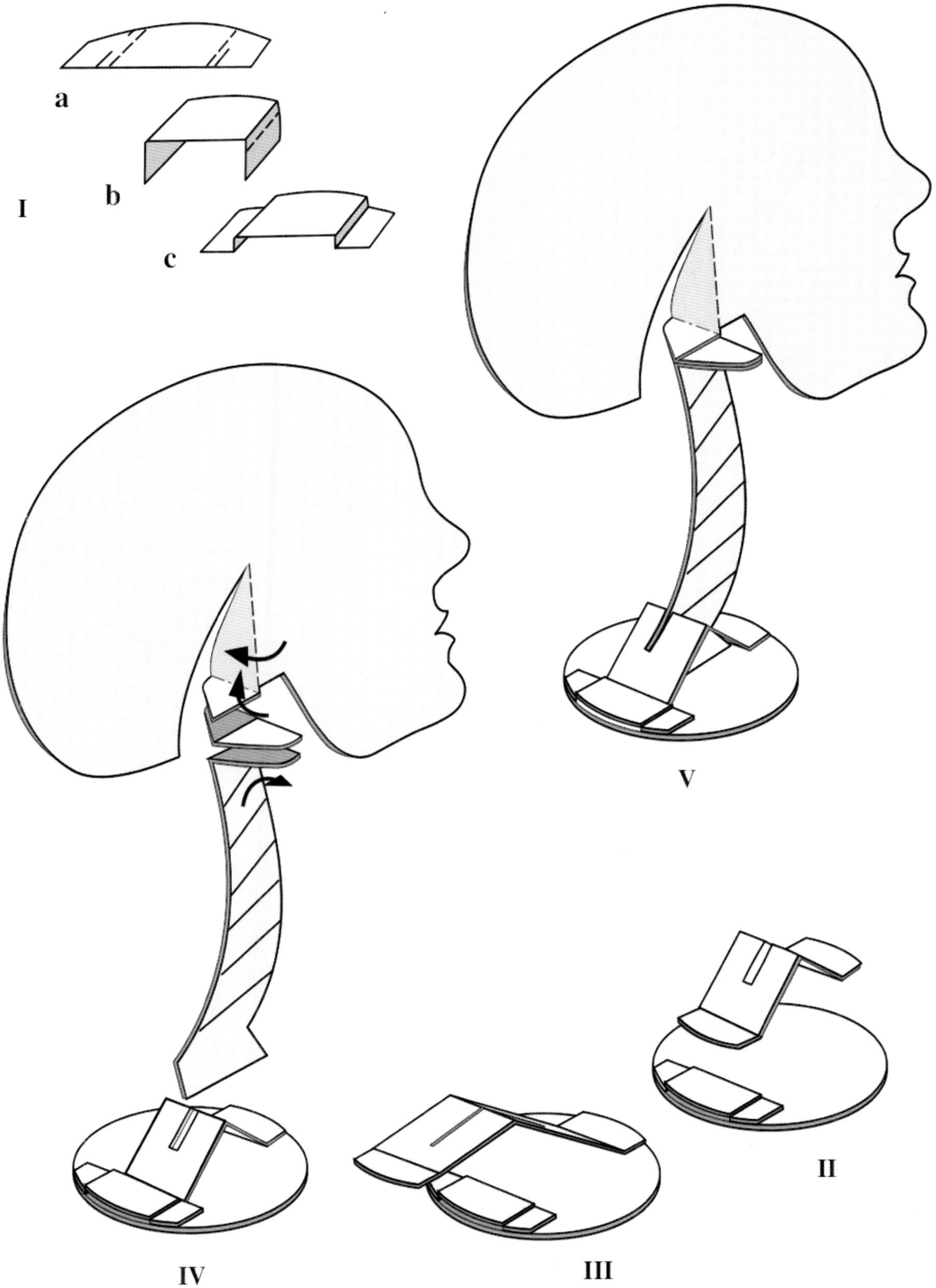

Planche III

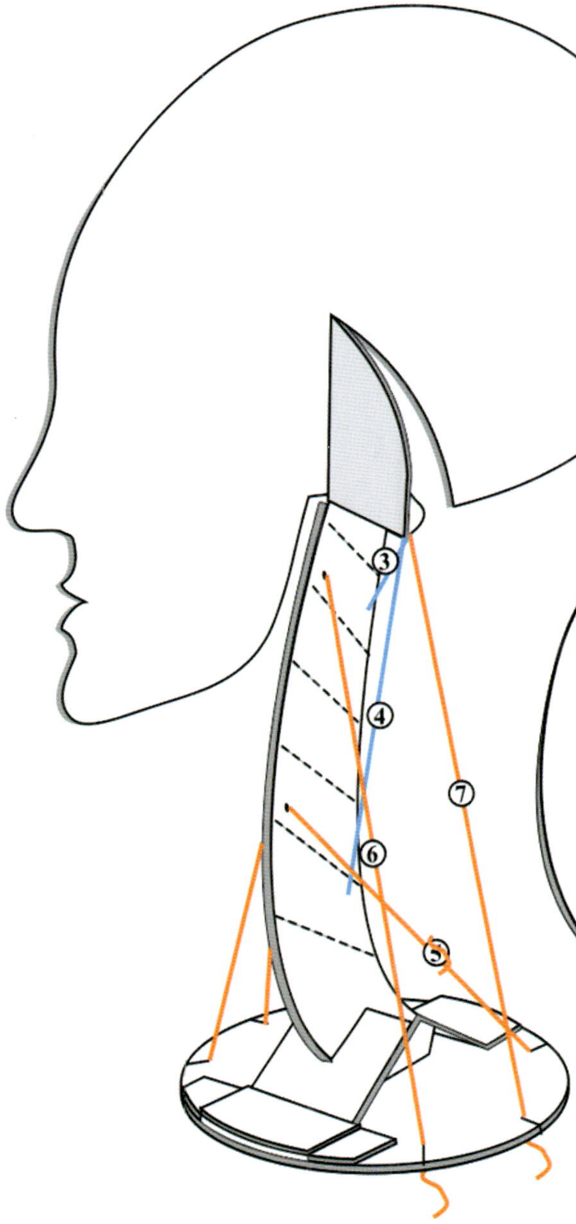

VII

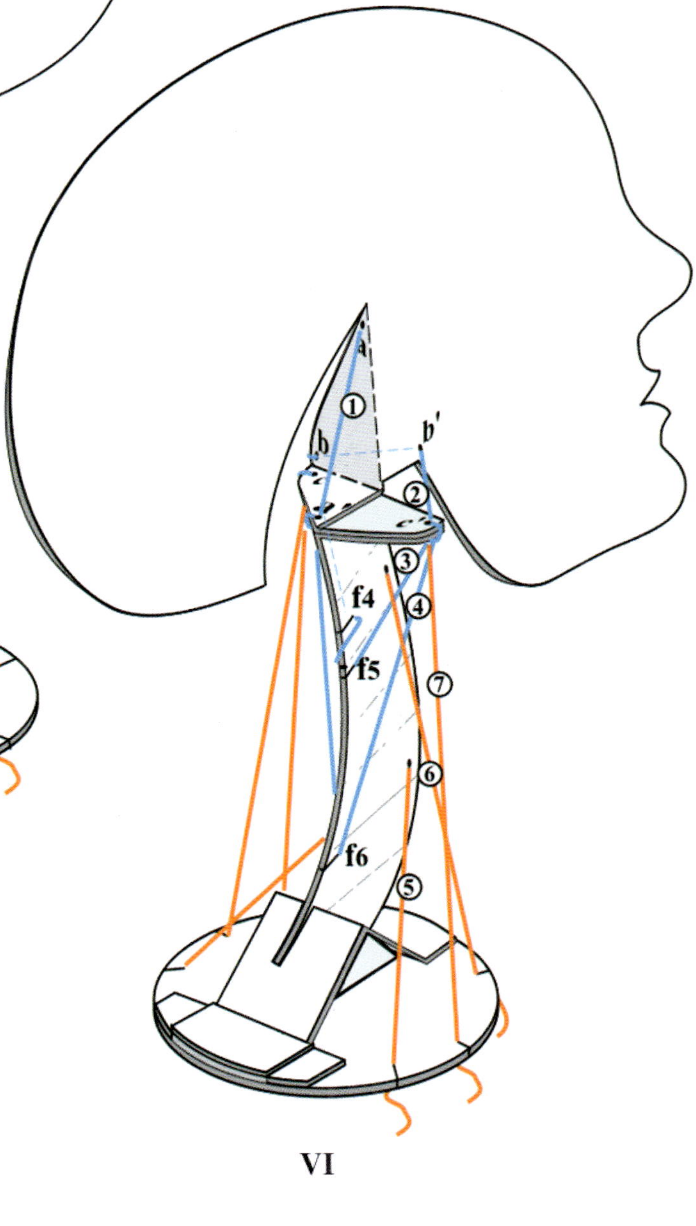

VI